普通高等医学院校五年制临床医学专业第二轮教材

病理生理学

（第2版）

（供临床医学专业用）

U0196432

主　编　周新文　张　敏　何志巍

副主编　冀菁荃　施海燕　陆德琴　葛金文

编　者　（以姓氏笔画为序）

　　　　王　林（皖南医学院）

　　　　白吉明（承德市中心医院）

　　　　刘慧萍（湖南中医药大学）

　　　　孙　湛（新疆医科大学）

　　　　李　皓（南京医科大学）

　　　　李彬彬（广东医科大学）

　　　　吴　萍（华中科技大学同济医学院）

　　　　何志巍（广东医科大学）

　　　　张　力（重庆医科大学）

　　　　张　敏（河北医科大学）

　　　　陆德琴（贵州医科大学）

　　　　周新文（华中科技大学同济医学院）

　　　　孟　艳（吉林大学基础医学院）

　　　　施海燕（南通大学医学院）

　　　　彭　璇（湖北民族大学医学部）

　　　　葛金文（湖南省中医药研究院附属医院）

　　　　冀菁荃（长治医学院）

　　　　魏　伟（暨南大学）

编写秘书　吴　萍

中国健康传媒集团

中国医药科技出版社

内 容 提 要

本教材为"普通高等医学院校五年制临床医学专业第二轮教材"之一，根据全国普通高等医学院校五年制临床医学专业教材编写总体原则、要求和病理生理学课程教学大纲，结合执业医师考试大纲和研究生入学考试大纲编写而成，内容主要包括绪论，疾病概论，细胞功能紊乱与疾病，水、电解质代谢紊乱，酸碱平衡和酸碱平衡紊乱，糖代谢紊乱与疾病，脂代谢紊乱与疾病，发热，应激，缺氧，凝血与抗凝血平衡紊乱，休克，缺血再灌注损伤，心功能不全，呼吸功能不全，肝功能不全，肾功能不全，脑功能不全和多器官功能障碍。教材在各章设有"学习目标""案例引导""知识链接""目标检测"等模块，并在"医药大学堂"在线学习平台配套数字教学资源，以满足教师日常教学和学生自学等多种需求，从而使教材内容立体化、生动化，易教易学。

本教材供普通高等医学院校五年制临床医学及相关专业的本科生以及住院医师规范化培训使用，同时也可作为临床医学专业硕士研究生、临床医生、卫生管理和医学研究工作者的参考用书。

图书在版编目（CIP）数据

病理生理学/周新文，张敏，何志巍主编．—2版．—北京：中国医药科技出版社，2023.1
普通高等医学院校五年制临床医学专业第二轮教材
ISBN 978-7-5214-3677-8

Ⅰ.①病…　Ⅱ.①周…　②张…　③何…　Ⅲ.①病理生理学-医学院校-教材　Ⅳ.①R363

中国版本图书馆 CIP 数据核字（2023）第 007224 号

美术编辑　陈君杞
版式设计　友全图文

出版　**中国健康传媒集团** | 中国医药科技出版社
地址　北京市海淀区文慧园北路甲 22 号
邮编　100082
电话　发行：010-62227427　邮购：010-62236938
网址　www.cmstp.com
规格　889mm×1194mm $^1/_{16}$
印张　18 $^3/_4$
字数　592 千字
初版　2016 年 8 月第 1 版
版次　2023 年 1 月第 2 版
印次　2023 年 1 月第 1 次印刷
印刷　三河市万龙印装有限公司
经销　全国各地新华书店
书号　ISBN 978-7-5214-3677-8
定价　**69.00 元**

获取新书信息、投稿、为图书纠错，请扫码联系我们。

出版说明

为了贯彻《中共中央、国务院中国教育现代化2035》"加强创新型、应用型、技能型人才培养规模"的战略任务要求，落实《国务院办公厅关于加快医学教育创新发展的指导意见》，紧密对接新医科建设对医学教育改革的新要求，满足新时代医疗卫生事业对人才培养的新需求，中国医药科技出版社在教育部、国家药品监督管理局的领导下，通过走访主要院校对2016年出版的"全国普通高等医学院校五年制临床医学专业'十三五'规划教材"进行了广泛征求意见，有针对性的制定了第二版教材的出版方案，旨在赋予再版教材以下特点。

1.立德树人，融入课程思政

把立德树人贯穿、落实到教材建设全过程的各方面、各环节。课程思政建设应体现在知识技能传授中厚植爱国主义情怀，加强品德修养、增长知识见识、培养奋斗精神，不断提高学生思想水平、政治觉悟、道德品质、文化素养等。医学教材着重体现加强救死扶伤的道术、心中有爱的仁术、知识扎实的学术、本领过硬的技术、方法科学的艺术的教育，培养医德高尚、医术精湛的人民健康守护者。

2.精准定位，培养应用人才

坚持体现《中共中央、国务院中国教育现代化2035》"加强创新型、应用型、技能型人才培养规模"的战略任务，落实《国务院办公厅关于加快医学教育创新发展的指导意见》中"立足基本国情，以服务需求为导向，以新医科建设为抓手，着力创新体制机制，分类培养研究型、复合型和应用型人才"的医学教育目标，结合医学教育发展"大国计、大民生、大学科、大专业"的新定位，注重人才培养应从疾病诊疗提升拓展为预防、诊疗和康养，以健康促进为中心，服务生命全周期、健康全过程的转变，精准定位教材内容和体系。教材编写应体现以医疗卫生事业需求为导向，以岗位胜任力为核心，以培养医工、医理、医文学科交叉融合的高素质、强能力、精专业、重实践的本科医学人才培养目标。

3.适应发展，优化教材内容

必须符合行业发展要求。构建教材内容结构，要体现医疗机构对医学人才在临床实践能力、沟通交流能力、服务意识和敬业精神等方面的要求；体现临床程序贯穿于教学的全过程，培养学生的整体临床意识；体现国家相关执业资格考试的有关新精神、新动向和新要求；注重吸收行业发展的新知识、新技术、新方法，体现学科发展前沿，并适当拓展知识面，为学生后续发展奠定必要的基础；满足以学生为中心而开展的各种教学方法的需要，充分发挥学生的主观能动性。

4.遵循规律，注重"三基""五性"

遵循教材规律。针对普通高等医学院校本科医学类专业教学需要，教材内容应注重"三基"（基本知识、基础理论、基本技能）、"五性"（思想性、科学性、先进性、启发性、适用性）；内容成熟、术语规范、文字精炼、逻辑清晰、图文并茂、易教易学；注意"适用性"，即以普通高等学校医学教育实际和学生接受能力为基准编写教材，满足多数院校的教学需要。

5.创新模式，提升学生能力

加强"三基"训练，着力提高学生分析问题和解决问题的能力。在不影响教材主体内容的基础上要保留"案例引导""学习目标""知识链接""目标检测"模块，去掉知识拓展模块。进一步优化各模块的内容，培养学生理论联系实践的实际操作能力、创新思维能力和综合分析能力；增强教材的可读性和实用性，培养学生学习的自觉性和主动性。

6.丰富资源，优化增值服务内容

搭建与教材配套的中国医药科技出版社在线学习平台"医药大学堂"（数字教材、教学课件、图片、视频、动画及练习题等），实现教学信息发布、师生答疑交流、学生在线测试、教学资源拓展等功能，促进学生自主学习。

本套教材凝聚了省属院校高等教育工作者的集体智慧，体现了凝心聚力、精益求精的工作作风，谨此向有关单位和个人致以衷心的感谢！

尽管所有参与者尽心竭力、字斟句酌，教材仍然有进一步提升的空间，敬请广大师生提出宝贵意见，以便不断修订完善！

普通高等医学院校五年制临床医学专业第二轮教材

建设指导委员会名单

主 任 委 员　樊代明

副主任委员　（以姓氏笔画为序）

于景科（济宁医学院）　　　　　王金胜（长治医学院）

吕雄文（安徽医科大学）　　　　朱卫丰（江西中医药大学）

杨　柱（贵州中医药大学）　　　吴开春（第四军医大学）

何　涛（西南医科大学）　　　　何清湖（湖南医药学院）

宋晓亮（长治医学院）　　　　　郑金平（长治医学院）

唐世英（承德医学院）　　　　　曾　芳（成都中医药大学）

委　　　员　（以姓氏笔画为序）

于俊岩（长治医学院附属和平　　于振坤（南京医科大学附属南京
　　　　医院）　　　　　　　　　　　　　明基医院）

马　伟（山东大学）　　　　　　丰慧根（新乡医学院）

王　玖（滨州医学院）　　　　　王伊龙（首都医科大学附属北京天坛医院）

王旭霞（山东大学）　　　　　　王育生（山西医科大学）

王桂琴（山西医科大学）　　　　王雪梅（内蒙古医科大学附属医院）

王勤英（山西医科大学）　　　　艾自胜（同济大学）

叶本兰（厦门大学医学院）　　　付升旗（新乡医学院）

朱金富（新乡医学院）　　　　　任明姬（内蒙古医科大学）

刘春杨（福建医科大学）　　　　闫国立（河南中医药大学）

江兴林（湖南医药学院）　　　　孙国刚（西南医科大学）

孙思琴（山东第一医科大学）　　李永芳（山东第一医科大学）

李建华（青海大学医学院）　　　　李春辉（中南大学湘雅医学院）

杨　征（四川大学华西口腔医　　　杨少华（桂林医学院）

　　　　学院）　　　　　　　　　杨军平（江西中医学大学）

邱丽颖（江南大学无锡医学院）　　何志巍（广东医科大学）

邹义洲（中南大学湘雅医学院）　　张　闻（昆明医科大学）

张　敏（河北医科大学）　　　　　张　燕（广西医科大学）

张秀花（江南大学无锡医学院）　　张晓霞（长治医学院）

张喜红（长治医学院）　　　　　　陈万金（福建医科大学附属第一医院）

陈云霞（长治医学院）　　　　　　陈礼刚（西南医科大学）

武俊芳（新乡医学院）　　　　　　林友文（福建医科大学）

林贤浩（福建医科大学）　　　　　明海霞（甘肃中医药大学）

罗　兰（昆明医科大学）　　　　　周新文（华中科技大学基础医学院）

郑　多（深圳大学医学院）　　　　单伟超（承德医学院）

赵幸福（南京医科大学附属　　　　郝少峰（长治医学院）

　　　　无锡精神卫生中心）　　　郝岗平（山东第一医科大学）

胡　东（安徽理工大学医学院）　　姚应水（皖南医学院）

夏　寅（首都医科大学附属北京　　夏超明（苏州大学苏州医学院）

　　　　天坛医院）　　　　　　　高凤敏（牡丹江医学院）

郭子健（江南大学无锡医学院）　　郭崇政（长治医学院）

郭嘉泰（长治医学院）　　　　　　黄利华（江南大学附属无锡五院）

曹玉萍（中南大学湘雅二医院）　　曹颖平（福建医科大学）

彭鸿娟（南方医科大学）　　　　　韩光亮（新乡医学院）

韩晶岩（北京大学医学部）　　　　游言文（河南中医药大学）

数字化教材编委会

主 编　周新文　张　敏　何志巍
副 主 编　冀菁荃　施海燕　陆德琴　葛金文
编 者　（以姓氏笔画为序）

王　林（皖南医学院）

白吉明（承德市中心医院）

刘慧萍（湖南中医药大学）

孙　湛（新疆医科大学）

李　皓（南京医科大学）

李彬彬（广东医科大学）

吴　萍（华中科技大学同济医学院）

何志巍（广东医科大学）

张　力（重庆医科大学）

张　敏（河北医科大学）

陆德琴（贵州医科大学）

周新文（华中科技大学同济医学院）

孟　艳（吉林大学基础医学院）

施海燕（南通大学医学院）

彭　璇（湖北民族大学医学部）

葛金文（湖南省中医药研究院附属医院）

冀菁荃（长治医学院）

魏　伟（暨南大学）

编写秘书　吴　萍

　　病理生理学是一门研究疾病发生、发展和转归过程中机体功能和代谢改变的规律及其机制的学科。病理生理学是一门与多学科密切相关的综合性边缘学科。为了研究患病机体复杂的机能、代谢变化及其发生发展的机制，必须运用有关基础学科的理论和方法。因此，病理生理学与生物学、遗传学、免疫学、生理学、生理物理学和生物化学等有密切的关系。

　　本版教材在保持思想性、科学性、先进性、启发性和适用性的前提下，广泛征求意见，经编委会讨论，在第一版教材的基础上做了以下调整：糖、脂代谢紊乱与疾病各自独立成章；血栓形成与疾病改为凝血与抗凝血平衡紊乱；多器官功能障碍从休克中分离出来，独立成章；增加思政元素，内容放在教材的数字资源中。教材的总体编写风格，保持第一版教材的特点，全书包括19章。

　　教材内容注重学生实践能力培养，以典型案例为引领，将教学内容与实践紧密相接，使学生能够更多地了解实际岗位知识和技能，做到学以致用。每章均设置了"学习目标"模块，以增强学习的目的性和主动性；设置"案例引导""知识链接"模块，生动展现知识点，同时还引入了课程思政元素，塑造学生职业素质能力；设置"目标检测"，引导学生课后反思和自主学习，提升学生学习能力和临床思辨能力。本教材配套数字资源放于"医药大学堂"在线学习平台上，读者可通过封底获取图书免费增值服务的步骤说明登录平台，激活教材并进行学习。

　　参加教材编写的编委遴选，通过个人申请和专家组推荐的方式产生，编委既考虑增加中青年一线教师，同时又尽可能增加参编教材的学校。教材编委会共18位教师，来自15所院校。教材内容确定和定稿过程是全体编委集体智慧的结晶。教材编写过程中得到华中科技大学同济医学院的大力支持。华中科技大学吴萍教授做了大量组织和文字处理工作，在此一并致以衷心感谢！

　　本教材经编委会确定内容后，通过初稿讨论、编委交叉审稿、主编和副主编再审稿和定稿等环节，力求精益求精，少出或不出错误。然而，由于水平有限，不足在所难免。欢迎使用本教材的教师和同学提出批评和建议，以便再版时进一步完善。

编　者
2022 年 10 月

目　录 CONTENTS

第一章 绪 论

📖 学习目标

1. **掌握** 病理生理学的任务及主要内容。
2. **熟悉** 病理生理学的主要研究方法及特点，如何学好病理生理学。
3. **了解** 病理生理学的发展简史和前景。
4. 学会追踪学科新进展的方法，具备自我学习能力。

病理生理学（pathophysiology）是一门研究疾病发生、发展和转归过程中机体功能和代谢改变的规律及其机制的学科。

第一节 病理生理学的任务、地位及特点

病理生理学科的根本任务是揭示疾病的本质，提供有效的疾病诊疗、预防策略理论和实验依据，是一门"桥梁学科"，联系基础医学与临床医学。病理生理学以正常人体结构、功能及代谢相关知识为基础，研究疾病或病理过程的病因、发生、发展规律及其内在调控机制，为疾病防治提供理论和实验依据，是临床医学和临床实践必备的专业基础知识。病理生理学揭示病理生理学过程的病因学，有助于人们对疾病本质的认识，从而改进和精准对疾病的防治。医学各学科既有其专业范围和自身特点，又越来越明显地互相渗透、互相促进；同时，医学科学与自然科学各学科的关系也日益密切，正因为如此，现代医学才能以前所未有的速度蓬勃发展。作为一门独立课程，病理生理学主要讨论患病机体功能和代谢变化的特点和规律，其与生理学、生物化学、病理学等学科密切相关，是一门与多学科密切交叉的综合性学科。

第二节 病理生理学的主要内容、研究和学习方法

病理生理学的理论知识和研究对象涉及临床所有疾病。然而，根据医学课程的分工，病理生理学的教学内容主要涉及多种疾病过程中出现的共同的功能、代谢改变的规律和机制，根据病因机制提出防治原则，而具体疾病的发生机制及其诊疗将在临床相关学科讲授。

一、主要内容

病理生理学涵盖和涉及的内容丰富，我国病理生理学教学内容一般包括三部分内容。

1. 总论 包括绪论和疾病概论，主要介绍病理生理学课程和学科发展的基本情况，讨论疾病的相关概念、发生发展的原因、规律、基本调节机制和转归。

2. 基本病理过程 如水、电解质、酸碱平衡紊乱，细胞功能紊乱，糖、脂代谢紊乱，缺氧，发热，应激，缺血－再灌注损伤，休克，弥散性血管内凝血等。

3. 各论或系统器官病理生理学 主要论述体内几个主要系统的某些疾病在发生、发展过程中可能

出现的一些常见并具有共性的病理过程，临床上常称其为综合征（syndrome），如心血管系统疾病时的心功能障碍、呼吸系统疾病时的呼吸功能障碍、严重肝脏疾病时的肝功能障碍、泌尿系统疾病时的肾功能障碍、神经系统疾病时的脑功能障碍以及多系统器官功能障碍等。

二、研究方法

病理生理学是基础医学中的一门理论性学科，其理论主要来源于实验研究。病理生理学常用的研究方法有临床观察、临床流行病学研究和实验研究。临床观察和流行病学研究为实验研究提供疾病发病机制的线索，实验研究探索发病机制，而且其结论指导临床和人群流行病学实践，同时也使其结论得以验证，达到疾病防治目的，同时不断地丰富病理生理学理论。

作为一门与疾病密切联系的课程，病理生理学研究中，研究方法大量涉及人类疾病模型的复制。常用的疾病模型包括整体动物模型、离体器官或组织模型、离体细胞模型，三种研究模型各具特点，在疾病研究中应根据需要灵活运用。一个好的疾病模型应具有以下特点：①重现性好，动物表现应尽可能重现人类疾病；②复制率高；③专一性好，即一种方法只能复制出一种模型；④动物背景资料完整。但任何一种动物模型都不可能复制出人类疾病的所有表现，对动物模型与人类疾病的相似性与差异性应有充分的认识。按模型的复制途径，可分为自发性、诱发性以及基因敲入和基因敲除动物模型。按实验所用的对象分为整体动物模型和离体动物模型，通常所说的动物模型就是指整体动物模型，造模是在动物体内（in vivo）进行；离体动物模型是在体外（in vitro）进行，包括各种体外的器官、组织和细胞培养，由于体外培养所用的材料都取自实验动物，因此可视作整体动物模型的延伸和扩展。按复制动物模型的目标分类，包括独立疾病模型、综合征模型和基本病理过程模型。一般常用的疾病模型包括整体动物、离体器官或组织和离体细胞模型三种，下面简述其优缺点。

1. 整体动物模型　优点：能从整体水平（神经 – 体液 – 器官 – 分子）较全面地体现临床疾病的特征，是最能体现人类疾病特征的实验模型。缺点：①实验条件难以控制，个体之间的实验数据差异较大，干扰因素复杂；②由于人类与动物在结构、功能和代谢以及语言和思维等方面的差异，动物实验结果只能供临床参考和借鉴，必须经过分期临床实践检验后方能用于人类疾病的防治；③高等动物（如猿猴等）实验周期长，价格昂贵。

2. 离体器官或组织模型　优点：可排除神经调节造成的干扰，集中研究某一种或几种体液因素对疾病发生发展的影响。缺点：离体状态下器官、组织功能难以长久维持，不宜于慢性疾病或病理过程的实验研究。

3. 离体细胞模型　从动物或人体组织直接分离的细胞称为原代细胞（primary cell），它在功能、代谢及形态方面具有与动物或人体细胞十分类似的特点。缺点：难以同步化处理，所以细胞的均一性较差，即从特定组织制备的原代细胞可能处于不同的发育时期；一些分化程度较高的细胞增殖能力低，体外培养时间受限，且不能传代，转染效率低。当某些原代细胞经长期培养、筛选后，其功能、代谢、形态趋于均一化，并获得无限增殖及永生化的特征，称为细胞株（cell line）。用细胞株的优点：干扰因素少，便于同步化，实验条件更易控制，且便于进行基因操控。主要缺点：与整体差别大；细胞株在长期传代过程中可能发生变异，完全丧失原代细胞的特性，这些都需要特别注意。

三、学习方法

病理生理学是一门理论性和逻辑性很强的课程，而且紧密结合临床的课程。因此，在学习的过程中要特别注重学习方法。

（一）掌握重点内容，能够举一反三

病理生理学的重点内容包括相关概念或定义、病因和发病机制、机体的功能和代谢改变以及防治的

病理生理学依据。在学习过程中，要特别关注和不断总结梳理这些内容。在病理生理学的教学中除理论课以外，还安排了相应的实验课程。通过实验设计、具体操作、观察以及对实验结果的分析，培养学生的动手能力，加深对理论知识的理解和记忆；提高学生独立思考和提出科学问题、实践技能以及分析和综合的能力。目前病理生理学实验课教学改革的趋势是减少验证性实验，利用多学科融合的功能学科实验平台（包括虚拟实验平台），设置综合性实验、设计性实验和创新性实验，激发学生的学习兴趣和主动性，培养学生科研思维、综合分析能力和团队合作精神。

（二）培养临床思维，提高职业素养

疾病的发生、发展是一个动态过程，要求运用辩证的思维方法，在系统性和动态平衡的基础上理解疾病的发生；因此，理解疾病需要扎实的医学知识（包括病理生理学），结合社会人文科学知识，同时也要考虑到患者的社会 – 心理 – 家庭状态，这种多角度和维度的思维即为临床思维。医学生还要注意医学知识的局限性对病理过程的作用。临床医学专业的学生更要早临床、多临床、反复临床，才能对相关疾病有更多的感性认识，从而提高学习兴趣和效率，逐步形成临床思维模式。作为医学生，要培养和提高职业素养，要有高度的责任感和妙手仁心，以解除人类疾苦为己任，不辱使命，服务社会，服务大众。

教材编写内容尽量采用已经被公认的理论，但是由于医学研究的局限性和科学技术是不断发展的，现有理论可能是不全面甚至错误的。因此，在学习中要敢于质疑和批判，更要善于提出自己的观点并加以验证。唯有如此，才能不断完善对疾病的认识，改进诊治方案。例如，胃幽门螺杆菌引起胃溃疡的发病机制的阐明，改变了胃溃疡疾病的治疗。

（三）关注相关领域的最新进展，把握学科发展方向

20 世纪末以来，现代医学和生命科学快速发展，人类基因组计划（human genome project，HGP）的完成，表观遗传学（epigenetic）、功能基因组学（functional genomics）、蛋白质组学（proteomics）、代谢组学（metabomics）的研究成果已经极大地促进了人类对生命奥秘以及各种疾病发生机制和诊治效果的认识。如何将这些研究成果用于改善对疾病的诊断、治疗和预防，值得关注和努力。

由于脑的高度复杂性以及解剖结构的特殊性，对脑功能和脑疾病的研究大大滞后于外周器官。近年来，各种影像学技术的快速发展，给脑科学和脑疾病的研究带来了机遇。继上世纪末的"脑十年"或"脑二十年"后，2013 年世界各国又相继启动新的"脑计划"，旨在推进创新脑科学研究技术、探索人类大脑工作机制、绘制脑活动全图，并最终开发出针对大脑疾病的疗法。2012 年荣膺诺贝尔生理学或医学奖的成体细胞重编程技术的进一步完善，干细胞尤其是多能干细胞在医学乃至整个生命科学中的巨大潜力已经显示，将使肝病、心脏病、血液病、糖尿病及老年痴呆症等得到有效治疗；治疗性器官克隆将成为可能，甚至实现人类器官模块化目标，干细胞生物工程为人类最终战胜顽疾带来了新的曙光。

第三节　病理生理学的发展简史和未来趋势

一、发展简史

病理生理学是一门比较年轻的学科。病理生理学的起源可追溯至公元 18 世纪，意大利解剖学家 Morgagni（1682—1771）等通过大量尸体解剖，发现不同的疾病显示不同器官的形态变化，由此创立了器官病理学（organ pathology）。公元 19 世纪末，德国病理学家 Virchow（1821—1902）等通过利用光学显微镜进行观察研究，创立了细胞病理学（cellular pathology）。与此同时，法国生理学家 Bernard （l813—1878）等开始利用动物复制人类疾病模型，并用科学实验的手段研究疾病发生过程中功能、代谢和结构的变化，从而形成了病理生理学的前身——实验病理学（experimental pathology）。

1879 年，病理生理学作为一门独立课程在俄国的喀山大学正式开设。此后，东欧和德国的一些医学院校相继成立病理生理学教研室，开设病理生理学课程。在西欧及北美等国家，医学院虽然也开设了病理生理学课程，并出版了多种病理生理学教材，但有关教学内容由生理学专家和相关临床专家讲授。

我国的病理生理学科，创建于 20 世纪 50 年代初期，通过几代病理生理学工作者的努力工作，病理生理学科在教学、科研、人才培养、学科及学会、杂志和网站建设等方面均取得了丰硕的成果。1961 年成立中国生理科学会病理生理专业委员会筹委会并召开第一届全国病理生理学术会议，1985 年由中国科协批准成立国家一级学会——中国病理生理学会（Chinese Association of Pathophysiology，CAP），此后相继成立了心血管疾病、受体、炎症发热和感染、微循环、休克、实验血液学、动脉粥样硬化、缺氧和呼吸、免疫、中医、肿瘤、消化、动物病理生理、大中专教育、危重病医学、机能实验教学等专业委员会，并于 1991 年成为国际病理生理学会（International Society for Pathophysiology，ISP）成员国及组建国；学会于 1986 年出版《中国病理生理杂志》、2010 年建立病理生理学网站；为了配合不同层次的教学，编写了多种病理生理学教科书和参考书等，为国内外病理生理学的教学、人才培养和科研做出巨大贡献。

二、未来趋势

随着医学模式（medical model）从单纯的"生物医学模式"向"生物 - 心理 - 社会医学模式"的转变，对生命现象的本质、疾病与社会的关系，疾病时的身心变化，人与社会间的协调等问题的认识日趋受到关注，病理生理学教学内容要更多体现新医学模式对医务工作者知识的广博与深厚、能力和素质方面的特殊要求，注重心理、社会、环境等因素在疾病发生、发展、转归及防治中的作用。

科技的发展、社会的进步、人类生存环境的改变、人类寿命的延长、人群老龄化等，导致疾病谱（spectrum of disease）发生了明显的改变。在我们国家，新中国成立前由于医疗卫生条件差，传染病引起的死亡率占总死亡率 50% 以上。新中国成立后，随着人民生活水平的提高及医疗卫生条件的改善，传染病的发病率及死亡率大大降低，但是新的传染病不断出现，说明传染病的研究和防治不可忽视。肿瘤、心血管疾病、内分泌疾病是发病率和死亡率都迅速上升的病种。我国城市地区导致死亡的前五位疾病的排序为恶性肿瘤、心脏病、脑血管疾病、呼吸系统疾病，以及损伤和中毒。由于人均寿命的显著延长，人口老龄化已成为全球性社会问题，老龄依赖性的疾病，如阿尔茨海默病、骨关节病等的患病率急剧上升，对于这些疾病全社会应该予以充分重视。

临床医学模式从传统的经验医学转变为循证医学（evidence based medicine），在病理生理学的教学和研究中要重视循证医学的基本原则和方法。此外，全科医学实践（general medical practice）、个体化医疗或精准医疗（individualized medicine or personalized medicine）、大数据时代（the age of big data）的来临以及转化医学的兴起，对病理生理学的教学和科研也提出了新要求。

"21 世纪的医学"有多种的提法，如已为人们熟知的有 4P（Prediction，Prevention，Participation，Personalization）和 TIDEST（Targeted，Integrated，Data - based，Evidence - based，Systems Medicine，Translational Medicine），都力图反映新特点，引领新方向，但都有不妥之处。2015 年提出的精准医学具有四大特点，即精确（the right treatment）、准时（at the right time）、共享（give all of us access）和个体化（personalized information）。21 世纪医学教育模式和疾病诊疗技术都在发生更大的转变，对医学人才的素质和能力也提出更高的要求，因此，病理生理学唯有与时俱进，把握时代的脉搏，才能绽放出新的生命力。

目标检测

1. 简述病理生理学的任务、地位和特点。

2. 简述疾病模型的种类及其优缺点。

3. 如何学好病理生理学？

4. 病理生理学如何更好地应对现代医学的飞速发展？

（周新文）

第二章　疾病概论

疾病（disease）是对应于健康的一种异常生命状态，在疾病与健康之间还存在一种亚健康状态。本章将围绕疾病的相关概念、发生发展的原因、基本机制和转归等问题，概述疾病发生、发展的一些基本规律、相关研究方法和发展趋势。

第一节　疾病的相关概念

一、疾病

疾病是在一定病因作用下，机体内稳态（homeostasis）调节紊乱而导致的异常生命活动过程，从而引起一系列机能、代谢和形态结构的变化，表现为症状、体征和社会行为的异常，这种异常的生命过程即为疾病。目前的疾病概念强调，所有的疾病都有原因，没有原因的疾病不存在；内稳态调节紊乱是疾病发生的基础。内稳态是指机体通过身体各系统、器官、细胞和分子多层次的调节，保持机体内环境的稳定。疾病的临床症状、体征和社会行为异常是疾病引起的机体机能、代谢和形态结构改变的外在表现；疾病是一个过程，有其自身发生、发展和转归的一般规律。

基本病理过程（fundamental pathological process）指各种疾病中共同的、成套的机能代谢功能和形态结构的病理变化，简称病理过程。疾病与病理过程有区别又联系紧密，病理过程不是一个独立的疾病，但不同基本病理过程的特定组合是临床疾病诊断的重要线索。一个基本病理过程可以出现在多种疾病中，而一种疾病又可以有多种基本病理过程，既可有局部病变，又可有全身反应。例如：肺炎球菌性肺炎时有肺部炎症，也有全身发热、缺氧甚至休克等病理过程。

二、健康

传统观念认为不生病便是健康。1946年，世界卫生组织（World Health Organization，WHO）提出健康的定义，健康（health）不仅是没有疾病或衰弱现象（infirmity），而是躯体上、精神上和社会适应上的一种完好状态（state of complete well-being）。可见，健康至少包含健壮的体魄、健全的心理精神状态和良好的社会适应状态。

躯体上的完好状态指躯体结构、功能和代谢的正常，采用当今的科技手段未发现任何异常现象。精神上的完好状态指人的情绪、心理、学习、记忆及思维等处于正常状态，表现为精神饱满、乐观向上、愉快地从事工作和学习，能应对紧急的事件，处理复杂的问题。社会适应上的完好状态指人的行为与社会道德规范相吻合，能保持良好的人际关系，能在社会中承担合适的角色。

值得一提的是，心理健康与身体健康可相互影响，心理不健康可伤害身体，甚至引起躯体疾病；反之，长期躯体疾病的折磨也可引发精神和心理上的障碍。此外，健康的标准随经济发展、社会进步而变化。在不同地区，不同年龄的人群中健康的标准也会略有不同。现代健康理念包括躯体健康、心理健康、心灵健康、社会健康、智力健康、道德健康、环境健康等，健康是人的基本权利，也是人生的第一财富。增强健康意识，促进人群健康是医务工作者义不容辞的责任。现代医学倡导进行全生命周期、全方位、全人群的健康管理理念。

三、亚健康

亚健康（sub – health）是指介于健康与疾病之间的一种生理功能低下状态。表现为一定时间内的活力降低、功能和适应能力减退，未达到健康的标准，但不符合疾病的临床或亚临床诊断标准。亚健康的主要表现如下。①躯体性亚健康状态：主要表现为疲乏无力，精神不振，适应能力和工作效率降低，免疫力差等。②心理性亚健康状态：主要表现为焦虑、烦躁、易怒、注意力不集中、失眠多梦等，严重时可伴有胃痛、心悸等表现。这些问题的持续存在可诱发心血管疾病及肿瘤等的发生。③社会、人际交流和情感亚健康状态：主要表现为与社会成员的关系不和谐，心理距离变大，产生被社会抛弃和遗忘的孤独感，对社会和生活热情减弱，心胸狭小等。世界卫生组织的一项调查表明，人群中真正健康者约占5%，患疾病者约占20%，而处于亚健康状态者约占75%。中年人是亚健康的高发人群。

引起亚健康的原因复杂，如学习、工作负荷过重使人身心疲惫，导致神经、内分泌功能失调是亚健康的最常见原因，因此亚健康也被称为"慢性疲劳综合征"（chronic fatigue syndrome）。环境、食物和噪音污染均可导致人体抵抗力下降，个人生活及工作方式不科学（如吸烟、酗酒、缺乏体力活动、作息时间不规律等）破坏人体正常的平衡，家庭、社会及个人的不顺心事过多致人焦虑或恐惧也可导致亚健康。此外，自然老化以及某些遗传因素也可能在亚健康的发生、发展中发挥作用。亚健康状态处于动态变化之中，若适时采取积极、健康的生活、工作和思维方式，亚健康状态可向健康转化；若长期忽视亚健康状态，不予积极应对，亚健康状态可转化为疾病。医务工作者应充分认识亚健康的危害性，促使亚健康向健康转化。

四、衰老

衰老（senescence）又称老化（aging），是机体在发育成熟之后所必然经历的机体各种机能活动进行性降低的过程，是生命的一种表现形式，不可回避和逆转的生物学过程。衰老在进化上带有强制性。衰老可分为生理性衰老及病理性衰老两类。生理性衰老是指生物体自成熟期开始，随增龄发生的、受遗传因素影响的、渐进的全身复杂的形态结构与生理功能不可逆的退行性变化，也称正常衰老。病理性衰老是指由于疾病或异常因素所导致的衰老加速，也称异常衰老。有关衰老和抗衰老的研究一直是生物学、老年医学研究的热点和前沿。衰老的机制复杂，目前人们提出了很多衰老的学说，大致归纳为两大类型：遗传衰老学说和环境伤害衰老学说。

第二节　病因学

病因学（etiology）是研究疾病发生的原因与条件的科学。

一、疾病的常见病因

疾病的发生是有原因的，疾病发生的原因简称病因，是指疾病发生必不可少的、赋予疾病特征或决定疾病特异性的因素。病因种类繁多，大多数疾病（尤其是慢性病）的准确病因目前尚不十分清楚。根据病因的来源，可将病因分为体外和体内因素两大类。

（一）体外因素

1. 生物因素（biological factors） 主要包括病原微生物和寄生虫。这类病因引起感染性疾病，其致病性取决于病原体侵入的数量、毒性及侵袭力，亦与机体本身的防御及抵抗力有关。生物因素的致病特点是：①病原体有特定的入侵门户和定位；②病原体必须与被侵个体相互作用才能引起疾病；③病原体作用于机体后常可引起免疫反应，而致病微生物的自变异可产生免疫逃逸。

2. 理化因素（physical and chemical factors） 主要包括高温（或寒冷）、高压（或突然减压）、电流、辐射、机械力、噪声、强酸、强碱及毒物等，其致病性主要取决于理化因素本身的作用强度、部位及持续时间。物理因素的致病特点是：①大多数物理性致病因素只引发疾病但不影响疾病的发展；②除紫外线和电离辐射外，一般潜伏期较短或无潜伏期；③对组织损伤无明显选择性；④致病作用与机体的反应性关系不大。化学因素的致病特点是：①多数化学因素对组织、器官的损伤有一定选择性，如 CCl_4 主要引起肝细胞中毒、汞主要损伤肾脏等；②在疾病发生、发展中都起作用，可被体液稀释、中和或被机体解毒；③其致病作用除了与毒物本身的性质、剂量有关外，还与其作用部位和整体的功能状态有关；④除慢性中毒外，化学因素致病的潜伏期一般较短。

3. 环境生态因素（environmental and ecological factors） 清洁的水源、洁净的空气、广袤的土地和茂密的森林是人类赖以生存的环境。自然资源的过度开发，"三废"（废水、废气、废渣）处理不善而造成的生态平衡破坏，大气、水和土壤的污染，已成为危害人类健康，导致疾病发生的重要因素。空气污染除引起呼吸系统疾病外，也显著增加冠心病、心肌梗死、高血压和中风（卒中）的发病风险和死亡率。近年提出了表观遗传修饰的环境因子敏感性，环境因素可以改变表观遗传型，机制有待研究。

4. 营养因素（nutritional factors） 各种营养素（如糖、脂肪、蛋白质、维生素、无机盐等），某些微量元素（如氟、硒、锌、碘等）以及纤维素是维持生命活动必需的物质，摄入不足或过多时都可引起疾病。如脂肪、糖、蛋白质等摄入不足可致营养不良，而摄入过量又可导致肥胖或高脂血症等；维生素 D 缺乏可致佝偻病，而摄取过量又可导致维生素 D 中毒。我国居民的总体营养状况表现为营养不良问题和营养过剩并存，改善人群合理膳食营养问题亟待解决。

5. 社会 - 心理因素（social - psychological factors） 随着生物医学模式向生物 - 心理 - 社会医学模式的转换，心理和社会因素在疾病发生、发展中的作用日益受到重视。心理和社会因素包括长期的紧张工作、不良的人际关系，恐惧、焦虑、悲伤及愤怒等情绪反应，以及自然灾害和生活事件的突然打击等。这些因素可引起精神障碍性疾病，如抑郁症等；还可通过精神、心理作用导致机体不同器官或系统的功能、代谢和免疫功能紊乱以及形态结构变化，参与高血压、冠心病、糖尿病、肿瘤及溃疡病等疾病的发生、发展过程。关于精神因素引起躯体疾病的分子机制复杂，目前尚不完全清楚。

（二）体内因素

1. 遗传因素（genetic factors） 指染色体畸变和基因变异引起的疾病。染色体畸变包括数目畸变和结构畸变两类，其中常染色体畸变通常可导致先天性智力低下，生长发育迟缓，伴五官、四肢、皮纹及内脏等多发畸形。性染色体畸变表现为性征发育不全，有时伴智力低下等。基因变异包括基因点突变、缺失、插入或倒位等突变类型。这些异常通过改变 DNA 碱基顺序或碱基类型，致使蛋白质结构、功能发生变化而致病。如甲型血友病是由于位于 X 染色体上的凝血因子Ⅷ基因发生缺失、插入或点突变

（X 染色体病一般男性发病），导致凝血因子Ⅷ活性缺失、凝血障碍、出血倾向。

遗传易感性（genetic susceptibility）指由遗传因素所决定的个体患病风险（即在相同环境下不同个体患病的风险）。高血压、乳腺癌的发生、发展与遗传易感性密切相关。肿瘤的遗传易感性研究包括染色体稳定性、DNA 修复、癌基因和（或）抑癌基因的结构改变及其遗传多态性等。个体对疾病的易感性并不完全由基因型决定，环境致病因子导致的基因异常表达和修饰在疾病的发生、发展中起重要作用。可见，遗传易感性受环境因素影响。近年来表观遗传改变在肿瘤、抑郁症、心血管疾病、代谢综合征等疾病中的作用受到关注。

2. 先天因素（congenital factors）　　指损害胎儿发育的因素，由先天因素引起的疾病被称为先天性疾病。例如，先天性心脏病与妇女怀孕早期患风疹、荨麻疹或其他病毒感染性疾病有关，通常婴儿出生时就已患病，这种先天性疾病不遗传。有的先天性疾病是可以遗传的，如多指（趾）、唇裂等。

3. 免疫因素（immunological factors）　　免疫反应过强、免疫缺陷或自身免疫反应等免疫因素均可对机体造成影响。如机体对异种血清蛋白（破伤风抗毒素）、青霉素等过敏可导致过敏性休克；某些花粉或食物可引起支气管哮喘、荨麻疹等变态反应性疾病。人类免疫缺陷病毒（human immunodeficiency virus，HIV）感染可破坏 T 淋巴细胞，导致获得性免疫缺陷综合征（acquired immune deficiency syndrome，AIDS）。当机体对自身抗原发生免疫反应时，可导致自身组织损伤或自身免疫病（autoimmune disease），如系统性红斑狼疮、强直性脊柱炎和类风湿关节炎等。

总之，没有病因就不可能发生疾病，因此在疾病的防治中也强调对因处理的相应策略。然而，目前对很多疾病的病因尚不明确，相信随着医学研究的不断进展，更多疾病的病因将会得到阐明。

二、疾病发生的条件

疾病发生的条件（condition）是指能促进或减缓疾病发生的各种体内、外因素，如机体状态、自然环境或社会因素。条件本身不引起疾病，但可影响机体对病因的反应性。例如，结核分枝杆菌是引起结核病的病因，但在生活条件和生活习惯良好、营养充足的人群，一定量的结核分枝杆菌侵入并不一定引起结核病。然而，在营养不良、居住条件恶劣、过度疲劳等"条件"下，由于机体抵抗力减弱，少量结核分枝杆菌进入机体便可引起结核病。再例如，夏季天气炎热有利于细菌传播、消化液分泌减少、生冷食物摄取过多，这些可促进致病菌在胃肠道的繁殖；因此，"炎热"作为条件可促进消化道传染病的发生。此外，年龄和性别也可作为某些疾病发病的条件。例如小儿易患呼吸道和消化道传染病，这可能与小儿呼吸道、消化道的解剖生理特点和防御功能不够完善有关。女性易患胆石症、癔症以及甲状腺功能亢进等疾病，而男性则易患动脉粥样硬化、胃癌等疾病。

必须强调，病因和条件的划分不是绝对的，而是相对的，应该针对某个具体的疾病而言。同一因素对一种疾病来说是致病因素，而对另一种疾病则为条件。例如，营养缺乏是营养不良症的致病因素，而营养缺乏使机体抵抗力降低，却又是某些感染性疾病（如结核病）发生的条件。因此，重视对疾病病因和条件的研究，认识它们在疾病发生中的作用，对疾病的预防有重要意义。

三、疾病发生的诱因

诱因（precipitating factor）指能加强病因的作用而促进疾病发生发展的因素。有些疾病的发生有明显诱因，如肝硬化患者因食管静脉曲张破裂而发生上消化道大出血时，可致血氨水平急剧增高而诱发肝性脑病；而暴饮暴食又常是已经曲张的食管静脉破裂导致上消化道大出血的诱因。此外，肺部感染、妊娠、过度体力活动、过快过量输液、情绪激动等常是心脏病患者发生心力衰竭的诱因。

四、疾病发生的危险因素

危险因素（risk factor）指促进疾病发生发展的因素。疾病的发生与危险因素有一定的相关性，但是尚无可靠的证据能够证明该因素的致病效应，但是当消除该因素时，疾病的发生概率也随之下降。如高血压、高血脂、高血糖、肥胖、吸烟等都是心脑血管疾病发生的危险因素。

第三节　发病学

发病学（pathogenesis）研究疾病发生发展的规律和机制。不同疾病均有其特定的发生机制和发展规律，本节仅讨论疾病发生发展的一般规律及基本机制。

一、疾病发生发展的一般规律

疾病发生发展的一般规律指各种疾病过程中一些普遍存在的共同规律，归纳如下。

（一）内稳态失衡

机体的内稳态平衡是保持正常生命活动和健康的先决条件，内稳态平衡是生物体内各种自我调节（self-regulation）的结果。其中，反馈（feed-back）机制在内稳态中起着重要作用。例如，当甲状腺素（T_3、T_4）分泌过多时，T_3、T_4可反馈性抑制下丘脑分泌促甲状腺激素释放激素（thyrotropin-releasing hormone，TRH）和腺垂体分泌促甲状腺激素（thyrotropic hormone，TSH），使甲状腺素的分泌量降至正常水平，反之亦然。当遗传性甲状腺素合成酶缺陷使甲状腺素的合成不足时，上述反馈机制不能发挥作用而导致内稳态失衡（homeostatic deregulation），此时 TSH 的过度分泌将依次引起甲状腺实质细胞大量增生，甲状腺肿，T_3、T_4分泌过多，表现为甲状腺功能亢进。

（二）损伤与抗损伤并存

对损伤做出抗损伤反应是生物体的重要特征，也是生物体维持生存的必要条件。在正常机体和疾病发生发展过程中，损伤与抗损伤作用常同时出现，贯穿始终且不断变化。

以烧伤为例，高温引起皮肤、组织坏死，大量渗出可导致血容量减少、血压下降等损伤性变化；与此同时，机体启动抗损伤反应，如白细胞增加、微动脉收缩、心率加快、心输出量增加等。如果损伤较轻，则通过各种抗损伤反应和恰当的治疗，机体即可恢复健康；反之，若损伤较重，又无恰当和及时的治疗，则病情恶化。可见，损伤与抗损伤反应的斗争及其力量对比常影响疾病的发展方向和转归。

值得指出的是，损伤与抗损伤之间无严格界限，可相互转化。例如，在严重失血性休克早期，小动脉、微动脉收缩有助于动脉血压的维持，但若收缩时间过久，就会加重组织器官的缺血、缺氧损伤和功能障碍。由于不同疾病中损伤与抗损伤反应的差异，构成了各种疾病的不同特征。在疾病的防治中，应尽量支持和加强抗损伤反应，减轻和消除损伤反应，同时还要预防抗损伤反应向损伤反应转化。

（三）因果交替

因果交替（causal alteration）指疾病发生发展过程中，由原始病因作用于机体所产生的结果又可作为病因，引起新的后果。这种因果的相互转化常加重病情，导致恶性循环（vicious cycle）。例如，由不同原因引起的失血性休克中组织血液灌流进行性下降的过程，是因果交替导致恶性循环而加重损伤的典型范例（图2-1）。

由于原因和结果的互相转化和交替，有些疾病一旦发生或进展到一定程度后，即使在原始病因已不存在时，通过因果交替规律仍可推动疾病的进展，如慢性肾功能衰竭过程中肾小球的损伤引起肾小球丢

图 2-1 大出血时的恶性循环

失，去除原发病因，其肾小球的丢失也不会停止。因此，揭示不同疾病中因果交替的内在机制，及时发现并打断这种恶性循环，才有利于机体朝着健康的方向发展。值得一提的是，疾病发展过程中虽然存在因果转化，但并不是所有环节都同等重要，其中有的环节起决定性作用，为其他环节的发生发展所必需，被称为发病的主导环节。因此，只有抓住主导环节（主要矛盾），才能很好地阻断和治疗疾病。例如：严重的肠道炎症时，常引起便血、贫血，从而出现心动过速、高血压等循环系统的异常。然而，这些心脏血管功能异常的最根本原因是肠道炎症损伤引起，导致心肌代谢、血流动力学及神经内分泌（如交感肾上腺素、肾素-血管紧张素-醛固酮系统）的异常。因此，治疗肠道炎症是控制疾病的主导环节。可见，了解疾病发生发展的主导环节，对诊断和治疗疾病具有重要意义。

（四）局部与整体关联

疾病可表现为局部变化或全身变化或二者兼有。通过神经-体液途径的调节，局部病变可影响整体，而机体的全身功能状态也可影响局部病变的发生、发展。例如，毛囊炎（痈疖）可引起局部炎性反应，出现充血、水肿和疼痛等临床表现，严重时通过神经-体液途径引起白细胞升高、发热、寒战等全身性表现。如果身体功能状态良好，加以适当的抗炎治疗，局部痈疖可很快痊愈；反之，可引起全身性感染，严重时可引起脓毒血症（sepsis）等严重后果。有些局部改变是全身性疾病的表现，如糖尿病患者局部皮肤损伤溃烂，严重时可发展到"老烂腿或糖尿病足"，是全身性血糖持续升高的毒性反应，此时若单纯给予局部治疗而不控制糖尿病则不会得到预期效果。因此，医务工作者应善于识别局部和整体病变之间的主从关系，抓住主要矛盾进行处理，不能"头疼医头、脚疼医脚"。

二、疾病发生发展的基本机制

正常状态下，机体通过神经、体液的精细调节，使各系统、器官、组织、细胞之间的活动互相协调，机体处于稳态。疾病发生时，稳态被打破，机体将通过复杂的机制进行调节，以建立疾病状态下的新稳态。在错综复杂的机制中，神经、体液、细胞和分子水平的调节是所有疾病发生发展过程中存在的共同机制。

（一）神经机制

神经系统在人体生命活动的维持和调控中起主导作用，因此，许多致病因素通过改变神经系统的功能而影响疾病的发生发展。

有些致病因子可直接损害神经系统，例如，流行性乙型脑炎病毒（epidemic encephalitis B）可直接破坏神经细胞，导致高热、意识障碍、惊厥、强直性痉挛和脑膜刺激征等。有机磷农药中毒可致乙酰胆碱酯酶失活，使大量乙酰胆碱在神经－肌肉接头处堆积，引起肌肉痉挛、流涎、多汗等胆碱能神经过度兴奋的表现。肝功能障碍等引起高氨血症时，大量的氨进入脑组织可导致神经递质失衡，还可干扰脑细胞能量代谢、损伤神经细胞质膜和线粒体的功能，最终导致脑功能障碍。

有些致病因子可通过神经反射引起相应器官系统的功能代谢变化，例如，大出血致休克时，由于动脉血压降低，对颈动脉窦及主动脉弓处压力感受器的刺激强度减弱，使抑制性传入冲动减少，由此导致交感神经系统反射性强烈兴奋、外周血管收缩，在回升血压的同时可能导致组织缺血、缺氧。各种社会、心理因素，如长期人际关系紧张、心情抑郁、焦虑、烦恼等，也可通过目前尚不完全明确的机制损伤中枢神经系统而导致躯体疾病，被称为心身疾病（psychosomatic disease）。

（二）体液机制

体液是维持机体内环境稳定的重要因素。疾病中的体液机制指致病因素通过改变体液因子（humoral factor）的数量或活性，引起内环境紊乱而致病的过程。体液因子的种类繁多，包括全身作用的体液性因子（如胰岛素、胰高血糖素、组胺、儿茶酚胺、前列腺素、补体、凝血因子及纤溶物质等）、局部作用的体液性因子（如内皮素和某些神经肽等）、细胞因子（如白介素和肿瘤坏死因子等）。

体液性因子主要通过以下四种方式作用于靶细胞。①内分泌（endocrine）：体内一些特殊的分泌细胞分泌的各种化学介质，如激素，通过血液循环输送到身体的各个部分，被远距离靶细胞上的受体识别并发挥作用。②旁分泌（paracrine）：某些分泌的信息分子只能对邻近的靶细胞起作用，如神经递质、某些血管活性物质（如一氧化氮、内皮素）等。③自分泌（autocrine）：细胞对自身分泌的信息分子起反应，许多生长因子是以这种方式起作用的。④内在分泌（intracrine）：指相关分子在细胞内产生后，无需向细胞外分泌而直接在细胞内起作用。例如，甲状旁腺激素相关蛋白（parathyroid hormone related protein，PTHrP）除通过上述经典方式影响远隔或近邻细胞的功能外，还可进入细胞核，调节细胞自身的功能。在应激条件下，内质网产生的 caspase-12 可通过内在分泌方式直接影响细胞核的功能（图 2-2）。

图 2-2　体液性因子的作用方式

在许多疾病的发生发展中，神经机制常与体液机制共同参与，被称为"神经－体液机制"。例如，高级神经活动增强引起情绪紧张，长期情绪紧张是高血压的危险因素，其神经体液机制为：①长期情绪紧张或严重的心理压力可导致大脑皮质和皮质下中枢（主要是下丘脑）功能紊乱，此时血管运动中枢反应性增强，交感神经兴奋，导致去甲肾上腺素释放增加，小动脉紧张性收缩；②交感兴奋还可刺激肾上腺髓质释放肾上腺素，导致心率加快、心输出量增加；③交感兴奋还可引起肾小动脉收缩，促进肾素释放，激活肾素－血管紧张素－醛固酮系统，导致全身血容量增高。上述神经－体液机制共同作用的结果是升高血压。

（三）细胞机制

细胞是生物机体最基本的结构、功能单位，致病因素可损伤细胞的代谢、功能和结构，从而引起细胞的自稳调节紊乱。有些因素（如外力、高温等）对细胞的损伤无选择性；而另一些因素则有选择性地损伤细胞，如肝炎病毒侵入肝细胞、疟原虫侵犯红细胞、汞中毒时主要损伤肾脏、1－甲基－4－苯基－1,2,3,6 四氢吡啶（MPTP）主要损伤多巴胺能神经元、人类免疫缺陷病毒感染主要破坏 T 淋巴细胞等。

不同致病因素可通过损伤细胞膜和多种细胞器而导致功能障碍。例如，细胞膜上负责离子主动转运的各种泵失调时，包括钠泵（Na^+，K^+－ATP 酶）和钙泵（Ca^{2+}，Mg^{2+}－ATP 酶）等，将导致细胞内外离子失衡，造成细胞内 Na^+、Ca^{2+} 大量积聚、细胞水肿甚至死亡，最终导致器官功能障碍。线粒体是细胞的能量发电站，很多病理因素可损伤线粒体，抑制三羧酸循环、脂肪酸的 β－氧化、呼吸链的氧化磷酸化偶联等产能过程，造成腺苷三磷酸（ATP）生成不足或同时伴有过氧化物产生增多，细胞功能障碍甚至死亡。

（四）分子机制

细胞的生命活动由分子执行，因此，在疾病过程中细胞的损伤均涉及分子的变化。自 20 世纪末以来，大量研究试图从分子水平研究生命现象和揭示疾病机制，由此产生了分子生物学（molecular biology）、分子病理学（molecular pathology）或分子医学（molecular medicine）学科，还产生了分子病（molecular disease）的概念。

分子病是由遗传物质或基因（包括 DNA 和 RNA）的变异引起的一类以蛋白质异常为特征的疾病。已经发现的分子病有多种，如镰刀型细胞贫血是由于血红蛋白单基因突变，导致其分子中 β－肽链氨基端第 6 位亲水性谷氨酸被疏水性缬氨酸取代，形成溶解度下降的血红蛋白 S（hemoglobin S，HbS）。在低血氧分压的毛细血管区，HbS 凝胶化形成棒状结构，使红细胞扭曲呈镰刀状，引起贫血。此外，由于这种僵硬的镰状红细胞不能通过毛细血管，加上 HbS 的凝胶化使血液黏滞度增大，导致毛细血管阻塞，局部组织器官缺血、缺氧，因而出现脾肿大、胸腹疼痛等表现。蚕豆病（俗称蚕豆黄）是由于编码 6－磷酸－葡萄糖脱氢酶（glucose-6-phosphate dehydrogenase，G-6-PD）的基因缺陷所引起的溶血性疾病。

在无需基因变异的条件下，蛋白质分子本身的翻译后异常修饰或折叠也可致病。例如，由朊蛋白（prion）异常折叠引起疯牛病（prion disease 或 mad cow disease）或人类的克－雅病（Creutzfeldt － Jakob disease）。由于这类疾病均涉及蛋白质空间构象的异常改变，故又被称为构象病（conformational disease）。可见，基因及其表达调控环境是决定身体健康或患病的基础。

值得注意的是，随着对疾病分子机制研究的不断深入，揭示了大量信号分子或信号通路在不同疾病发生发展中的关键作用。然而，这些研究成果在防治疾病及降低疾病负担方面并没有获得预期的结果。例如，消耗了大量资源的全基因组关联研究（genome － wide association study，GWAS）将超过 3700 个 DNA 单核苷酸变异（single nucleotide polymorphisms，SNPs）与 427 种疾病关联，但已有 53% 的后期研究证明这些多态性并不引起疾病（这些多态性被称为 dead hit），剩余部分的临床价值也不乐观。因此，在研究疾病的分子机制时，需要用系统医学（system medicine）的方法进行疾病研究，不能忽视整体的调节作用。

> **⊕ 知识链接**
>
> ### 线粒体 DNA
>
> 　　细胞内绝大部分遗传物质存在于细胞核染色体 DNA 中，但是线粒体也含有可复制的 DNA。线粒体 DNA（mitochondrial DNA，mtDNA）编码 13 个多肽，这些多肽都是线粒体能量代谢复合体中的亚基，另外 mtDNA 也编码一个大核糖体 RNA 和 22 个 tRNA。线粒体中的其他蛋白仍然是基因组 DNA 编码的。线粒体病是指由于 mtDNA 突变导致线粒体结构和功能异常所引起的疾病。每个细胞具有几百个线粒体，每个线粒体含有数个拷贝的 mtDNA。由于线粒体 DNA 仅通过卵子传递，线粒体 DNA 的突变必须具有选择优势才能产生致病性，因此其遗传特征为母系遗传。但是很多疾病发生发展过程中，同时伴随线粒体结构和功能异常。因此，广义线粒体病指各种原因引起线粒体结构和功能异常引起的疾病，其临床表型多样化，遗传模型包括母系遗传、孟德尔遗传，或者二者兼有。目前发现的 100 多种疾病与 mtDNA 突变相关。

第四节　疾病的转归

　　疾病的转归主要有康复和死亡两种，其走向取决于病因的类型及损伤程度、机体抗损伤反应的能力以及合理及时的治疗方案等因素。

一、康复

　　根据康复（recovery）的程度，可分为完全康复（complete recovery）和不完全康复（incomplete recovery）。①完全康复：是指疾病所致的损伤完全消失，机体的功能、代谢及形态完全恢复正常，机体自稳态调节恢复正常状态。例如，由大出血引起的急性功能性肾功能衰竭，如果能得到及时合理的处理，患者在短时间内可达到完全康复。大多数感染性疾病经过治疗或自身免疫对抗可以完全康复；有些感染性疾病康复后还可使机体获得特异性免疫力，如天花可获得终身免疫能力。②不完全康复：是指疾病所致的损伤得到控制，主要症状、体征和行为异常消失，但机体机能、代谢和形态结构并没有完全恢复正常，仅通过代偿机制维持内环境的稳定，保持相对正常的生命活动。但是，此时疾病基本病理改变并未完全恢复，有些可留有后遗症（sequelae）。机体的代偿主要表现为机能代偿、代谢代偿和结构代偿三种方式，三种代偿常联系在一起，很难分开。

二、死亡

　　死亡（death）是生命活动过程的必然结局，分为生理性和病理性两种。生理性死亡是由于机体各器官的自然老化所致，又称衰老死亡或自然死亡，也称为"健康"的死亡。病理性死亡是指由疾病以及各种严重伤害导致的死亡。实际生活中的生理性死亡非常少见，绝大多数属于病理性死亡。死亡是自然规律，正确的死亡观有利于人群健康水平改善和合理地分配有限的社会卫生资源。

　　1. 概念　对死亡的精确判定一直是一个难题。传统观点认为，死亡过程包括濒死期（agonal stage）、临床死亡期（stage of clinical death）和生物学死亡期（stage of biological death）。显然，依据这一分期很难准确判定死亡时间。

在临床上，医务工作者一直把心跳和呼吸的永久性停止作为死亡的标志（即心肺死亡模式）。然而，随着起搏器、呼吸机等复苏技术的普及和不断进步，使上述"心肺死亡"时间的确定面临挑战。基于上述问题以及器官移植的广泛开展，亟需一个从医学、法律和伦理方面均可被接受的死亡标准。

美国哈佛大学医学院死亡定义审查特别委员会于 1968 年正式提出死亡是不可逆的脑死亡（brain death），并制定了世界上第一个脑死亡诊断标准。脑死亡是指全脑功能（包括大脑、间脑和脑干）不可逆的永久性丧失以及机体作为一个整体功能的永久性停止。

2. 判断标准 自从脑死亡概念提出以来，多个国家的相关研究机构相继制定了脑死亡标准，其基本内容均与 1968 年首次提出的"哈佛标准"相同或相似。①自主呼吸停止，进行 15 分钟人工呼吸仍无自主呼吸。脑干是呼吸和心跳的中枢，所以脑干死亡以呼吸、心跳停止为标准。由于心肌具有自发收缩特性，在脑干死亡后的一定时间内还可能有微弱的心跳，因此，自主呼吸停止被认为是临床脑死亡的首要指标。②不可逆性深度昏迷和大脑无反应性。③脑干神经反射消失（如瞳孔散大或固定，瞳孔对光反射、角膜反射、咳嗽反射、吞咽反射消失）。④脑电波消失。⑤脑血液循环完全停止。

脑死亡须与"植物状态"（vegetative state）或"植物人"鉴别，后者是指大脑皮层功能严重受损导致主观意识丧失，但患者仍保留皮层下中枢功能的一种状态。在植物状态与脑死亡的众多差异中，最根本的区别是植物状态患者仍保持自主呼吸功能。

3. 脑死亡作为死亡标准的意义 ①可协助医务人员判定患者的死亡时间、适时终止复苏抢救。这样可节省卫生资源，还可减轻社会和家庭的经济和情感负担。②有利于器官移植。虽然确定"脑死亡"并非器官移植的需要，然而，由于借助呼吸、循环辅助装置，可使脑死亡者在一定时间内维持器官组织的低水平血液灌注，有利于局部器官移植后的功能复苏，为更多人提供生存和健康生活的机会。

脑死亡已经引起越来越多的学者和民众关注，美国、英国、法国、瑞典、荷兰、日本等 30 多个国家已制定脑死亡法并在临床将脑死亡作为宣布死亡的依据。在我国，1988 年提出有关脑死亡的诊断问题，1999 年在武汉市召开了脑死亡标准（草案）专家研讨会，已经审定通过了《脑死亡判断标准（成人)》和《脑死亡判定技术规范》。虽然争议尚存，但脑死亡立法正在我国稳步推进。

4. 临终关怀与安乐死

（1）**临终关怀**（hospice） 是指为临终患者及其家属提供医疗、护理、心理、社会等全方位服务与照顾，使患者在较为安详、平静中接受死亡。临终关怀是社会进步和医疗服务的体现，使患者有尊严地离开。死亡是自然规律，正确的死亡观有利于人群健康水平改善和合理地分配有限的社会卫生资源。

→ **案例引导**

临床案例 患者，男，78 岁，肺癌晚期，历经数次化疗后，仍未能获得期望中的疗效，在肺癌确诊 1 年后发生脑、骨、肝等器官广泛转移。每一次化疗的副作用都让患者痛苦不堪，在他人生的最后阶段，患者与家人商量决定放弃化疗，回到家中。回家后每天由社区医生来他家中，给予营养支持、止痛剂等治疗，家人陪伴在老人身边，给他听喜欢的音乐，朗读他喜欢的散文……

讨论 1. 如何做好晚期患者的临终关怀？

2. 临终关怀的目的和意义是什么？

3. 患者和家属应该以怎样的心态面对死亡？

（2）**安乐死**（euthanasia） 该词源于希腊文，意思是"幸福地死亡"，是指对患有不治之症的患者在濒死状态时，为了免除其精神和躯体上的极端痛苦，用人道方法使患者在无痛苦状态中结束其生命的一种措施。安乐死涉及复杂的道德、伦理、法律、医学和社会学问题，荷兰、瑞士、日本等国家通过了安乐死法案，我国和大多数国家都尚未通过立法施行。

5. 建立正确的死亡观　死亡是生命不可逆转和改变的结局，每个人都应该坦然面对和接受死亡，尽可能地消除对死亡的恐惧心理；临床医生对于患有医学不可逆转的疾病的患者，既要尽其所能减轻患者的临终痛苦，又要避免过度消耗有限的医疗资源。

目标检测

1. 举例说明病因与条件的区别。
2. 举例说明诱因在疾病发生发展中的作用。
3. 举例说明社会和心理因素如何导致躯体疾病。
4. 举例说明因果交替如何加重疾病。
5. 举例说明疾病发生发展过程中局部与整体的关联。
6. 举例说明疾病过程中神经调节失衡如何影响疾病发生发展。

（周新文）

第三章　细胞功能紊乱与疾病

📖 **学习目标**

1. 掌握　细胞增殖、细胞周期、细胞分化、细胞凋亡、细胞自噬的概念；细胞凋亡与细胞坏死的差异。

2. 熟悉　细胞周期的自身调控，包括细胞周期驱动力量、抑制力量和检查点；细胞异常增殖与疾病关系；细胞分化的调控；细胞凋亡的调控，细胞凋亡与常见疾病或病理过程的关系；细胞自噬及其生物学意义，细胞自噬与疾病。

3. 了解　细胞外信号对细胞周期的调控；细胞周期调控在疾病治疗学上的意义；调控细胞凋亡在疾病防治中的意义。

4. 学会细胞增殖异常、细胞分化异常、细胞凋亡异常、细胞自噬异常与疾病发生发展的关系，具备良好的知识拓展能力。

细胞是有机体结构和功能的基本单位，也是生命活动的基本单位。生物从组织到器官的结构形成和功能执行取决于细胞的数量和质量。细胞通过分裂实现其数量的增加；通过分化能够形成特定形态、功能和结构的子代细胞；通过凋亡可以清除受损或突变细胞，从而保证细胞的数量和质量。正常情况下，细胞的增殖、分化、凋亡等的调控极其复杂，是多阶段和多因素参与的严格有序的调控过程，其中一个或多环节发生障碍，均可出现细胞、组织及器官的结构、功能和代谢的紊乱，进而导致疾病的发生和发展。

⇒ **案例引导**

案例　患者，女，52岁，因左侧乳房发现一肿块2个月而就诊。自述2个月前无意中发现左侧乳房有一小肿块，无疼痛，故没有在意。近日发现肿块不断增大，乳房皮肤肿胀，急来就诊。

查体：左乳外上象限可触及约2cm×1.5cm大小肿块，质地硬，表面不光滑，与周围组织分界不清，活动度欠佳，与皮肤、胸大肌无明显粘连，肿块表面皮肤无溃疡。左侧腋窝及左锁骨上淋巴结无明显肿大。钼靶X线结果：左乳外上象限见密度增高的肿块阴影，边缘模糊不清，部分呈毛刺状，肿块内部有细小簇状钙化，皮肤无明显增厚。

医生考虑为乳腺癌，建议手术。术中取病灶组织冰冻病理快速诊断为乳腺浸润性导管癌；术后病理结果为乳腺浸润性导管癌，乳头及基底未见癌残余，癌组织免疫组化显示 ER（＋）、PR（＋）、Her-2（＋＋）、p53（－）、Ki-67 65%（ER：雌激素受体；PR：孕激素受体；Her-2：人类表皮生长因子受体-2，是一种原癌基因；Ki-67：是反映细胞增殖的一种抗原，数值越高表明癌细胞增殖越活跃）。

讨论　1. 该患者癌组织免疫组化p53（－）与乳腺癌发病有什么关系？为什么？

　　　　2. 该患者癌组织免疫组化Her-2（＋＋）与乳腺癌发病有什么关系？为什么？

第一节 细胞增殖异常与疾病

细胞增殖（cell proliferation）是指细胞分裂和再生的过程，细胞通过分裂而增殖，把遗传信息传给子代，从而保持物种的延续性和细胞的数量。细胞增殖是生物体的重要生命特征。单细胞生物利用细胞分裂的方式产生新的个体；多细胞生物可以由一个受精卵，经过细胞的分裂和分化，最终发育成一个新的多细胞个体。细胞增殖通过细胞周期实现，其调控程序极其严格，使机体各类细胞根据自身需要进行增殖或处于静止状态，若调节过程紊乱则可导致疾病。

一、细胞周期及其调控

（一）细胞周期的概念

细胞周期（cell cycle）又称细胞增殖周期，是指细胞从一次分裂结束，到下一次细胞分裂结束为止所经历的时间或过程。

（二）细胞周期的分期和增殖顺序

根据细胞的时相变化特点将其分为四个连续阶段，即 G1 期（first gap phase，DNA 合成前期）、S 期（synthetic phase，DNA 合成期）、G2 期（second gap phase，DNA 合成后期）和 M 期（mitotic phase，有丝分裂期）。其中有丝分裂期又分为前期（prophase）、中期（metaphase）、后期（anaphase）和末期（telaphase）。在细胞周期中，细胞增殖推进的顺序依次为 G1→S→G2→M，其中最为关键的是 S 期，细胞在此期完成 DNA 倍增和染色体复制。

机体细胞增殖状态并不完全相同，根据其增殖特性可分为下列三种。

1. 周期性细胞 完全按照 G1→S→G2→M 四期循环增殖的连续分裂细胞，又称周期性细胞，如表皮细胞、骨髓细胞等，承担组织的生长和修复任务。周期性细胞始终处于增殖和死亡的动态平衡中，通过增殖而补充衰老脱落或死亡的细胞，此种更新称为稳态更新（steady – state renewing）。

2. G0 期细胞 此类细胞暂时脱离细胞周期，不进行增殖，处于静止状态，需要适当刺激（细胞损伤或死亡细胞需要替换时）才可重新进入细胞周期，亦称休眠细胞，如肝、肾细胞等。G0 期细胞在损伤或应激等因素的刺激后可返回细胞周期，进行细胞增殖，这种更新称为条件性更新（conditional renewing）。

3. 终端分化细胞 这些细胞永远脱离细胞周期、丧失分裂增殖能力，但具有一定的生理功能，亦称不分裂细胞，如神经细胞、心肌细胞等。然而最新的研究表明这些细胞也可在某些特定的条件下返回细胞周期，恢复增殖能力。

细胞周期的特点如下。①单向性：细胞周期只沿 G1→S→G2→M 的方向推进而不能逆行。②阶段性：各期细胞形态和代谢特点有明显差异，细胞可因一些原因在某时相发生停滞，待生长条件适合后，又可重新活跃到下一时相。③检查点：各时相交叉处存在着相应的检查点（check point），决定细胞下一步增殖趋势。④细胞微环境影响：细胞外信号和条件等因素影响细胞周期是否顺利推进。

（三）细胞周期的分子调控机制

细胞周期是一个在时空上存在非常严密调控的过程。这种调控主要来自两个方面：细胞周期的自身调控和细胞外信号对细胞周期的调控。

1. 细胞周期的自身调控 是由细胞周期驱动力量（周期蛋白和周期蛋白依赖性激酶）、抑制力量（周期蛋白依赖性激酶抑制因子）和检查点等共同作用而完成的（图 3 – 1）。

（1）细胞周期蛋白（cyclin）　　目前已分离鉴定的 cyclin 家族成员至少有 20 余种，在人类细胞中主要有 cyclin A、cyclin B1~B2、cyclin C、cyclin D1~D3、cyclin E、cyclin F、cyclin G1~G2、cyclin H、cyclin I、cyclin K、cyclin L1~L2、cyclin T1~T2、cyclin X 和 cyclin Y。常见的 cyclin 可分为三大类，即 Gl 期（cyclin C/D/E）、S 期（cyclin A）和 G2/M 期（cyclin B）的 cyclin，其分别在相应时期高表达。cyclin 作为调节亚基，需与催化亚基周期蛋白依赖性激酶（CDK）形成复合物，进而激活相应的 CDK 和加强 CDK 对特定底物的作用，推动细胞周期前行和细胞增殖（表 3-1）。

cyclin 在细胞周期中始终以恒定的速度产生，在有丝分裂期由于降解大于合成而消失，在间期因合成大于降解而积累。在各类细胞中，CDK 的表达在细胞周期各期是稳定的，但是由于受 cyclin 周期性波动的影响，使 CDK 亦呈现周期性的活性变化。

图 3-1　细胞周期及调控

表 3-1　哺乳动物细胞的主要 cyclin-CDK 复合体

周期蛋白	结合的 CDK	细胞周期效应
A	CDK1、CDK2	S+G2→M
B（B1，B2）	CDK1	G2→M
D（D1~D3）	CDK4，6	G1
E	CDK2	G1+G2→S
H	CDK7	G1，S，G2，M

另外，增殖细胞核抗原（proliferating cell nuclear antigen，PCNA）是 Miyachi 等于 1978 年在系统性红斑狼疮患者的血清中首次发现并命名，因其只存在于正常增殖细胞及肿瘤细胞内而得名。PCNA 也是一种细胞周期相关蛋白，它不与 CDK 结合，而是作为 DNA 聚合酶的附属蛋白，促进 DNA 聚合酶延伸 DNA，在 S 期浓度最高，因此常作为 S 期标志物之一。

（2）周期蛋白依赖性激酶（cyclin-dependent kinase，CDK）　　在真核细胞中普遍存在，是一组丝氨酸/苏氨酸（serine/threonine，Ser/Thr）蛋白激酶家族，目前已发现该家族至少 20 个成员，分别命名为 CDK1~20，参与人类细胞周期调控的主要有 CDK1~13、CDK16、CDK19~20。

CDK 与 cyclin 结合是 CDK 激活的首要条件，未激活状态的 CDK 分子中与激活相关的氨基酸残基被掩盖，需在 cyclin 结合后才可暴露以供磷酸化。当 cyclin 浓度升高达到阈值时，才能与相应的催化亚基 CDK 结合，并形成 cyclin/CDK 复合体，通过二者的相互作用使 CDK 分子中的活化部位磷酸化和抑制部位去磷酸化，导致 CDK 部分活化，然后再经其上游的 CDK 活化激酶（CDK – activating kinase, CAK）的作用，使 CDK 分子中活化部位氨基酸残基进一步磷酸化，从而达到 CDK 完全活化以驱动细胞周期。CDK 的灭活主要是通过泛素（ubiquitin）化降解，另外 CDK 抑制因子（CKI）也可特异抑制 CDK 活性。

（3）周期蛋白依赖性激酶抑制因子（cyclin – dependent kinase inhibitor, CKI） 是 CDK 的特异抑制物，相对分子量较小，包括激酶4抑制因子（inhibitors of kinase 4, Ink4）家族和激酶抑制蛋白（kinase inhibitory protein, Kip）家族。各种 CKI 均通过其 N 末端保守序列以非共价键形式与 cyclin/CDK 复合物结合，形成三元体或四元体，从而使细胞周期阻滞。

Ink4 家族包括 $p16^{Ink4a}$、$p15^{Ink4b}$、$p18^{Ink4c}$ 和 $p19^{Ink4d}$ 等。Ink4 家族可特异与 CDK4/6 结合并抑制其活性。$p16^{Ink4a}$ 是 Ink4 家族中目前研究较多的成员，可通过与 cyclin D 竞争结合 CDK4 或 CDK6，抑制 cyclinD/CDK4 或 CDK6 复合物的形成和活性，使细胞阻滞于 G1 期。

Kip 家族包括 p21（Wafl、Kip1）、$p27^{Kip1}$ 家族和 $p57^{Kip2}$ 等。Kip 家族各成员可广谱抑制 CDK 活性。目前，研究较多的是 $p21^{Wafl}$ 和 $p27^{Kip1}$，其中 $p21^{Wafl}$ 作用谱较广，具有抑制 CDK、参与细胞周期检查点的调控等功能。$p27^{Kip1}$ 为停止细胞分裂所必需，在休眠期细胞内高表达，增殖细胞内低表达。$p27^{Kip1}$ 可通过与 G1 后期所形成的 cyclinE/CDK2 复合物结合而灭活 cyclin/CDK 的活性；也能通过 C 端抑制 CDK2 磷酸化而降低 CDK 的活性，致使细胞周期抑制。

（4）细胞周期检查点 生物在进化过程中，细胞中出现一套保证 DNA 复制和染色体分配质量的检查机制，通常称为细胞周期检查点（checkpoint）。细胞周期检查点是一类负反馈调节机制，主要由三部分组成，即探测器（负责检测质量）、传感器（传递信号）和效应器（中断细胞周期并启动修复机制）。细胞周期检查点包括四种。①DNA 损伤检查点：负责查看 G1/S 交界处的 DNA 有无损伤，若损伤存在便将细胞阻滞于 G1 期，待修复后才能复制。②DNA 复制检查点：负责 S/G2 交界处 DNA 复制进度的检查。③染色体分离检查点：检查 G2/M 期交界处 DNA 是否损伤，以使细胞有充足的时间将损伤的 DNA 得以修复。④纺锤体组装检查点：通过检查有功能的纺锤体形成，管理染色体的正确分配。各检查点所处位置和功能各不相同，其中前两个检查点备受关注。

2. 细胞外信号对细胞周期的调控 细胞微环境，尤其是细胞外信号与细胞周期的调控密切相关。细胞外信号种类繁多，一般可分为增殖信号和抑制信号。增殖信号主要包括生长因子、丝裂原、分化诱导剂等。如表皮生长因子（epidermal growth factor, EGF）与细胞膜相应受体结合，启动细胞内的信号转导，通过上调 cyclin D 合成及抑制 CKI 合成，使 cyclin D 与相应 CDK 结合，使 pRb 磷酸化而丧失抑制 E2F 的功能，后者激活 DNA 合成基因，使细胞进入 G1 期。抑制信号如转化生长因子 β（transforming growth factor – β, TGF – β）通过下调 cyclin 和 CDK 表达实现对细胞周期的调节，主要在抑制 CDK4 表达，同时诱导 $p21^{Wafl}$、$p27^{Kip1}$ 和 $p15^{Ink4b}$ 等的生成，使细胞停滞在 G1 期，抑制细胞生长。

二、细胞周期调控异常与疾病

细胞周期调控是细胞对不同信号进行整合后依靠细胞内级联反应完成，包括细胞周期的驱动力量（cyclin 和 CDK）、抑制力量和检查点等，其中任何一个环节出现异常均可通过使细胞增殖过度或缺陷，引起相关疾病的发生。

（一）细胞增殖过度与疾病

细胞增殖过度可导致疾病，如肿瘤、前列腺肥大、动脉粥样硬化、家族性红细胞增多症、肝肺肾纤维化等。

1. 肿瘤 通常是多阶段、多因素、多基因改变的结果，可表现为抑癌基因的失活、癌基因的过度激活、DNA 转录表达失控及损伤等。

（1）cyclin 异常增加 许多人类肿瘤存在 cyclin 过表达，尤其是 cyclin D、E。现已证实，cyclin D1 在 B 细胞淋巴瘤、乳腺癌、食管癌及胃肠癌等呈高表达；人乳腺癌细胞及组织中存在 cyclin E 过表达。cyclin 过表达与基因扩增、染色体易位和染色体倒位有关。B 细胞的恶变如套细胞淋巴瘤与 cyclin D1 基因的易位有关；人甲状旁腺肿瘤发生染色体倒位使 cyclin D1 基因受控于其启动子。cyclin D1 对正常和肿瘤细胞的 G1 期均至关重要，过表达的 cyclin D1 使细胞易被转化，如 cyclin D1 与 Ras 协同作用可以转化大鼠肾细胞或大鼠胚胎成纤维细胞。

（2）CDK 过表达 肿瘤细胞和组织中常见 CDK 过表达，并与肿瘤的发生、发展、浸润及转移等密切相关。如 CDK6 过表达于肠癌、肺腺癌等；在黑色素瘤、肉瘤和角质细胞瘤可见 CDK4 的过表达，CDK4 可能是 TGF－β 介导增殖抑制的靶蛋白，利用 TGF－β 处理人角化细胞可抑制 CDK4 mRNA 表达；不同分化程度的胃癌组织中 CDK1 呈现过表达，且与胃癌发生中早期分子事件相关。

（3）CKI 表达不足和突变 CKI 通过直接特异抑制 CDK 活性，影响细胞周期运转。在多种肿瘤细胞或组织中存在 CKI 表达不足或突变，即 Ink4 和 Kip 失活或（和）含量减少。①Ink4 失活或含量减少：Ink4 可直接与 cyclin D1 竞争 G1 期激酶 CDK4/CDK6，抑制其对 pRb 的磷酸化作用，使游离 E2F－1 与去磷酸化 pRb 结合，抑制 E2F－1 基因的转录；Ink4 也可间接抑制包括 DNA 合成在内的多种生化反应，从而抑制细胞周期。Ink4 失活可导致细胞周期调控紊乱，诱发多种肿瘤，如 p16 纯合性缺失、CpG 岛高度甲基化或染色体异位均可引起 Ink4 中 p16^{Ink4a} 基因失活，使 p16^{Ink4a} 呈低表达，见于黑色素瘤、急性白血病、胰腺癌、非小细胞肺癌、胶质瘤、食管癌、乳腺癌和直肠癌。②Kip 失活或含量减少：Kip 家族在肿瘤发生等方面起着重要作用。如 p21^{Kip1} 低表达或缺失可使细胞从正常增生转为过度增生，见于肝癌、骨肉瘤和黑色素瘤等。p27^{Kip1} 低表达常与肿瘤发生、分化、分级和预后等相关，如乳腺癌、肺癌、前列腺癌和卵巢癌等可发现 p27^{Kip1} 表达降低，且 p27^{Kip1} 表达越低，则肿瘤分级越高，分化越差，导致预后越差。

（4）检查点功能障碍细胞 细胞周期主要的检查点是 DNA 损伤和 DNA 复制检查点，位于 G1/S 和 G2/M 交界处，当其探测到 DNA 损伤（包括基因组或纺锤体损伤）时，便会终止细胞周期进程，可见细胞周期是在检查点正确调控下得以精确而有序地进行。检查点主要靠蛋白分子发挥调控作用，如 p53 为 DNA 损伤检查点的主要分子，当 DNA 损伤时，p53 使细胞停滞在 G1 期，以便在 DNA 复制前有充分时间对损伤进行修复；若 DNA 损伤修复失败，p53 则过度表达，直接激活 bax 凋亡基因或下调 bcl－2 抗凋亡基因表达进而诱导细胞凋亡，避免癌前病变细胞进入 S 期，阻止癌症的发生与发展。p53 基因是人类肿瘤中突变率最高的基因，如 Li－Fraumeni 癌症综合征就是由于患者遗传了一个突变的 p53 基因，极易在 30 岁前患各种癌症。如 p53 基因缺失，可使细胞易于产生药物诱导的基因扩增，降低细胞分裂及染色体准确度。正常中心粒的复制起于 G1/S 转变期，p53 不存在时，一个细胞周期中可产生多个中心粒，使有丝分裂时染色体分离异常，导致染色体数目和 DNA 倍数改变，造成细胞逃避免疫监视而演变成肿瘤细胞，并增加肿瘤侵袭性、转移性及化疗抵抗作用等。

2. 家族性红细胞增多症 是一种常染色体显性遗传性疾病，主要表现为血液中红细胞数目增多，其机制与造血细胞磷酸酶功能改变有关。正常情况下，细胞磷酸酶仅表达于造血细胞，其羧基端有一个酪氨酸磷酸酶片段，可与促红细胞生成素、干细胞因子及 IL－3 受体的已经磷酸化的酪氨酸羧基端片段结合，使酪氨酸去磷酸化，关闭增殖信号通路。这种酶在限制生长因子的作用中显得非常重要，若缺失或其抑制作用不能发挥，对 EPO 的敏感性增加，引起红细胞过度增殖。家族性红细胞增多症患者的 EPO 受体羧基端由于基因突变短缺 70 个氨基酸，导致造血细胞磷酸酶识别的磷酸化残基丢失，磷酸酶不能发挥抑制作用，红细胞大量增生。

（二）细胞增殖缺陷与疾病

细胞增殖缺陷可导致许多疾病，如侏儒症、再生障碍性贫血、基因缺陷无汗腺症、胚胎发育障碍等。与细胞增殖过度相反，细胞增殖缺陷是由于细胞外增殖信号减弱、CDK 和 cyclin 含量和功能不足以及 CDI 作用增强引起的。

侏儒症又称矮小症，指身高较正常人低 30% 以上者，可由许多原因引起，包括先天性的染色体变异和基因缺失，后天性的内分泌腺损伤和营养不良。如成纤维细胞生长因子受体 - 3（FGFR - 3）基因缺失导致细胞不能有效感受 FGF 的促细胞生长信号，脑垂体损伤导致生长激素分泌减少等。这些因素使细胞周期进行所需的细胞外信号减弱以及细胞增殖所需的物质合成不足表现为细胞增殖缓慢。

第二节　细胞分化异常与疾病

一、细胞分化与调控

（一）细胞分化的概念及其特征

1. 细胞分化（cell differentiation）　是指同一来源的细胞通过分裂增殖产生结构、功能和代谢具有特定差异的子代细胞。在细胞分化过程中，子细胞为适应特定的功能，需合成特殊蛋白质，并形成特定的形态结构，进而形成不同类型的细胞。因此，将细胞形态结构、生化特征和生理机能作为判定细胞分化的三项指标。例如成人机体由 200 多种细胞组成，它们尽管形态不同、功能各异、代谢有别，但是都由同一个受精卵分裂而来。细胞分裂是细胞分化的基础，而二者又是多细胞生物个体发育的基础。细胞的分化与增殖存在相互关联，又有所不同。细胞既要分化，又要增殖，但不断增殖的细胞并不一定都能得到或具有分化的潜能。

一个细胞在不同的发育阶段可以衍生出不同的形态和功能，这是时间上的分化，如骨髓内血细胞定向成熟的发生过程；同源细胞因所处的位置不同，其形态和功能各异，这是空间上的分化，如外胚层来源的细胞可发育成表皮细胞或神经细胞等。多细胞生物既有时间上的分化又有空间上的分化，而单细胞生物仅有时间上的分化。机体通过两种方式产生新的分化细胞，即已分化细胞的简单倍增和未分化的干细胞产生。

干细胞（stem cell）是一类增殖速度较慢，却能自我维持增殖的细胞，具有定向分化的潜能，存在于各种组织的特定部位。人体干细胞分为全能干细胞（totipotent stem cell）、多能干细胞（pluripotent stem cell）、定向干细胞（committed stem cell）三类。干细胞分裂产生的子细胞既可向终末分化，也可继续作为干细胞。凡是需要体内不断产生新的分化细胞且该细胞本身又不能分裂的组织均由干细胞来维持其群体。

在适宜条件下能分化成机体内各种组织细胞的干细胞称为全能干细胞，如胚胎干细胞；分裂产生的子细胞可分化产生 2 种或 2 种以上类型的细胞称为多能干细胞，如骨髓造血干细胞；干细胞分裂产生的子细胞仅能分化为某一类型细胞的称为定向干细胞，如精原细胞、红细胞系及白细胞系等。定向干细胞失去多向分化的能力，只能向一系或相关的两系细胞分化；定向干细胞增殖能力不是无限的，只能分裂几次，如红细胞系分别要经过原红细胞、早幼红细胞、中幼红细胞、晚幼红细胞几个阶段，最后分化成红细胞。

2. 细胞分化的特点

（1）稳定性　细胞分化是稳定的，一旦细胞受到细胞内外因素的作用而开始向某一方向分化，分化一旦确立，其分化状态便稳定存在，并能遗传给子代细胞。

（2）全能性　每个子代细胞均保留亲本细胞所含有的全部遗传信息，并在一定条件下可以表达出来，此特性即为全能性。随着动物细胞分化程度提高，细胞的分化潜能逐渐缩窄，但它们的细胞仍具有潜在的全能性。

（3）选择性　不同类型的细胞保留着受精卵的全部信息，然而分化的细胞内所含基因有选择性开放和选择性抑制两种情况，从而明确细胞分化特定方向，使分化后的子代细胞出现不同的表型。

（4）细胞分化的条件可逆性　细胞分化具有一定程度的可逆性。在某些细胞内外因素的刺激下，具有增殖能力的组织中已分化的细胞在一定条件下可以逆转到胚胎状态，形成去分化（dedifferentiation）现象。

（二）细胞分化的机制

现代发育生物学观点认为，细胞分化是细胞内不同基因在不同发育阶段选择性激活的结果，即细胞内不同基因在时空上有序表达的结果。细胞分化的机制包括三个方面。

1. "决定"先于分化　细胞"决定（determination）"是指一些基因永久的关闭，而另一些基因顺序地表达，具备向某一特定方向分化的能力。细胞决定表示细胞内部已发生了稳定的变化，基因活动模式已开始发生改变，是一个渐变的过程。例如在胚胎早期，先有外、中、内3胚层的发生，此时在细胞形状上并无差别；但各个胚层却预定要分化出一定的组织，如中胚层将分化出肌细胞、骨细胞、软骨细胞及结缔组织的成纤维细胞。此决定是稳定的、可遗传的。

2. 细胞质在决定细胞差别中的作用　干细胞分裂时，由于胞质各区分配得不均匀，分裂使不同胞质的组分分割进入子代干细胞，导致不同子代干细胞的细胞质不均质，使子细胞之间产生差别，这种差别就是分化的表现。

3. 细胞间相互作用　细胞分化除受自身细胞核和细胞质的影响外，还与细胞间相互作用有关。细胞所在位置与其他细胞群的联系，可产生位置效应，使细胞与细胞直接接触而进行信息转导；细胞外物质对细胞的分化起着启动诱导作用，如细胞黏附分子（cell adhesion molecule，CAM）可影响神经细胞分化去向。

（三）细胞分化的调控

细胞分化本质上是由基因调控的。细胞基因在特定时间和空间选择性表达或被阻遏，导致不同种类细胞呈现差别基因表达，从而呈现出各种分化细胞表型的多样性。然而，这些基因的表达依赖于多种相关蛋白的作用，即细胞内调控主要依赖于对多种相关蛋白质（如细胞的结构、功能蛋白和与细胞特定表型相关的蛋白）的量和活性调控。通过多个层面如在基因水平、转录及转录后水平、翻译及翻译后水平对分化相关蛋白质进行调控，可使细胞分化为具有不同特性的细胞和组织。

1. 基因水平调控　细胞分化调控的本质是基因调控。根据基因和细胞分化的关系，可以把基因分为管家基因（house keeping genes）和奢侈基因（luxury gene）两种。

（1）管家基因　编码细胞最基本生命活动所必需的各种结构和功能蛋白，在各类细胞中均处于活动状态，如编码核糖体蛋白、线粒体蛋白、糖酵解酶的基因。

（2）奢侈基因　指与各种分化细胞的特殊性状有直接关系的基因，丧失这类基因对细胞的生存并无直接影响，但对细胞分化起重要作用，如编码专一选择性红细胞血红蛋白、皮肤角蛋白的基因。

各种分化细胞表型的多样性与每种类型细胞只表达其遗传信息的一部分有关，即选择性表达，如浆细胞表达免疫球蛋白、红细胞表达血红蛋白、结缔组织细胞表达胶原，这些基因选择性表达导致细胞分化。我们把不同种类细胞基因选择活动的现象称为差异基因表达（differential gene expression）。

2. 转录和转录后水平调控　转录调控是细胞分化的关键，大量研究表明，细胞分化的基因表达调节主要发生在转录水平上，即是否出现某种性状决定于是否存在有关 mRNA。

（1）转录水平调控　真核细胞的细胞专一基因表达受基因调控区的启动子和增强子序列控制。基因是否活动取决于不同调节蛋白的组合作用。有的细胞因转录蛋白的正确组合而决定了细胞专一基因表达；也有的细胞由于基因发生折叠导致转录因子和 RNA 聚合酶无法同基因结合。基因调控区相互作用的转录调节物可分为两类：①存在于多种细胞中，许多基因转录都需要的调节物；②只存在于特定种类的细胞中，在特定组织中的一个或一组基因专一表达所需要的调节物。

另外，对组织专一性调控，还需其他基因调节蛋白参加，这些蛋白与 DNA 的某些位点结合，共同控制基因的专一活动。目前，在人类的 DNA 调节部位分离出此种调节蛋白已超过 100 种，它们可以与特定的 DNA 序列结合。在基因转录调节激活物中，细胞外信号起着关键作用，影响细胞的基因表达模式。

（2）转录后水平调控　DNA 最初转录的是前体 mRNA，在细胞核质中，其数量和种类要多于细胞质中的 mRNA，同一种前体的 mRNA 在多种细胞内部都可合成，但最终结局有异，有的被加工成 mRNA，有的则被完全分解。前体 mRNA 和 mRNA 在种类上的差异说明，转化细胞合成专一性蛋白质并不都是由于差别转录造成，转录后加工亦起重要作用。许多前体 mRNA 在核内被迅速降解，不能加工成 mRNA 而进入细胞质。同一种前体 mRNA 可因加工不同而产生出不同的 mRNA 和蛋白质，并通过外显子的不同拼接，一个基因可制造出一个关系近缘的蛋白质家族。譬如为神经细胞黏附分子编码的 mRNA 前体物可被加工成 100 多种不同的形式。

3. 翻译与翻译后水平调控　翻译水平调控指 mRNA 选择性翻译成蛋白质，不同细胞对翻译产物进行不同加工。细胞分化的物质基础是蛋白质分子的专一合成。分化细胞存在翻译后水平调控，细胞质虽有成熟的 mRNA 存在，但其翻译活动还受诸多因素的调节，如血红蛋白合成中受血红素调节，血红素过多可通过反馈抑制相关合成酶使血红素合成量下降；同时，血红素过多亦刺激珠蛋白合成，以保持按特定比例匹配状态下血红蛋白亚基按比例合成。

4. 细胞外因素调控　涉及细胞外信号物质、细胞外基质和营养因素等，本质是影响核转录因子活性的细胞信号转导的过程。如蛋白质肽类激素、甾体激素、甲状腺激素、细胞因子等作为细胞外正负信号物质，细胞外基质和细胞黏附分子严格的时相性作用，细胞生长环境中的营养物质及离子浓度（特别是 Ca^{2+} 的浓度），对细胞分化起着抑制作用的分化抑制因子，通过触发细胞信号转导通路，使转录因子由胞质进入核内，或通过对转录因子磷酸化的调节，影响转录因子与特异 DNA 序列的结合以及转录因子的转录激活活性，最终引起基因表达的改变。还可通过影响起始因子、延伸因子和核糖体蛋白的磷酸化而在翻译水平上调节基因表达。

总之，细胞分化既需要细胞核和基因的主导作用，又离不开细胞质和环境因素的重要调控作用。

二、细胞分化异常与疾病

细胞分化是机体发育的一部分，其实质是特定基因的时空差异性表达。在机体内外环境的共同作用下，机体内各细胞分化有序进行，从而逐渐发育成为结构及功能完善的成熟个体。在机体发育过程中存在多个阶段、多个环节，若在胚胎发育分化的各个时期任一环节出现异常，将可能引起生化妊娠和多种先天性疾病，甚至宫内死胎；若在出生后个体的发育过程中出现成体细胞分化调控异常，将可能引起银屑病、系统性红斑狼疮和肿瘤等多种疾病。

（一）恶性肿瘤

1. 恶性肿瘤细胞的分化特点　正常情况下，成人机体细胞中的遗传基因按照一定的时间和空间关系进行有序地选择性表达，形成不同类型的细胞。恶性肿瘤细胞均存在异常分化，因其分化程度差异呈现不同的分化特点：①低分化状态，即肿瘤细胞表现出形态上的幼稚性，失去正常排列极性且细胞功能异常；②去分化或反分化状态，即肿瘤细胞表型返回到原始的胚胎细胞表型；③趋异性分化状态，即肿瘤细胞分化程度和分化方向存在显著差异性，如髓母细胞瘤可见神经元分化及各种胶质细胞分化成分，甚至有肌细胞成分出现。

2. 恶性肿瘤细胞异常分化的机制

（1）细胞的增殖与分化脱耦联　　正常情况下，细胞的增殖和分化之间存在着耦联，干细胞在分化初期大量增殖，然后在有关活性物质的刺激下增殖逐渐减慢并出现分化特征。若细胞增殖和分化间耦联失衡可导致细胞恶变。在体外培养的癌细胞，增殖失去密度依赖性的抑制，即增殖并不因为细胞密度增加到相互接触而停止，进而在培养瓶中形成多层堆积，并能无限传代成为"永生的"细胞系；在体内增殖失控形成新肿块称为瘤（neoplasia），并可侵袭破坏周围正常组织，形成转移瘤，如黑色素瘤可转移到肺脏、肝脏。

（2）基因表达时空上失调　　细胞分化是基因在特定的时间和空间上选择性表达。在基因表达过程中，任何环节出现错误，甚至仅一个核苷酸的改变，即可造成突变，这是分化异常的物质基础。肿瘤发生时，分化基因表达呈两种形式，一种是特异性基因表达受到抑制，如结肠肿瘤不合成黏蛋白；肝癌细胞可无白蛋白的合成；胰岛细胞瘤可不合成胰岛素。这些说明肿瘤细胞功能异常与特异性基因表达受抑制有关。另一种是胚胎性基因重现表达，如某些肝癌患者血中出现高浓度的胚胎性基因产物甲胎蛋白，同时可见肝癌细胞表达胎儿型醛缩酶 A，而不表达成年型醛缩酶 B；结肠癌、肺癌、乳腺癌、肝癌可表达癌胚抗原。

（3）癌基因和抑癌基因的协同失衡　　癌基因（oncogene）和抑癌基因（tumor suppressor gene）都是细胞正常的基因，是调节细胞增殖和分化的一对拮抗体，机体在两者对立统一机制调节下，保证细胞的数量和质量。癌基因包括 src、sis、ras、myb 和 myc 基因家族，当其受到一些因素（包括物理、化学、生物等因素）刺激时，通过基因突变、外源基因插入、基因扩增、基因丢失、染色体易位与基因重排、DNA 甲基化程度降低等方式而被激活，癌基因表达产物在质或量发生了改变，特别是它们的表达失去原有调节系统（trans 或 cis）对它们在时相（细胞周期、发育阶段）、空间（细胞类型）的控制时，其表达产物将干扰细胞的分化和增殖的各个环节，最终导致细胞过度增殖和恶变。癌基因表达产物 $gP170^{v-erbB}$ 类似表皮细胞生长因子受体（EGFR），$P28^{sis}$ 类似血小板来源的生长因子（PDGF），$P21^{v-ras}$ 类似小 GTP 结合蛋白 Ras，而 Jun 蛋白和 Fos 蛋白的二聚体就是转录因子 AP-1，后者可开启与细胞增殖有关的基因，进而产生细胞增殖效应；也有的可干扰细胞骨架系统，并将放大了的生长信息向核内传递，起到加速或缩短细胞内信息传递的作用。这些癌基因产物作为细胞信号传导系统中过度增强的正信号，造成细胞分化和增殖失控，增加细胞恶性转化的可能性。另外，抑癌基因如 Rb、p53 等表达产物，则作为细胞信号传导系统中负信号，以不同方式对抗癌基因的作用，也参与调节细胞增殖和分化。当抑癌基因受各种因素作用引起突变、丢失而失活时，便不能对抗过度增强的正信号，即失去抑制癌基因的作用，增加细胞转化的可能性。如 Rb 基因编码细胞核内磷蛋白即 Rb 蛋白，在儿童的视网膜母细胞瘤（retinoblastoma，Rb）和青少年骨肉瘤中均可检测到带有 Rb 基因的 13 号染色体长臂 1 区 4 带（p13q14）缺失。

从分子水平上看，正常细胞的分化和增殖是受癌基因和抑癌基因的协同调控的，这种协同调节失控将导致恶性肿瘤的发生，其原因可能与癌基因数目增多、活性超常或者抑癌基因缺失、失活、突变等有关。

（二）遗传性血红蛋白病

血红蛋白是一种结合蛋白，由珠蛋白和血红素构成。成年人的血红蛋白多是由 2α 和 2β 珠蛋白亚基各连结一个血红素组成,人类血红蛋白的生成具有两个"重大转折",一个发生在胚胎形成 2 个月时,从胎儿血红蛋白($\alpha_2\varepsilon_2$)转为胎儿血红蛋白($\alpha_2\gamma_2$);另一个发生在出生前,又从胎儿血红蛋白($\alpha_2\gamma_2$)转为成人血红蛋白($\alpha_2\beta_2$),即 β 样亚基要经历两次转折,如果珠蛋白的亚基基因不是按发育的顺序和组装比率适时开启,将出现正负调控异常,就会形成红细胞的分化异常,如地中海贫血可见 α、β、$\delta\beta$、$\gamma\delta\beta$ 等多种亚基。

(三)银屑病

银屑病俗称牛皮癣,是一种慢性顽固性、过度增生性疾病。主要侵犯部位包括皮肤、头皮、指(趾)甲及关节。从细胞水平上看,银屑病表皮增生和不完全分化非常明显,其角质生成细胞从基底层移行到颗粒层的时间由正常人的 14 日降到 2 日,同时角质生成细胞有丝分裂素增加了约 10 倍,角质蛋白成分亦发生相应改变。在移行过程中,基底上层角质蛋白由角蛋白 1、角蛋白 10 变为角蛋白 6、角蛋白 16。目前已发现银屑病皮肤损伤处,不但存在有活化的记忆 T 细胞和树突状细胞,并且有由周围角质生成细胞、肥大细胞和单核细胞产生的丰富细胞因子环境,尤其 IFN - γ 是最强的有丝分裂原,它与其他细胞因子(类 EGF 等)一起刺激角质生成细胞的过度增殖,而分化不全。现在临床上局部外用维酸钾和维生素 D_3 衍生物起到一定的疗效,其机制就是通过激活核受体,促使角质细胞生成分化细胞。

第三节 细胞凋亡异常与疾病

细胞死亡(cell death)对于活的生命体来说是一个正常的过程,目前公认的细胞死亡有两种形式,分别是非程序性细胞死亡和程序性细胞死亡。

非程序性细胞死亡(unprogrammed cell death)指细胞在刺激因素作用下所发生的被动死亡过程,又称坏死。非程序性细胞死亡是一个被动的过程,不受死亡细胞信号通路抑制剂的影响。细胞坏死时,主要形态学特点是细胞膜破坏,细胞及细胞器水肿,但染色质不发生凝集。细胞坏死后可引起细胞内容物及促炎症因子释放,趋化炎症细胞浸润而引起炎症,这有利于去除有害因素及坏死细胞并进行组织重建。然而,最新的研究也提示,并非所有的坏死都是非程序性的,也有多条信号通路参与介导坏死的发生,因此,坏死可能还包括坏死样程序性细胞死亡。

程序性细胞死亡(programmed cell death,PCD)是指细胞主动的死亡过程,能够被细胞信号转导的抑制剂阻断。程序性细胞死亡的分类方式大致有两种,即按死亡机制的分类和按形态学特征的分类。按死亡机制的分类方式在病理生理学上较常用,将程序性细胞死亡分为两大类:caspase 依赖的和 caspase 非依赖的。前者主要见于典型的凋亡(apoptosis),后者包括自噬(autophagy)、副凋亡(paraptosis)、有丝分裂灾变(mitotic catastrophe)、胀亡(oncosis)、焦亡(pyroptosis)等。细胞呈现多种死亡方式可能是其进化的需要,有利于多细胞生物在生命过程中清理掉大量"多余的"或"生病的"细胞,从而维持机体的内环境稳定。

细胞凋亡是细胞在一定的生理或病理条件下,遵循自身程序,自己结束其生命的过程,是机体维持内环境稳定,由基因调控的细胞自主的有序性死亡。细胞凋亡不是一个被动的过程,而是涉及一系列基因激活、表达以及调控等的主动过程,是机体为了更好地适应生存环境而主动发生的一种死亡过程。

一、细胞凋亡及其调控

(一)细胞凋亡的形态学特征

细胞凋亡时,会出现下述一系列特征性的形态变化。

1. 细胞膜变化 细胞突起，表面皱褶消失；胞膜呈现空泡化（blebbing）和出芽（budding）。

2. 细胞质的变化 细胞质浓缩，体积变小；线粒体、内质网等细胞器变大，增殖的内质网可提供自噬体形成过程中的胞膜。

3. 细胞核的变化 染色质浓缩、边聚，核膜断裂，核内的 DNA 也发生断裂，形成染色质小体（chromatin body），又称为核小体单位（nucleosomal unit）。

4. 凋亡小体形成 细胞膜皱缩内陷，分割细胞质，内含 DNA 物质和细胞器，形成泡状小体，即所谓的凋亡小体（apoptotic body）。凋亡小体是凋亡细胞特征性的形态学变化。凋亡小体可被具有吞噬功能的细胞如巨噬细胞、上皮细胞等吞噬、降解。

通常情况下，凋亡发生过程中，细胞膜保持完整，细胞内容物不释放出来，所以不引起炎症反应；凋亡速度较快，凋亡小体被清除的速度也很快。

细胞坏死是由严重损伤因素如严重缺血和缺氧、强酸、强碱等所致。正常的组织细胞不发生细胞坏死。细胞凋亡是一种主动的细胞死亡方式，与坏死区别于多个方面（图 3-2，表 3-2）。

图 3-2 细胞凋亡与坏死的比较

表 3-2 细胞凋亡与坏死的差别

	细胞坏死	细胞凋亡
性质	病理性，非特异性	生理/病理性，特异性
诱导因素	强烈刺激、随机发生	较弱刺激、非随机发生
生化特点	被动过程，无新蛋白合成，不耗能	主动过程，有新蛋白合成，耗能
形态变化	细胞肿胀，细胞结构全面溶解破坏	细胞皱缩，核固缩，细胞结构完整
DNA 电泳	随机降解，电泳图谱呈涂抹状	DNA 片段化，电泳图谱呈梯状
染色质	稀疏，分散，呈絮状	致密，固缩，边集或中集
炎症反应	溶酶体破裂，局部炎症反应	溶酶体相对完整，局部无炎症反应
凋亡小体	无	有
基因调控	无	有

（二）细胞凋亡的生物化学特征

细胞凋亡过程中有各种生化改变，如 caspase 的激活、内源性核酸内切酶激活及染色体 DNA 的特征性片段化断裂等，特别是 DNA 的特征化片段是细胞凋亡的主要生化特征。

（三）细胞凋亡的生物学过程及其调节机制

1. 影响细胞凋亡的因素 细胞凋亡受机体内外多种因素影响，大致可分为诱导性因素和抑制性因素两类。

（1）诱导性因素 细胞凋亡是一个早已预设于活细胞之中的程序化过程，但正常情况下并不"随意"启动，只有当细胞受到凋亡诱导因素作用时，它才会启动，使细胞逐步走向死亡。因此凋亡诱导因素是凋亡程序的启动者。常见的诱导因素如下。

1）理化因素 高温、射线、强酸、强碱、乙醇、抗癌药物等均可导致细胞凋亡。

2）微生物因素 细菌、病毒等致病微生物及其毒素可诱导细胞凋亡。如人类免疫缺陷病毒（HIV）感染时，可导致大量 $CD4^+T$ 淋巴细胞凋亡。

3）激素和生长因子失平衡 细胞正常生长依赖于生理水平的激素和生长因子。激素和生长因子一旦缺乏，细胞将发生凋亡；相反，过多也可导致细胞凋亡。例如，强烈应激时，机体糖皮质激素大量分泌，从而诱导淋巴细胞凋亡，使淋巴细胞数量减少。

4）免疫性因素 免疫细胞在生长、分化及执行防御、自稳和监视功能中，免疫分子参与了免疫细胞或靶细胞的凋亡过程。如细胞毒性 T 淋巴细胞可分泌颗粒酶，引起靶细胞凋亡。

5）其他 缺血、缺氧、失去基质附着、神经递质（如多巴胺、谷氨酸）等因素均可诱导细胞凋亡。另外，在肿瘤治疗上，单克隆抗体、反义寡核苷酸、转化及转染等运用都可引起细胞凋亡。

（2）抑制性因素

1）激素 睾酮、雌激素、ACTH 等是防止细胞凋亡，维持正常生命活动所必需的。例如，当腺垂体被摘除或功能低下时，肾上腺皮质细胞失去 ACTH 的刺激作用，即发生细胞凋亡，导致肾上腺皮质萎缩。此时，若给予生理维持量的 ACTH 则可抑制肾上腺皮质细胞凋亡，防止肾上腺皮质萎缩。

2）细胞因子 IL-2、神经生长因子等可抑制细胞凋亡。细胞培养发现，从细胞培养基中去除这些因子后，依赖这些因子的细胞就会发生凋亡；相反，在培养体系中加入所需要的细胞因子后，可促进细胞内存活基因的表达，从而抑制细胞凋亡。

3）其他 某些二价金属阳离子（如 Zn^{2+}）、病毒（如 EB）、药物（如苯巴比妥）及中性氨基酸也具有抑制细胞凋亡的作用。

2. 细胞凋亡的生物学过程 从细胞受到凋亡诱导因素的刺激到细胞凋亡结束大致可分为四个阶段。

（1）死亡信号触发阶段 细胞内外的凋亡诱导因素通过受体或非受体途径作用于细胞，细胞产生一系列复杂的生化反应，并形成与细胞凋亡有关的信号分子如 Ca^{2+}、环磷酸腺苷（cAMP）、神经酰胺等，随后通过胞内信号转导途径激活后续凋亡程序。

（2）信号整合与调控阶段 细胞内凋亡信号网络对传来的信号进行整合和传递，一些转录因子被激活，与凋亡相关的基因开始表达，此时细胞内 Ca^{2+} 浓度增高，ATP 产生减少。

（3）凋亡的执行阶段 经过前两个阶段后，已决定死亡的细胞开始执行凋亡（execution of death）。凋亡主要的执行者是核酸内切酶（endogenous nuclease DNase）和半胱氨酸蛋白酶（caspase），前者彻底破坏细胞生命活动所必需的全部指令，而后者造成细胞结构的解体。同时，细胞表面出现吞噬识别标志（磷脂酰丝氨酸）。

（4）凋亡细胞吞噬清除阶段 已经凋亡的细胞最终化解为凋亡小体，邻近的巨噬细胞或其他细胞通过识别凋亡小体的表面标志，将其吞噬并分解。

细胞凋亡的全过程历时约数分钟至数小时。细胞凋亡各个阶段都有负调控因子的存在，以形成完整的反馈环路，使凋亡过程受到精确、严密的调控。

3. 细胞凋亡的信号转导通路 细胞凋亡的启动是细胞在感受到相应的信号刺激后胞内一系列控制

开关的开启或关闭，其凋亡调控及信号转导的机制非常复杂，并且各通路之间存在错综复杂的关系。在此，我们对死亡受体途径和线粒体介导的凋亡通路进行重点阐述（图3-3）。

图3-3　细胞凋亡主要信号转导通路及其调控

（1）死亡受体介导的凋亡通路　又称外源性通路，胞外 TNF 超家族的死亡配体如 Fas 配体（Fas ligand，Fas L）、TNF-α 等与胞膜死亡受体如 Fas 或 TNFR 结合后，使受体三聚体化而激活，通过 Fas 分子的死亡结构域募集衔接蛋白如 FADD 和 TRADD。衔接蛋白可通过死亡效应域和上游起始凋亡蛋白酶 caspase-8 前体（procaspase-8）结合形成死亡诱导信号复合物，即 FasL-Fas-FADD-procaspase-8 串联构成的复合物。在复合物内 caspase-8 前体自我剪接而激活，然后释放到胞质并引起下游 caspase 的级联激活反应，导致细胞凋亡。同时，活化的 caspase-8 还可以激活 Bcl-2 家族的促凋亡因子（如 binding interface database，Bid）。正常情况下，Bid 以非活性的方式存在于胞质内，当其被 caspase-8 水解后产生一种截短的 Bid（truncated Bid，tBid）转移到线粒体内，进而破坏线粒体膜的稳定性，诱导细胞色素 C（cytochrome C，Cyto-C）释放进入胞质，引起细胞凋亡。caspase-8 的激活是死亡受体通路启动细胞凋亡的关键步骤。

（2）线粒体介导的凋亡通路　又称内源性通路。该通路主要涉及线粒体通透性的改变，一般由细胞内信号引发。细胞内信号的产生又可分为内因及外因，内因一般为缺少生长因子、激素或细胞因子等，由于不能抑制细胞程序性死亡而发生凋亡；外因一般为环境因素，如氧化应激、钙稳态失衡、射线、药物等，其产生胞内信号从而诱导凋亡。细胞内信号作用于线粒体膜，使其跨膜电位下降（$\Delta\psi_m$）和通透性转换孔（permeability transition pore，PTP）开放，从而增加线粒体膜的通透性，释放凋亡启动因子如 Cyto-C、凋亡蛋白酶激活因子-1（apoptosis protease activating factor，Apaf-1）、凋亡诱导因子（apoptosis inducing factor，AIF）、核酸内切酶 G 等。Cyto-C 在 dATP 存在的情况下，与 Apaf-1 和 caspase-9 前体结合形成凋亡复合物并激活 caspase-9 前体，活化 caspase-9 通过级联反应进一步激活下游 caspase-3、6 和 7 前体等执行细胞凋亡；正常情况下 AIF 位于线粒体内，当细胞受到内部凋亡刺激因子作用后，AIF 可由线粒体释放到胞质，通过促进线粒体释放 Cyto‐C 而增强凋亡信号，又可直接激活核酸内切酶，造成细胞凋亡；核酸内切酶 G（endonuclease，EndoG）是由细胞核基因编码，定位于线粒体的蛋白分子，正常情况下，EndoG 在线粒体内的作用是合成 RNA 引物，帮助 DNA 聚合酶 γ 启动线粒体 DNA 的复制，当线粒体损伤时，EndoG 进入细胞核则切割 DNA，导致细胞凋亡。

死亡受体通路和线粒体通路二者是相互联系的。一方面，膜死亡受体通路产生的 tBid 可促进线粒体 PTP 开放，引起细胞凋亡；另一方面，在 caspase 级联反应中，caspase‐8 和 caspase‐9 都可以激活下游的 caspase‐3、7 导致细胞凋亡。这表明上述两条凋亡通路的下游有共同的通路。

4. 细胞凋亡调控相关基因

（1）Bcl‐2 家族　包括抗凋亡成员如 Bcl‐2、Bcl‐xl 等和促凋亡成员如 Bax、Bak 等，两种成员间相互作用决定了细胞死亡的阈值。Bcl‐2 是最先被确认有抑制凋亡作用的基因。人类的 Bcl‐2 蛋白是由 229 个氨基酸组成的膜蛋白，其主要分布在细胞膜内表面、线粒体膜、内质网膜及核膜等处，广泛存在于上皮细胞、造血细胞、淋巴细胞、神经细胞和多种癌细胞。Bcl‐2 的高表达能抑制多种凋亡诱导因素如射线、化学药物等所引发的细胞凋亡。如依赖神经生长因子的神经细胞，当撤除生长因子后，则迅速发生凋亡；若将表达 Bcl‐2 基因的质粒转染入神经细胞，即可防止或减少因撤除生长因子而引起的细胞凋亡。Bcl‐2 抗凋亡的主要机制为：①直接抗氧化；②抑制线粒体释放促凋亡蛋白（如 Cyto‐C、AIF 等）；③抑制促凋亡蛋白 Bax 和 Bak 的作用；④抑制 caspases 的激活；⑤维持细胞内钙稳态。

（2）p53 基因　野生型 p53（^{wt}p53）基因编码的 p53 蛋白具有诱导细胞凋亡的作用。^{wt}p53 蛋白是一种 DNA 结合蛋白，在 G1/S 期交界处发挥检查点的功能，负责检查染色体 DNA 是否有损伤，一旦发现有缺陷的 DNA，其通过刺激 CKI 表达引起 G1 期阻滞并启动 DNA 修复；若修复失败则启动细胞凋亡，把因遗传信息错误有可能演变为癌的细胞提前消灭在萌芽状态，因此，p53 被人们美誉为"分子警察（molecular policeman）"。突变型 p53（^{mut}p53）基因编码的 p53 蛋白失去诱导细胞凋亡的作用。已有研究表明多数癌组织中 p53 基因发生突变或缺失。

（3）凋亡抑制蛋白（inhibitor of apoptosis protein，IAP）家族　IAP 是具有抑制细胞凋亡的一组蛋白。IAP 家族成员存在于许多真核细胞中，具有 BIR（baculovirus IAP repeat）结构域。BIR 结构域是 IAP 家族抑制细胞凋亡的结构基础。研究证实，人类已确认有 7 种 IAP 相关蛋白，其过表达可不同程度地抑制多种因素引起的细胞凋亡。另外，在酵母和哺乳动物细胞中，IAP 家族蛋白能通过抑制 caspases3、7、9 等的活性，抑制细胞凋亡。

（4）其他　癌基因 c‐myc 编码的蛋白质具有双向调节作用，既可激活介导细胞增殖的基因诱导细胞增殖，又可激活介导细胞凋亡的基因诱导细胞凋亡。细胞在 c‐myc 的影响下发生增殖或凋亡与细胞接受的刺激信号及所处的环境有关，如 c‐myc 基因表达后，只要环境中有足够的生长因子，细胞便呈增殖状态；反之，则细胞发生凋亡。

5. 细胞凋亡调控相关的酶

（1）半胱天冬酶　即天冬氨酸特异的半胱氨酸蛋白酶（cysteine‐containing aspartate‐specific protease，caspase），又称凋亡蛋白酶，是一组其活性中心富含半胱氨酸，对底物天冬氨酸部位有特异水解作用的蛋白酶。最早发现的 caspase 是白细胞介素‐1β 转化酶（interleukin‐1β‐converting enzyme，ICE），即 caspase‐1。正常时，caspase 都以无活性酶原或称为前体形式存在，在被活化时，其调节结构域被切除，然后组装成异聚体蛋白酶。

现已发现该蛋白酶家族有 14 个成员，分为启动型 caspase（caspase‐8～10）和效应型 caspase（caspase‐3、6、7）两类。它们分别在死亡信号转导的上游和下游发挥作用。细胞凋亡的过程实际上是 caspase 不可逆有限水解底物的级联放大反应过程。例如 caspase‐8，凋亡信号与死亡受体 Fas 结合后，

Fas 胞内死亡结构域 DD 与接头蛋白 FADD 结合，接头蛋白再通过死亡效应域和上游起始凋亡蛋白酶 caspase - 8 前体结合，即 FasL - Fas - FADD - procaspase - 8 串联构成的复合物。在复合物内 caspase - 8 前体通过自身催化功能，在局部形成高浓度的启动型 caspase - 8，进而激活其他效应型 caspase，引起细胞凋亡。在细胞凋亡的过程中，caspase 可发挥多种生物学功能，主要包括：①灭活凋亡抑制蛋白，当细胞凋亡时，caspase 依赖的脱氧核糖核酸酶抑制物（inhibitor of caspase - activated deoxyrmonucle - ase，ICAD）可被 caspase 灭活并游离出 caspase 激活的脱氧核糖核酸酶（caspase - activated deoxyribonuclease，CAD），后者具有 DNA 内切酶的活性，导致 DNA 片段化；②灭活细胞凋亡的抑制物如 Bcl - 2，一方面消除了 Bcl - 2 蛋白的抗凋亡作用，另一方面其水解片段也有促细胞凋亡的作用；③直接水解细胞骨架并使之解体，形成凋亡小体；④分解与细胞骨架构成相关的蛋白；⑤瓦解核结构成碎片，促使凋亡细胞出现特征性的形态学改变，如核质高度浓缩并融合成团，染色质集中分布在核膜的边缘而呈新月形或马蹄形，即染色质的边聚；细胞膜皱缩内陷，分割胞质和（或）核碎片，形成凋亡小体等。

（2）内源性核酸内切酶　是细胞内能切割 DNA 链间磷酸二酯键的蛋白质分子，它们可切割单链、双链 DNA 或染色质 DNA。正常情况下，内源性核酸内切酶活性很低或无活性，其与肌动蛋白单体或多聚体结合在一起形成贮存颗粒贮存于细胞核（膜）。内源性的核酸内切酶多数为 Ca^{2+}/Mg^{2+} 依赖的，但 Zn^{2+} 可抑制其活性。细胞凋亡过程中，细胞内的膜性结构发生裂解，随之内源性核酸内切酶被释放并激活，即对染色质 DNA 进行切割。因此，DNA 的片段化是凋亡细胞的重要特征之一。

⊕ 知识链接

细胞凋亡时 DNA 片段化断裂

核小体是组成染色质的基本结构，它们之间的连接区是活化的内源性核酸内切酶攻击的部位。DNA 链上每隔 200 个核苷酸就有 1 个核小体，当内切酶在核小体连接区切开 DNA 时，即可形成 180～200bp 整数倍片段，这些片段在琼脂糖凝胶电泳中可呈特征性的"梯"状（ladder pattern）条带。DNA 的片段化是凋亡细胞的重要特征之一。

（3）其他　现已报道，组织型谷氨酸转移酶（tissue - type transglutaminase）与凋亡小体的形成有关。其通过催化 γ 谷氨酰胺与 ε 赖氨基交联形成稳定的构架，使内容物保留在凋亡小体内。另外，当胞质内的 Ca^{2+} 增加时，也能活化定位于胞质的需钙蛋白酶，参与酶的活化和膜的再塑等凋亡过程。

二、细胞凋亡与疾病的关系及在疾病防治中的意义

细胞凋亡是机体维持细胞群体数量稳态，保证细胞正常生理功能的重要手段。一定程度的凋亡具有重要作用。①保证正常生长发育：如人胚胎肢芽发育过程中，指（趾）间隙的形成即是指（趾）间组织适度凋亡的结果。②发挥防御功能：被病毒感染的细胞（如 HIV 感染的 T 淋巴细胞）发生凋亡后可阻止病毒的复制。③维持内环境稳定：机体通过清除针对自身抗原的 T 淋巴细胞，可以维持免疫系统功能的稳定。一旦细胞凋亡出现紊乱则可导致多种疾病的发生，常表现为细胞凋亡不足和（或）过度相关性疾病。

（一）细胞凋亡与疾病的关系

1. 细胞凋亡不足与疾病　细胞凋亡不足可引起多种疾病，如肿瘤、自身免疫病和病毒感染等，其中最常见的是肿瘤，如 Bcl - 2 的高表达与 B 细胞淋巴瘤、神经母细胞瘤、白血病、前列腺癌和结肠癌等预后不良相关；p53 基因突变使细胞凋亡减弱可增加非小细胞肺癌的发生率；高度恶性的皮肤基底细胞癌的侵袭与转移与细胞凋亡减少有关。肿瘤的发生机制并未明确，其细胞凋亡不足的相关机制表现在

多个方面。①调控凋亡相关信号的异常：促凋亡信号和抑凋亡信号异常都可发生肿瘤，如乳腺癌组织抑凋亡信号 EGF 上调，与其膜受体结合后，可激活胞内 PI3K - AKT 通路，使核内 p27 和 p53 下调，导致细胞凋亡减少及增殖过度；同时，促凋亡信号 TNF 下调，使细胞凋亡不能启动，二者协同促进乳腺癌的发生、发展。②诱导凋亡相关信号转导通路障碍：死亡受体和线粒体介导的凋亡相关信号通路障碍均可使凋亡减少，最常见的是 Fas 信号通路的异常。研究表明，与癌旁正常乳腺组织相比，乳腺癌组织中 Fas 受体呈低表达趋势，癌细胞凋亡率下降；并且乳腺癌组织中 Fas 表达量与癌细胞凋亡率呈正相关，提示 Fas 信号通路转导异常在乳腺癌发生、发展中的作用。③凋亡相关基因表达异常：目前，Bcl - 2 和 p53 备受关注，多种癌组织中存在 p53 的突变和缺失，如非小细胞肺癌 p53 基因的突变率大于 50%，小细胞肺癌 p53 基因的突变率达 80%。多种细胞毒因素通过增加 Bcl - 2 表达量，阻止细胞凋亡，导致肿瘤发生与发展。④凋亡相关酶活性的异常：多种肿瘤组织和细胞显示 caspase 酶活性降低，并且细胞凋亡减少；一些抗肿瘤药如手霉素等通过激活肿瘤细胞中 caspase 酶的活性，促进细胞凋亡而发挥抑癌作用。

2. 细胞凋亡过度与疾病 多种疾病如免疫缺陷疾病、心血管疾病和神经元退行性疾病等与细胞凋亡过度有关。其中人类免疫缺陷病毒（HIV）感染引起的获得性免疫缺陷综合征（acquired immunodeficiency syndrome，AIDS）尤为典型。AIDS 又称艾滋病，具有传播快、无特效治疗和死亡率高等特点，其发病机制与 $CD4^+$ T 淋巴细胞被选择性大量破坏有关。

HIV 感染可通过多个途径、多种因素诱导 $CD4^+$ T 淋巴细胞凋亡，具体表现在：①通过糖蛋白（glycoprotein，gp）过表达引发 $CD4^+$ T 淋巴细胞凋亡，HIV 感染后可刺激宿主 $CD4^+$ T 淋巴细胞过表达 gp^{120}，后者可与 $CD4^+$ T 淋巴细胞的 $CD4^+$ 分子结合并相互作用，启动线粒体介导的细胞凋亡通路；②通过增多的细胞因子、上调 Fas 基因诱发 $CD4^+$ T 淋巴细胞凋亡，在 HIV 刺激下，巨噬细胞可分泌多种细胞因子（如 TNF、IL - 4、IL - 10 等），同时 $CD4^+$ T 淋巴细胞的 Fas 基因表达上调，二者均通过启动死亡受体介导的信号通路诱导细胞凋亡；③Tat 蛋白表达增加促进 $CD4^+$ T 淋巴细胞凋亡，感染可引起 $CD4^+$ T 淋巴细胞产生反式激活蛋白 Tat，此蛋白能自由通过细胞膜进入 T 淋巴细胞，一方面使氧自由基的产生增多，促进 Fas 表达；另一方面，增强病毒复制及 mRNA 的转录和翻译；④HIV 感染的 $CD4^+$ T 淋巴细胞反常凋亡或融合成合胞体（syncytia）凋亡及解体。正常情况下，激活的细胞会发生增殖反应，而被 HIV 感染的 $CD4^+$ T 淋巴细胞却反常性凋亡，可能与此时 HIV 导致的淋巴生长因子减少有关。也有部分 $CD4^+$ T 淋巴细胞被 HIV 感染后逐渐融合成合胞体或多核巨细胞，后者在形成过程中或形成后导致 $CD4^+$ T 淋巴细胞凋亡及解体。

需要指出的是，在 AIDS 发病过程中，$CD4^+$ T 淋巴细胞发生凋亡虽然有利于破坏整合于宿主细胞的病毒 DNA，对机体起到一定的保护意义，但是这种有限的保护作用不足以弥补因 $CD4^+$ T 淋巴细胞减少对患者整个免疫系统带来的致命性打击。因此，在积极抗病毒治疗的情况下，如何抑制免疫细胞的凋亡是 AIDS 患者免疫重建的关键所在。

另外，也有细胞凋亡不足和过度共存的现象。动脉粥样硬化（atherosclerosis，AS）是指发生在大或中弹性动脉、肌性动脉壁内膜及内膜下，以脂质沉着，并伴有中层血管平滑肌细胞（vascular smooth muscle cell，VSMC）向内膜移行、增殖为特征，内膜增厚发展而形成的粥样病灶或纤维脂质斑块。研究发现，在正常血管和 AS 各个阶段的 VSMC 都存在细胞凋亡。但 VSMC 的增殖和凋亡的平衡程度随病变的进展而有所变化。AS 病变初期，VSMC 迁移增殖的同时，伴随的细胞凋亡活动也有所增强，试图维持平滑肌细胞数的动态平衡，但增殖活动要强于凋亡活动，结果导致 VSMC 数量明显增加，促进纤维帽的形成与发展。随着疾病的进展，VSMC 凋亡超过其增殖占主导地位，甚至在细胞数量较少的病变晚期仍能观察到较高的细胞凋亡率，参与不稳定粥样斑块破裂，这是 AS 晚期导致出血和血栓形成等心血管事件的重要原因。

（二）细胞凋亡的调控在疾病防治中的意义

细胞凋亡是细胞内预存的死亡程序被启动的过程，其中任何一个环节出现异常均可导致疾病的发生。因此，人们正尝试通过控制细胞凋亡发生的各个环节而达到治疗疾病的目的。

1. 合理利用细胞凋亡相关因素　细胞凋亡的诱导因素是导致凋亡发生的始动环节，人们可通过调控促凋亡因素或抑凋亡因素以防治凋亡不足或凋亡过度而引起的疾病。如使用外源性 TNF、应用低剂量照射、高热或高温、撤除某些生长因子等方法来诱导细胞凋亡。

2. 干预细胞凋亡的信号转导通路　Fas/FasL 信号转导通路是重要的凋亡信号转导通路之一。如多柔比星（阿霉素）可上调肿瘤 Fas/FasL 表达而启动死亡受体介导的凋亡通路，促进肿瘤细胞凋亡；免疫抑制剂环孢霉素 A 可通过阻抑跨膜电位下降和防止通透性转换孔开放而抑制线粒体介导的凋亡信号通路，防治细胞凋亡过度的疾病（如阿尔茨海默病等）。

3. 调节细胞凋亡相关基因　利用分子生物学技术，通过控制凋亡相关基因的表达达到调控细胞凋亡的过程，起到防治疾病的目的。如促凋亡基因（如野p53 基因）利用载体（如腺病毒、反转录病毒或脂质体）导入肿瘤细胞内，可以诱导肿瘤细胞凋亡；利用反义 Bcl－2 寡核苷酸序列可特异地与 Bcl－2 mRNA 某些区段互补，进而抑制或封闭 Bcl－2 表达，以抑制其过表达的 B 淋巴细胞癌的生长或提高癌细胞对抗肿瘤药的敏感性，使癌细胞凋亡增多。

4. 控制细胞凋亡相关的酶　caspase 和核酸内切酶是调控细胞凋亡的关键酶，若抑制它们的活性，细胞凋亡将受阻；反之，则可促进。用 caspase 抑制剂抑制细胞凋亡，已用于治疗神经元退行性疾病，并可用于 AIDS 等疾病以及移植排斥的治疗。Ca^{2+} 和 Mg^{2+} 是核酸内切酶的激活剂，降低细胞内、外的 Ca^{2+} 浓度，细胞凋亡过程即受阻或延迟；相反，利用 Ca^{2+} 载体提升细胞内 Ca^{2+}，则可加速细胞凋亡的发生。因此，在缺血－再灌注损伤防治中，使用钙阻滞剂可在一定程度上减轻细胞凋亡的发生。Zn^{2+} 对核酸内切酶的活性有抑制作用，使用含锌药物有望于防治某些与细胞凋亡过度有关的疾病，如阿尔茨海默病、AIDS 等。

5. 防止线粒体跨膜电位下降　线粒体功能异常在细胞凋亡的发病中起着关键作用。因此，维持线粒体跨膜电位可防止细胞凋亡的发生。目前研究发现，环孢霉素 A 有阻抑线粒体跨膜电位下降的作用，呈现出明显的细胞保护作用，因而有良好的抗凋亡应用前景。

第四节　细胞自噬异常与疾病

一、细胞自噬及其调控

（一）细胞自噬的概述

细胞自噬（autophagy）是指细胞在外界环境因素的影响下，如氨基酸、糖等营养物质的缺乏、pH 或渗透压的改变等，细胞利用溶酶体降解自身受损、变性或衰老的大分子物质以及细胞器的自我消化过程。细胞自噬是继细胞凋亡后，生命科学领域的又一热门研究方向。

自噬是细胞的一种自我保护机制，广泛存在于真核细胞内，在调节细胞生存和死亡的过程中，起着重要的作用。自噬虽然被认为是一种细胞自我保护的机制，然而自噬相关基因的过度上调，也可以引起细胞的死亡。

（二）细胞自噬的生物学意义

细胞自噬是在机体高度调控下，以维持合成、降解和细胞产物循环之间的平衡，在蛋白质的代谢、细胞器更新以及组织发育中起重要作用。

1. 应激作用　细胞自噬是细胞在饥饿条件下启动的一种存活机制。当营养缺乏时，细胞自噬增强，降解非关键性成分并释放出营养物质，保证关键过程的继续。如自噬相关基因 7（ATG7）参与营养成分介导的细胞自噬，则该基因缺陷小鼠饥饿诱导的细胞自噬功能受损。

2. 防御作用　当细胞遭受病原微生物攻击时，细胞自噬起一定的防御作用。如单纯疱疹病毒感染时，在自噬囊泡中发现有病毒颗粒，提示细胞自噬是被感染宿主细胞的一种防御反应。同时，研究也发现，单纯疱疹病毒的毒力蛋白 ICP34.5 能抑制细胞自噬，表明病毒已经进化出抵抗宿主的细胞自噬性防御机制。

3. 调节生长发育　细胞自噬在生长调节中发挥作用。例如一侧肾脏切除后，肾脏在生长过程中，细胞自噬减弱。

4. 维持细胞稳态　在骨髓肌和心肌上，细胞自噬可表现出特殊的"看家"功能，帮助细胞质内的成分（包括线粒体），进行更新。如人、小鼠的溶酶体膜蛋白 LAMP-215 缺陷，使细胞自噬性降解异常，则导致骨髓肌和心肌病变的发生。

5. 控制细胞死亡及癌症　现已发现，细胞自噬在细胞发生程序性细胞死亡的过程中出现，因此有人提出了自噬性细胞死亡的概念，又称为细胞质性细胞死亡（cytoplasmic death）或称 Ⅱ 型程序性细胞死亡（type Ⅱ programmed cell death）。如昆虫蜕变时发生的程序性细胞死亡被认为是典型的自噬性细胞死亡。迄今，细胞自噬与细胞死亡之间关系尚无定论。另外，癌症的发生与细胞自噬受损有关。如在人乳腺癌和卵巢癌中发现，Beclin1 存在单侧等位基因缺失；若乳腺癌细胞系 Beclin1 过表达，则细胞自噬增强，抑制细胞的生长和致瘤性。

6. 延长寿命　一些物种长期减少热量摄入可以延长寿命。已发现，长期限制饮食的动物细胞，细胞质内成分（包括线粒体）的自噬性更新增强，这可能是延长其寿命的原因所在。

（三）细胞自噬的分类

由于细胞物质运到溶酶体内的途径不同，细胞自噬的过程有异。细胞自噬可分为三种类型：大自噬（macroautophagy）、小自噬（microautophagy）和分子伴侣介导的自噬（chaperon mediated autophagy，CMA）（图3-4）。

图3-4　细胞自噬的三种类型

1. 大自噬　在大自噬的过程中，细胞质中可溶性的大分子物质以及变性的细胞器，被内质网、线粒体来源的单层或双层分离膜（isolation membrane，IM）包裹形成自噬体（autophagosome，AP）。接着自噬体被运输到溶酶体，其外膜与溶酶体膜融合，进一步形成自噬溶酶体。最后，自噬体内的待降解物被一系列的酸性水解酶降解，最终完成整个的自噬过程。

2. 小自噬　与大自噬过程不同，此过程是溶酶体膜自身发生内陷，包裹和吞噬细胞内待降解的底物，并在溶酶体内发生降解。

3. 分子伴侣介导的自噬　CMA 仅见于哺乳类细胞，胞质内蛋白结合到分子伴侣上后被转运到溶酶体，可被溶酶体酶消化。CMA 的底物是可溶性的蛋白质分子。分子伴侣蛋白识别带有特定氨基酸序列的底物蛋白质分子，并与之结合，然后再经溶酶体膜上的受体 Lamp2a（lysosome associated membrane protein 2a）转运到溶酶体；底物蛋白分子再在溶酶体内，被水解酶降解。因此，分子伴侣介导的自噬与前两者不同，在降解蛋白时具有选择性。而大自噬和小自噬现象中，一般而言，在降解蛋白时没有明显的选择性。

（四）细胞自噬的发生过程与分子机制

1. 细胞自噬的发生过程　主要包括 4 个阶段，即底物诱导自噬前体（pro - autophagosome，PAS）的形成、自噬体形成、自噬体与溶酶体融合和自噬体内容物被降解。在即将发生自噬的细胞质中会出现许多游离双层膜结构，称为自噬前体。自噬前体逐渐形成杯状凹陷，包裹细胞质或损伤衰老的细胞器（如线粒体、内质网等），形成自噬体，然后与溶酶体融合成自噬溶酶体。在自噬溶酶体中，其内含物被水解酶重新降解成各自底物，如氨基酸、核苷酸等，供细胞重新利用。自噬体双层膜的起源尚不清楚，有人提出来源于粗面内质网，也有人认为来源于晚期高尔基复合体及其膜囊泡，也有可能是重新合成的。因此，尚有待进一步研究证实。

2. 细胞自噬的信号调控　细胞自噬作为生命现象中重要的生理性反应，其在不同条件下，以不同形式，形成不同程度的"动态平衡"，这种平衡通常受到严格调控，以保持相对稳定（图 3 - 5）。

（1）mTOR 信号途径　哺乳动物雷帕霉素靶蛋白（mammalian target of rapamycin，mTOR）是氨基酸、ATP、生长因子、胰岛素等的感受器，在自噬过程中发挥门控作用，其活性是自噬体形成、成熟的关键，是自噬的负调控分子。在细胞氧化应激及缺血、缺氧等能量不足时状态下，AMP/ATP 比值增加，磷酸腺苷活化蛋白激酶（AMPK）活性增强可抑制 mTOR，从而激活自噬信号通路。氨基酸丰富时，mTOR 信号激活，自噬被抑制。

（2）Class I PI3K/PKB 信号途径　Class I PI3K 是自噬的负调节分子。mTOR 的上游信号，如胰岛素、生长因子（胰岛素样生长因子、血小板源性生长因子和表皮生长因子等），与胰岛素受体或酪氨酸激酶受体结合，激活 I 型磷脂酰肌醇三磷酸激酶（Class I PI3K），通过 Akt/PKB 信号通路活化 mTOR 而抑制细胞自噬。

3. 自噬的分子机制　参与自噬调节的基因统一被命名为自噬相关基因（autophagy related gene，ATG），目前已经鉴定出几十种 ATG，这是一类在进化上非常保守的基因家族，哺乳动物自噬基因的命名与酵母自噬基因仅有个别差异，如酵母的 ATG6 在哺乳动物称为 Beclin - 1；酵母的 ATG8 在哺乳动物称为 LC3（microtubule associated protein 1 light chain 3，MAP1 - LC3）。

在营养丰富的环境中，哺乳动物雷帕霉素靶蛋白复合物 1（mammalian target of rapamycin complex 1，mTORC1）处于活化状态。活化的 mTORC1 使 ATG13 处于高度磷酸化状态，从而抑制细胞的自噬。在饥饿或者其他的外界压力刺激下，mTORC1 失活，ATG13 发生去磷酸化与 ATG1 发生结合，从而激活 ATG1 的激酶活性，使 ATG 形成二聚体并且发生自身的磷酸化，并且与 PAS 结构的支架 ATG17 - ATG31 - ATG29 复合体结合，共同组成 PAS，并招募其他 ATG 蛋白，诱导下游自噬体的成核和延伸。高等哺乳动物细胞中的激酶 ATG1 的同源蛋白是 ULK1，ATG 17 在哺乳动物中的同源蛋白是 FIP200。

成核过程和 Vps34 - ATG6 复合物密切相关。这个复合物还包含有调节性蛋白激酶 Vps15，共同作用于膜泡的成核，介导 PAS 的形成。Vps34 – ATG6 复合体还可以召集 ATG12 – ATG5 和 ATG16 多聚体以及 LC3，并通过后两者促进吞噬泡的伸展扩张。在哺乳动物中，Vps34 的同源蛋白是Ⅲ型磷脂酰肌醇三磷酸激酶（class Ⅲ PI3K），Class Ⅲ PI3K 可磷酸化磷脂酰肌醇，生成 3 – 磷酸磷脂酰肌醇，3 – 磷酸磷脂酰肌醇可以募集胞质中某些含特殊序列的蛋白质，用于自噬体膜的形成，由此参与对细胞自噬的正向调控；ATG6 的同源蛋白是 Beclin – 1，Class Ⅲ PI3K 可与 Beclin – 1 形成复合物参与自噬体的形成。

哺乳动物细胞自噬泡的形成过程主要依赖 ATG12 结合和 LC3 修饰这两个类泛素化修饰过程。在自噬体形成的早期阶段，由 ATG12 – ATG5 – ATG16 形成的复合物不仅促进前自噬体的伸展扩张，而且还促进了 LC3 向自噬体的募集。LC3 前体形成后被 ATG4 加工成胞浆可溶性的 LC3 – Ⅰ，然后在 ATG7 和 ATG3 的作用下，和磷脂酰乙醇胺（PE）共价连接成为脂溶性的 LC3 – PE（也就是 LC3 – Ⅱ），并参与膜的延伸。当双层膜结构的自噬体即将形成环状闭合结构或刚刚闭合时，ATG12 – ATG5 – ATG16 复合物从膜上脱离下来，只留下膜结合形式的 LC3 – Ⅱ 定位于自噬体膜上。因此，LC3 – Ⅱ 含量的多少与自噬体数量的多少呈正比，成为哺乳动物细胞发生自噬与否的重要标志分子（图 3 – 5）。

图 3 – 5　细胞自噬形成过程的分子机制

二、细胞自噬与疾病

（一）细胞自噬与神经元退行性变疾病

正常情况下或神经元退行性变疾病初期，可溶性蛋白常被泛素 – 蛋白酶体系统或分子伴侣介导的细胞自噬而降解。随着疾病的进展，某些异常的蛋白对上述两条途径产生毒性效应，使它们功能被抑制。另外，若异常蛋白形成复合体结构如寡聚体或纤维，就不能通过这两种途径降解。在疾病的代偿期，巨型细胞自噬通路被激活，进而清除有毒的蛋白聚合物。当患者病情进入晚期或衰竭期，泛素 – 蛋白酶体系统或分子伴侣介导的细胞自噬的障碍进一步加剧，巨型细胞自噬功能发生衰退，导致细胞内毒性蛋白产物堆积，便可从细胞自噬泡中漏出，加重细胞功能损伤。现已证实，使用促细胞自噬的药物（如雷帕霉素）可改善帕金森病、阿尔茨海默病等疾病的病情。

（二）细胞自噬与感染性疾病

大量的免疫信号可调节细胞自噬，同时细胞自噬对免疫和感染也产生多种效能，如降解微生物、激活固有免疫和获得性免疫、维持免疫细胞的稳态等。

感染时，细胞自噬通路激活可增强机体对病原体细胞的清除。但由于不同的微生物感染与细胞自噬之间相互作用的复杂性，使得针对不同的感染性疾病，在以细胞自噬为靶标制定治疗方案时需采用针对性的治疗方案。如果病原体对细胞自噬敏感，那么加强细胞自噬的诱导应该是有益的；若病原体可损害细胞自噬，利用靶向损伤细胞自噬的毒力因子的治疗方案最为有效，但加强细胞自噬的同时也能对抗微生物对细胞自噬的阻断；有些病原体能利用细胞自噬进行自身复制，那么治疗的关键是找到参与调控细胞自噬的毒力因子，进而对其抑制处理，促进细胞自噬，杀灭病原体。

（三）细胞自噬与肿瘤

自噬在肿瘤发生和转移的过程中起着双刃剑的作用，即自噬对肿瘤细胞具有抑制和促进的双重作用。细胞自噬抑制肿瘤的作用表现为维持染色质的稳定、防止致癌突变的积累、减轻瘤体内细胞坏死和炎症、限制氧化应激等。另一方面，肿瘤细胞为应对由缺氧、代谢物、丧失接触及治疗药物产生的应激，增强细胞自噬又是其采取的一种重要的策略。

因此，合理调控细胞自噬可能成为抗肿瘤治疗的重要手段。一些肿瘤中自噬性死亡可能是肿瘤细胞死亡的重要形式，如三氧化二砷可通过上调 Beclin‐1 的表达，诱导细胞自噬性死亡，起到缓解淋巴细胞性白血病和多发性骨髓瘤的病情。在多种肿瘤放化疗过程中，可看到肿瘤细胞的自噬水平明显升高，此现象提示自噬是肿瘤细胞放化疗耐受的一种机制。在治疗的过程中，抑制细胞自噬可增强肿瘤细胞对放化疗的敏感性，如自噬抑制剂可增强恶性胶质瘤、乳腺癌、结肠癌等对放化疗的敏感性。但需要注意的是，抑制细胞自噬有潜在的致瘤可能，应用时应严格选择对象。

目标检测

1. 细胞周期有何特点？
2. 细胞周期是如何进行自身调控的？
3. 试述肿瘤细胞周期调控异常的发生机制。
4. 试述细胞分化的调控。
5. 试述恶性肿瘤细胞异常分化的机制。
6. 为什么肿瘤可以用诱导分化的方法治疗？
7. 细胞凋亡与坏死的区别。
8. 试述细胞凋亡的主要信号通路。
9. 试述细胞自噬的主要过程。

（孙　湛）

第四章　水、电解质代谢紊乱

📖 **学习目标**

1. **掌握**　水、钠代谢障碍的类型、发生原因及对机体的影响和病理生理机制；水肿、水中毒的概念和发病机制及对机体的影响；低钾血症和高钾血症的概念、病因发病机制、机体的功能代谢变化。

2. **熟悉**　水、电解质的分布和平衡调节；各种水、电解质紊乱的防治原则。

3. **了解**　镁代谢障碍、钙磷代谢障碍的病理生理机制。

4. 学会分析水、电解质代谢紊乱发生发展的规律与机制，能够判断脱水、高钾血症及低钾血症，具备初步应用基本知识指导临床诊疗的能力。

　　水和电解质是维持生命基本物质的组成部分。体内的水和溶解于其中的电解质、低分子有机物及蛋白质等总称为体液。机体通过神经－体液机制的调节保持体液容量、电解质的成分和浓度、渗透压和酸碱度的相对恒定，是维持细胞新陈代谢和生理功能的基本保证。许多器官系统的疾病、一些全身性的病理过程及某些医源性因素等可使体内水、电解质改变并超出机体的调节能力和（或）调节系统本身功能障碍，都可导致水、电解质代谢紊乱。这些紊乱往往是疾病的一种后果或疾病伴随的病理变化，如果得不到及时纠正，严重的水、电解质代谢紊乱又是使疾病复杂化的重要原因，甚至可对生命造成严重威胁。

第一节　水、钠的正常代谢及调节

一、体液的容量和分布

　　正常成年男性体液总量约占体重的60%，其中2/3为细胞内液（约占体重的40%），1/3为细胞外液（约占体重的20%）。在细胞外液中，血浆约占体重的5%，组织间液约占15%。细胞外液还包括一些特殊的分泌液，如消化液、尿液、汗液、脑脊液和关节囊液等，由于这些液体大部分是由上皮细胞分泌产生的，故称为跨细胞液（transcellular fluid）。

　　体液的含量受年龄、性别、脂肪多少等因素的影响，存在个体差异。新生儿及幼儿体液总量占体重的70%～80%，成年人一般为55%～60%，老年人体液总量则有所减少。另外，体液总量随脂肪的增加而减少，肥胖者体液含量低于肌肉发达者，女性体液含量约比男性略低。

二、体液的主要电解质

　　人体中的各种无机盐和一些低分子有机物以离子状态溶于体液中，称为电解质。细胞内、外液中电解质成分有很大差异。细胞内液主要的阳离子是 K^+，其次是 Mg^{2+} 和 Na^+；主要阴离子是磷酸盐（HPO_4^{2-}）和蛋白质。细胞外液的主要阳离子是 Na^+，其次是 K^+、Ca^{2+}、Mg^{2+} 等；主要阴离子是 Cl^-，其次是 HCO_3^-、HPO_4^{2-} 等。血浆和细胞间液的电解质组成与含量非常接近，仅蛋白质含量有较大差别。

血浆蛋白质含量为 $60 \sim 80g /L$，细胞间液蛋白质含量则极低，仅为 $0.5 \sim 3.5g /L$，这种差别是由毛细血管壁的通透性决定的，对维持血容量恒定、保证血液与组织间液之间水分的正常交换具有重要生理意义。

任何部位的体液，其阴离子和阳离子所带的电荷总数相等，从而使体液保持电中性。

三、体液的渗透压

溶液渗透压的高低取决于溶液中渗透活性颗粒（溶质分子或离子）的数目，而与颗粒大小、电荷或质量无关。体液中起渗透作用的溶质主要是电解质。由 Na^+、K^+ 等离子（晶体颗粒）形成的渗透压，称为晶体渗透压；由蛋白质等大分子（胶体颗粒）形成的渗透压，称为胶体渗透压。

血浆和组织间液的渗透压 $90\% \sim 95\%$ 由单价离子 Na^+、Cl^- 和 HCO_3^- 产生，剩余的 $5\% \sim 10\%$ 由其他离子、葡萄糖、氨基酸、尿素以及蛋白质等构成。正常血浆渗透压在 $290 \sim 310mmol/L$ 之间，在此范围内为等渗状态，低于 $290mmol/L$ 为低渗透压血症，高于 $310mmol/L$ 为高渗透压血症。血 Na^+ 产生的渗透压占血浆总渗透压的 $45\% \sim 50\%$，故临床上常用血 Na^+ 浓度来估计血浆渗透压的变化。血浆蛋白质所产生的胶体渗透压极小，仅占血浆总渗透压的 $1/200$，但由于其不能通过毛细血管壁，因此对维持血管内、外液体交换和血容量具有十分重要的作用。

维持细胞内液渗透压的离子主要是 K^+ 和 HPO_4^{2-}。正常时细胞内液与细胞外液之间的渗透压是相等的。当细胞内外渗透压出现压差时，主要靠水的移动来维持细胞内外液的渗透压平衡。水总是由渗透压低处移向渗透压高处，直至细胞内、外液渗透压相等。

四、水、钠平衡

（一）水平衡

正常人每天水的摄入和排出处于动态平衡中。机体水的来源包括饮水、食物水和代谢水三部分。成年人每天饮水量波动于 $1000 \sim 1500ml$ 之间，随食物摄入的水量为 $700 \sim 900ml$，食物在体内氧化的最后阶段产生的水称代谢水或内生水，成年人每天约产生 $300ml$ 左右。

水排出的途径主要有 4 种：经肾脏随尿排出、经肠道随粪排出、经呼吸道黏膜不感蒸发排出和经皮肤排出。从尿中排出的代谢产物是以溶质形式排泄，正常成人每天须经肾排出 $35g$ 左右固体溶质（主要是蛋白质代谢终产物和电解质），尿液的最大浓度为 $60 \sim 80g/L$，所以成人每天至少必须排出 $500 \sim 700ml$ 尿液才能清除体内的代谢废物，此称为最低尿量。当每天尿量少于 $500ml$ 时，代谢终产物就会在血液中潴留。不感蒸发是体内的水从皮肤和黏膜（主要是呼吸道黏膜）表面被汽化的过程，成人 24 小时从皮肤表面蒸发的水（非显性出汗）约为 $500ml$，通过呼吸道黏膜蒸发的水约 $350ml$。发汗（显性汗）是指汗腺分泌汗液，与体温、湿度、运动状况等有关，汗液为低渗液，其中的溶质主要为 $NaCl$。

在一般情况下，正常成人的出入水量约为 $2500ml$（表 $4-1$），要维持水分出入量的平衡，每天需水 $1500 \sim 2000ml$，称日需要量。

表 4-1　正常人每日水的摄入和排出量

水的摄入（ml/d）		水的排出（ml/d）		最低排出量（ml/d）	
饮水	$1000 \sim 1500$	尿液	$1000 \sim 1500$	尿液	500
食物水	700	粪便	150	粪便	150
代谢水	300	皮肤蒸发	500	皮肤蒸发	500
		呼吸蒸发	350	呼吸蒸发	350
合计	$2000 \sim 2500$		$2000 \sim 2500$		1500

正常人消化道中每日分泌大量消化液，其中含水量为血浆的 1 ~ 2 倍，但几乎全被吸收，很少部分在粪便中排出。因此，如发生严重呕吐或腹泻，则会丢失大量水分。

（二）钠平衡

正常成人体内含钠总量为 40 ~ 50mmol/kg 体重，其中约有 40% 是不可交换的，主要结合于骨骼的基质，不参与日常代谢活动。钠盐在体内总是溶解于水并大多以 NaCl 状态存在，体内总钠量的 50% 左右存在于细胞外液，10% 左右存在于细胞内液。Na^+ 是细胞外液中的主要阳离子，它是调节体液渗透压和容量的主要离子。临床上通常测定血清 Na^+ 浓度，其正常范围是 135 ~ 150mmol/L。

一般成人每天所需的钠为 4 ~ 6g，天然食物中含钠甚少，故人们摄入的钠主要来自食盐。摄入的钠几乎全部由小肠吸收，多余的 Na^+ 主要经肾随尿排出。正常情况下排出和摄入量几乎相等。其特点是：多摄多排，少摄少排。如果无钠饮食数天至数十天，则尿钠排出几乎为零，即多吃多排，少吃少排，不吃不排。此外，汗液虽为低渗液，随汗液亦可排出少量的钠，如大量出汗，也可丢失较多的钠，而钠的排出通常也伴有氯的排出。

五、水、钠平衡的调节

机体内水、钠平衡紧密相关，共同影响细胞外液的渗透压和容量。水的平衡主要由渴感及抗利尿激素调节，主要维持血浆等渗；而钠平衡则主要受肾素 – 血管紧张素 – 醛固酮系统和心房钠尿肽（atrial natriuretic peptide，ANP）调节，主要维持细胞外液的容量及组织灌流方面起重要作用。

（一）渴觉中枢

渴感的调节为机体最强大的失水防护机制。在渴觉保护下，如果水来源无限制且水分吸收无障碍，正常人可通过增加饮水以抵御任何程度的失水。感受渴觉的中枢位于下丘脑视上核的侧面，与渗透压感受器邻近并有部分交叉重叠。血浆晶体渗透压升高是刺激渴感中枢兴奋的最主要刺激，正常人在血浆晶体渗透压约 295mmol/L 时就可引起口渴的感觉，使机体主动饮水，饮水后，血浆晶体渗透压回降，渴感消失。此外，有效循环血量减少和血管紧张素 Ⅱ 的增多也可以引起渴感。

（二）抗利尿激素

抗利尿激素（antidiuretic hormone，ADH）即精氨酸血管升压素（arginine vasopression，AVP），主要在下丘脑的视上核合成，储存于神经垂体，ADH 的释放主要受血浆晶体渗透压以及循环血量的影响。当血浆渗透压升高时，可刺激渗透压感受器，促进 ADH 的合成及分泌。当成人血浆渗透压有 1% ~ 2% 变动时，即可影响 ADH 的释放。

ADH 也受非渗透压因素的调节，当血容量减少和血压降低时，可通过容量感受器（位于左心房和胸腔大静脉处）和压力感受器（位于颈动脉窦和主动脉弓），反射性地刺激 ADH 分泌，增加对水的重吸收，以补充血容量。由血容量减少引起的 ADH 分泌，其敏感度不如由渗透压改变所致的 ADH 变化强，一般要在容量改变 10% 左右才可强烈刺激 ADH 分泌。实验证明，血容量的变化可影响机体对渗透压变化的敏感性，许多血容量减少的疾病，其促使 ADH 分泌的作用远超过血浆渗透压降低对 ADH 分泌的抑制，说明机体优先维持正常的血容量。动脉血压的改变可通过压力感受性反射对 ADH 的释放进行调节，当动脉血压低于正常水平时，压力感受器传入冲动对 ADH 释放的抑制作用减弱，ADH 释放增加。

此外，疼痛、情绪紧张、恶心、呕吐和血管紧张素 Ⅱ 均可刺激 ADH 分泌（图 4 – 1）。

ADH 与肾远曲小管和集合管上皮细胞管周膜上的 V_2 受体结合，其跨膜信号转导是通过 V_2 受体 – G_S – AC – cAMP – PKA 通路实现的，最终使上皮细胞靠近管腔膜含有水通道蛋白 AQP – 2 的小泡镶嵌到管腔膜上，形成水通道，从而使管腔膜对水的通透性增加，减少水的排出。

图4-1　ADH的调节作用

⊕ **知识链接**

水通道蛋白

水通道蛋白（aquaporin，AQP）又称水孔蛋白，是一族细胞膜上选择性高效转运水分子的特异孔道。由约翰霍普金斯大学医学院的美国科学家彼得·阿格雷所发现，与钾离子通道结构的研究者罗德里克·麦金农共同荣获了2003年诺贝尔化学奖。已报道的哺乳动物AQP家族已有13个在蛋白质序列上有同源性成员（AQP0～AQP12）。AQP在体内各系统组织中广泛表达，除了在与体液分泌和吸收密切相关的多种上皮和内皮细胞高表达外，在一些与体液转运无明显关系的组织细胞如红细胞、白细胞、脂肪细胞和骨骼肌细胞等处也有表达，提示AQP可能在多种器官生理和病理中发挥重要作用。

（三）肾素-血管紧张素-醛固酮系统

肾素-血管紧张素系统（renin-angiotensin system，RAS）主要由肾素、血管紧张素原、血管紧张素Ⅰ（Ang Ⅰ）、血管紧张素转换酶、血管紧张素Ⅱ（Ang Ⅱ）及血管紧张素Ⅲ（Ang Ⅲ）等组成，Ang Ⅱ和Ang Ⅲ均可促进肾上腺皮质球状带合成和释放醛固酮（aldosterone），所以这一系统可以扩展为肾素-血管紧张素-醛固酮系统（renin-angiotensin-aldosterone system，RAAS），是体内调节水、电解质、体液平衡和血压的重要系统。醛固酮主要作用于肾远曲小管和集合管上皮细胞，增加对Na^+和水的重吸收，补充循环血量，同时也促进K^+和H^+的排出。其分泌主要受RAS和血浆Na^+、K^+浓度的调节。当循环血量减少时，肾血流量不足，肾动脉压下降可刺激肾近球细胞分泌肾素，进而激活RAS，增加醛固酮的分泌。此外，血Na^+浓度降低和血K^+浓度升高，都可以直接刺激醛固酮分泌释放，促进肾保Na^+排K^+，使血Na^+浓度升高而血K^+浓度降低（图4-2）。

图 4-2　醛固酮分泌的调节作用

（四）心房钠尿肽

心房钠尿肽（ANP）是一组由心房肌细胞产生的肽类激素，又称心房肽（atriopeptin）或心房利钠因子（atrial natriuretic factor，ANF）。当血容量增加使心房容量扩张、血钠增高或血管紧张素增多时，可刺激心房肌细胞合成和释放 ANP。ANP 具有利钠、利尿、扩血管和降低血压的生理作用，其机制为：①抑制肾近曲小管对钠、水的重吸收，增加肾小球滤过率（glomerular filtration rate，GFR），改变肾内血流分布；②抑制醛固酮分泌和肾素活性；③ 减轻血容量降低后引起的 ADH 升高的水平。

⇒ **案例引导**

> **案例**　患者，男，1 岁，3 天前开始发热（T 39℃），起病半天，即开始吐泻，每日呕吐 3～5 次，为胃内容物，非喷射性，大便 10 余次/日，为黄色稀水便，蛋花汤样，无黏液及脓血，无特殊臭味。发病后食欲差，2 天来尿少，10 小时来无尿。个人史：第 2 胎，第 2 产，足月顺产，牛乳喂养。
>
> 　　查体：T 38.3℃，P 138 次/分，R 40 次/分，BP 80/50mmHg，精神萎靡，烦躁，皮肤弹性差，前囟凹陷，眼窝明显凹陷，哭无泪。
>
> 　　实验室检查：血 Hb 110g/L，WBC 8.6×10^9/L，PLT 239×10^9/L，大便常规偶见 WBC，轮状病毒抗原阳性。血钾 3.5mmol/L，钠 132mmol/L，氯 95mmol/L。
>
> 　　诊断：小儿肠炎，轮状病毒感染；中度脱水。
>
> 　　讨论　1. 该患者发生何种水、电解质紊乱？判断依据是什么？
>
> 　　　　　2. 该患者有哪些临床表现？发生的机制是什么？

第二节　水、钠代谢紊乱

一、水钠代谢障碍的分类

由于体液中水、钠总是同时存在，任何以失水或水过多为主的情况必然伴随钠浓度的改变，表现为血钠过高或过低，即血浆渗透压的改变，同样，由于 NaCl 主要分布于细胞外液，因此，失 Na^+ 或 Na^+ 过多常反映细胞外液量，特别是血容量的改变。一般根据体液容量可分为脱水（高渗性、低渗性和等渗性）、水中毒及水肿。

二、脱水

脱水（dehydration）是指人体由于饮水不足或消耗、丢失大量水而无法及时补充，导致细胞外液量减少而引起新陈代谢障碍的一组临床综合征。脱水常伴有血钠和渗透压的变化，根据机体血钠及体液渗透压的改变，可将脱水分成高渗性脱水、低渗性脱水和等渗性脱水三类。

（一）高渗性脱水

高渗性脱水（hypertonic dehydration）亦称为低血容量性高钠血症（hypovolemic hypernatremia），其特征是失水多于失钠，血清钠浓度 > 150mmol/L，血浆渗透压 >310mmol/L，细胞外液量和细胞内液量均减少（图 4-3）。

图 4-3　三种类型脱水体液变动示意图

1. 原因和机制

（1）水分摄入不足　多见于：①水源断绝，如沙漠迷路、航海迷航等；②饮水困难，如频繁呕吐的患者、昏迷或重危患者给水不足；③渴感障碍，某些脑部病变如脑外伤及脑血管意外等导致下丘脑病变时，可损伤口渴中枢。水摄入减少但机体经皮肤和呼吸道蒸发等不断失水。成人 1 日不饮水，丢失水约 1200ml（约为体重的 2%）；婴儿 1 日不饮水，失水可达体重的 10%，所以对水的丢失更为敏感，更容易发生脱水。

（2）水丢失过多　①经皮肤失水过多：如高热、高温环境、剧烈运动导致大量出汗以及甲状腺功能亢进时可丢失大量低渗液，如发热时，体温每升高 1.5℃，皮肤的不感蒸发每天大约增加 500ml，大汗时每小时可丢失水分 800ml 左右。②经胃肠道失水过多：严重呕吐、腹泻及消化道引流等可导致消化液丢失，部分婴幼儿腹泻时排出大量钠浓度低的水样便。③经呼吸道失水过多：任何原因引起的过度通气（如癔病、代谢性酸中毒、气管切开并加用人工呼吸但又未湿化处理等）都可使呼吸道黏膜的不感蒸发加强以致大量丢失不含任何电解质的水分。④经肾失水过多：中枢性尿崩症时因 ADH 产生和释放不足，或肾性尿崩症因肾远曲小管和集合管对 ADH 的反应性缺乏时，肾可排出大量低渗尿液。未控制的糖尿病使大量过多溶质微粒通过肾小管而致渗透性利尿；使用大量脱水剂如高渗葡萄糖、甘露醇、山梨醇等，以及昏迷的患者鼻饲浓缩的高蛋白饮食，可因肾小管液渗透压增高而引起渗透性利尿，失水多于失钠。

以上情况在水分丢失的早期，血浆渗透压升高时会刺激口渴中枢，对于渴感正常的人，并在能够饮水的情况下，通过饮水可以使血浆渗透压得到恢复。但如果没有及时补充水分，再加上单纯水分通过皮肤和呼吸道蒸发，体内的水分丢失就大于钠的丢失，造成高渗性脱水。

2. 对机体的影响

（1）口渴　由于血浆渗透压增高，刺激口渴中枢，促使患者主动饮水补充体液，这是重要的保护机制。但在衰弱的患者和老年人，口渴反应不明显。

（2）尿少　除尿崩症患者外，血浆渗透压升高，刺激渗透压感受器引起 ADH 分泌增加，加强了肾小管对水的重吸收，因而尿量减少而尿比重增高。

（3）细胞内液向细胞外液转移　由于细胞外液高渗，可使渗透压相对较低的细胞内液向细胞外转移，这有助于循环血量的恢复，但同时引起细胞脱水，致使细胞功能代谢障碍。

通过以上三点使细胞外液得到补充，故细胞外液和血容量减少不如低渗性脱水时明显，发生休克者也较少。

（4）中枢神经系统功能紊乱　细胞外液渗透压升高引起脑细胞严重脱水时，可引起一系列中枢神经系统功能障碍，包括烦躁不安、肌张力增高、腱反射亢进等，严重时可出现躁狂、幻觉、错乱、肌肉抽搐、昏迷甚至死亡。由于颅腔容积固定，当脑体积因脱水而显著缩小时，介于颅骨与脑皮质之间的血管张力增大，可导致静脉破裂而出现局部脑出血和蛛网膜下腔出血。

（5）尿钠的变化　早期或轻症患者由于血容量减少不明显，醛固酮分泌不增多，故尿中仍有钠排出，其浓度还可因水重吸收增多而增高；晚期和重症患者可因血容量减少，醛固酮分泌增多而致尿钠含量减少。

（6）脱水热　严重脱水患者由于皮肤蒸发的水分减少，机体散热功能降低，在小儿易引起体温调节中枢功能减弱，体温升高，导致"脱水热"。

3. 防治的病理生理基础

（1）防治原发病，去除病因。

（2）恢复正常的血容量及血钠浓度。应以补水为主，不能进食者可由静脉滴入 5% ~10% 葡萄糖溶液。应该注意，高渗性脱水者实际上也有缺钠，但体内总钠是减少的，只是因为缺水更多，才使血钠浓度升高。如果在纠正时只补给水分，可能会出现低钠血症，故在缺水得到一定程度纠正后，应适当补钠，或给予生理盐水与 5% ~10% 葡萄糖混合溶液。

（3）适当补钾。体液丢失也有钾的缺失，如需纠正同时存在的缺钾，可在尿量超过 40ml/h 后补钾。

（二）低渗性脱水

低渗性脱水（hypotonic dehydration）亦称为低容量性低钠血症（hypovolemic hyponatremia），其特征是失 Na^+ 多于失水，血清钠浓度 <135mmol/L，血浆渗透压 <290mmol/L，伴有细胞外液量的减少（图 4 – 3）。

1. 原因和机制　常见于某些原因使机体丢失大量体液，或者液体积聚在"第三间隙"后，处理措施不当（如只予以补水或输入葡萄糖液而未注意补电解质平衡液）。

（1）肾外丢失　①消化液大量丢失而只补水分是最常见的原因，如大量呕吐、腹泻或长期胃肠减压等导致大量含 Na^+ 消化液丢失而只补水或输注葡萄糖溶液；②大量体液积聚在"第三间隙"，如腹膜炎、胰腺炎形成大量腹水、胸膜炎形成大量胸水、肠梗阻导致大量肠液在肠腔内聚集等；③经皮肤丢失，如大量出汗时，由于汗液为低渗液，每小时可丢失 30 ~40mmol 的钠；④大面积烧伤时也可导致体液和 Na$^+$ 大量丢失，若只补充水可致细胞外液低渗。

（2）经肾丢失　①水肿患者在长期、大量使用排钠利尿药（如噻嗪类、呋塞米、依他尼酸等）时，利尿的同时抑制髓袢升支对 Na$^+$ 的重吸收，使钠随尿液排出过多；②肾脏疾病，如慢性间质性疾病可使髓质正常间质的结构破坏，使肾髓质不能维持正常的浓度梯度及髓袢升支功能受损等，均可使 Na$^+$ 随尿液排出增加；③肾上腺皮质功能不全，因醛固酮分泌不足，使肾小管重吸收 Na$^+$ 减少。

2. 对机体的影响

（1）口渴不明显　轻症或早期由于细胞外液渗透压降低可无口渴，重症或晚期患者血容量明显减少时，患者也会有口渴。

（2）细胞外液减少，易发生休克　其机制是原发病因导致细胞外液大量丢失；细胞外液渗透压降低，使水分由渗透压较低的细胞外向渗透压较高的细胞内转移，使细胞外液进一步减少；细胞外液低渗抑制 ADH 分泌，使尿量增加或不减少。由于上述三方面原因，使血容量明显减少，故容易发生低血容量性休克。外周循环衰竭症状出现较早，患者有直立性眩晕、浅静脉萎陷、动脉血压降低、脉搏细速等症状。

（3）细胞内液增加　由于细胞外液渗透压下降，水由细胞外转移至细胞内，细胞内液增多，可导致细胞功能代谢障碍，当脑细胞发生水肿后，可出现恶心、呕吐、不适等，严重时可出现头痛、嗜睡、甚至惊厥、昏迷等一系列中枢神经系统障碍症状。

（4）尿的变化　细胞外液渗透压下降可抑制 ADH 分泌释放，肾小管对水重吸收减少，所以轻症或早期患者尿量一般不减少；重症或晚期患者由于血容量明显减少，机体优先维持血容量，ADH 分泌释放增加，尿量减少。

肾外原因引起的低渗性脱水，早期抑制 ADH 分泌，尿量不减少，加之低钠可引起醛固酮分泌增加，故尿钠减少（ <10mmol/L ）；因肾性原因所致脱水者，尿钠含量增多（ >20mmol/L ）。

（5）脱水体征明显　低渗性脱水时由于血容量减少，组织间液向血管内转移，使组织间液减少更为明显，因此患者较早出现皮肤弹性降低，眼窝和婴幼儿囟门凹陷等脱水外貌。

3. 防治的病理生理基础

（1）防治原发病，去除病因。

（2）纠正不适当的补液，恢复正常的血钠浓度与血容量。根据血钠降低的速度、程度及症状补充等渗盐水（0.9% NaCl 溶液）或高渗盐溶液，以恢复细胞外液容量及渗透压。如已发生休克，要及时积极抢救（详见第十二章）。

（三）等渗性脱水

等渗性脱水（isotonic dehydration）的特征是水和钠等比例丢失，血清钠浓度为 135～150mmol/L，血浆渗透压为 290～310 mmol/L，细胞外液减少为主，细胞内液减少不明显（图 4-3）。

等渗性脱水的常见病因是短时间内等渗液体的大量丢失引起的血容量减少，如①消化液急性丧失：如大量呕吐、腹泻、肠外瘘、肠梗阻等；②大面积烧伤、大量抽放胸、腹水等。其丧失的体液的成分与细胞外液基本相同。

等渗性脱水可造成细胞外液量（包括循环血量）的迅速减少，机体对等渗性缺水的代偿机制是肾入球小动脉壁的压力感受器受到管内压力下降的刺激，以及肾小球滤过率下降所致的远曲小管液内 Na$^+$ 的减少，这些可引起肾素-醛固酮系统的兴奋，醛固酮的分泌增加，后者促进远曲小管对钠的重吸收，随钠一同被重吸收的水量也有增加，从而使细胞外液量回升。等渗性脱水如果未及时处理，患者可因不感蒸发或呼吸等途径不断丢失水分，而转变为高渗性脱水；如果等渗性脱水在处理上只补水而不注意补钠，也可使之转变为低渗性脱水和低钠血症。

对等渗性脱水的治疗，主要是使血容量得到尽快补充。注意所输注的液体应该是含钠的等渗液，如果输注不含钠的葡萄糖溶液则会导致低钠血症，可静脉滴注平衡盐溶液或等渗盐水。因生理盐水溶液中的 Cl^- 含量比血清 Cl^- 含量高，大量输入后有导致血 Cl^- 过高，引起高氯性酸中毒的危险，需选用平衡盐溶液。三种类型脱水的比较见表4-2。

表4-2 三种类型脱水的比较

	低渗性脱水	高渗性脱水	等渗性脱水
发病原因	体液丢失而单纯补水	水摄入不足或丢失过多	水和钠等比例丢失
血清钠浓度	<135mmol/L	>150mmol/L	135~150mmol/L
血浆渗透压	<290mmol/L	>310mmol/L	290~310mmol/L
体液丢失部位	细胞外液低渗，细胞外液丢失为主	细胞外液高渗，细胞内液丢失为主	细胞外液等渗，细胞内外液丢失
主要表现和影响	血压降低、休克、脱水体征、细胞水肿	口渴、尿少、脱水热、细胞脱水	尿少、脱水征、休克
治疗	补充生理盐水或3% NaCl 溶液	补水为主，适当补钠	补充低渗盐水

三、水中毒

水中毒（water intoxication）亦称为高容量性低钠血症（hypervolemic hyponatremia），其特点是大量水分在体内潴留，导致细胞内、外液容量扩大，血清钠浓度 < 135mmol/L，血浆渗透压 < 290mmol/L，但体内钠总量正常或增多，故又称为稀释性低钠血症。

（一）原因和机制

临床上水中毒多见于水代谢调节机制障碍，而又未限制饮水或不恰当补液。

1. 各种原因所致的 ADH 分泌增多 ①ADH 分泌异常增多综合征，中枢神经系统疾病（如脑炎、脑肿瘤、脑脓肿、脑血栓、脑出血等）、某些肿瘤（如肺燕麦细胞癌、胰腺癌等）、肺部疾病（如肺炎、肺结核、肺脓肿、肺不张等）；②某些药物（如吗啡、环磷酰胺、长春新碱、氯磺丙脲等）可刺激 ADH 分泌；③各种原因所致应激（如手术、创伤及强烈精神刺激等）；④肾上腺皮质功能低下，糖皮质激素不足，对下丘脑分泌 ADH 的抑制功能减弱。ADH 增加使肾远曲小管和集合管重吸收水增强，肾排水能力降低，若一旦摄入水稍多，就会引起明显的水中毒症状。

2. 肾功能不全，水排出减少 急、慢性肾功能不全时，特别是急性肾功能衰竭少尿期或慢性肾功能衰竭晚期，肾脏的排水能力降低，若水的摄入未加限制则容易发生水中毒。

3. 水的摄入过多 如口渴中枢受刺激所致饮水过多或精神性饮水过多、用无盐水灌肠致肠道吸收水分过多、静脉输入含盐少或不含盐的液体过多、过快，超过肾脏排水能力时。婴幼儿对水、电解质调节能力差，更容易发生水中毒。

（二）对机体的影响

1. 细胞内水肿 是水中毒的突出表现，此时，细胞外液量明显增多，细胞外液的低渗状态促使大量的水分进入细胞内，细胞水肿可导致细胞功能代谢障碍。

2. 低钠血症 细胞外液量增加，血液稀释，血钠浓度下降。

3. 中枢神经系统症状 急性水中毒的发病急骤，水过多所致的脑细胞肿胀可造成颅内压增高，引起一系列神经、精神症状，如头痛、嗜睡、躁动、精神紊乱、定向能力失常、谵妄，甚至昏迷，严重者可发生脑疝。慢性水中毒的症状往往被原发疾病的症状所掩盖，可有软弱无力、恶心、呕吐、嗜睡等。

（三）防治的病理生理基础

1. 预防水中毒 对于创伤及大手术等患者应注意避免过量输液，急性肾衰竭和慢性心功能不全者，应严格限制入水量，预防水中毒的发生。

2. 严格控制进水量，加强水的排出　促进细胞内液的水分外移，减轻脑细胞水肿。轻症者停止或限制水分摄入即可自行恢复。急症或重症患者除严格限制进水外，尚应给予高渗盐水，或静脉给予甘露醇等渗透性利尿剂，或呋塞米等强利尿剂以促进体内水分的排出。

四、水肿

水肿（edema）是指过多的液体积聚在组织间隙或体腔中。水肿发生于体腔中则称为积水（hydrops），如胸腔积水、腹腔积水、心包积水等。

水肿按分布范围可分全身水肿（anasarca）和局部水肿（local edema）；按发生部位命名可分为脑水肿、肺水肿、皮下水肿等；按其原因可分为肾性水肿、肝性水肿、心性水肿、营养性水肿、静脉阻塞性水肿、淋巴水肿、炎症性水肿等。

（一）水肿的发生机制

生理情况下，体液容量和组织液的容量保持相对恒定。其恒定的维持有赖于机体对血管内外液体交换和体内外液体交换平衡的调节。如两者平衡发生障碍，则可发生水肿。

1. 血管内外液体交换失衡——组织液生成大于回流　正常情况下血浆与组织液之间通过毛细血管壁不断进行着液体交换，血管内外液体移动的方向取决于以下四个因素：毛细血管流体静压（平均血压）、组织间液流体静压、血浆胶体渗透压和组织间液胶体渗透压，使组织液的生成和回流保持动态平衡。

毛细血管流体静压和组织液胶体渗透压是促使液体自毛细血管内向毛细血管外滤过的力量，而血浆胶体渗透压和组织液静水压则是将液体自毛细血管外吸收入血管内的力量。滤过的力量和重吸收的力量之差称为平均有效滤过压，平均有效滤过压＝（毛细血管流体静压＋组织液胶体渗透压）－（组织液静水压＋血浆胶体渗透压）。正常情况下组织液的生成略大于回流，组织液回流剩余的部分则由淋巴系统回流进入血液循环，由于淋巴管壁的通透性较高，可将细胞代谢生成或经毛细血管漏出的蛋白质等大分子物质吸收入体循环。生理情况下，经淋巴回流的液体为120ml/h左右（图4-4）。上述因素先后或同时失调都可导致组织间液过多积聚而形成水肿。

图4-4　血管内外液体交换示意图

（1）毛细血管流体静压增高　毛细血管内有效流体静压升高，平均有效滤过压增大，组织液生成增多，超过淋巴回流的代偿能力时，可引起水肿。毛细血管流体静压增高的主要原因是静脉压增高。右心功能不全时上、下腔静脉回流受阻，体循环静脉压增高，可致全身水肿发生；左心功能不全时肺静脉压力增高，可引起肺水肿；血栓形成或栓塞、肿瘤压迫可使局部静脉压增高，形成局部水肿。动脉充血也可导致毛细血管流体静压增高，是炎性水肿的机制之一。

（2）血浆胶体渗透压降低　是由于血浆蛋白减少所致。其中白蛋白是决定血浆胶渗透压高低的最重要的因素。当血浆白蛋白含量降低时，血浆胶体渗透压下降，平均有效滤过压增大，组织液生成增多，超过淋巴回流的代偿能力时，可引起水肿。引起白蛋白减少的原因有：①合成减少，见于营养不良致合成原料缺乏或严重肝功能障碍致合成白蛋白的能力低下；②丢失过多，见于肾病综合征，由于肾小球基底膜严重破坏，使大量白蛋白从尿中丢失；③分解增加，见于恶性肿瘤、慢性感染等使白蛋白分解代谢增强。

（3）微血管壁通透性增高　正常情况下，毛细血管壁仅允许微量的蛋白质滤出，从而保持了毛细血管内外很大的胶体渗透压梯度。在感染、烧伤、冻伤、化学伤、昆虫咬伤及过敏等情况下，微血管壁通透性增高，血浆蛋白可随液体渗出毛细血管，造成血浆胶体渗透压降低和组织间液胶体渗透压增高，平均实际滤过压增大。此类水肿液中蛋白含量较高，可达 30 ~ 60g /L。

（4）淋巴回流受阻　正常时淋巴回流不仅能把组织液及其所含的蛋白质回收到血液循环，而且，在组织液生成增多时，还能代偿加强回流，具有重要的抗水肿作用。在某些病理条件下，当淋巴干道被堵塞，淋巴回流受阻或不能代偿性加强回流时，也可致蛋白的水肿液在组织间隙中积聚，形成淋巴性水肿。如：①丝虫病时，主要的淋巴管道被成虫阻塞，可引起下肢和阴囊的慢性水肿；②恶性肿瘤细胞侵入并堵塞淋巴管；③乳房根治术摘除腋窝淋巴结，可致相应部位水肿。

2. 体内外液体交换失衡——水钠潴留　正常人水、钠的摄入量和排出量处于动态平衡，这种平衡依赖于体内精细的容量与渗透压调节以及肾脏正常的结构与功能，从而保持体液量的相对恒定。肾在调节钠、水平衡中起重要作用，正常时肾小球的滤过与肾小管的重吸收功能保持平衡，当肾小球滤过率下降和（或）肾小管重吸收水、钠增加时，可导致水钠潴留。

（1）肾小球滤过率下降　常见原因有：①广泛的肾小球病变，如急性肾小球肾炎时，炎性渗出物和内皮细胞肿胀所引起的滤过膜的通透性降低；慢性肾小球肾炎肾单位大量被破坏时，肾小球滤过面积明显减少；②有效循环血量减少，如充血性心力衰竭、肾病综合征、肝硬化伴腹水时，有效循环血量减少，使肾血流量下降，GFR 降低，同时，继发性交感 - 肾上腺髓质系统和肾素 - 血管紧张素系统兴奋，使入球动脉收缩，肾血流量和 GFR 进一步降低，而引起水钠潴留。

（2）肾小管重吸收增加　包括近曲小管、远曲小管和集合管重吸收水、钠增多。

1）近曲小管重吸收水、钠增多　近曲小管对水、钠的主动重吸收相对稳定在肾小球滤过总量的 60% ~ 70%，当有效循环血量减少时，近曲小管对水、钠的重吸收增加使肾排水减少，成为某些全身性水肿发生的重要原因，主要与下列机制有关。①心房钠尿肽分泌减少：正常人血液循环中存在较低 ANP，通过抑制近曲小管重吸收钠，抑制醛固酮和 ADH 的释放等方式，促进水、钠排出，调节细胞外液容量。当充血性心力衰竭、肾病综合征、肝硬化伴腹水等循环血容量明显减少时，心房牵张感受器兴奋性降低，ANP 分泌减少，近曲小管对水、钠重吸收的抑制作用减弱，从而导致或促进水肿的发生。②肾小球滤过分数（filtration fraction FF）增加：FF = 肾小球滤过率/肾血浆流量，是肾内物理因素的作用，正常时约为 20%（120ml/600ml）。充血性心力衰竭或肾病综合征时，由于有效循环血量减少，肾血流量随之下降，由于出球小动脉收缩比入球小动脉收缩明显，肾小球滤过率比肾血浆流量相对增多，因而 FF 增高，使血浆中非胶体成分滤过量相对增多。而通过肾小球后，流入肾小管周围毛细血管血液中血浆胶体渗透压增高，流体静压下降。于是，近曲小管重吸收水和钠增加，导致水钠潴留。

2）远曲小管和集合管重吸收水、钠增加　远曲小管和集合管对水、钠的重吸收主要受激素的调节。①醛固酮增多：当有效循环血量下降时，肾血管灌注压下降，可使近球细胞分泌肾素增加，肾素－血管紧张素－醛固酮系统即被激活，临床上，见于充血性心力衰竭、肾病综合征及肝硬化腹水时；肝硬化患者肝细胞灭活醛固酮的功能减退，也是血中醛固酮含量增高的原因。②抗利尿激素分泌增加：有效循环血量减少时，左心房壁和胸腔大血管的容量感受器所受的刺激减弱，反射地引起 ADH 分泌增加；肾素－血管紧张素－醛固酮系统激活后，血管紧张素 II 生成增多，可致下丘脑－神经垂体分泌和释放 ADH 增加；同时，醛固酮分泌增加可使肾小管对钠的重吸收增多，血浆渗透压增高，刺激下丘脑渗透压感受器，使 ADH 的分泌与释放增加。

以上机制在水肿发生、发展过程中，可以先后或同时发挥作用，血管内外交换失衡可视为局部因素，而体内外液体交换失衡可视为全身性因素。同一因素在不同类型水肿发病机制中所起的作用地位不同，全身性因素通过局部因素而起作用。因此，在治疗实践中，必须对不同患者进行具体分析，正确选择适宜的治疗方案。

（二）水肿的特点

1. 水肿液的性状特点　水肿液呈等渗，含血浆的全部晶体成分，根据蛋白含量的不同分为漏出液和渗出液。①漏出液：比重低于 1.015，蛋白质含量低于 25g/L，细胞数少于 500/100ml。②渗出液：比重高于 1.018，蛋白质含量可达 30～50g/L，可见多数的白细胞。后者是由于毛细血管通透性增高所致，见于炎性水肿。

2. 水肿的皮肤特点　皮下水肿是全身或躯体局部水肿的重要体征。表现为皮肤肿胀、弹性差、皱纹变浅，用手指按压时可留有凹陷，称为凹陷性水肿（pitting edema），又称为显性水肿（frank edema）。实际上，全身性水肿患者在出现凹陷之前已有组织液的增多，并可达到原体重的 10%，称为隐性水肿（recessive edema）。这是因为分布在组织间隙中的胶体网状物（化学成分是透明质酸、胶原及黏多糖等）对液体有强大的吸附能力和膨胀性的缘故。只有当液体积聚超过胶体网状物的吸附能力时，才游离出来形成游离的液体，游离的液体在组织间隙中有高度的移动性，当液体的积聚达到一定量时，用手指按压时游离的液体向按压点周围扩散，形成凹陷且不能立即平复，出现凹陷性水肿。

3. 全身性水肿的分布特点　一般来说，心源性水肿首先出现在下垂部位；肾性水肿先表现为眼睑和颜面部水肿；肝性水肿则以腹水为多见。这与下列因素有关。①重力效应：毛细血管流体静压受重力影响，距心脏水平面向下垂直距离越远的部位，外周静脉压和毛细血管流体静压越高。因此，右心衰竭时体静脉回流障碍，首先表现为下垂部位的静脉压增高与水肿。②组织结构特点：一般来说，组织结构疏松，皮肤伸展度大的部位易容纳水肿液。组织结构致密的部位，皮肤较厚而伸展度小的部位不易发生水肿。因此，肾性水肿由于不受重力的影响首先发生于组织疏松的眼睑部。③局部血液动力学因素：以肝性水肿的发生为例，肝硬化时由于肝内广泛的结缔组织增生与收缩，以及再生肝细胞结节的压迫，肝静脉回流受阻，进而使肝静脉压及毛细血管流体静压增高，成为肝硬化时易伴发腹水的原因。

（三）水肿对机体的影响

除炎性水肿液具有稀释毒素、运送抗体等抗损伤作用外，其他水肿对机体都有不同程度的不利影响。其影响大小取决于水肿的部位、程度、发生速度及持续时间。

1. 细胞营养障碍　组织间隙液体过多，使细胞与毛细血管间的距离加大，增加了营养物质向细胞弥散的距离。受骨壳或坚实的包膜限制的器官或组织，急速发生重度水肿时，压迫微血管使营养血流减少，可致细胞发生严重的营养障碍。

2. 水肿对器官组织功能活动的影响　急速发展的重度水肿因来不及适应与代偿，可引起比慢性水肿严重得多的功能障碍。若为生命活动的重要器官，则可造成更为严重的后果，如脑水肿引起颅内压升高，甚至脑疝致死；喉头水肿可引起气管阻塞，甚至窒息死亡。

第三节　钾代谢紊乱

一、钾的正常代谢和调节

（一）钾的平衡

正常成人含钾量为 31～57mmol/kg 体重，其中 98% 存在于细胞内，细胞内钾浓度高达 150mmol/L，是细胞内液的主要阳离子；细胞外液钾占体钾的 2%，血清钾浓度为 3.5～5.5mmol/L。细胞内外钾浓度差主要依靠细胞膜 Na^+,K^+-ATP 酶耗能转运来维持。钾有许多重要的生理功能，参与、维持细胞的正常代谢，维持细胞内液的渗透压和酸碱平衡，维持神经肌肉组织的兴奋性，以及维持心肌正常功能等。

正常人体钾的摄入和排出处于动态平衡。钾的主要来源是天然食物，成人每天随饮食摄入钾为 50～120mmol，摄入的钾 90% 经肾脏随尿液排出，肾钾量与摄入量相关，但即使在钾摄入很少或无钾盐摄入时，肾仍会排出一定量的钾，即多吃多排、少吃少排、不吃也排。

（二）钾平衡的调节

钾平衡主要依靠钾的跨细胞转移、肾以及结肠排钾来调节。

1. 钾的跨细胞转移　调节钾跨细胞转移的基本机制被称为泵－漏机制（pump－leak mechanism）。泵指钠钾泵，即 Na^+,K^+-ATP 酶，将钾逆浓度差摄入细胞内；漏指钾离子顺浓度差，通过各种钾离子通道进入细胞外液。胰岛素、β 肾上腺素受体激活、血清钾浓度升高可直接刺激 Na^+,K^+-ATP 酶的活性，促进细胞摄钾，碱中毒时也可促进 K^+ 进入细胞内。酸中毒、细胞外液渗透压急性升高、剧烈运动时肌肉收缩等可促进细胞内钾外移。

2. 肾对钾排泄的调节　从肾小球滤出的钾，几乎全部在近曲小管和髓袢被重吸收。机体主要依靠远曲小管和集合管对钾的分泌和重吸收来调节，从而维持体内钾的平衡。影响远曲小管和集合管排钾的主要因素如下。①醛固酮：具有显著的排钾功能，它可使 Na^+,K^+-ATP 酶的活性升高，重吸收 Na^+ 增加，并增加肾小管上皮细胞管腔膜上钾离子通道开放的数量。②细胞外液的钾浓度：血钾升高可直接刺激肾上腺皮质分泌醛固酮，并且可刺激 Na^+,K^+-ATP 酶的活性，增大管腔面胞膜对钾的通透性；降低肾间质液钾浓度与小管细胞内液钾浓度差，从而减少小管细胞内钾离子向肾间质的反流。③远端流速（distal flow rate）：远端肾单位的小管液流速是影响钾分泌的重要因素。远端流速增加使小管液钾浓度降低并增大了细胞内外钾浓度梯度，促进钾的排泌。

3. 结肠对钾平衡的调节　正常时，摄入钾的 90% 由肾排出，约 10% 的钾由肠道排出，该部分钾主要由结肠上皮细胞以类似于远曲小管上皮主细胞泌 K^+ 的方式向肠道分泌，肾衰竭、肾小球滤过率明显降低的情况下，结肠泌 K^+ 量平均可达到摄入钾量的三分之一（34%），而成为重要的排钾途径。

二、钾代谢紊乱

（一）低钾血症

血清钾浓度低于 3.5mmol/L，称为低钾血症（hypokalemia）。低钾血症患者常伴有体内钾总量的减少，即缺钾。但体内钾分布异常，即细胞内钾向细胞外转移时，机体含钾总量可不减少。

1. 原因和机制

（1）钾摄入不足　正常饮食条件下，不会发生低钾血症。在食道癌、胃幽门梗阻、昏迷、神经性厌食、术后长时间禁食或长期静脉内输入营养患者，未注意补钾或补钾不够，可引起血钾降低。

（2）失钾过多 通过消化道和肾脏丢失是临床上最常见和最重要的失钾原因。

1）经消化道失钾 在严重呕吐、腹泻、肠瘘或做胃肠减压等情况下，由于大量消化液丢失，可引起失钾。伴血容量降低时，可引起醛固酮分泌增加，故也可能使肾排钾增多。

2）经肾失钾 主要见于以下情况。①利尿药的大量使用：呋塞米、氯噻嗪利尿剂通过抑制髓袢升支粗段或远曲小管起始部对 Cl^- 和 Na^+ 的重吸收而产生利尿作用，由此也导致远曲小管内 Na^+ 含量增多，Na^+-K^+ 交换增多，而使排钾增多。渗透性利尿剂如甘露醇及高血糖等，可因远曲小管中尿流量增多、流速增快而致尿钾排出增多。②肾小管性酸中毒：可由遗传性因素、肾实质疾病或药物导致的肾损害所引起。Ⅰ型又称远曲小管性酸中毒，系集合小管质子泵（H^+ 泵）功能障碍使 Na^+-K^+ 交换增加，钾排出增多；Ⅱ型又称近曲小管性酸中毒，系近曲小管重吸收 K^+ 障碍所致。③肾疾患：急性肾衰竭多尿期排出尿素增多，引起渗透性利尿和远端流速加快；间质性肾疾患如肾盂肾炎，因近曲小管和髓袢对水、钠重吸收障碍，使远端流速加快和 Na^+-K^+ 交换增强。④盐皮质激素过多：见于原发性和继发性醛固酮增多症，如库欣综合征、先天性肾上腺增生症或长期大量使用皮质激素患者。⑤低镁血症：机体缺镁时，髓袢升支粗段上皮细胞的 Na^+,K^+-ATP 酶失活，可引起钾重吸收障碍和钾丢失。

3）经皮肤失钾 汗液含钾约 9mmol/L，高温环境剧烈运动大量出汗而未及时补钾时，可引起低钾血症。

（3）细胞外钾过多转移到细胞内

1）碱中毒 代谢性或呼吸性碱中毒时，H^+ 从细胞内向细胞外转移，K^+ 进入细胞内，以维持细胞内外液的离子平衡，使血钾降低；此时，肾小管 Na^+-H^+ 交换减弱而 Na^+-K^+ 交换增强，故肾排钾也增加。

2）过量使用胰岛素 胰岛素可加强 Na^+,K^+-ATP 酶的活性，促进钾进入肝细胞和骨骼肌细胞。

3）β 肾上腺素受体活性增加 应用 β 肾上腺素受体激动剂如沙丁胺醇等可增加 Na^+,K^+-ATP 酶的活性，促进细胞外钾内移入细胞。

4）低钾血症型周期性麻痹症 以周期性发作肌无力或麻痹合并低钾血症为特点，急性发作时细胞外钾向迅速转移至细胞内，可使血钾浓度降低至 $1.5\sim2.5$mmol/L。常在机体肾上腺素或胰岛素释放增加如运动后、高糖饮食或应激时诱发。本病分为家族性和获得性，家族性为常染色体显性遗传，大多与骨骼肌钙通道的 α1 亚单位基因突变有关；获得性者由甲状腺功能亢进引起。

5）毒物中毒 如钡中毒（氯化钡、碳酸钡、氢氧化钡等中毒）时，细胞膜 Na^+,K^+-ATP 酶活性增强，钾不断进入细胞内，加之钾从细胞内流出的通道被阻断，故使血清钾降低。粗制棉籽油中毒（主要毒素为棉酚）时可引起钾通道阻滞，使 K^+ 外流减少。

2. 对机体的影响 低钾血症的表现取决于血钾降低的速度和程度。血钾降低速度越快，血钾浓度越低，对机体影响越大，慢性失钾者，临床症状表现不明显。

（1）对神经－肌肉的影响 主要影响神经系统以及骨骼肌和胃肠道平滑肌。急性低钾血症时，由于细胞外［K^+］快速降低而细胞内［K^+］变化不大，使细胞内外［K^+］浓度差增大，静息状态下细胞内钾外流增多，静息电位（Em）绝对值增大，与阈电位（Et）之间的距离增大，使兴奋的刺激阈值增高，故引起神经肌肉细胞的兴奋性降低，严重时细胞处于超极化阻滞（hyperpolarized－blocking）状态，不能兴奋（图4－5）。

图4－5 细胞外液钾浓度与正常骨骼肌静息电位（Em）与阈电位（Et）的关系

轻度低钾患者中枢抑制，患者常有精神萎靡、表情淡漠和倦怠等表现，重症可出现反应迟钝、定向力减弱、嗜睡甚至昏迷。骨骼肌表现为肌肉松弛无力，以下肢肌肉最为明显，腱反射减弱或消失，严重时出现肌肉麻痹，呼吸肌麻痹是重要的死亡原因。胃肠道平滑肌功能障碍表现为腹胀、肠鸣音减弱或消失，甚至麻痹性肠梗阻。

慢性低钾血症时，由于细胞内的钾逐渐移向细胞外，细胞内外 K^+ 浓度差与变化不大，静息电位基本正常，对肌细胞兴奋性无明显影响。

（2）对心肌的影响　主要表现为心肌生理特性的改变及引发的心电图的改变和心肌功能的损害（图4-6）。

图4-6　血钾浓度对心肌细胞动作电位和心电图的影响

1）对心肌生理特性的影响　①兴奋性增高：当血清钾浓度明显降低时，心肌细胞膜对 K^+ 的通透性降低，从而使细胞内钾外流减少，Em绝对值减小，Em 与 Et 的距离缩小，心肌兴奋性升高。②传导性下降：低钾血症时，Em绝对值减小，去极化时钠内流速度减慢，故0期去极化的速度减慢，幅度减小，兴奋扩布减慢，心肌传导性下降。③自律性升高：低钾血症时，心肌细胞膜对 K^+ 的通透性降低，复极化4期钾外流减小，钠内流相对增大，自动除极化速度加快，心肌自律性升高。④收缩性改变：轻度低钾血症时，细胞外液低钾对 Ca^{2+} 内流入细胞的抑制作用减弱，故在复极化2期 Ca^{2+} 内流加速，心肌细胞兴奋收缩偶联增强，心肌收缩性增强。但严重慢性缺钾时，由于心肌细胞内缺钾，致使细胞代谢障碍，心肌细胞变性、坏死，ATP产生利用障碍，而使心肌收缩性减弱。

2）心电图的改变　心电图对于低钾血症有较特异的诊断价值，早期低钾血症时由于心肌细胞对钾离子的通透性降低，导致钙离子内流的量相对增加，引起复极化2期的ST段压低，T波低平、增宽、倒置和U波出现（超常期延长所致），相当于心室除极和复极过程的Q-T时间延长；随着血钾进一步下降还可见P波增高、P-Q间期延长和QRS波群增宽。其中S-T段压低和T波压低、出现明显U波是低钾血症较具特征性的改变。

3）心功能损害　表现为心律失常和对洋地黄类强心药物毒性的敏感性增加。

①心律失常：由于自律性增加、异位起搏的插入等可引起心律失常，3期复极化延缓所致的超常期延长更易化了心律失常的发生。轻度低钾血症多表现为窦性心动过速、期前收缩、阵发性心动过速等；重度低钾血症可致室上性或室性心动过速及室颤。②对洋地黄类强心药物毒性的敏感性增高：洋地黄是治疗心衰的一类主要强心药。心衰患者常因 K^+ 摄入不足或使用利尿剂等引起缺钾和低钾血症。低钾血

症时，洋地黄与 Na^+,K^+-ATP 酶的亲和力增高会明显增加洋地黄致心律失常的毒性作用，降低其治疗效果而增大其毒性作用。

（3）对肾的影响 形态学上主要表现为髓质集合管上皮细胞的肿胀、增生、胞浆内颗粒形成等，长时间的严重缺钾可波及各段肾小管，甚至肾小球，出现间质性肾炎样表现。由于慢性缺钾时集合管和远曲小管上皮细胞受损，cAMP 生成不足，对 ADH 的反应性降低；髓袢升支受损，对钠、氯重吸收减少，影响髓质正常渗透压梯度（高渗区）形成，因此在功能上的主要损害表现为尿浓缩功能的障碍，出现多尿和低比重尿。

（4）对酸碱平衡的影响 低钾血症可引起碱中毒，其机制为：①低血钾时，细胞内的 K^+ 移到细胞外，而细胞外的 H^+ 移向细胞内，造成细胞外 H^+ 降低，发生碱中毒；②低血钾时，肾小管上皮细胞内 K^+ 浓度降低，导致肾小管 Na^+-K^+ 交换减弱，Na^+-H^+ 交换增强，随尿排出 H^+ 增加。此时血液 pH 呈碱性，而尿液却呈酸性，称为反常性酸性尿。

3. 防治原则

（1）治疗原发病，去除失钾的原因，尽快恢复饮食和肾功能。

（2）补钾，其原则是：①应尽量口服补钾；②病情严重或者因恶心、呕吐等原因患者不能口服，且每日尿量在 500ml 以上时，应静脉内补钾，浓度要低，速度要慢，定时监测血钾浓度；③补钾进入细胞达到分布平衡时需 4~6 日，严重慢性缺钾患者有时需补钾 10~15 日以上，细胞内外钾才能达到平衡。

（3）纠正水和其他电解质代谢紊乱。引起低钾血症的原因中，有不少可同时引起水和其他电解质如钠、镁等的丧失，应及时检查处理。如果低钾血症是由缺镁引起，补钾必须同时补镁。

（二）高钾血症

血钾浓度超过 5.5mmol/L 即为高钾血症（hyperkalemia）。此时体内钾总量可增多、正常或缺乏。

1. 原因和机制

（1）钾摄入过多 在肾功能正常时，因高钾饮食引起的高钾血症极为罕见。口服钾过多一般不足以引起威胁生命的高钾血症，因胃肠道对钾的吸收有限，大量口服钾盐还会引起呕吐或腹泻。只有当静脉内过多、过快输入钾盐或保存期较久的库存血，特别是在肾功能低下时，才能引起高钾血症。

（2）钾排出减少 肾脏排钾减少是引起高钾血症的主要原因。常见于以下情况。①肾功能衰竭：急性肾衰竭的少尿期以及慢性肾衰竭末期出现少尿或无尿时，因肾小球滤过率减少或肾小管排钾功能障碍，往往发生高钾血症。②过多使用潴钾性利尿剂：螺内酯和氨苯蝶啶等保钾性利尿剂，前者可竞争性对抗醛固酮的作用，后者能抑制肾远曲小管和集合管对钠的重吸收和钾的排泄，造成钾在体内潴留。③盐皮质激素缺乏：醛固酮分泌减少或作用减弱时常发生高钾血症。常见于：肾上腺皮质功能不全（Addison 病），醛固酮的合成障碍（先天性酶缺乏），某些药物或疾病所引起的继发性醛固酮不足（如吲哚美辛、糖尿病、间质性肾炎等），或集合管对醛固酮的反应不足（如假性低醛固酮症，少数系统性红斑狼疮患者，肾移植后的早期等）等，均可导致钾排出减少，血钾升高。

（3）细胞内钾逸出细胞外 ①细胞组织损伤和破坏：细胞内钾释放到细胞外，如严重创伤、挤压综合征、溶血性贫血、横纹肌溶解症、肿瘤接受大剂量化疗等。②酸中毒：细胞外液 pH 降低使 H^+ 从细胞外向细胞内转移，同时细胞内 K^+ 移出细胞外；另外，还可因肾远曲小管泌 H^+ 增多，Na^+-H^+ 交换增加，而 Na^+-K^+ 交换减少，尿钾排出减少，所以酸中毒常伴有高钾血症。③严重缺氧：缺氧时，因 ATP 生成不足，使细胞膜 Na^+,K^+-ATP 酶功能降低，导致细胞内 Na^+ 增多而细胞外 K^+ 增多。④高血糖合并胰岛素缺乏：糖尿病时，胰岛素缺乏、高血糖造成的高渗及糖尿病酮症酸中毒均可抑制 Na^+,K^+-ATP 酶活性，妨碍 K^+ 进入细胞内。⑤某些药物：如 β 受体阻滞剂、洋地黄类药物中毒等通过干扰 Na^+,

$K^+ - ATP$ 酶的功能妨碍细胞摄钾；肌肉松弛药氯化琥珀胆碱则可增大骨骼肌膜的 K^+ 通透性，钾外漏增多。⑥高钾性周期性麻痹：是一种少见的常染色体显性遗传病，肌麻痹发作时常伴血钾升高，产生原因可能与肌细胞膜功能异常有关。

2. 对机体的影响

（1）对神经－肌肉的影响　轻度高钾血症（5.5～7.0mmol/L），细胞外液［K^+］轻度增高时，［K^+］$_i$/［K^+］$_e$比值降低，细胞内外 K^+ 的浓度梯度减小使钾外流减少，故 Em 绝对值变小，Em－Et 间距缩小，使兴奋性增加，常有手足感觉异常、肌肉轻度震颤、肌痛、肠绞痛与腹泻等，但临床症状不明显，常被原发病掩盖而忽视。重度高钾血症（7.0～9.0mmol/L），细胞外液钾浓度急剧升高，［K^+］$_i$/［K^+］$_e$比值明显降低，Em 绝对值过小，或几乎接近 Et 水平，肌细胞膜上的快 Na^+ 通道失活，细胞处于去极化阻滞状态而不能被兴奋。临床上表现为肌肉软弱无力、腱反射减弱或消失以及弛缓性麻痹等症状（图4－5）。

（2）对心脏的影响　高钾血症对心肌的毒性作用极强，可发生致命性心室纤颤和心搏骤停（图4－5）。

1）对心肌生理特性的影响　①兴奋性改变：与对骨骼肌的影响相似，在轻度高钾血症时，［K^+］$_i$/［K^+］$_e$比值降低，静息电位与阈电位的差距缩小，故心肌兴奋性增高。当血清钾显著升高时，由于静息电位绝对值过小，快钠通道大部分或全部已失活，心肌兴奋性降低甚至消失，心搏可停止。②传导性降低：由于静息电位的绝对值减小，0 期去极化的速度和幅度降低，兴奋扩步减慢，传导性下降。③自律性降低：细胞外液 K^+ 浓度升高，心肌细胞膜对 K^+ 的通透性增高，因此，复极化 4 期的 K^+ 外向电流增大，延缓了 Na^+ 的净内向电流的自动除极化效应，则自律性下降。④收缩性减弱：细胞外液 K^+ 浓度升高可抑制心肌细胞复极化 2 期 Ca^{2+} 内流，故心肌细胞内 Ca^{2+} 浓度降低，兴奋－收缩偶联减弱，收缩性降低。

2）心电图表现　心电图一般先呈 T 波高尖，Q－T 间期缩短；随后 T 波改变更加明显，QRS 波渐增宽伴幅度下降，P 波形态渐渐消失，严重时心电图呈正弦波。机制主要为：①心肌细胞传导性降低，使 P 波压低、增宽或消失，R 波降低，P－R 间期延长，QRS 综合波增宽；②复极化 3 期钾外流加速，使心肌细胞有效不应期缩短，T 波高耸，反映动作电位的 Q－T 间期缩短或正常（图4－6）。

3）心律失常的表现　急性高钾血症时，传导性降低使传导缓慢和引起单向传导阻滞，且心肌细胞有效不应期缩短，因而容易引起兴奋折返，故常发生包括心室纤颤在内的各种心律失常。严重高钾血症可因自律性降低、传导阻滞和兴奋性丧失而发生心搏骤停。

（3）高钾血症对酸碱平衡的影响　高钾血症时细胞外液 K^+ 增高，使 K^+ 向细胞内转移，H^+ 向细胞外转移；肾小管在重吸收 Na^+ 时，排 K^+ 增多、排 H^+ 减少，这两方面都使血浆 H^+ 增高，故可发生代谢性酸中毒。由血钾增高作为主要原因引起的代谢性酸中毒，由于肾排 H^+ 减少，其尿液偏中性或碱性，称为反常性碱性尿。

3. 防治原则

（1）防治原发病，去除引起高钾血症的原因，减少钾的来源。①清除体内积血或坏死组织；②控制感染，减少细胞分解；③避免摄入含钾过多的饮食，停止使用含钾药物；④避免使用库存血。

（2）降低血钾，应用葡萄糖和胰岛素静脉输入使 K^+ 移入细胞，或输注 $NaHCO_3$ 纠正酸中毒，促使 K^+ 向细胞内转移；使用阳离子树脂口服或灌肠，增加肾脏和肠道的排钾量；严重高钾血症时可使用血液透析或腹膜透析等方式。

（3）对抗钾对心肌的毒性作用，静脉给予钠盐和钙剂。静注 NaCl 提高血钠，可促进去极化时 Na^+ 内流，0 期上升的速度加快、幅度增加，改善心肌传导性。缓慢静注 10% 葡萄糖酸钙提高血钙，促使 Em－Et 间距接近正常，恢复心肌细胞的兴奋性；另外，复极化 2 期钙离子内流增加，提高心肌的收缩性。

（4）纠正其他电解质紊乱。在引起高钾血症的原因中，有些可同时引起高镁血症，故应及时检查并给予相应的处理。

第四节　其他电解质代谢紊乱

一、镁代谢紊乱

镁（magnesium）在成人体内总含量为 21 ~ 28g，其中 60% 在骨骼中，39% 在软组织（肌肉占 1/2，非肌肉软组织占 1/2），仅有 1% ~ 2% 在细胞外液中。正常血清镁浓度为 0.75 ~ 1.25mmol/L。镁具有多种生理功能，包括参与体内多种酶的激活、维持离子泵的运转、维持心肌、骨骼肌及胃肠道平滑肌的心奋性以及调控细胞生长、再生及膜的稳定性等。

饮食摄入为镁离子的主要来源，绿叶蔬菜、大豆、坚果、海鲜等含量较多。镁的吸收主要在小肠，钠、氨基酸、乳糖、维生素 D 等可促进镁的吸收；食物中含钙、磷酸盐、纤维过多等则降低镁的吸收。镁可通过肠道及肾脏排出。

肾是调节体内镁平衡的主要器官，正常人肾小球滤出的镁大约 25% 由近曲小管重吸收，50% ~ 60% 由髓袢升支粗段重吸收，5% ~ 10% 经远曲小管重吸收，只有 2% ~ 10% 随尿排出，低镁时，尿中几乎无镁排出。甲状腺素、高血钙、醛固酮等可促进镁的排泄。

（一）低镁血症

血清镁含量低于 0.75mmol/L 时称为低镁血症（hypomagnesemia）。

1. 原因和机制

（1）摄入不足或吸收障碍　食物中镁含量丰富，所以正常进食很少发生镁缺乏症，但长期禁食、厌食、恶心、经静脉输注无镁的肠外营养液等可引起镁摄入不足。

（2）排出过多　因肠道疾病而发生低镁血症临床上并不少见。广泛小肠切除、严重呕吐、慢性腹泻、持续胃肠引流、胃肠道瘘、吸收不良综合征、脂肪痢（镁和脂肪酸形成镁皂）、急性胰腺炎等，可导致镁吸收不良，经肠道排出增多发生低镁血症。

肾脏排镁增加是发生低镁血症的常见原因，主要由于肾小管对镁的重吸收减少而引起肾脏排镁增加。常见于：①利尿药，如呋塞米、依他尼酸等抑制髓袢对镁的重吸收，甘露醇、尿素或葡萄糖所致渗透性利尿；②酒精中毒；③洋地黄类强心苷；④高钙血症，钙与镁在肾小管中重吸收呈竞争作用，故任何原因所致高钙血症（如甲状旁腺功能亢进、维生素 D 中毒时）均可使肾小管重吸收镁减少；⑤糖尿病酮症酸中毒，酸中毒可妨碍肾小管重吸收镁，高血糖可产生渗透性利尿作用；⑥肾疾患，急性肾小管坏死多尿期、慢性肾盂肾炎、肾小管性酸中毒、肾积水和硬化等，可产生渗透性利尿和肾小管功能受损；⑦内分泌疾病：甲状腺功能亢进、甲状旁腺功能减退、原发性和继发性醛固酮增多症等。

此外，尿毒症等疾病时使用大量无镁透析液治疗时以及运动员在剧烈运动时，也可造成镁的排出增加。

（3）细胞外液镁转入细胞内　胰岛素治疗糖尿病酮症酸中毒时，因糖原合成需要镁，可使细胞外镁转入细胞内过多；纠正营养不良给予大量糖类和蛋白质时，由于合成代谢增加，镁进入细胞内增多，可引起低镁血症。

2. 对机体的影响

（1）对神经 - 肌肉的影响　正常情况下，运动神经末梢在动作电位去极相的影响下，大量含乙酰胆碱的囊泡向轴突膜移动。通过出泡作用，大量乙酰胆碱（ACh）得以释出至神经－肌肉接头的间隙。囊泡的释放除受轴突膜电位变化的影响外，还与细胞间液中的 Ca^{2+} 和 Mg^{2+} 的浓度有关。动作电位的去极相可引起细胞膜上的 Ca^{2+} 通道开放，而 Ca^{2+} 的进入量也决定着囊泡释放的数量，Mg^{2+} 则能竞争性地进入轴突，对抗 Ca^{2+} 的作用。

低镁血症时：①使 Mg^{2+} 竞争性抑制 Ca^{2+} 进入轴突作用减弱，ACh 释放增多；②使 Mg^{2+} 抑制终板膜上 ACh 受体敏感性的作用减弱；③Mg^{2+} 对神经和骨骼肌应激性的抑制作用减弱。患者神经肌肉的应激性增高，表现为肌肉震颤、手足搐搦、Chvostek 征和 Trousseau 征阳性、反射亢进等；平滑肌兴奋时，可导致呕吐或腹泻发生。

（2）中枢神经系统的影响　镁对中枢神经系统具有抑制作用，血镁降低时这种抑制作用减弱，可出现焦虑、易激动、共济失调，有时听觉过敏、幻觉，严重时出现癫痫发作、谵妄、精神错乱、定向力失常，甚至惊厥、昏迷等。可能与低镁时下列因素有关：①Mg^{2+} 阻滞中枢兴奋性 N－甲基－D 天冬氨酸受体的作用减弱；②Mg^{2+} 对中枢神经系统抑制作用减弱；③Na^+,K^+－ATP 酶活性减弱，cAMP 水平异常。

（3）对心血管系统的影响　低镁血症时，常出现室性心动过速，甚至发生室颤。其可能机制是：①镁缺失时 Na^+,K^+－ATP 酶活性减弱，导致心肌细胞静息电位绝对值显著变小和相对除极化，心肌兴奋性升高；②低镁血症时，镁对钠离子阻断作用减弱而内流相对加速，因而心肌快反应自律细胞的自动去极化加速，自律性增高；③低镁血症通过引起低钾血症，导致心律失常发生。低镁血症患者，半数血压升高，手足搐搦发作时尤明显。流行病学和实验研究证实，镁和血压高低呈负相关。主要原因是：低镁血症时血管平滑肌细胞内钙增加，血管收缩，外周血管阻力增大；还可促进儿茶酚胺产生增加，前列环素等产生减少。另外，低镁血症可导致内皮功能紊乱，可加速动脉粥样硬化形成。

（4）低镁血症对代谢的影响　①低钙血症：中度至重度低镁血症，常伴低钙血症，其机制：镁缺乏使腺苷酸环化酶活性下降，导致甲状旁腺腺体细胞分泌 PTH 减少，同时靶器官对 PTH 的反应也减弱，肠道吸收钙、肾小管重吸收钙和骨钙动员均发生障碍。②低钾血症：镁缺乏时 Na^+,K^+－ATP 酶活性减低，肾保钾功能减退，故常伴低钾血症。对于这样的病例，只补钾不补镁，低钾血症难以纠正。

3. 防治的病理生理基础　防治原发病。轻者肌注补镁；合并各种类型心律失常的重者，需及时缓慢静脉注射或滴注硫酸镁。肾功能受损者，更要防止因补镁过快而转变为高镁血症。

（二）高镁血症

血清镁浓度高于 1.25mmol/L 时称为高镁血症（hypermagnesemia）。

1. 原因和机制

（1）摄入镁过多　静脉内补镁过快、过多，尤其肾功能受损患者更易发生。

（2）排出镁减少　正常时肾排镁能力很强，故口服或注射较多的镁盐在肾功能正常者不至于引起高镁血症。肾排镁减少是高镁血症最重要的原因，见于：①肾功能衰竭伴有少尿或无尿；②严重脱水伴有少尿；③甲状腺功能减退，甲状腺素对肾小管重吸收镁的抑制作用减弱；④Addison 病，醛固酮减少，对抑制肾小管重吸收镁的抑制作用减弱。

（3）细胞内镁外移过多　各种原因导致细胞严重损伤、糖尿病胰岛素治疗前细胞内分解代谢占优势等，细胞内镁向细胞外释出增多，在发生高钾血症的同时，出现高镁血症。

2. 对机体的影响

（1）对神经－肌肉的影响　镁过多可使神经－肌肉接头处释放乙酰胆碱减少，抑制神经－肌肉间兴奋的传递，可表现为骨骼肌弛缓性麻痹，严重者累及呼吸肌。

（2）对中枢神经系统的影响　高镁血症能抑制中枢神经系统的突触传递及其功能，出现中枢神经系统症状，常见嗜睡、精神萎靡、言语不清、精神恍惚、昏迷等。

（3）对心血管系统的影响　镁过多可延长窦房结、房室结传导及不应期，出现传导阻滞和心动过缓等，严重的高镁可致心脏停搏。

3. 防治的病理生理基础　积极治疗原发疾病，改善肾功能；使用利尿剂、无镁的透析液进行血液透析促进肾脏对镁的排出；静脉内给予胰岛素和葡萄糖可使镁和钾离子向细胞内转移以降低血镁；静注葡萄糖酸钙拮抗高镁；纠正水和其他电解质紊乱。

二、钙、磷代谢紊乱

（一）钙、磷的生理功能与平衡

1. 体内钙、磷的含量和分布　成人体内总钙量为 1000~1200g，99% 以骨盐形式存在于骨骼中，其余存在于各种软组织中，细胞外液钙仅占总钙量的 0.1%，约 1g 左右。血液中的钙几乎全部存在于血浆中，正常成人血钙的平均浓度为 2.25~2.75mmol/L，以三种方式存在。①蛋白结合钙：约占血钙总量的 40%，主要与白蛋白结合。②可扩散结合钙：与有机酸结合的钙，如柠檬酸钙、乳酸钙、磷酸钙等，它们可通过生物膜扩散，故称为可扩散结合钙，约占 15%。③血清游离钙：即钙离子（Ca^{2+}），约占 45%，是起直接生理作用的部分。血清 $[Ca^{2+}]$ 正常为 1.17~1.3mmol/L，它与上述两种结合钙处于动态平衡、不断交换之中：

$$蛋白质结合钙 \underset{[HCO_3^-]}{\overset{[H^+]}{\rightleftharpoons}} Ca^{2+} \underset{[HCO_3^-]}{\overset{[H^+]}{\rightleftharpoons}} 柠檬酸钙等$$

这种平衡受血浆 pH 值的影响，当 pH 值下降时，结合钙解离，释放出钙离子，使血浆 Ca^{2+} 浓度升高；相反，当 pH 值升高时，血浆 Ca^{2+} 浓度与血浆蛋白和柠檬酸等结合加强，此时即使血清总钙量不变，但血浆 Ca^{2+} 浓度下降，当血浆 Ca^{2+} 浓度低于 0.87mmol/L 时，可出现手足抽搐，临床上碱中毒患者常伴有手足抽搐就是这个原因。

成人体内含磷 750~800g，85% 以上存在于骨盐中，其余主要以有机磷酸脂形式存在于软组织中（如磷脂、核酸等），细胞外液中仅约 2g，以磷脂和无机磷酸盐形式存在。血磷是指血浆无机磷酸盐中所含的磷，主要以 HPO_4^{2-} 和 $H_2PO_4^-$ 形式存在。正常成人血磷浓度为 1.1~1.3mmol/L，婴儿为 1.3~2.3mmol/L。血磷不如血钙稳定，其浓度可受生理因素影响而变动，如体内糖代谢增强时，血中无机磷进入细胞，形成各种磷酸酯，使血磷浓度下降。

血浆中钙磷浓度保持着一定的数量关系，临床上将两者的乘积作为观察成骨作用的指标。正常成人每 100ml 血浆中钙磷浓度以 mg 表示时，钙磷乘积为 35~40。当两者乘积大于 40 时，则表示钙和磷以骨盐形式沉积于骨组织，骨的钙化正常；若两者乘积小于 35 时，则提示骨的钙化将发生障碍，甚至促使骨盐溶解，影响成骨作用，引起佝偻病或软骨病。

2. 钙、磷的吸收与排泄　正常成人每天需钙量 0.5~1.0g。儿童、孕妇及哺乳期妇女需要量增加。人体所需的钙主要来自食物，牛奶、乳制品及果菜中含钙丰富，普通膳食一般能满足成人每日钙的需要量。食物中的钙大部分以难溶的钙盐形式存在，需在消化道转变成 Ca^{2+} 才能被吸收。钙的吸收部位在小肠，以十二指肠和空肠为主。在肠黏膜细胞中含有多种钙结合蛋白，能与 Ca^{2+} 结合，促使钙被吸收。生理情况下维生素 D、肠道 pH 值降低及机体对钙的需求量可促进小肠对钙的吸收，甲状旁腺素通过加强肾对维生素 D 的羟化，促进肠道钙的吸收；食物中过多的碱性磷酸盐、草酸盐、鞣酸和植酸等，均可与钙结合形成难溶性钙盐，从而妨碍钙的吸收，随着年龄增长，肠道对钙的吸收率下降。钙的排泄主要通过粪和尿两种方式。正常人粪钙日排量占摄入量的 75%~80%，尿钙约占 20%。肠道排出的钙主要是食物和消化液中未被吸收的钙，其排出量随食入的钙量和钙的吸收状况而变动。正常人每日从尿排出的钙量比较稳定，受食物的钙量影响不大，但与血钙水平有关。血钙增高时尿钙排出增多，血钙降低时尿钙排出可明显减少或停排。某些利尿剂如呋塞米、依他尼酸和药理剂量的肾上腺皮质激素可促进尿钙的排泄。

正常成人每日需磷量 $1.0 \sim 1.5\text{g}$，食物中的磷大部分以磷酸盐、磷蛋白或磷脂的形式存在，有机磷酸酯需在消化液中磷脂酶的作用下，水解为无机磷酸盐后才能被吸收。食物中的磷约 70% 在小肠吸收，以小肠中段为主，维生素 D 可促进磷的吸收。肾是排磷的主要器官，尿磷排出量占总排出量的 60% ~ 80%，肾小球滤过的磷 85% ~ 95% 被肾小管重吸收。PTH 和降钙素抑制肾小管对磷的重吸收。

3. 钙、磷的生理功能 钙、磷是构成骨骼和牙齿的主要原料，此外，分布于各种体液及软组织中的钙和磷，虽然含量只占其总量的极小部分，但却具有重要的生理功能。

（1）Ca^{2+} 的生理功能 ①维持神经－肌肉应激性：Ca^{2+} 与 Mg^{2+}、Na^+、K^+ 等共同维持神经－肌肉的正常兴奋性。当血钙 $<1.75\text{mmol/L}$ 时，神经－肌肉兴奋性升高，可出现搐搦。②调节细胞功能的信使：钙在所有细胞的运动、分泌、代谢和分化等过程中都起着信使或协同信使的作用。③调节酶的活性：许多参与细胞代谢的酶，如腺苷酸环化酶、鸟苷酸环化酶、磷酸二酯酶、酪氨酸、色氨酸羟化酶等，其活性都受 Ca^{2+} 的调节或需 Ca^{2+} 激活。④参与血液凝固：Ca^{2+} 是凝血过程必不可少的因子。⑤ Ca^{2+} 还可以降低毛细血管膜的通透性，防止渗出、控制炎症和水肿。

（2）磷的生理功能 ①生命重要物质的组分，是体内许多重要化合物如核苷酸、核酸、磷蛋白、磷脂及多种辅酶如 NAD^+、$NADP^+$ 等的重要组成成份；②参与机体能量代谢的核心反应；③调控生物大分子的活性，蛋白质的可逆磷酸化过程是机体调控机制的分子学基础之一；④血液中的磷酸盐是构成血液缓冲体系的重要组成成分，参与体内酸碱平衡的调节。

4. 钙、磷代谢的调节 体内钙磷代谢的平衡主要由甲状旁腺素、降钙素和 $1,25 - (OH)_2 - D_3$ 调节。

（1）甲状旁腺素（PTH） 由甲状旁腺主细胞合成及分泌，是维持血钙恒定的主要激素。血钙浓度降低可刺激 PTH 的分泌释放，并且抑制 PTH 的降解速度。此外，降钙素可促进 PTH 分泌，$1,25 - (OH)_2 - D_3$ 增多时，PTH 分泌减少。

PTH 作用的靶器官是肾脏、骨骼和小肠，基本生理功能为动员骨钙，排出尿磷，维持血钙水平。①对骨的作用：PTH 具有促进成骨和溶骨的双重作用，小剂量 PTH 可刺激骨细胞分泌胰岛素样生长因子（IGF），促进胶原和基质的合成，促进成骨作用；大剂量 PTH 能使骨组织中破骨细胞的数量和活性增加，后者分泌各种水解酶，并且产生大量乳酸和柠檬酸等酸性物质，使骨基质及骨盐溶解。②对肾脏的作用：PTH 能促进肾小管对钙的重吸收，抑制肾小管对磷的重吸收，使血钙升高，血磷降低。③对小肠的作用：由于 PTH 能激活肾中 1α－羟化酶，促进 $1,25 - (OH)_2 - D_3$ 的合成而间接发挥作用，此效应出现较缓慢。

（2）降钙素（CT） 是甲状腺滤泡旁细胞（C 细胞）分泌的一种单链 32 肽激素，分泌直接受血钙浓度控制，随着血钙浓度的升高而分泌增加，两者呈正相关。CT 的靶器官是骨和肾。①对骨的作用：CT 能抑制破骨细胞活性，促进破骨细胞转化为成骨细胞，阻止骨盐溶解及骨基质分解，使钙和磷在骨组织沉积，结果导致血钙、血磷降低。②对肾的作用：抑制肾近曲小管对钙、磷的重吸收，使尿钙、尿磷排出增加。③对小肠的作用：抑制 $1,25 - (OH)_2 - D_3$ 的生成，降低小肠对钙的吸收和骨钙的释放。

（3）$1,25 - (OH)_2 - D_3$ 人体可直接从食物中获得维生素 D_3，还可利用体内的胆固醇为原料合成。维生素 D_3 本身不具生理活性，需在肝、肾经两次羟化转变成 $1,25 - (OH)_2 - D_3$ 后才具有生理活性。由于其在肾脏生成后需经血液运至远处靶组织发挥作用，故可将其视为肾脏分泌的一种激素。

$1,25 - (OH)_2 - D_3$ 的靶器官主要为小肠和骨，对肾脏作用较弱。①对小肠的作用：$1,25 - (OH)_2 - D_3$ 能促进小肠黏膜上皮细胞内钙结合蛋白的合成，促进无活性的钙结合蛋白转变成有活性的钙结合蛋白；同时还能加强小肠黏膜上皮细胞刷状缘上 $Ca^{2+}-ATP$ 酶（钙泵）的活性，因而能促进小肠对钙的吸收，同时也可直接促进磷的吸收，提高血钙、血磷含量。②对骨的作用：$1,25-(OH)_2-D_3$ 亦有溶骨和成骨的双重作用。一方面能增强破骨细胞活性，加速破骨细胞的生成，促进骨盐溶解，另一方面 $1,25-(OH)_2-D_3$ 能促进小肠对钙、磷的吸收，使血中钙和磷的浓度升高，促进骨的钙化。所以，在钙、磷供应充足时，主要促进成骨，当血钙降低、肠道钙吸收不足时，主要促进溶骨，使血钙升高。③对肾的作用：促进肾近曲小管对钙和磷的重吸收，减少尿钙、尿磷的排出，但此作用较弱，只在骨骼生长和修复期，钙、磷供应不足情况下较明显。

在正常人体内，通过 PTH、CT 和 $1,25-(OH)_2-D_3$ 三者相互联系，相互制约，相互协调，共同维持血钙和血磷浓度的动态平衡，促进骨的代谢。

（二）钙代谢障碍

1. 低钙血症（hypocalcemia）　当血清蛋白浓度正常时，血钙低于 2.2mmol/L，或血清 $[Ca^{2+}]$ 低于 1mmol/L 时，称为低钙血症。低钙血症一般指离子钙低于正常值。酸中毒或低蛋白血症时仅有蛋白结合钙降低；反之，碱中毒或高蛋白血症时，离子钙虽降低，但蛋白结合钙增高，故血清钙仍可正常。

（1）原因和机制

1）甲状旁腺功能减退　①PTH 缺乏：甲状旁腺或甲状腺手术误切甲状旁腺，遗传因素或自身免疫病导致甲状旁腺发育障碍或损伤。②PTH 抵抗：假性甲状旁腺功能低下患者，PTH 的靶器官受体异常。此时，破骨减少，成骨增加，造成一时性低钙血症。

2）维生素 D 缺乏或代谢异常　①维生素 D 缺乏：见于食物中缺乏，慢性腹泻和脂肪泻使维生素 D 吸收障碍、接触阳光过少。②维生素 D 的羟化障碍：见于肝硬化、肾衰竭、遗传性 1α-羟化酶缺乏等疾病。

3）肾衰竭　慢性肾衰竭时低钙血症发生的主要机制有：①肾小球滤过率降低，磷酸盐排出受阻，血磷升高，导致血钙降低；②肾实质破坏，维生素 D 羟化障碍；③血磷升高，肠道分泌磷酸根增多，与食物钙结合形成难溶的磷酸钙，以及肾毒物损伤肠道，使肠对钙的吸收减少；④慢性肾衰竭时，骨骼对 PTH 的敏感性降低，骨钙动员入血受阻。

（2）对机体的影响

1）对神经-肌肉的影响　低钙血症时神经-肌肉兴奋性增加，可出现肌肉痉挛、手足抽搐，周围神经系统早期出现指（趾）麻木，严重者可致喉鸣、肠痉挛与惊厥、癫痫发作等。儿童长期低钙血症可出现精神萎靡和智力发育迟缓；成人则常有烦躁不安和记忆力减退。

2）对骨骼的影响　低钙血症伴钙缺乏可致骨钙化障碍。小儿引起佝偻病，可表现为囟门闭合迟晚、方头、鸡胸、念珠胸、手镯、O 形或 X 形腿等；成人可表现为骨质软化、骨质疏松和纤维性骨炎等。

3）对心肌的影响　低钙血症对 Na^+ 内流的膜屏障作用减少，心肌兴奋性和传导性升高。但因膜内外 Ca^{2+} 的浓度差减少，Ca^{2+} 内流减慢，致动作电位平台期延长，不应期亦延长。心电图表现为 Q-T 间期和 ST 段延长，T 波低平或倒置。

4）其他　低钙血症可引起皮肤角化脱屑、皮肤干燥无弹性、牙齿发育不全、指甲及趾甲变脆、毛发脱落等。

当血钙低于 0.87mmol/L 时，可发生严重的随意肌痉挛和平滑肌痉挛而发生惊厥和癫痫样发作，严重支气管平滑肌痉挛而发生哮喘，称为低血钙危象，可引起心力衰竭和心搏骤停死亡。

（3）防治原则　处理原发病，在补充钙剂的基础上给予维生素 D。

2. 高钙血症（hypercalcemia）　血钙高于 2.75mmol/L，或血清 $[Ca^{2+}]$ 高于 1.25mmol/L 即为高

钙血症。

（1）原因和机制

1）甲状旁腺功能亢进　原发性常见于甲状旁腺腺瘤、增生或腺癌，是高钙血症的主要原因。继发性见于维生素 D 缺乏或慢性肾衰等所致的长期低血钙，刺激甲状旁腺代偿性增生。PTH 过多，可促进溶骨、肾重吸收钙和维生素 D 活化，引起血钙升高。

2）恶性肿瘤　恶性肿瘤和恶性肿瘤骨转移是引起血钙升高的最常见原因。65% 的乳腺癌患者有骨转移，多发性骨髓瘤和 Burkitt 淋巴肉瘤亦多有骨转移。这些肿瘤细胞可分泌破骨细胞激活因子，激活破骨细胞。肾癌、胰腺癌、肺癌等即使未发生骨转移亦可引起高钙血症。这与前列腺素（尤其是 PGE_2）的增多导致溶骨作用有关。

3）维生素 D 中毒　见于治疗甲状旁腺功能低下或预防佝偻病而长期服用大量维生素 D 时，一方面引起肠吸收钙增加，另一方面使骨组织破骨活跃，骨钙外流，所致高钙、高磷血症，可引起头痛、恶心等一系列症状及软组织和肾的钙化。

4）甲状腺功能亢进　甲状腺素具有溶骨作用，中度甲亢患者约 20% 伴高钙血症。

5）其他　肾上腺功能不全、维生素 A 摄入过量、类肉瘤病、应用使肾对钙重吸收增多的噻嗪类药物等。

（2）对机体的影响

1）对神经-肌肉的影响　高钙血症可使神经-肌肉兴奋性降低，表现为乏力、表情淡漠、四肢肌肉松弛、肌张力减退、腱反射抑制等，严重患者可出现精神障碍、木僵和昏迷。

2）对心肌的影响　Ca^{2+} 对心肌细胞 Na^+ 内流具有竞争抑制作用，高血钙时膜屏障作用增强，心肌兴奋性和传导性降低。Ca^{2+} 内流加速，致动作电位平台期缩短，复极加速。心电图表现为 Q-T 间期缩短，房室传导阻滞。

3）肾损害　肾对高钙血症敏感，主要损伤肾小管，表现为肾小管水肿、坏死、基底膜钙化等改变，使浓缩功能减退，出现多尿、夜尿。晚期可见肾小管纤维化、肾钙化、肾结石。

4）其他　多处异位钙化灶的形成，如血管壁、关节、肾、软骨、胰腺、鼓膜等，引起相应组织器官功能损害。

血清钙大于 4.5mmol/L 可发生高钙血症危象，表现为多饮、多尿、严重脱水、高热、心律紊乱、意识不清等，患者易死于心搏骤停、坏死性胰腺炎和肾衰竭等。

（3）防治原则　病因治疗，控制原发病；一般治疗，停用钙剂，纠正水、电解质紊乱；降钙治疗，使用利尿剂、降钙素及透析疗法等。

（三）磷代谢障碍

1. 低磷血症（hypophosphatemia）　血清无机磷浓度低于 0.8mmol/L 称为低磷血症。由于正常血清磷浓度波动较大，血清磷浓度并不是一个能够灵敏而特异地反映机体磷平衡的指标。

（1）原因和机制

1）磷向细胞内转移　是低磷血症最常见的原因。见于应用促合成代谢的胰岛素、雄性激素和糖类、慢性酒精中毒及呼吸性碱中毒等。

2）小肠吸收磷减少　见于饥饿、剧烈呕吐泻、$1,25-(OH)_2-D_3$ 不足或过量应用可与磷结合的抗酸药，如氧化铝和碳酸铝等可导致磷摄入减少。

3）尿磷排泄增多　见于慢性酒精中毒、甲状旁腺功能亢进、肾小管性酸中毒、代谢性酸中毒、糖尿病等，肾小管对磷的重吸收减少。

（2）对机体的影响　通常无特异症状。低磷血症主要引起 ATP 合成不足和红细胞内 2,3-DPG 减少。临床上轻者无症状，重者可有肌无力、感觉异常、鸭态步，骨痛、佝偻病、病理性骨折，易激惹、精神错乱、抽搐、昏迷等。

（3）防治原则 去除病因，口服或静脉补磷，并监测血磷浓度。

2. 高磷血症（hyperphosphatemia） 血清磷成年人大于 1.61mmol/L，儿童大于 1.90mmol/L，称高磷血症。

（1）原因和机制

1）急、慢性肾功能不全 是高磷血症最常见的原因。肾小球滤过率在 20~30ml/min 以下时，肾排磷减少，血磷上升。

2）甲状旁腺功能低下（原发性、继发性和假性） 尿排磷减少，导致血磷增高。

3）维生素 D 中毒 促进小肠及肾对磷的重吸收。

4）磷向细胞外移出 急性酸中毒、骨骼肌破坏、高热、溶血以及肿瘤的细胞毒性药物化疗造成细胞损伤时。

5）其他 甲状腺功能亢进，促进溶骨。肢端肥大症活动期生长激素增多，促进肠钙吸收和减少尿磷排泄、使用含磷缓泻剂及磷酸盐静注时。

（2）对机体的影响 严重急性高磷血症可导致低钙血症，发生手足搐搦等低血钙症状。慢性高磷血症时，常发生迁移性钙化，可累及肾、心肌、肺泡膜、皮下组织、胃肠道和小动脉及静脉等，导致心律失常、心衰、低血压、休克、肾衰、急性多发性关节痛和肢端坏死等。

（3）防治原则 治疗原发病；减少肠道吸收磷；必要时使用透析疗法。

三、铁代谢障碍

铁是人体内含量最多的微量元素，铁缺乏是缺铁性贫血的主要病因。

铁参与构成与氧代谢有关的蛋白质，如血红蛋白、肌红蛋白、细胞色素等，通过电子传递及氧化磷酸化过程参与体内氧的运转、储存和利用。还可参与含铁酶组成，促进铁依赖酶的活性如过氧化氢酶、过氧化物酶、单胺氧化酶等，影响人体代谢过程，如核酸代谢、DNA 合成、儿茶酚胺代谢、促进免疫功能等。

铁在人体内总量为 2.5~4g，其总量随年龄、性别、血红蛋白水平、生理状况而异。人体内存在于血红蛋白中的铁占 60%~70%，存在于肌红蛋白中的约占 3%，存在于各种酶系中的总计不到 1%；其他 26%~36% 则以运铁或贮铁的形式存在。

每日普通饮食中所供给的铁量为 15~30mg，其中 5%~10% 在十二指肠和空肠上段被吸收。铁的吸收形式有两种：①血红素铁，主要存在于动物性食物肉、鱼中，为二价铁，吸收率高；②非血红素铁，来自植物性食物中的高铁化合物等，为三价铁，必须转变为可溶性二价铁才易被吸收。铁的吸收率因食物种类而异，动物性食物为 20%~25%（蛋仅 3%），植物性食物的吸收率 <5%（但大豆为 7%），人乳铁吸收率为 50%，牛乳仅 10%。

吸收后的铁经血浆和细胞外液到达骨髓等造血器官，被结合进血红蛋白，以后随红细胞进入周围血液，衰老的红细胞在单核吞噬细胞系统中被吞噬破坏，释出铁进入血浆中再循环，少部分以与铁蛋白和含铁血黄素结合的形式被储存，小部分从尿、汗、血中排泄丢失，极少量从肠道再吸收。成人每天可获得来自破坏的红细胞的再生铁约 20mg，可再利用参加合成血红蛋白，通过如此途径周而复始，铁可在体内不断循环利用。

（一）铁缺乏

铁缺乏是最常见的微量营养素缺乏症。人体铁缺乏（iron deficiency）可经三阶段发展为缺铁性贫血

（iron deficiency anemia）。铁储存减少期，即已有血清铁蛋白减少，而尚无血红蛋白减低，未出现生理异常；然后发展到无贫血缺铁期（或称红细胞生成缺铁期），储存铁进一步减少或消失，血清铁蛋白低于正常，血清铁及转铁蛋白饱和度减少，细胞原卟啉增加，而血红蛋白水平未降至贫血标准以下；最后出现缺铁性贫血，此时血红蛋白和血细胞比容降至正常以下，出现低色素性贫血。

铁缺乏主要原因如下。①营养因素：饮食中缺乏足够量的铁或食物结构不合理，导致铁吸收和利用减低。当生理性铁需要量增加时，如婴幼儿、青少年、妊娠妇女和哺乳期妇女，就容易发生营养性铁缺乏。②慢性失血：如胃肠道肿瘤、血尿、咯血、反复鼻衄、血红蛋白尿等，妇女缺铁的常见原因是月经量过多。③吸收障碍：常见于胃全切除和胃次全切除后、萎缩性胃炎、幽门螺杆菌（Hp）感染及慢性腹泻等。

铁缺乏在临床上常出现乏力疲劳、劳动力下降、纳差、消化吸收力差、免疫力减弱、易得各种感染性疾病。年幼儿缺铁可出现认知、行为方面异常，并可能对儿童脑发育造成永久性影响。缺铁性贫血还会引起组织器官缺氧。

治疗原则应去除引起缺铁的原因，合理喂养婴幼儿，膳食安排中重视富铁食物的摄入以及强化铁饮食；治疗方面除补充铁剂外，尚应重视调整饮食，多食富含铁和维生素 C 的食物，根据铁吸收特点安排膳食。

（二）铁过多

铁过多（iron overload）或超负荷主要见于遗传性血色素沉着症（hereditary hemochromatosis）及获得性血色素沉着症（acquired hemochromatosis）。前者为第 6 对染色体基因异常引起的常染色体隐性遗传病；后者为获得性疾病，主要由于长期过量摄入铁、长期大量输血、肝病引起铁代谢障碍以及各种原因引起红细胞生成障碍等造成。近年来，铁过多对健康的影响研究较多，尤其在铁负荷与癌症、心血管疾病、免疫系统疾病的关系方面。铁负荷导致代谢综合征、糖尿病等疾病机制尚不清楚，但均表明铁负荷过多是代谢综合征的危险因素。慢性铁负荷过多可导致心、肝、肾、胰、性腺及皮肤损害，临床上发生心力衰竭、肝硬化、肾小球硬化、糖尿病、性腺萎缩及皮肤色素沉着等症状体征。急性铁负荷过多则引起严重坏死性胃肠炎。治疗可采用去铁胺、铁络合疗法或放血疗法。

四、锌代谢障碍

微量元素锌（zincum）在人体内的生理功能及其对人类健康的关系越来越受到医学界和营养学界的重视，缺锌引起的代谢障碍已成为全世界重要的营养问题之一。人体含锌量甚微，体内 95% 以上的锌存在于细胞内，分布在体内所有组织、器官、体液及分泌物中。

锌在人体内参与许多酶的构成，稳定生物膜的结构。已证实人体内有 100 多种含锌酶，包括 DNA 聚合酶、RNA 聚合酶和 RNA 转运酶等，发挥极为重要的生理生化功能，主要有以下几个方面：①促进生长发育；②促进组织修复再生、加速创伤愈合；③促进生殖器官和性腺发育，增强性功能；④维持正常食欲和味觉；⑤增强免疫功能；⑥促进维生素 A 代谢，参与视黄醛结合蛋白的合成；⑦增进生物膜抗击氧自由基等。

锌的食物来源很广泛，含锌量最高的为蚝（牡蛎）、鲱鱼等海产品，可达 100mg/100g。肉、肝、禽、蛋、鱼等动物性食物及干果类、谷类胚芽和麦麸也富含锌。蔬菜、水果类植物性食物含锌量很低。食物中的锌进食后主要在小肠内吸收，肠腔内食物中锌的消化吸收需要胰酶和胆汁协助起作用。体内锌平衡和维持锌自稳状态以及许多膳食因素对锌吸收利用的影响是通过肠黏膜进行调控的。动物性食物不仅锌量高，且蛋白质丰富，锌的吸收利用也好；而植物性食物一般含锌量较低，吸收利用也差。其他金属元素（如钙、铁和铜）因和锌可竞争肠黏膜细胞上的受体，而起到抑制锌吸收的作用。体内锌可经粪、尿、汗、皮肤、毛发、指（趾）甲、精液、月经等途径排出，当膳食锌摄入量正常时主要从粪便中排出。肠腔内容物中的锌大部分可被再吸收，尿中排出锌 $400 \sim 600 \mu g/d$ 也可被重吸收。当锌摄入量极低时，回吸收率可达95%。严重烧伤患者和全禁食者，尿锌排出增高。

（一）锌缺乏症

锌缺乏症（zinc deficiency）主要见于：①摄入食物含锌量不足，如长期膳食中缺少含锌多的动物性食物、谷类加工过细导致锌损失较多等；②长期采用静脉营养而未注意补锌；③锌吸收障碍，如长期患慢性腹泻、吸收不良综合征等；④锌长期丢失或排泄过多，如严重创伤、大面积烧伤、反复大量失血、溶血等使锌大量丢失；长时间服用皮质激素类、四环素类等药物促使锌排出；糖尿病、肾病、严重尿毒症等使锌从尿液中排出增多；大量出汗使大量锌从汗液中损失等；⑤对锌的需要增加，处于生长发育旺盛期的胎儿、婴幼儿、青春期少年，处于疾病（尤其是消耗性疾病如结核病、肿瘤等）后恢复期或手术后大面积创伤恢复期的患者，对锌的需要量可大大增加。

锌缺乏为长期慢性疾病，临床症状常逐渐呈现，且一般以轻症为多，故通常不易被发现。临床表现如下。①食欲缺乏：味觉减退常为首先表现的症状，可发生异食癖、复发性口腔溃疡、消化不良、慢性腹泻等。②毛发皮肤改变：缺锌者常有毛发变稀、色转浅，容易脱落，反复发生皮炎。③生长发育迟滞：孕妇缺锌可引起胎儿生长发育受阻，发生流产、早产或胎儿生长落后，还可发生畸形，以神经系统缺损为多。婴幼儿、青少年生长发育高峰期缺锌则多表现为生长迟滞、身材矮小、发育受阻，严重者尚可影响智力和行为。④性腺及性器官发育受阻：缺锌可引起青春期性腺及性器官发育不良，第二性征出现推迟，尤以男孩影响为大；成年人可有性功能障碍，精子数少且发育差。⑤其他：伤口愈合不良、免疫功能低下、视力暗适应减低等，严重缺锌患者可出现贫血、心肌损害、肝硬化，甚至尿毒症症状。

预防应注意普及营养保健知识，坚持平衡膳食，婴幼儿适时添加辅助食物，对生长发育高峰期的婴幼儿和青春期少年，长期重体力劳动者，锌吸收功能较弱的年迈老人和孕妇、乳母等易患缺锌的高危人群适当补充锌的每日供给量。

锌缺乏症的治疗原则包括去除或者纠正缺锌原因，根据患者消化营养情况安排适宜饮食，提高锌摄入量，必要时口服锌制剂，有特殊患者无法口服吸收锌的，可采用硫酸锌静脉滴注。

（二）锌过多或中毒

锌过多（zinc overload）比锌缺乏少见，多因口服锌制剂过多，或静脉注射高剂量锌制剂或吸入高氧化锌烟雾引起。成人一天摄入锌量 $>200mg$ 会诱导急性锌中毒，经常过多进食污染锌的镀锌罐头食品或饮料也可引起锌中毒。临床表现常有发热、寒战、上腹痛、恶心、呕吐、腹泻等全身及胃肠道症状，并可出现贫血。由吸入含锌烟雾而引发的锌中毒，则往往出现呼吸加深加快、多汗虚脱等。长期补锌 $25mg/d$，可能会导致铜缺乏；长期大量补锌如 $>150mg/d$，可引起体内高密度脂蛋白（HDL）下降、铜缺乏、胃黏膜损伤、免疫功能降低。WHO对儿童口服锌的可耐受最大摄入量（UL）设定为 $23mg/d$。

目标检测

1. 低渗性脱水患者为什么容易出现循环衰竭？
2. 比较低渗性脱水与高渗性脱水机体代偿机制有何异同？
3. 水中毒时体液变化的特点是什么？
4. 哪些因素可导致组织液生成大于回流？

5. 引起机体水钠潴留的原因和发病机制是什么？

6. 为什么临床上低钾血症和高钾血症的患者都可以出现肌肉软瘫无力的症状？

7. 高钾血症和低钾血症对心肌细胞电生理特性有何影响？为什么？心电图有何特征性变化？

8. PTH、降钙素及 $1,25-(OH)_2-D_3$ 如何调节钙磷代谢？

9. 什么是低钙血症和高钙血症？二者的原因和发生机制是什么？对机体有什么影响？

10. 低镁血症为什么可以引起低钾血症和低钙血症？

11. 简述低磷血症和高磷血症发生的原因机制以及对机体的影响。

12. 铁缺乏和铁过多的原因是什么？对机体有哪些影响？

13. 什么是锌缺乏和锌过多？二者的发生原因各是什么？对机体有何影响？

（冀菁荃）

第五章 酸碱平衡和酸碱平衡紊乱

📖 学习目标

1. **掌握** 酸碱平衡紊乱的概念，反映酸碱平衡的常用指标及其意义；四种单纯型酸、碱中毒的特点、原因和发生机制、机体的代偿调节及对机体的影响。

2. **熟悉** 混合型酸碱平衡紊乱的概念和分类；判断酸碱平衡紊乱的基本方法。

3. **了解** 单纯型酸碱平衡紊乱防治的病理生理基础，混合型酸碱平衡紊乱的原因和特点。

4. 学会酸碱平衡的常用指标和四种单纯型酸、碱中毒的特点，具备正确分析血气监测结果的能力。

为了维持生命活动的正常进行，机体生存的体液环境除了要保证有适当的容量、渗透压及各种电解质含量和分布平衡之外，还需要维持酸碱度的相对恒定。正常人体适宜的酸碱度是一个变动范围很窄的弱碱性环境，用动脉血 pH 表示是 7.35 ~ 7.45，平均值为 7.40。尽管机体每天会受到饮食和代谢等多方面因素影响，但是经过机体的代偿，内环境的酸碱度总能保持在相对稳定的正常范围内，这种机体依靠体内缓冲系统以及肺脏和肾脏的调节功能，维持 pH 在恒定范围内的过程称为酸碱平衡（acid – base balance）。但是在一些疾病或病理过程中，因酸碱负荷过度或机体调节机制障碍，可导致体液酸碱度稳定性被破坏，称为酸碱平衡紊乱（acid – base disturbance）。在临床实际工作中，酸碱平衡紊乱多数情况下是许多疾病或病理过程的继发性变化，但酸碱平衡紊乱一旦发生，往往使病情更为严重和复杂，甚至威胁患者的生命。因此，及时发现和纠正酸碱平衡紊乱是临床诊断和治疗疾病的重要措施之一。本章以了解机体酸碱平衡调节机制为基础，掌握临床常用的反映酸碱平衡紊乱的检测指标及意义，阐述各型酸碱平衡紊乱的常见病因和发生机制、机体的代偿调节功能以及对机体的影响，为临床诊断和防治酸碱平衡紊乱提供理论基础。

第一节 酸碱物质的来源及平衡调节

一、体液酸碱物质的来源

酸碱质子理论认为，供 H^+ 者为酸，受 H^+ 者为碱。即在化学反应中，能够提供 H^+ 的物质称为酸，例如 HCl、H_2CO_3 和 CH_3COOH 等；反之，能够接受 H^+ 的物质称为碱，例如 OH^-、NH_3、SO_4^{2-}、HCO_3^- 等。当酸释放出 H^+ 后必定会形成一个碱，而碱接受 H^+ 后又一定形成一个酸，由此可见，酸碱总是成对出现的，存在于一个共轭体中。

（一）酸性物质的来源

体液中的酸性物质主要在物质分解代谢过程中产生，少量来源于摄入的食物。根据其排出途径可分为挥发酸和固定酸。

1. 挥发酸（volatile acid） 是指可以以二氧化碳（CO_2）的形式，通过肺排出体外的酸性物质。体内的挥发酸即碳酸（H_2CO_3），由含碳化合物在氧化分解代谢中产生。糖、脂肪和蛋白质等充分氧化

后最终产生 CO_2，CO_2本身虽不是酸，但在碳酸酐酶（carbonic anhydrase，CA）的作用下，与水结合即生成碳酸。碳酸可以解离出 H^+ 和 HCO_3^-。成人安静状态下每天可产生 CO_2 300～400L，如全部生成 H_2CO_3 则每天约产生 15mol 左右 H^+，是体内产生的最多的酸性物质。

2. 固定酸（fixed acid） 是指不能变成气体由肺呼出，只能通过肾脏随尿排出的酸性物质，又称"非挥发酸"（unvolatile acid）。体内固定酸来源于蛋白质分解代谢产生的硫酸、磷酸和尿酸；糖酵解生成的丙酮酸和乳酸；脂肪代谢产生的 β－羟丁酸和乙酰乙酸等。在一般情况下，蛋白质的分解代谢是体内固定酸的主要来源。因此，体内固定酸的生成量与食物中蛋白质的摄入量成正比。正常成人每天由固定酸产生的 H^+ 为 50～100mmol，与每日产生的挥发酸相比要少得多。

（二）碱性物质的来源

体内的碱性物质主要来源于食物，如蔬菜和水果等。这些植物性食物含有的有机酸盐，如柠檬酸钠、苹果酸钠、草酸钾等，在氧化代谢过程中生成碱性碳酸氢盐。

此外，体内物质代谢也可生成碱性物质，如氨基酸脱氨基后生成的 NH_3。由于 NH_3 在肝脏经鸟氨酸循环代谢后转变为尿素，故血中含量甚微，对体液的酸碱度影响不大。

二、机体对酸碱平衡的调节

虽然机体在正常生命活动中不断地生成和摄取酸性及碱性物质，但血液的 pH 值能够在一个很窄的范围内维持相对恒定。这是由于机体具有调节酸碱平衡的机制，包括体液对 H^+ 的缓冲、肺对 CO_2 排出量的调节和肾对排酸保碱量的调节。

（一）体液缓冲系统的缓冲作用

体液具有缓冲作用是因为在体液中存在着大量的缓冲对，由能释放 H^+ 的弱酸（缓冲酸）和与其相对应的能接受 H^+ 的弱酸盐（缓冲碱）组成（表 5－1）。当体液中 H^+ 增高时，缓冲碱将其接受；当体液中 H^+ 减少时，缓冲酸将其释出，故体液缓冲的意义在于减小体液中 H^+ 的变化幅度。体液的缓冲系统可分为碳酸氢盐缓冲系统和非碳酸氢盐缓冲系统。

表 5－1　体液缓冲系统的组成、含量及作用

缓冲系统的分类		缓冲对的组成			占全血缓冲系统含量%	主要作用
		缓冲酸		缓冲碱		
碳酸氢盐缓冲系统		H_2CO_3 ⇌	H^+ +	HCO_3^-	53	血浆缓冲 非挥发酸
非碳酸氢盐缓冲系统	磷酸盐缓冲系统	$H_2PO_4^{2-}$ ⇌	H^+ +	HPO_4^-	5	细胞内缓冲
	蛋白质缓冲系统	HPr ⇌	H^+ +	Pr^-	7	血浆和细胞内缓冲
	血红蛋白缓冲系统	HHb ⇌	H^+ +	Hb^-	35	细胞内缓冲 挥发酸
		$HHbO_2$ ⇌	H^+ +	HbO_2^-		

1. 碳酸氢盐缓冲系统 由 HCO_3^-/H_2CO_3 构成，存在于血浆及细胞内。在血浆缓冲系统中该系统最为重要，其特点是：①缓冲能力强，H_2CO_3 和 HCO_3^- 是血液中含量最多的酸性物质和碱性物质，由它们构成的缓冲系统缓冲效率最高，占血液缓冲系统总量的 1/2；②缓冲潜力大，体液在对酸碱进行缓冲时势必会导致相应的碱和酸的量发生改变，而缓冲能力的维持有赖于机体稳定其量的能力。此系统属开放

性缓冲系统，可通过肾重吸收 HCO_3^- 和肺排出 CO_2 的方式对血液中 H_2CO_3 及 HCO_3^- 的含量进行调节，从而使缓冲物质得以补充或排出，恢复其适当比例，增大其缓冲潜力；③只能缓冲固定酸，不能缓冲挥发酸，因为增加的碳酸经此缓冲系统缓冲后仍是碳酸；④此缓冲系统对增加的酸缓冲能力较强，而对增加的碱缓冲能力较弱，因为缓冲对中 HCO_3^- 和 H_2CO_3 的比值是 20∶1。

2. 非碳酸氢盐缓冲系统 包括磷酸盐缓冲系统、蛋白质缓冲系统和血红蛋白缓冲系统。①磷酸盐缓冲系统：由 $HPO_4^{2-}/H_2PO_4^-$ 构成，存在于细胞内外液中，主要在细胞内液中发挥缓冲作用。②蛋白质缓冲系统：由 Pr^-/HPr 构成，存在于血浆及细胞内。蛋白质缓冲系统平时作用不大，当其他缓冲系统都被调动后，其作用才显示出来。③血红蛋白缓冲系统：由 Hb^-/HHb 和 $HbO_2^-/HHbO_2$ 组成，存在于红细胞中，含量仅次于碳酸氢盐缓冲系统，在缓冲挥发酸中发挥主要作用。

非挥发酸增加时，所有缓冲系统均可缓冲，但因碳酸氢盐缓冲系统缓冲效率最大，故主要靠碳酸氢盐缓冲系统缓冲；挥发酸增加时，因碳酸氢盐缓冲系统不能缓冲，只能靠非碳酸氢盐缓冲系统缓冲，因血红蛋白缓冲系统在非碳酸氢盐缓冲系统中含量最高，故主要靠血红蛋白缓冲系统缓冲（表 5-1）。

因缓冲物质存在于细胞内、外，故体液的缓冲分为细胞外液缓冲和细胞内液缓冲。

细胞外液缓冲主要是血浆碳酸氢盐缓冲系统发挥作用，细胞内液缓冲主要是非碳酸氢盐缓冲系统发挥作用。而细胞内液的缓冲则伴随有细胞内外 H^+–K^+ 交换和（或）HCO_3^-–Cl^- 交换的进行，故细胞内液缓冲会继发引起血 K^+、血 Cl^- 的变化。在慢性代谢性酸中毒时，骨骼组织的钙盐分解增多，也参与对 H^+ 的缓冲，如：$Ca_3(PO_4)_2 + 4H^+ \rightarrow 3Ca^{2+} + 2H_2PO_4^-$，在此反应中，每 1mol 磷酸钙可缓冲 4mol 的 H^+。

（二）肺的调节作用

肺在酸碱平衡中的作用主要是通过改变肺泡通气量来调节 CO_2 的排出量，进而调节血浆 H_2CO_3 浓度，使 HCO_3^-/H_2CO_3 的比值维持相对稳定。肺泡通气量受呼吸中枢调控，呼吸中枢可接受外周化学感受器和中枢化学感受器的刺激而改变兴奋度。

1. 呼吸运动的外周调节 主动脉体和颈动脉体可感受 PaO_2、血 $[H^+]$ 和 $PaCO_2$ 的变化，称外周化学感受器。当 PaO_2 降低、$[H^+]$ 增高或 $PaCO_2$ 升高时，刺激外周化学感受器，反射性兴奋呼吸中枢，使肺泡通气量增加，反之则降低。

2. 呼吸运动的中枢调节 延髓腹外侧浅表部位对脑脊液中 $[H^+]$ 变化敏感，称中枢化学感受器。当脑脊液 $[H^+]$ 增加时，刺激中枢化学感受器，反射性兴奋呼吸中枢，肺泡通气量增加，反之则降低。由于血液中 H^+ 不易通过血-脑屏障，故对中枢化学感受器的直接作用较弱。虽然 $PaCO_2$ 升高也不能直接刺激中枢化学感受器，但是由于 CO_2 是脂溶性物质，易于透过血-脑屏障而改变脑脊液的 pH，使 $[H^+]$ 增加，故可发挥对呼吸运动的中枢性调节。

肺脏在酸碱平衡的调节作用中速度比较快，体液酸碱度发生变化几分钟后即出现呼吸频率和深度的变化，30 分钟可达到高峰，发挥最大的代偿作用。

（三）肾的调节作用

肾在酸碱平衡中的作用是通过调节排酸保碱的量调控血浆中 HCO_3^- 的含量，维持血液 pH 值在正常范围内。调节方式如下。

1. 重吸收滤液中的 HCO_3^- HCO_3^- 是体内最主要的碱，血浆中 $NaHCO_3$ 流经肾脏时，可自由通过肾小球滤过膜滤出，正常情况下，滤到原尿中的 HCO_3^- 80%～90% 在近曲小管重吸收，其余在远曲小管和集合管重吸收。随尿液排出的不到滤出量的 0.1%。滤液中 HCO_3^- 的重吸收具有重要意义，因为随尿丢失 HCO_3^- 等于向体内增加等当量的 H^+。滤液中 HCO_3^- 的重吸收在不同节段肾小管有所不同。

近曲肾小管上皮细胞管腔膜存在 H^+-Na^+ 逆向交换体载体，即向肾小管腔分泌 H^+ 的同时将小管液中的 Na^+ 反方向转运入细胞内。此 H^+-Na^+ 交换是一个继发性主动转运过程，能量来源于基侧膜的 Na^+,K^+-ATP 酶。该酶消耗 1 分子 ATP 可将细胞内 3 个 Na^+ 钠泵出，同时将细胞外 2 个 K^+ 泵入，使细胞内 Na^+ 处于低浓度状态，为 H^+-Na^+ 交换体提供转运势能。可见近曲小管泌 H^+ 属于钠依赖性泌 H^+。近曲小管上皮细胞分泌到管腔内的 H^+ 与滤液中 HCO_3^- 结合形成 H_2CO_3；一般情况下 H_2CO_3 脱水生成 H_2O 和 CO_2 的反应相当缓慢，因近曲小管管腔面刷状缘富含碳酸酐酶（carbonic anhydrase，CA），可将 H_2CO_3 迅速分解为 H_2O 和 CO_2，故在近曲小管液中没有 H_2CO_3 的堆积。解离出的 H_2O 随尿排出，脂溶性的 CO_2 则弥散进入肾小管上皮细胞。在近曲小管上皮细胞内，CO_2 和 H_2O 经碳酸酐酶的催化生成 H_2CO_3，H_2CO_3 解离成 H^+ 和 HCO_3^-。H^+ 经管腔膜 H^+-Na^+ 逆向交换载体分泌到管腔内，HCO_3^- 则与 Na^+ 经基侧膜 $Na^+-HCO_3^-$ 同向转运载体转运进入肾小管周围毛细血管。可见，滤液中 HCO_3^- 的重吸收分两步进行：先将滤液中的 HCO_3^- 转化成 CO_2 进入肾小管上皮细胞，再在肾小管上皮细胞内形成一个新的 HCO_3^- 进入血液，完成一次泌 H^+ 和重吸收 HCO_3^- 的循环（图 5-1）。其结果是每分泌 1mol 的 H^+，也必然同时在血浆中增加 1mol 的 HCO_3^-。回吸收量的多少受碳酸酐酶的活性影响。碳酸酐酶的活性是 pH 依赖性的，体液偏酸性时活性增高，泌 H^+、重吸收 HCO_3^- 的作用加强，反之则减少。

图 5-1　近曲小管和集合管泌 H^+、重吸收 HCO_3^- 过程

近曲小管中未被回吸收的 HCO_3^- 到达远端小管和集合管后，也与 H^+ 结合形成 H_2CO_3；但远端肾单位小管腔内几乎不存在碳酸酐酶，因此小管液中将有 H_2CO_3 堆积的趋势，按照质量作用定律，H_2CO_3 的堆积将影响反应式 $HCO_3^- + H^+ \rightarrow H_2CO_3 \rightarrow H_2O + CO_2$ 向右进行，即影响 HCO_3^- 在远端肾单位的回吸收，但远端肾小管泌 H^+ 方式与近端小管不同，该部分闰细胞管腔膜存在 H^+-ATP 酶，闰细胞内 CO_2 和 H_2O 在碳酸酐酶的催化下生成 H_2CO_3，H_2CO_3 解离生成 H^+ 和 HCO_3^-。HCO_3^- 以 $Cl^--HCO_3^-$ 逆向交换的方式在基膜侧等量回吸收至血浆，H^+ 则通过管腔膜 H^+-ATP 酶主动分泌到管腔，此过程为非钠依赖性泌 H^+。H^+ 的主动分泌产生和维持了陡峭的尿液 H^+ 浓度，并以此推动 $HCO_3^- + H^+ \rightarrow H_2CO_3 \rightarrow H_2O + CO_2$ 向右进行。因此，尽管远端肾单位小管腔内几乎不存在碳酸酐酶，但并不妨碍对剩余 HCO_3^- 的回吸收。而且可根据机体需要改变 H^+ 分泌量，继而对尿液中 HCO_3^- 的重吸收量发挥调节作用（图 5-1）。

2. 肾小管管腔内磷酸盐酸化　原尿 pH 约 7.4，HPO_4^{2-} 与 $H_2PO_4^-$ 的比值是 4：1，均与血液相近。当形成终尿时，尿 pH 降到 4.8，HPO_4^{2-} 与 $H_2PO_4^-$ 的比值最大可达 1：99。这是因为原尿流经远端肾单位时，分泌到管腔的 H^+ 与小管液中的碱性 HPO_4^{2-} 结合，转变为酸性的 $H_2PO_4^-$，称为肾小管的远端酸化作用（distal acidification）。尿液中自由 H^+ 的浓度非常低，以酸性磷酸盐的形式排酸是肾脏排 H^+ 的重

要方式。但其作用有限。随着 H^+ 的不断分泌，尿液 pH 降低。当尿液 pH 为 4.8 时，尿液中的磷酸盐几乎都已转变为 $H_2PO_4^-$，缓冲达到了极限，进一步增加排 H^+ 已不可能。尿液中酸性磷酸盐的排出量可在体外通过 NaOH 滴定而测出，故又称为可滴定酸。

3. NH_4^+ 的生成与排出　近端小管上皮细胞是产 NH_4^+ 的主要场所。肾小管上皮细胞内谷氨酰胺在谷氨酰胺酶（glutaminase，GT）的催化下，产生 NH_3 和谷氨酸。谷氨酸在脱氢酶的作用下生成 NH_3 和 α - 酮戊二酸，后者进一步代谢生成 2 个 HCO_3^-。NH_3 与细胞内碳酸解离出的 H^+ 结合生成 NH_4^+，经过 NH_4^+ - Na^+ 交换体由近端小管上皮细胞分泌入小管液中，同时换回小管液中 Na^+。进入近端小管细胞内的 Na^+ 则与细胞内的 HCO_3^- 通过基侧膜的 Na^+ - HCO_3^- 载体同向转运入血液。分泌入管腔中的 NH_4^+ 大部分在髓袢升支粗段回吸收，在髓质分解成 NH_3。NH_3 是脂溶性的，顺其浓度梯度经远端肾小管弥散入肾小管管腔，与远端小管和集合管上皮细胞分泌的 H^+ 结合生成 NH_4^+（图 5 - 2）。NH_4^+ 为水溶性，不易通过细胞膜返回细胞内，而以 NH_4Cl 形式随尿液排出。可见肾脏以 NH_4^+ 的形式排出 H^+，是肾小管排酸保碱的另一种方式。NH_4^+ 的生成和排出是 pH 依赖性的，体液偏酸性，GT 的活性增高，NH_4^+ 的生成增多，反之则减少；尿液的 pH 值越低，NH_3 越容易向小管腔中扩散，与 H^+ 结合后排出的 NH_4^+ 越多。严重酸中毒时肾脏排 NH_4^+ 可增加 10 倍以上。

图 5 - 2　尿 NH_4^+ 的形成和分泌过程

因为体内酸的生成量大于碱的生成量，所以生理情况下肾脏对酸碱平衡的维持是首先通过泌 H^+ 回吸收滤液中的 HCO_3^-，减少碱的丢失。然后以排滴定酸和 NH_4^+ 的方式将体内生成的酸排出体外，同时将肾小管上皮细胞内新生成的 HCO_3^- 转运到血液中，以补充缓冲酸负荷时消耗的碱。尿中排酸量 = 滴定酸 + NH_4^+ - 随尿排出的 HCO_3^-。当体内酸负荷增加时，肾脏重吸收 HCO_3^-、泌 H^+、泌 NH_4^+ 增加，碱负荷增加时则相反。

综上所述，体液酸碱度的相对平衡是在上述几方面调节因素的共同作用下实现的。但在作用时间和程度上各有特点，汇总如下（表 5 - 2）。

表 5 - 2　体液、呼吸和肾脏在酸碱平衡调节中的作用时间和特点

调节方式	发挥作用时间	作用特点
血浆缓冲	即刻发挥作用	不持久，只缓冲固定酸，对碱缓冲能力较弱
呼吸调节	数分钟开始，30 分钟达高峰	仅调节碳酸
细胞内液缓冲	3～4 小时后发挥作用	继发血 K^+、血 Cl^- 浓度改变
肾脏调节	数小时起作用，3～5 天发挥最大效能	作用持久，调节固定酸和 HCO_3^-

第二节　反映酸碱平衡状态的血气指标及酸碱平衡紊乱类型

通过血气分析仪测定动脉血的血气指标是临床上判断患者的酸碱平衡状态的主要依据。常用的指标有 pH、动脉血 CO_2 分压、标准碳酸氢盐、实际碳酸氢盐、缓冲碱和碱剩余等。

一、反映酸碱平衡状态的血气指标及意义

（一）酸碱度

溶液的酸碱度（pH）取决于其中 H^+ 的浓度。血液中 H^+ 浓度很低（4×10^{-8} mol/L），因此广泛使用 H^+ 浓度的负对数 pH 来表示溶液的酸碱度。

血液是缓冲液，在缓冲体系中，酸（HA）与其共轭碱（A）的关系可表示如下：

$$HA = H^+ + A^-$$

酸在水溶液中 H^+ 的解离程度取决解离常数 K，根据质量作用定律：

$$[HA]K = [H^+][A^-]$$

$$[H^+] = K \times [HA]/[A^-]$$

$$pH = -\log[H^+] = -\lg K + \lg [A^-]/[HA]$$

血液中存在着多种缓冲对，有着共同的 $[H^+]$，因此血液的酸碱度可用各种缓冲对计算，但碳酸氢盐缓冲对在体内占主导地位，用 Henderson-Hasselbalch 方程式计算，血浆 pH 为：

$$pH = pKa + \lg [HCO_3^-]/[H_2CO_3]$$

H_2CO_3 由 CO_2 溶解量（dCO_2）决定，等于溶解度（α）$\times PaCO_2$。所以上述公式可以改写为：

$$pH = pKa + \lg [HCO_3^-]/\alpha \cdot PaCO_2$$

pKa 是碳酸解离常数的负对数，在温度 38℃ 时约为 6.1，CO_2 在血液中的溶解度为 0.03，HCO_3^- 是 24mmol/L，$PaCO_2$ 是 40mmHg，因此正常人动脉血 pH 值为：

$$pH = pKa + \lg [HCO_3^-]/\alpha \cdot PaCO_2$$
$$= 6.1 + \lg [HCO_3^-]/0.03 \cdot PaCO_2$$
$$= 6.1 + \lg 24/0.03 \times 40$$
$$= 6.1 + \lg 20/1$$
$$= 7.40$$

正常人动脉血 pH 7.35~7.45，平均为 7.40。从式中可知，血液 pH 取决于 $[HCO_3^-]$ / $[H_2CO_3]$ 比值，只要 $[HCO_3^-]$ / $[H_2CO_3]$ 的比值为 20:1，pH 即为 7.40。若 pH 低于 7.35 为失代偿性酸中毒；若 pH 大于 7.45 为失代偿性碱中毒。pH 在正常范围内，见于以下三种可能：①酸碱平衡正常，无酸碱平衡紊乱；②代偿性酸碱平衡紊乱，即血浆 HCO_3^- 或 H_2CO_3 的浓度实际上发生了改变，但通过机体的代偿和调节机制，使得血浆 $[HCO_3^-]$ / $[H_2CO_3]$ 的比值仍维持在 20:1 左右，因而 pH 值仍处于正常范围内；③混合性酸碱平衡紊乱，即患者同时存在酸中毒和碱中毒。且酸中毒和碱中毒的程度大体相当时，相互抵消，pH 值可以在正常范围。

（二）动脉血 CO_2 分压

动脉血二氧化碳分压（partial pressure of carbon dioxide，$PaCO_2$）是指物理状态溶解在动脉血中的 CO_2 分子所产生的张力。二氧化碳在血液中有三种存在形式，包括物理溶解的 CO_2、水合形成的碳酸和化学结合状态的 CO_2 即 HCO_3^- 中的 CO_2。实际上，碳酸分子只出现在 CO_2 和 H_2O 的动态平衡中，其浓度

比 CO_2 低得多（溶解 CO_2：$H_2CO_3 = 340：1$），其溶解量增加时，$PaCO_2$ 增高，水合形成碳酸也增加，故 $PaCO_2$ 可间接反映血液中碳酸的含量。由于 CO_2 通过肺泡膜的弥散速度很快，所以 $PaCO_2$ 相当于肺泡气 CO_2 分压（P_ACO_2），P_ACO_2 受肺泡通气量影响，因此 $PaCO_2$ 可以反映肺泡通气功能，是反映酸碱平衡状态中呼吸性因素的指标。通气不足，$PaCO_2$ 升高；通气过度，$PaCO_2$ 降低。正常值为 33 ~ 46mmHg，平均值为 40mmHg。$PaCO_2$ 高于正常范围，表示有 CO_2 在体内潴留，血浆中 H_2CO_3 浓度升高，见于呼吸性酸中毒或代偿后的代谢性碱中毒。若 $PaCO_2$ 低于正常范围，则表示肺泡通气过度，CO_2 排出过多，血浆中 H_2CO_3 浓度下降，见于呼吸性碱中毒或代偿后的代谢性酸中毒。

（三）标准碳酸氢盐和实际碳酸氢盐

标准碳酸氢盐（standard bicarbonate，SB）是指在标准条件下（温度 38℃，血红蛋白氧饱和度 100%，用 $PaCO_2$ 为 40mmHg 的气体平衡后）测得的血浆 HCO_3^- 含量。血浆 HCO_3^- 含量的多少除了受体内固定酸负荷、碱性物质摄取及肾脏排酸保碱功能等代谢性因素影响外，还会受血浆中 H_2CO_3 影响。$PaCO_2\uparrow \rightarrow H_2CO_3\uparrow \rightarrow HCO_3^-\uparrow$，反之则降低。血浆经标准化后排除了呼吸因素的影响，因此，SB 是反映酸碱平衡中代谢性因素的指标。

实际碳酸氢盐（actual bicarbonate，AB）是指隔绝空气的血液标本，在实际体温、血氧饱和度和 $PaCO_2$ 条件下测得的血浆 HCO_3^- 浓度。因检测条件与在体的实际条件相同，因此受代谢和呼吸两方面因素的影响。

在无外呼吸功能异常的情况下，SB = AB，正常为 22 ~ 27mmol/L，平均为 24mmol/L。AB 变化随代谢性因素变化而变化，升高见于代谢性碱中毒或者肾脏代偿后的慢性呼吸性酸中毒；降低见于代谢性酸中毒或者肾脏代偿后的慢性呼吸性碱中毒。如果存在外呼吸功能异常则两者出现反差，AB > SB 时，表明有 CO_2 潴留，见于呼吸性酸中毒；AB < SB 时，提示 CO_2 排出过多，见于呼吸性碱中毒。

（四）缓冲碱

缓冲碱（buffer base，BB）是指血液中所有具有缓冲作用的碱性物质的总和。全血缓冲碱包括血浆和红细胞中的 HCO_3^-、Hb^-、HbO_2^-、Pr^- 和 HPO_4^{2-} 等。BB 要求以氧饱和的全血在标准状态下测定，正常范围 45 ~ 55mmol/L，平均为 50mmol/L。因其在标准条件下检测，也排除呼吸的影响，故缓冲碱是反映代谢性因素的指标。原发性升高见于代谢性碱中毒；原发性降低见于代谢性酸中毒。在呼吸性酸碱平衡紊乱时 BB 可以出现代偿性升高或降低。

（五）碱剩余

碱剩余（base excess，BE）是指标准条件下（38℃、血氧饱和度 100%、$PaCO_2$ 40mmHg），将 1L 全血标本滴定至 pH 7.4 时所消耗的酸或碱的量。若需用酸滴定表示受测血样的碱含量过多，称为碱过剩，消耗的酸用正值表示（+BE）；若需用碱滴定，说明受测血样的碱含量不足，称为碱缺失，消耗的碱用负值来表示（-BE）。全血 BE 正常值范围为 -3.0 ~ +3.0mmol/L。测定 BE 时排除了 $PaCO_2$ 升高或降低对酸碱平衡的影响，所以 BE 也是反映代谢性因素的指标。BE 正值增大，见于代谢性碱中毒；BE 负值增大，见于代谢性酸中毒。当慢性呼吸性酸中毒或慢性呼吸性碱中毒时，由于肾的代偿调节，BE 可继发性升高或降低。

（六）阴离子间隙

阴离子间隙（anion gap，AG）是指血浆中未测定的阴离子（undetermined anion，UA）与未测定的阳离子（undetermined cation，UC）的差值，即 AG = UA - UC。

Na^+ 占血浆阳离子总量的 90%，称为血浆中可测定阳离子，除 Na^+ 之外的 K^+、Ca^{2+} 和 Mg^{2+} 等称为血浆中未测定阳离子（undetermined cation，UC）；HCO_3^- 和 Cl^- 占血浆阴离子总量的 85%，称为血浆中可测定阴离子，除 HCO_3^- 和 Cl^- 之外的 Pr^-、HPO_4^{2-}、SO_4^{2-} 和有机酸阴离子等称为血浆中未测定阴离子（undetermined anion，UA）。由于机体各体液相呈电中性，血浆中阳离子和阴离子的总当量数相等

（图5-3）。血浆阴阳离子平衡可表示为：

$$HCO_3^- + Cl^- + UA = Na^+ + UC$$

$$UA - UC = Na^+ - (HCO_3^- + Cl^-)$$

$$AG = UA - UC = Na^+ - (HCO_3^- + Cl^-)$$

$$= 140 - (24 + 104)$$

$$= 12mmol/L$$

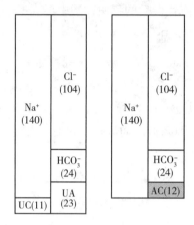

图5-3　血浆阴离子间隙图解（单位：mmol/L）

　　可见，在实际计算时，AG等于已测定阳离子与已测定阴离子之差（AG正常范围为10～14mmol/L），是一项反映血浆中固定酸含量的指标。AG降低对诊断酸碱平衡紊乱价值不大，仅见于未测定的阴离子减少或未测定的阳离子增多时，如低蛋白血症等。AG增高的意义较大，常见于有固定酸增多的情况，如乳酸酸中毒、酮体生成过多、磷酸盐和硫酸盐潴留及水杨酸中毒等。根据AG的变化，代谢性酸中毒分为AG增高型代谢性酸中毒和AG正常型代谢性酸中毒两类。目前多以AG>16mmol/L作为判断是否有AG增高型代谢性酸中毒的界限，且有助于诊断混合型酸碱平衡紊乱。

⊕ **知识链接**

血气分析

　　血气一般是指血液中所含的O_2和CO_2。检测其含量及状态可反映肺通气和肺换气功能以及酸碱平衡状态。自20世纪50年代末丹麦的Poul Astrup研制出第一台血气分析仪以来，血气分析技术一直在急性呼吸衰竭诊疗、外科手术、抢救与重症监护过程中发挥着至关重要的作用。血气分析仪有三个电极，可分别测出O_2、CO_2和pH三个数据，然后按照一定的公式推算出一系列参数。随着科学技术的迅猛发展，特别是计算机技术的渗透，血气分析仪的各项性能也得到极大的提高。计算的参数也不断增多，包括二氧化碳分压、二氧化碳总量、氧分压、氧饱和度、实际碳酸氢盐和标准碳酸氢盐、剩余碱、P_{50}和AG等。目前血气分析是医学上用于判断机体酸碱平衡状况以及缺氧和缺氧程度等最重要的检验手段。血气分析的最佳标本是隔绝空气的动脉血。因需测定全血血气，所以必须抗凝，一般用肝素抗凝。血样宜在30分钟之内检测，否则，会因为全血中有活性的红细胞代谢，不断地消耗O_2，并产生CO_2，而影响结果的准确性。另外因为体温变化对氧分压有较明显的影响，检测时需进行"温度校正"，故对体温有变化者的血样送检时应标注实际体温。注意到上述影响因素才可得到准确的检测结果。

二、酸碱平衡紊乱分类

尽管机体对酸碱负荷在一定范围内有缓冲和调节能力，但在许多疾病或病理过程中，由于酸碱负荷过度、不足或机体调节机制障碍，可导致体液酸碱度稳定性破坏，称为酸碱平衡紊乱（acid – base disturbance）。酸碱平衡紊乱可以根据发生的原因、复杂程度和机体代偿情况分类。

血液的 pH 值取决于 HCO_3^- 和 H_2CO_3 浓度的比值，pH = 7.4 时 HCO_3^-/H_2CO_3 为 20/1。根据血液 pH 值的变化，可将酸碱平衡紊乱分为两大类：pH < 7.35 称为酸血症，发生酸血症的原发病理生理学过程称为酸中毒；pH > 7.45 称为碱血症，发生碱血症的原发病理生理学过程称为碱中毒。血浆中 HCO_3^- 含量主要受肾脏调节，代表代谢性因素，由 HCO_3^- 浓度原发性增高或降低引起的酸碱平衡紊乱称为代谢性酸碱紊乱。血浆中 H_2CO_3 含量主要受呼吸调节，代表呼吸性因素，由 H_2CO_3 浓度原发性增高或降低引起的酸碱平衡紊乱称为呼吸性酸碱紊乱。由此可将酸碱平衡紊乱分为四个基本类型（图 5 – 4）。

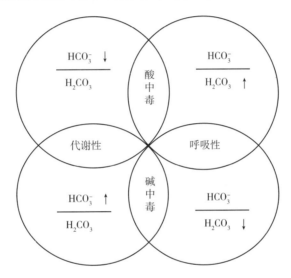

图 5 – 4　四种单纯型酸碱平衡紊乱的命名原则

因为体内存在着一系列调节机制，当原发病使体内酸性或碱性物质的含量发生原发性改变时，其相对应的碱性或酸性物质的含量也会发生继发性的同向改变，以期缩小 HCO_3^-/H_2CO_3 比值的变化。如果通过机体的代偿，HCO_3^-/H_2CO_3 的比值仍能维持在 20/1，血液的 pH 值处于正常范围之内，称为代偿性酸中毒或碱中毒。如果其代偿调节结果血液 pH 低于或高于正常范围，则称为失代偿性酸中毒或碱中毒。

在临床实践中，出现酸碱平衡紊乱的患者病情往往非常复杂。如果患者只存在单一的酸碱平衡紊乱，称为单纯型酸碱平衡紊乱（simple acid – base disturbance）；如果两种或两种以上酸碱平衡紊乱同时存在，称为混合型酸碱平衡紊乱（mixed acid – bace disturbance）。

第三节　单纯型酸碱平衡紊乱

一、代谢性酸中毒

代谢性酸中毒（metabolic acidosis）是指由于被酸负荷消耗或直接丢失等原因引起的以血浆 HCO_3^- 原发性降低，血液 pH 降低为特征的酸碱平衡紊乱。代谢性酸中毒是临床上最常见的一种酸碱平衡紊乱类型。

（一）原因与机制

1. HCO_3^- 被固定酸消耗而减少

（1）固定酸生成过多

1）乳酸酸中毒（lactic acidosis）　各种原因引起的缺氧，使组织细胞内葡萄糖的有氧氧化障碍而无氧氧化增强，乳酸大量增多，发生乳酸酸中毒，常见于休克、心力衰竭、严重贫血等，另外还见于急性酒精中毒和双胍类药物大量使用。

2）酮症酸中毒（ketoacidosis）　多发生于糖尿病、严重饥饿及酒精中毒时。因葡萄糖利用减少或糖原储备不足，使脂肪分解加速，产生大量酮体（β-羟丁酸和乙酰乙酸为酸性物质），超过外周组织的氧化能力及肾排出能力时，发生酮症酸中毒。

（2）固定酸排出减少　严重的肾功能衰竭患者，肾小球滤过率（glomerular filtration rate，GFR）明显降低，降低到正常值的 20%～25% 以下，不能将机体在代谢过程中生成的固定酸如硫酸、磷酸等排出体外，而在体内蓄积。常见于急性肾功能衰竭少尿期、慢性肾功能衰竭晚期等。

（3）外源性固定酸摄入过多

1）水杨酸中毒　过量服用阿斯匹林（乙酰水杨酸）时，可引起血浆中水杨酸根潴留。

2）含氯的成酸性药物摄入过多　长期或大量服用氯化铵、盐酸精氨酸或盐酸赖氨酸等药物，在体内代谢过程中可解离出 HCl。如氯化铵，经肝合成尿素，并释放出 HCl。

2. HCO_3^- 因直接丢失而减少

（1）经消化道丢失 HCO_3^-　肠液、胰液、胆汁中的 HCO_3^- 含量均高于血浆，因此，严重腹泻、肠道瘘管或肠道引流等均可导致含 HCO_3^- 的碱性液大量丢失。大面积烧伤时大量血浆渗出，也伴有 HCO_3^- 的丢失。

（2）经肾丢失　见于肾脏泌 H^+ 功能障碍时。①肾小管酸中毒（renal tubular acidosis，RTA）是一种肾小球功能正常，以肾小管排酸障碍为主的疾病。近端肾小管酸中毒（RTA－Ⅱ型）是由于 Na^+-H^+ 转运体功能障碍，碳酸酐酶活性降低，近曲小管上皮细胞重吸收 HCO_3^- 减少，尿中排出增多导致血浆 HCO_3^- 浓度降低。远端肾小管性酸中毒（RTA－Ⅰ型），是由于集合管泌 H^+ 功能降低，H^+ 在体内蓄积，致使血浆 HCO_3^- 浓度降低。②碳酸酐酶抑制剂大量使用，可使肾小管上皮细胞内 H_2CO_3 生成减少，使 H^+ 的分泌和 HCO_3^- 重吸收减少。③轻、中度肾功能衰竭，泌 H^+ 减少。

3. 其他原因

（1）高钾血症　在各种原因导致高钾血症时，通过细胞内外 H^+-K^+ 交换，使细胞外 H^+ 增加，同时远曲小管上皮细胞泌 H^+ 减少，减少固定酸排出，引起代谢性酸中毒。

（2）血液稀释　快速大量输入无 HCO_3^- 的液体，如葡萄糖或生理盐水，血浆 HCO_3^- 被稀释，引起稀释性代谢性酸中毒。

（二）分类

根据 AG 值的变化，将代谢性酸中毒分为两类：AG 增高型代谢性酸中毒和 AG 正常型代谢性酸中毒。

1. AG 增高型代谢性酸中毒　见于由除 HCl 以外其他的酸增多引起的代谢性酸中毒。临床常见于乳酸酸中毒、酮症酸中毒、急（慢）性肾功能衰竭时，磷酸、硫酸排泄障碍及水杨酸类药物中毒等。血浆 HCO_3^- 由于缓冲固定酸解离出的 H^+ 被消耗而降低，缓冲后生成的酸根离子（乳酸根、β-羟丁酸根、乙酰乙酸根、$H_2PO_4^-$、SO_4^{2-} 和水杨酸根）均属于未测定的阴离子，使 AG 值增大而血 Cl^- 正常，所以又称为正常血氯型代谢性酸中毒。

2. AG 正常型代谢性酸中毒　① HCl 增加引起的代谢性酸中毒：HCO_3^- 因缓冲 HCl 解离的 H^+ 被消耗而原发性降低，减少的 HCO_3^- 由 Cl^- 补充，使血氯浓度升高。② HCO_3^- 直接丢失：常见于经消化道或经肾直接丢失。由于 HCO_3^- 丢失过多，细胞外液 HCO_3^- 浓度降低，为了维持离子平衡，细胞内 Cl^- 移出细胞，血氯呈代偿性升高，未测定阴离子无变化，所以又称血氯增高型代谢性酸中毒（图 5-5）。

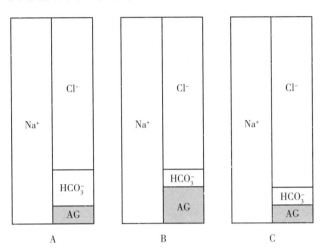

图 5-5　正常和两种代谢性酸中毒 AG 的变化

A. 正常 AG；B. AG 增高型（正常血氯型）代谢性酸中毒；C. AG 正常型（高血氯型）代谢性酸中毒

（三）机体的代偿调节

1. 血浆缓冲作用　固定酸增加时血浆 H^+ 浓度增加，H^+ 可被血液碳酸氢盐和非碳酸氢盐缓冲系统中的缓冲碱立即缓冲，如 $H^+ + HCO_3^- \rightarrow H_2CO_3$，$H_2CO_3$ 又可解离形成 H_2O 和 CO_2，CO_2 随呼吸经肺排出体外。HCO_3^- 及其他缓冲碱则因不断被消耗而减少。

2. 肺的调节作用　代谢性酸中毒时，由于血液 H^+ 浓度增加，以及血浆碳酸氢盐缓冲固定酸后生的 CO_2，刺激外周化学感受器，反射性兴奋呼吸中枢，使呼吸加深、加快。其代偿意义在于当代谢性酸中毒 HCO_3^- 原发性减少时，通过肺泡通气量增加，促进 CO_2 排出增多，血浆 H_2CO_3 浓度继发性降低，进而使血浆 HCO_3^-/H_2CO_3 的浓度比值趋近于 20∶1，血液 pH 趋向正常。代谢性酸中毒时 $PaCO_2$ 与血浆 HCO_3^- 变化关系：HCO_3^- 每降低 1mmol/L，$PaCO_2$ 降低 1.2mmHg。最大极限可使 $PaCO_2$ 降至 10mmHg。肺的代偿反应非常迅速，一般在代谢性酸中毒发生几分钟后即可出现深大呼吸，30 分钟后即达代偿，12~24 小时达到代偿高峰。故呼吸代偿是急性代谢性酸中毒最重要的代偿方式。

3. 组织细胞的调节作用　在代谢性酸中毒发生 2~4 小时后发生，大约 1/2 的 H^+ 进入组织细胞内，被细胞内液缓冲系统中的缓冲碱缓冲，降低血液 H^+ 浓度。为维持电中性，细胞内 K^+ 向细胞外移出。因此酸中毒易引起高钾血症。慢性肾衰竭患者或严重慢性代谢性酸中毒时，骨骼中的磷酸钙、碳酸钙释放入血，对 H^+ 进行缓冲，但可引起骨质脱钙等骨骼病理变化。

4. 肾的调节作用　代谢性酸中毒时，肾小管上皮细胞中碳酸酐酶和 GT 活性增强，肾脏泌 H^+、泌 NH_3、NH_4^+ 增加，使尿中可滴定酸和 NH_4^+ 排出增多，同时 HCO_3^- 重吸收增多。肾脏的代偿调节作用较强、持续时间较久，但发挥作用较慢，一般需 3~5 天才能达到代偿高峰，是慢性代谢性酸中毒最重要的代偿方式。由肾功能障碍引起代谢性酸中毒，因肾脏的纠酸作用几乎不能发挥，故非常严重。

（四）反映酸碱平衡的指标变化趋势

代谢性酸中毒时 HCO_3^- 原发性降低，所以 AB、SB、BB 值均降低，BE 负值加大；经呼吸代偿调节后，H_2CO_3 继发性下降，$PaCO_2$ 下降，AB < SB；通过机体代偿性调节，若［HCO_3^-］/［H_2CO_3］的值

接近于 20∶1，则血浆 pH 可维持在正常范围，为代偿性代谢性酸中毒；若 pH 仍低于正常值范围，为失代偿性代谢性酸中毒（表 5-3）。

表 5-3　单纯性酸碱平衡紊乱常用检测指标变化

	pH	H^+	$PaCO_2$	SB	AB	BB	BE
代谢性酸中毒	↓	↑	↓	⇓	⇓	⇓	负值加大
呼吸性酸中毒	↓	↑	⇑	↑	↑	↑	正值加大
代谢性碱中毒	↑	↓	↑	⇑	⇑	⇑	正值加大
呼吸性碱中毒	↑	↓	⇓	↓	↓	↓	负值加大

注：⇓原发降低，⇑原发增高，↓继发降低，↑继发升高

（五）对机体的影响

代谢性酸中毒主要影响心血管系统、中枢神经系统和呼吸系统的功能活动。慢性代谢性酸中毒还可引起骨骼的改变。

1. 对心血管系统的影响

（1）心律失常　代谢性酸中毒时出现心律失常与血钾升高密切相关。代谢性酸中毒时，由于 H^+-K^+ 交换，细胞外 H^+ 进入细胞内，K^+ 与其交换则逸出细胞外，同时肾小管上皮细胞排 H^+ 增多、而排 K^+ 减少，而引起高钾血症。血钾升高影响心肌电生理活动，引起各种心律失常，严重时可导致传导阻滞，甚至心室纤维性颤动和心搏骤停。

（2）心肌收缩力减弱　Ca^{2+} 介导心肌兴奋 – 收缩偶联。酸中毒时心肌收缩力减弱，其机制是 H^+ 与 Ca^{2+} 在多个层面上有抑制作用：①H^+ 抑制细胞外 Ca^{2+} 内流；②H^+ 抑制肌浆网释放 Ca^{2+}；③H^+ 可以竞争性地抑制 Ca^{2+} 与肌钙蛋白结合，心肌兴奋 – 收缩偶联障碍。

（3）血管对儿茶酚胺的反应性降低　酸中毒时，H^+ 的增加可使血管平滑肌对儿茶酚胺的反应性下降，引起小血管舒张，血压下降。毛细血管前括约肌舒张可以使真毛细血管网大量开放，血管床容量增大，回心血量减少，动脉血压下降，严重者可导致休克。所以纠正酸中毒、改善微循环是休克抢救的首要措施之一。

2. 对中枢神经系统的影响　中枢神经系统功能障碍的主要表现是抑制，如反应迟钝、嗜睡等，严重时可出现昏迷。其机制是：① H^+ 增多抑制生物氧化酶类的活性，氧化磷酸化过程减弱，ATP 生成减少，脑组织能量供应不足；② H^+ 增多使脑内谷氨酸脱羧酶活性增高，抑制性神经递质 γ – 氨基丁酸生成增多。

3. 对骨骼的影响　慢性代谢性酸中毒时，如慢性肾功能衰竭患者，由于沉积于骨骼中的钙盐溶解释放入血，中和增多的 H^+ 发挥缓冲作用而影响骨骼的生长发育。小儿可出现骨骼生长延缓，严重者可发生肾性佝偻病和骨骼畸形。在成年人则可引起骨软化症、纤维性骨炎、骨质疏松，还易发生骨折。

4. 对呼吸系统的影响　代谢性酸中毒时，由于 H^+ 浓度升高，对中枢及外周化学感受器的刺激作用加强呼吸中枢兴奋，引起呼吸加深、加快。称为"Kussmaul 深大呼吸"。

5. 高钾血症　代谢性酸中毒往往伴有高血钾。机制为：①细胞缓冲时血液中的 H^+ 进入细胞，将细胞内 K^+ 转移至细胞外；②肾排钾减少。

（六）防治原则

1. 去除病因，防治原发病　针对病因治疗原发病是治疗代谢性酸中毒的基本原则和主要措施，如纠正缺氧、补液扩容、注射胰岛素、纠正水、电解质平衡紊乱等。在治疗过程中，要注意保护呼吸和肾脏功能，让其发挥更大的代偿作用。

2. 补充碱性药物 补碱的作用不是纠正酸中毒这一病理生理过程的本身。而是为了减轻酸血症对机体的危害，因此，仅在原发病因不能迅速消除和（或）酸血症程度严重（$HCO_3^- < 16mmol/L$），影响血流动力学时才需要补碱。

（1）碱性药物的选择 常用的碱性药物有碳酸氢钠、乳酸钠及三羟甲基氨基甲烷（tromethamine，THAM）。由于碳酸氢钠可直接补充血浆缓冲碱，作用迅速，是临床纠正代谢性酸中毒首选的碱性药物。乳酸钠可通过肝脏代谢生成碳酸氢钠发挥作用，肝功能不全或乳酸酸中毒时不宜使用。三羟甲基氨基甲烷是不含钠的有机胺碱性药，其体内作用是 $THAM + H_2CO_3 \rightarrow THAM \cdot H^+ + HCO_3^-$，可见其既可缓冲碳酸用于治疗呼吸性酸中毒，又可在中和碳酸后生成 HCO_3^- 用于纠正代谢性酸中毒，但其对呼吸中枢有抑制作用，治疗时要注意给药速度。

（2）补碱剂量 在临床上有很多补碱计算公式，但基本原则是剂量宜小不宜大。因为血 pH 恢复到 7.25 时，心肌收缩力对儿茶酚胺的反应性多可恢复，心律紊乱发生机会亦大为减少。

（3）速度不可过快 防止出现如下并发症。

1）低钾血症 如严重腹泻引发代谢性酸中毒时，既有 HCO_3^- 丢失，又有钾离子丢失。但酸中毒时，由于细胞内钾外流，血钾无明显降低，往往会掩盖缺钾情况。快速补碱易使细胞外的钾快速转移到细胞内，出现低钾血症。故代谢性酸中毒补碱时应监测血钾情况，必要时要同时补钾。

2）手足搐搦 肾功能不全引起代谢性酸中毒，往往合并低钙血症（见肾功能衰竭），但在酸性环境下，结合钙可离解为钙与血浆蛋白，使游离钙增多。如果快速补碱纠正酸中毒，钙离子与血浆蛋白在碱性条件下可生成结合钙，使游离钙明显减少，而出现手足搐搦。

3）昏迷 快速大量补碱，使血浆中 HCO_3^- 急速增加，并因此抑制呼吸，使 CO_2 迅速潴留，CO_2 是脂溶性的，在血中潴留后又很快弥散入脑，使脑内 PCO_2 增高，因 HCO_3^- 为水溶性，通过血-脑屏障极慢，快速补碱后，脑中代酸未得到纠正（HCO_3^- 未提高），却又增加了 H_2CO_3 量，使 pH 降低更明显，出现昏迷。

二、呼吸性酸中毒

呼吸性酸中毒（respiratory acidosis）是指由于 CO_2 呼出障碍或吸入过多引起的以血浆 H_2CO_3 浓度原发性增高，pH 降低为特征的酸碱平衡紊乱。

（一）原因与机制

1. CO_2 呼出障碍 各种原因引起的肺通气功能障碍而导致的体内 CO_2 潴留是引起呼吸性酸中毒的主要原因，临床上常见的原因如下。

（1）呼吸中枢抑制 外伤性颅脑损伤、脑炎、脑血管意外、麻醉剂或镇静剂使用过量等均可因呼吸中枢受到抑制，导致肺泡通气功能障碍，引起 CO_2 潴留。

（2）呼吸肌麻痹 急性脊髓灰质炎、脊神经根炎、有机磷中毒、重症肌无力、家族性周期性麻痹及重度低钾血症时，因为呼吸运动动力减弱，肺通气量减少，引起 CO_2 排出障碍。

（3）胸部疾患 胸部创伤、胸廓畸形、严重气胸或胸膜腔积液等均可限制肺泡的扩张和回缩，使 CO_2 排出受阻。

（4）肺顺应性下降 见于肺纤维化、肺不张、肺实变等广泛的肺组织病变，因均可发生限制性通气障碍而发生呼吸性酸中毒。

（5）呼吸道阻塞 呼吸道内异物、溺水窒息、严重的喉头痉挛或水肿等原因，阻塞气道，气体流动阻力增大常造成急性呼吸性酸中毒。慢性阻塞性肺疾病、支气管哮喘等则是慢性呼吸性酸中毒的常见原因。

（6）呼吸机使用不当　呼吸机通气量设置过小而使 CO_2 排出困难。

2. CO_2 吸入过多　通风不良的矿井、坑道内 CO_2 浓度高，长时间置内可因吸入 CO_2 过多引起呼吸性酸中毒。

（二）分类

呼吸性酸中毒按病程可分为急性和慢性两类。

1. 急性呼吸性酸中毒　常见于气道严重阻塞、急性心源性肺水肿、呼吸中枢抑制或呼吸肌麻痹引起的呼吸暂停以及急性呼吸窘迫综合征等。

2. 慢性呼吸性酸中毒　常见于气道或肺部慢性病变引起的慢性阻塞性肺疾病以及肺广泛性纤维化或肺不张时，一般指 CO_2 高浓度潴留持续达 24 小时以上者。

（三）机体的代偿调节

呼吸性酸中毒时体内 H_2CO_3 浓度原发性增高，因其发病的主要环节是肺通气功能障碍，所以呼吸系统不能发挥代偿调节作用。另外，由于血液中碳酸氢盐缓冲系统不能有效的缓冲血浆中增加的 H_2CO_3，而非碳酸氢盐缓冲系统含量较低，所以血液缓冲系统对 H_2CO_3 的缓冲能力也极为有限。故呼吸性酸中毒时，早期主要靠细胞内缓冲，晚期主要靠肾脏调节。

1. 细胞内缓冲

（1）组织细胞的调节作用　急性呼吸性酸中毒时 CO_2 大量潴留，血浆 H_2CO_3 浓度升高。H_2CO_3 可解离为 H^+ 和 HCO_3^-，H^+ 通过 H^+-K^+ 交换进入组织细胞内，被细胞内蛋白质缓冲系统缓冲，解离出的 HCO_3^- 则留在血浆中，使血浆 HCO_3^- 浓度继发提高，同时 K^+ 移出细胞，易引发高钾血症。

（2）红细胞缓冲　由于血浆中的 CO_2 能够迅速弥散进入红细胞，在碳酸酐酶的作用下和 H_2O 生成 H_2CO_3，再解离成 H^+ 和 HCO_3^-。H^+ 不断被血红蛋白缓冲对缓冲，HCO_3^- 则与血浆中 Cl^- 交换而入血，使血浆 HCO_3^- 浓度升高，血 Cl^- 则降低。

通过上述细胞内缓冲这种代偿方式增加的血浆 HCO_3^- 量非常有限，一般 $PaCO_2$ 每升高 10mmHg，血浆 HCO_3^- 仅增高 0.7~1mmol/L，不足以维持血浆 HCO_3^-/H_2CO_3 在正常范围内，因此急性呼吸性酸中毒往往呈失代偿状态。

2. 肾脏的调节作用　慢性呼吸性酸中毒时，$PaCO_2$ 升高和 H^+ 浓度升高，肾小管上皮细胞内碳酸酐酶和 GT 活性增高，肾小管上皮细胞泌 H^+、泌 NH_3、NH_4^+ 增加，同时重吸收 HCO_3^- 增加，使血浆 HCO_3^- 浓度代偿性增加。通过肾脏和组织细胞的代偿作用，$PaCO_2$ 每升高 10mmHg，血浆 HCO_3^- 可代偿性增加 3.5~4.0mmol/L，能使血浆 HCO_3^- / H_2CO_3 的浓度比值接近 20∶1，因此轻度或慢性呼吸性酸中毒时有可能为代偿性呼吸性酸中毒。

（四）反映酸碱平衡的指标变化趋势

呼吸性酸中毒时，$PaCO_2$ 原发性升高。急性呼吸性酸中毒时肾脏来不及代偿，而细胞内缓冲提高血浆 HCO_3^- 又非常有限，SB、BB、BE 变化不大，故 pH 降低明显，为失代偿性呼吸性酸中毒。慢性呼吸性酸中毒时，由于肾脏发挥强大的代偿作用，HCO_3^- 代偿性升高较明显，表现为 AB、SB、BB 值均继发性升高，BE 正值增大。由于有 CO_2 潴留，AB > SB。pH 依据代偿情况可在正常范围内，为代偿性慢性呼吸性酸中毒；若 pH 仍低于正常范围为失代偿性慢性呼吸性酸中毒（表 5-3）。细胞缓冲可导致血 K^+ 增高，血 Cl^- 降低。

（五）对机体的影响

呼吸性酸中毒对机体的影响与代谢性酸中毒相似，也会引起心律失常、心肌收缩力降低，外周血管扩张及高钾血症等，发生机制也相近。但中枢神经系统功能紊乱较代谢性酸中毒更为显著。可能的机制如下。

1. 脑脊液酸中毒更明显　急性呼吸性酸中毒与急性代谢性酸中毒相比，前者脑脊液 pH 降低较血液 pH 降低更为明显。呼吸性酸中毒是 CO_2 原发潴留。CO_2 为脂溶性，能迅速透过血 – 脑屏障，使脑脊液中 H_2CO_3 含量与血液中几乎同步升高。血液中升高的 H_2CO_3 可由红细胞缓冲，而脑脊液中无红细胞，不能对升高的 H_2CO_3 进行有效的缓冲。另外脑脊液内 HCO_3^- 含量代偿性升高需要较长时间。因此，呼吸性酸中毒时脑脊液 pH 降低较血液 pH 降低更为显著。代谢性酸中毒时血浆 HCO_3^- 原发性减少。HCO_3^- 为水溶性，通过血 – 脑屏障极为缓慢，脑脊液中 HCO_3^- 与血液达到平衡需较长时间，故急性代谢性酸中毒脑脊液 pH 降低不如血液 pH 降低明显。

2. CO_2 扩张脑血管　呼吸性酸中毒伴有 CO_2 潴留，高浓度 CO_2 能够直接扩张脑血管，使脑血流量增加、颅内压升高，严重时可引起视神经乳头水肿，表现为持续性头疼，尤以夜间和晨起为甚。根据 CO_2 潴留的严重程度不同，早期主要表现为头痛、视觉模糊、烦躁不安和疲乏无力等。进一步发展则出现震颤、精神错乱、嗜睡，甚至昏迷等，称为 "CO_2 麻醉" 或 "肺性脑病"（肺性脑病发生机制详见第十五章）。

3. 严重缺氧　通气障碍是引起呼吸性酸中毒最常见的原因，通气是一个双向过程，呼气时 CO_2 排出，吸气时 O_2 摄入。故通气障碍引起呼吸性酸中毒时一定伴有严重缺氧。缺氧脑能量供给不足，中枢神经系统功能紊乱更为严重。

（六）防治原则

1. 积极治疗原发病，改善肺泡通气　针对不同病因，采取相应的治疗措施，治疗原发病，改善肺通气功能。如排除呼吸道异物、控制感染、解除支气管平滑肌痉挛以及使用呼吸机、呼吸中枢兴奋剂等，促进 CO_2 排出，使 $PaCO_2$ 下降到正常。对于慢性呼吸性酸中毒患者，切忌过急地使用人工呼吸机迅速排出体内潴留的 CO_2。因为慢性呼吸性酸中毒时肾脏发挥代偿调节，HCO_3^- 继发性增高，若 $PaCO_2$ 迅速下降到正常，使机体通过肾脏的代偿升高的 HCO_3^- 来不及迅速排出体外，结果又转为代谢性碱中毒，使病情更加复杂化。

2. 谨慎补碱　慢性呼吸性酸中毒时，由于肾脏排酸保碱作用加强，血浆 HCO_3^- 含量代偿增高，此时如补碱过量，易合并代谢性碱中毒。特别是若使用 $NaHCO_3$，因 HCO_3^- 与 H^+ 结合后生成的 H_2CO_3，后者解离为 CO_2，在通气功能障碍时，CO_2 不能及时排出，可使血浆 $PaCO_2$ 进一步升高，诱发肺性脑病，加重病情。严重呼吸性酸中毒需要补碱时，可选用能缓冲 H_2CO_3 的三羟甲基氨基甲烷。

三、代谢性碱中毒

代谢性碱中毒（metabolic alkalosis）是指由于 H^+ 大量丢失或碱性物质摄入过多等原因引起的以血浆 HCO_3^- 原发性升高，血液 pH 升高为特征的酸碱平衡紊乱。

（一）原因与机制

1. H^+ 丢失过多

（1）经胃丢失 H^+　见于严重呕吐及胃液引流，使含 HCl 的酸性胃液大量丢失。正常情况下，胃黏膜壁细胞富含碳酸酐酶，可催化 CO_2 和 H_2O 生成 H_2CO_3，进而解离为 H^+ 和 HCO_3^-。H^+ 与来自血浆的 Cl^- 形成 HCl，进食时分泌到胃腔中，HCO_3^- 则返回血液，使血浆中 HCO_3^- 一过性增高，称为 "餐后碱潮"。当酸性食糜进入十二指肠后，在 H^+ 刺激下，十二指肠上皮细胞与胰腺生成 H_2CO_3，解离形成的 H^+ 返回血液，中和血液中来自于胃壁细胞的 HCO_3^-；解离形成的 HCO_3^- 与消化液中的 H^+ 中和。胃液大量丢失引起代谢性碱中毒的机制如下。

1）经消化道直接失 H^+ 剧烈呕吐时，因大量丢失胃液中的 H^+，十二指肠细胞和胰腺因失去刺激而减少分泌，使血浆中来自胃壁细胞的 HCO_3^- 得不到来自十二指肠细胞和胰腺 H^+ 的中和，血浆 HCO_3^- 浓度增高。

2）继发肾脏失 H^+ 呕吐还会引起 K^+、Cl^-、体液的丢失。①失 K^+ 引起血 K^+ 下降，细胞内 K^+ 向细胞外转移，换回 H^+，结果使小管细胞内 K^+ 少 H^+ 多，肾脏泌 H^+ 增加；②失 Cl^- 引起低血 Cl^-，原尿中伴 Cl^- 回吸收的 Na^+ 减少，代之以 $H^+ - Na^+$ 交换和 $K^+ - Na^+$ 交换增加来促进 Na^+ 的重吸收。$H^+ - Na^+$ 交换增加，肾失 H^+；③失液可以引起继发醛固酮分泌增加，醛固酮不仅促进远曲小管和集合管的 $K^+ - Na^+$ 交换，也促进 $H^+ - Na^+$ 交换，结果肾脏失 H^+ 增加。上述因素引起肾失 H^+ 增加，HCO_3^- 同时回吸收也增加，使血浆 HCO_3^- 浓度增高，引起代谢性碱中毒。

（2）经肾丢失 H^+

1）使用某些利尿剂使经肾排出 H^+ 过多   长期使用髓袢利尿剂（呋塞米、依他尼酸）或噻嗪类利尿剂时，由于抑制了肾小管髓袢升支对 Cl^- 的主动重吸收，进而抑制 Na^+ 的被动重吸收，使到达远曲小管的尿液流量增加，Na^+ 含量增高，远曲小管和集合管细胞则通过增强 $H^+ - Na^+$、$K^+ - Na^+$ 交换的方式增加对 Na^+ 的重吸收，而 H^+、K^+、Cl^- 随尿排出增多；此外，由于远端肾小管的尿液流速增快，起到冲刷作用，使肾小管腔内 H^+ 浓度迅速降低，也促进了 H^+ 的排泌。肾泌 H^+ 增多，HCO_3^- 吸收入血增多，使血浆 HCO_3^- 浓度升高，发生代谢性碱中毒。还可以通过低血 K^+、低血 Cl^- 引起低钾性碱中毒和低氯性碱中毒。

2）肾上腺皮质激素过多使肾排出 H^+ 过多   见于原发性醛固酮增多（如肾上腺皮质增生或肿瘤）或继发性醛固酮分泌增多（如有效循环血量减少、创伤等）。醛固酮作用于集合管，可增加泌氢细胞的 $H^+ - ATP$ 酶活性，促进 H^+ 分泌。还可通过保 Na^+ 排 K^+，促进 K^+ 排泌而引起低钾性碱中毒。Cushing 综合征时糖皮质激素分泌过多，而糖皮质激素也具有盐皮质激素的活性，也可发生代谢性碱中毒。

总之，凡是能引起低 K^+、低 Cl^-、体液丢失的情况均可促进肾排出 H^+ 增加，引起代谢性碱中毒。

2. 外源性 HCO_3^- 负荷过多

（1）碳酸氢盐等碱性药摄入过多   见于消化道溃疡的患者服用过量的 $NaHCO_3$；纠正代谢性酸中毒时静脉输入过多的 $NaHCO_3$、乳酸钠等。

（2）大量输入含柠檬酸盐抗凝剂的库存血   库存血多用柠檬酸盐抗凝，每单位血液（500ml）中含有 6.5mmol 的柠檬酸盐，在体内代谢大约可以生成 15mmol HCO_3^-。

3. 脱水   严重脱水会使细胞外液明显减少，血浆 HCO_3^- 浓度可因浓缩而增高，造成浓缩性碱中毒（contraction alkalosis）。

4. 低钾血症   低钾血症时因细胞外液 K^+ 浓度降低，细胞内 K^+ 向细胞外转移，同时细胞外的 H^+ 向细胞内移动，使细胞内 H^+ 浓度增高。肾小管上皮细胞内 H^+ 增多，泌 H^+ 增多，可引起代谢性碱中毒，而尿液呈酸性称为反常性酸性尿。

（二）分类

根据给予生理盐水治疗后代谢性碱中毒能否得到纠正，可将其分为两类，即盐水反应性碱中毒（saline - responsive alkalosis）和盐水抵抗性碱中毒（saline - resistant alkalosis）。

1. 盐水反应性碱中毒   指输入生理盐水可纠正的代谢性碱中毒。大部分代谢性碱中毒属于此类，如剧烈呕吐、胃液引流及大量使用利尿剂等引起的代谢性碱中毒。此时常伴有细胞外液容量减少和低血氯等。给予等张或半张的生理盐水后，通过补充细胞外液容量和补充 Cl^- 能够促进多的 HCO_3^- 经肾排出，使碱中毒得到纠正。

2. 盐水抵抗性碱中毒 指不能用生理盐水纠正或不能耐受大量输液的代谢性碱中毒。常见于原发性醛固酮增多症、Cushing 综合征、严重低钾血症及全身性水肿患者使用利尿剂后等。

（三）机体的代偿调节

1. 血液缓冲系统的调节作用 代谢性碱中毒时，血浆 H^+ 浓度降低，OH^- 浓度升高，OH^- 可被血液缓冲系统中的弱酸（H_2CO_3、$HHbO_2$、HHb、HPr、$H_2PO_4^-$）所缓冲，而使 HCO_3^- 和其他缓冲碱浓度增高。但由于血液缓冲系统的组成成分中，碱性成分远多于酸性成分（如碳酸氢盐缓冲系统中 $[HCO_3^-]$ ／ $[H_2CO_3]$ 为 20：1），所以血液缓冲系统在碱中毒时的缓冲调节能力比较弱。

2. 肺的代偿调节 代谢性碱中毒时，由于细胞外液 H^+ 浓度降低，对中枢和外周化学感受器的刺激减弱，反射性地抑制呼吸中枢，呼吸运动变浅、变慢，肺泡通气量减少，CO_2 排出减少，引起血浆 H_2CO_3 浓度和 $PaCO_2$ 继发性升高，以维持血浆 $[HCO_3^-]$ ／ $[H_2CO_3]$ 比值接近正常。一般血 HCO_3^- 浓度每增加 1mmol/L，$PaCO_2$ 增加 0.7mmHg。但这种代偿是有限的。因为呼吸受抑制不但引起 CO_2 潴留，还导致 PaO_2 降低。当 PaO_2 低于 60mmHg 时又可通过刺激外周化学感受器兴奋呼吸中枢，从而限制了 $PaCO_2$ 升高的程度，最高不能超过 55mmHg。所以很少能达到完全代偿。

3. 组织细胞的调节作用 代谢性碱中毒时细胞外液 H^+ 浓度降低，通过细胞内外离子交换，细胞内液的 H^+ 向细胞外转移，细胞外液的 K^+ 进入细胞，结果使细胞外液的 H^+ 浓度相应增加，继发低钾血症。

4. 肾的调节作用 生理情况下肾脏具有很强的排出过多 HCO_3^- 的能力，因为血浆 H^+ 浓度下降，pH 升高使肾小管上皮细胞内碳酸酐酶和 GT 活性减弱，肾小管上皮细胞泌 H^+、泌 NH_4^+ 减少，尿液中 HCO_3^- 重吸收也相应减少，随尿排出增多，血浆 HCO_3^- 浓度相应降低。故单纯由碱性物质摄入过多引起的代谢性碱中毒较少见，即使发生程度也较轻。但大多数代谢性碱中毒发生时肾脏都难以充分发挥代偿作用。因为引起代谢性碱中毒的原发病（如严重呕吐、大量利尿）不仅直接引起失 H^+，还同时造成机体低 K^+、低 Cl^-、体液容量不足，此时肾脏将被迫多排 H^+，从而干扰了 HCO_3^- 经肾排出，使代谢性碱中毒持续存在。"低钾、低氯、细胞外液容量不足"称为代谢性碱中毒的"维持因素"。

（四）反映酸碱平衡的指标变化趋势

代谢性碱中毒时，HCO_3^- 原发性升高，所以 AB、SB、BB 值均增加，BE 正值加大，pH 升高；经呼吸代偿调节后 $PaCO_2$ 继发性升高，由于有 CO_2 潴留，AB＞SB。根据原发病的程度和肺与肾的代偿性调节的结果，血浆 pH 可维持在正常范围，为代偿性代谢性碱中毒；若 pH 值仍高于正常范围，为失代偿性代谢性碱中毒（表 5－3）。

（五）对机体的影响

1. 对中枢神经系统的影响 严重的代谢性碱中毒可引中枢神经系统兴奋症状，表现为烦躁不安、精神错乱、谵妄、意识障碍等。其发生机制与中枢抑制性神经递质 γ－氨基丁酸减少有关。碱中毒时，血浆 pH 升高，脑内谷氨酸脱羧酶活性降低，使 γ－氨基丁酸生成减少；而 γ－氨基丁酸转氨酶活性增高，使 γ－氨基丁酸分解增强。γ－氨基丁酸是中枢里最重要的抑制性递质，γ－氨基丁酸减少导致其对中枢神经系统的抑制作用减弱，出现中枢神经系统兴奋症状。另外，中枢神经系统兴奋也与脑组织缺氧有关。

2. 对血液系统的影响 碱中毒时，因血红蛋白氧离曲线左移，血红蛋白与氧的亲和力增高，氧合血红蛋白不易将结合的氧释放，而造成组织缺氧。

3. 对神经肌肉兴奋性的影响 代谢性碱中毒时，血清总钙量无变化，但游离钙减少，神经－肌肉应激性增高，表现为面部和肢体肌肉抽搐、腱反射亢进及手足搐搦等。

4. 对呼吸系统的影响 代谢性碱中毒时，由于 H^+ 浓度降低，对外周化学感受器的刺激作用减弱，引起呼吸运动变浅、变慢。

5. 低钾血症 当细胞外液 H^+ 降低时，细胞内 H^+ 逸出，而细胞外 K^+ 向细胞内转移，血 K^+ 降低。此交换发生在肾小管上皮细胞，肾小管上皮细胞内 $H^+\downarrow$ 和 $K^+\uparrow$，故 H^+-Na^+ 交换减少，而 K^+-Na^+ 交换增强，肾排 K^+ 增多导致血钾降低。

（六）防治原则

1. 防治原发病同时去除代谢性碱中毒的维持因素 代谢性碱中毒时肾脏往往不能发挥调节作用是由于碱中毒的维持因素持续存在，所以纠正代谢性碱中毒的根本途径是去除代谢性碱中毒的维持因素。由于引起代谢性碱中毒的原因不同，维持因素不同，治疗措施也不同。

（1）盐水反应性碱中毒 其维持因素主要是有效循环血量不足和低血氯。生理盐水有扩容和提高血 Cl^-（生理盐水中 Cl^- 的浓度高于血 Cl^- 浓度）的作用，故生理盐水治疗有效。临床上可采用口服或静脉注射等张（0.9%）或半张（0.45%）的盐水。因同时还有低血 K^+ 的情况，最好的治疗方案是生理盐水加 KCl 静脉输入。

（2）盐水抵抗性碱中毒 ①原发醛固酮增多症：醛固酮增多是维持因素，此醛固酮的增多非容量不足继发所致，给予生理盐水并不能抑制醛固酮分泌，故治疗无效。可采用醛固酮拮抗剂。② 严重缺钾：低血钾是维持因素，生理盐水中没有钾，单纯使用生理盐水不能纠正缺钾，应补钾治疗。③全身性水肿者：因不能耐受大量输液，也不能采用生理盐水治疗，可采用碳酸酐酶抑制剂乙酰唑胺治疗，其机制是抑制肾小管上皮细胞内的碳酸酐酶活性，减少排泌 H^+ 和 HCO_3^- 重吸收，同时促进 Na^+ 排出增多，该治疗方案既能达到纠正碱中毒的目的，又有助于减轻水肿。

2. 给予含氯酸性药物 严重的代谢性碱中毒可直接给予酸进行治疗。如可用 0.1mmol/L 的 HCl 缓慢静注。$HCl + HCO_3^- \rightarrow H_2CO_3 + Cl^-$，直接降低血液 HCO_3^- 浓度。此外，临床上也使用盐酸精氨酸和盐酸赖氨酸治疗。

四、呼吸性碱中毒

呼吸性碱中毒（respiratory alkalosis）是指由于肺泡过度通气，CO_2 大量排出引起的以血浆 H_2CO_3 原发性降低，血液 pH 升高为特征的酸碱平衡紊乱。

（一）原因与机制

1. 低氧血症 吸入气氧分压过低（如初到高原时），以及因外呼吸功能障碍如急性呼吸窘迫综合征、肺炎和肺水肿等，都通过 PaO_2 降低而反射性刺激呼吸中枢，通气过度，导致 CO_2 排出增多。

2. 呼吸中枢异常兴奋 中枢神经系统疾病如脑血管意外、脑炎、脑外伤、脑肿瘤等均可刺激呼吸中枢引起过度通气。某些药物如水杨酸、氨等可直接兴奋呼吸中枢引起通气增强。革兰阴性杆菌败血症患者常可出现过度通气，可能与炎性产物刺激有关。

3. 精神性过度通气 癔症发作或小儿哭闹时，可引起精神性通气过度。

4. 机体代谢升高 甲状腺机能亢进、发热的患者，可因分解代谢亢进或血温升高刺激呼吸中枢兴奋，使通气过度，$PaCO_2$ 降低。

5. 人工呼吸机使用不当 呼吸机通气量设置过大，致患者 CO_2 排出过多。

（二）分类

呼吸性碱中毒按病程可分为急性和慢性两类。

1. 急性呼吸性碱中毒 一般指 $PaCO_2$ 在 24 小时内急剧下降而导致 pH 升高。见于人工呼吸机使用不当、高热和低氧血症等时引起的过度通气。

2. 慢性呼吸性碱中毒　常见于慢性颅脑疾病、肺部疾患、肝脏疾患、缺氧和氨中毒等，持久的 $PaCO_2$ 下降而导致 pH 升高。

（三）机体的代偿调节

$PaCO_2$ 降低虽对呼吸中枢有抑制作用，但如刺激肺通气过度的原因持续存在，肺的代偿调节作用就不能发挥出来，急性呼吸性碱中毒主要依靠细胞内缓冲，慢性呼吸性碱中毒则主要依靠肾排酸减少进行代偿。

1. 细胞内缓冲

（1）组织细胞的调节作用　急性呼吸性碱中毒时 CO_2 大量排出，血浆 H_2CO_3 浓度迅速降低，而 HCO_3^- 浓度相对升高。细胞内 H^+ 通过 H^+-K^+ 交换移出到细胞外与 HCO_3^- 结合生成 H_2CO_3，使血浆 HCO_3^- 浓度相应降低，而 H_2CO_3 浓度有所升高。同时细胞外 K^+ 移入细胞内，以维持电平衡，易引发低钾血症。

（2）红细胞缓冲　血浆中浓度相对较高的 HCO_3^- 可与红细胞内的 Cl^- 进行交换。HCO_3^- 进入红细胞后，与 H^+ 结合生成 H_2CO_3，H_2CO_3 分解为 CO_2 和 H_2O，CO_2 从红细胞内弥散进入血浆形成 H_2CO_3，使血浆 H_2CO_3 浓度有所回升，血浆 HCO_3^- 浓度相应降低。在 HCO_3^- 进入红细胞时，有等量 Cl^- 与其交换，因此呼吸性碱中毒时血 Cl^- 可增高。一般 $PaCO_2$ 每下降 10mmHg，血浆 HCO_3^- 浓度代偿性降低 2mmol/L，因此急性呼吸性碱中毒往往是失代偿的。

2. 肾脏的调节作用　慢性呼吸性碱中毒时，由于低碳酸血症持续存在，血浆 H^+ 浓度降低，肾小管上皮细胞内碳酸酐酶、GT 活性降低，使得肾小管上皮细胞泌 H^+、泌 NH_3、NH_4^+ 减少，重吸收 HCO_3^- 减少，而随尿排出增多，引起血浆 HCO_3^- 浓度代偿性降低。$PaCO_2$ 每下降 10mmHg，血浆 HCO_3^- 浓度可代偿性降低 5mmol/L。

（四）反映酸碱平衡的指标变化趋势

急性呼吸性碱中毒时肾脏来不及代偿，细胞缓冲系统能力又较弱，所以急性呼吸性碱中毒常为失代偿性，表现为 $PaCO_2$ 原发性降低，AB、SB、BB、BE 无明显变化，而 pH 升高。慢性呼吸性碱中毒时，由于肾脏发挥代偿作用，HCO_3^- 下降较明显，表现为 AB、SB、BB 值降低，BE 负值增大。由于 CO_2 呼出过多，AB＜SB。pH 在正常范围内为代偿性慢性呼吸性碱中毒；若 pH 高于正常范围为失代偿性慢性呼吸性碱中毒（表 5 - 3）。

（五）对机体的影响

呼吸性碱中毒对机体的影响与代谢性碱中毒相似，可有低钾血症、神经 - 肌肉应激性增高、组织缺氧和中枢神经系统功能障碍等症状。但急性呼吸性碱中毒中枢神经系统功能紊乱的表现更为明显。患者更易出现气促、眩晕、四肢及口周围感觉异常、意识障碍及手足搐搦等。其发生机制除了碱中毒对脑功能的损伤外，还与 $PaCO_2$ 降低所致的低碳酸血症引起脑血管收缩导致脑血流量减少有关。据报道 $PaCO_2$ 下降到 20mmHg，脑血流量可减少 30%～40%。

（六）防治原则

1. 防治原发病和去除引起通气过度的原因　大多数呼吸性碱中毒可自行缓解，如适当调整呼吸机的潮气量和呼吸频率；对精神性通气过度患者进行心理治疗或酌情使用镇静剂；对低张性低氧血症者给予吸氧治疗等。

2. 提高吸入气中 CO_2 浓度　对于急性呼吸性碱中毒患者可吸入含 5% CO_2 的混合气体。也可通过反复屏气或者用纸袋罩在口鼻处的方法，提高血浆 H_2CO_3 浓度。

3. 对症处理　如有手足抽搐者可静脉注射葡萄糖酸钙进行治疗；有明显缺钾者应及时补钾。

⇒ 案例引导

> **案例**　患者，女，46 岁，患糖尿病 10 余年，因昏迷急诊入院。
>
> 查体：体温 36.9℃，脉搏 101 次/分，呼吸深大，28 次/分，血压 90/50mmHg。
>
> 实验室检查：血糖 10.1mmol/L，尿素 8.0mmol/L，$[K^+]$ 5.6mmol/L，$[Na^+]$ 160mmol/L，$[Cl^-]$ 104mmol/L，$[HCO_3^-]$ 10mmol/L，pH 7.23，$PaCO_2$ 28mmHg，AB 9.9mmol/L，SB 10.9mmol/L，BE −18.0mmol/L；血及尿酮体阳性，尿糖阳性。心电图出现传导阻滞。
>
> **讨论**　1. 该患者发生了何种酸碱平衡紊乱？依据是什么？发病机制如何？
>
> 　　　2. 该患者的阴离子间隙有无变化？什么原因造成的？
>
> 　　　3. 患者心电图出现传导阻滞的可能机制是什么？
>
> 　　　4. 患者下一步的治疗措施应注意哪些方面？

第四节　混合型酸碱平衡紊乱

混合型酸碱平衡紊乱（mixed acid–base disturbance）是指患者同时存在两种或三种不同类型的酸碱平衡紊乱。如果是两种酸碱平衡紊乱同时存在称为双重酸碱平衡紊乱（double acid–base disorders）；如果是三种酸碱平衡紊乱同时存在称为三重酸碱平衡紊乱（triple acid–base disorders）。因在同一患者体内不可能同时存在呼吸性酸中毒和呼吸性碱中毒，所以，二重性酸碱平衡紊乱只有五种类型（表 5–4）。三重性酸碱平衡紊乱只有两种类型。

表 5–4　混合型酸碱平衡紊乱的类型及特点

类型	典型病例	PaCO₂	HCO₃⁻	pH
相加型双重性酸碱失衡				
呼酸 + 代酸	心跳和呼吸骤停	↑	↓	↓↓
呼碱 + 代碱	肝功能衰竭伴反复呕吐	↓	↑	↑↑
相消型双重性酸碱失衡				
呼酸 + 代碱	阻塞性肺疾病伴剧烈呕吐	↑	↑	不定
呼碱 + 代酸	水杨酸中毒	↓	↓	不定
代酸 + 代碱	严重呕吐伴腹泻	不定	不定	不定
三重性酸碱失衡				
呼酸 + 代酸 + 代碱	肺心病心衰大量使用利尿剂	不定	不定	不定
呼碱 + 代酸 + 代碱	糖尿病酮症酸中毒合并脱水及因败血症导致换气功能加强	不定	不定	不定

注：呼酸：呼吸性酸中毒；呼碱：呼吸性碱中毒；代酸：代谢性酸中毒；代碱：代谢性碱中毒；
　　不定：决定于酸化和碱化的相对优势；↑：升高；↑↑：明显升高；↓：降低；↓↓：明显降低。

一、双重酸碱平衡紊乱

（一）酸碱一致型

1. 代谢性酸中毒合并呼吸性酸中毒

（1）原因　常见于有通气障碍同时伴有缺氧。①心跳和呼吸骤停；②慢性阻塞性肺疾病并发心衰、休克；③糖尿病酮症酸中毒并发肺部感染等。

（2）特点　由于代谢性和呼吸性因素均向着酸性方向发展，而 $PaCO_2$ 原发性升高不能通过肾脏代偿，血浆 HCO_3^- 浓度原发性减少，也不能通过呼吸代偿，因此 pH 显著降低，SB、AB 及 BB 均降低，AB > SB，血浆 K^+ 浓度升高，AG 增大。

2. 代谢性碱中毒合并呼吸性碱中毒

（1）原因　常见于高热、肝功能衰竭或脑外伤等同时伴有反复呕吐。

（2）特点　由于代谢性和呼吸性因素均向着碱性方向发展，而 $PaCO_2$ 原发性降低不能通过肾脏代偿，血浆 HCO_3^- 浓度原发性增高，也不能通过呼吸代偿，因此 pH 显著升高，SB、AB 及 BB 均升高，AB^- < SB，血浆 K^+ 浓度降低。

由于代谢性和呼吸性两方面因素均引起碱中毒，使 pH 向同一方向变化，pH 明显升高。$PaCO_2$ 原发性降低不能通过肾脏代偿，血浆 HCO_3^- 浓度原发性升高，也不能通过呼吸代偿，因此常呈严重的失代偿。患者 pH 明显升高，SB、AB 及 BB 均升高，AB < SB，血浆 K^+ 浓度降低。

（二）酸碱相消型

1. 呼吸性酸中毒合并代谢性碱中毒

（1）原因　常见于慢性阻塞性肺疾病或肺源性心脏病患者，在通气未改善之前应用碱性药物过量，或伴有严重呕吐或长期使用排钾利尿剂。

（2）特点　由于酸中毒和碱中毒同时存在，血液 pH 向相反方向变化，血浆 pH 最终取决于两种紊乱的严重程度，可高、可低也可正常。$PaCO_2$ 和血浆 HCO_3^- 浓度都原发性升高，且都超出彼此代偿预测值的上限。患者 AB、SB、BB 均升高，BE 正值增大。

2. 代谢性酸中毒合并呼吸性碱中毒

（1）原因　常见于：①糖尿病、肾功能衰竭、心肺疾病患者合并感染；②慢性肝功能衰竭并发肾功能衰竭；③水杨酸中毒。

（2）特点　由于酸中毒和碱中毒同时存在，血液 pH 向相反方向变化，血浆 pH 值最终取决于两种紊乱的严重程度，可高、可低也可正常，$PaCO_2$ 和血浆 HCO_3^- 浓度均原发性降低，且均小于彼此代偿预测值的下限。患者 AB、SB、BB 均降低，BE 负值增大。

3. 代谢性酸中毒合并代谢性碱中毒

（1）原因　常见于：①急性胃肠炎患者剧烈呕吐合并腹泻；②肾功能衰竭或糖尿病患者伴剧烈呕吐。

（2）特点　两种紊乱使血浆 HCO_3^- 浓度升高和降低的作用同时存在，彼此相互抵消，因而这三项指标的最终变化取决于何种紊乱占优势，可高、可低也可正常。若 AG 增高型的代谢性酸中毒合并代谢性碱中毒，AG 增大。

二、三重混合型酸碱平衡紊乱

1. 呼吸性酸中毒合并 AG 增高型代谢性酸中毒和代谢性碱中毒　临床主要见于严重肺源性心脏病（通气障碍呼吸性酸中毒、心功能不全机体缺氧引起代谢性酸中毒）患者大量使用利尿剂（代谢性碱中毒）。特点是 $PaCO_2$ 明显增高，AG > 16mmol/L，HCO_3^- 浓度一般也升高，Cl^- 明显降低。

2. 呼吸性碱中毒合并 AG 增高型代谢性酸中毒和代谢性碱中毒　可见于糖尿病酮症酸中毒（AG 增高型代谢性酸中毒）合并脱水（浓缩性碱中毒）及因败血症导致换气功能加强（呼吸性碱中毒）。其特点为 $PaCO_2$ 降低，AG > 16mmol/L，HCO_3^- 可高可低，Cl^- 一般低于正常。

三重混合型酸碱平衡紊乱复杂且多变，必须在充分了解原发病的基础上，结合实验室检查结果，进行综合分析后才能得出正确诊断（表 5 – 4）。

第五节　判断酸碱平衡紊乱的病理生理基础

由于病因和严重程度的不同以及机体代偿调节能力的个体差异，临床上所见酸碱平衡紊乱往往更为复杂。在疾病过程中，一旦发生了酸碱平衡紊乱，会导致病情加重甚至危及生命，因此及时了解患者的酸碱平衡状态，尽早发现和正确判断酸碱平衡紊乱的类型，并进行有效的治疗是临床工作的重要环节。

在判断酸碱平衡紊乱时，患者的病史和临床表现能够提供发生原发变化的重要线索，血气检测结果是判断酸碱紊乱类型的决定性依据，了解机体的代偿方式、代偿范围及代偿限度是鉴别单纯型酸碱紊乱和混合型酸碱紊乱的条件。此外血清电解质检查也是有价值的参考资料。下面介绍一个判断酸碱平衡紊乱类型的 6 步法。

一、评价 pH

通过此评价可将酸碱紊乱从 4 种可能类型缩减为 2 种可能类型即是酸中毒还是碱中毒。

pH < 7.35，酸血症，提示肯定存在有酸中毒的情况，可能是代谢性酸中毒，也可能是呼吸性酸中毒，也可能两种情况都存在。

pH > 7.45，碱血症，提示肯定存在有碱中毒的情况，可能是代谢性碱中毒，也可能是呼吸性碱中毒，也可能两种情况都存在。

二、评价 $PaCO_2$

通过此评价可确定是代谢性的还是呼吸性的，将范围从上面 2 种类型缩减为 1 种确切的酸碱平衡紊乱类型。但不排除合并有其他酸碱紊乱类型存在。

pH < 7.35 酸血症：可能是 HCO_3^- 原发减少引起的代谢性酸中毒，也可能是 H_2CO_3 原发增多引起的呼吸性酸中毒。代谢性酸中毒通过呼吸代偿 $PaCO_2$ 继发性降低，呼吸性酸中毒 $PaCO_2$ 原发增高，故伴有 $PaCO_2$ < 40mmHg 的酸血症一定存在代谢性酸中毒，伴有 $PaCO_2$ > 40mmHg 的酸血症一定存在呼吸性酸中毒。

pH > 7.35 碱血症：可能是 HCO_3^- 原发增多引起的代谢性碱中毒，也可能是 H_2CO_3 原发减少引起的呼吸性碱中毒。代谢性碱中毒通过呼吸代偿 $PaCO_2$ 继发性增高，呼吸性碱中毒 $PaCO_2$ 原发减少，故伴有 $PaCO_2$ > 40mmHg 的碱血症一定存在代谢性碱中毒，伴有 $PaCO_2$ < 40mmHg 的碱血症一定存在呼吸性碱中毒。

三、选择计算公式

依据已确定的酸碱紊乱类型使用合适的代偿公式进行计算（表 5 - 5）。

表 5 - 5　常用单纯型酸碱紊乱的预计代偿公式及代偿限值

酸碱紊乱类型	原发性变化	继发性代偿	预计代偿公式	代偿时限	代偿极限
代谢性酸中毒	$[HCO_3^-]$ ↓↓	$PaCO_2$ ↓	$\Delta PaCO_2$ ↓ = 1.2$\Delta[HCO_3^-]$ ±2	12 ~ 24 小时	10mmHg
代谢性碱中毒	$[HCO_3^-]$ ↑↑	$PaCO_2$ ↑	$\Delta PaCO_2$ ↑ = 0.7$\Delta[HCO_3^-]$ ±5	12 ~ 24 小时	55mmHg
呼吸性酸中毒	$PaCO_2$ ↑↑	$[HCO_3^-]$ ↑			
急性			$\Delta[HCO_3^-]$ ↑ = 0.1$\Delta PaCO_2$ ±1.5	几分钟	30mmol/L
慢性			$\Delta[HCO_3^-]$ ↑ = 0.35$\Delta PaCO_2$ ±3	3 ~ 5 天	42 ~ 45mmol/L
呼吸性碱中毒	$PaCO_2$ ↓↓	$[HCO_3^-]$ ↓			
急性			$\Delta[HCO_3^-]$ ↑ = 0.2$\Delta PaCO_2$ ±2.5	几分钟	18mmol/L
慢性			$\Delta[HCO_3^-]$ ↑ = 0.5$\Delta PaCO_2$ ±2.5	3 ~ 5 天	12 ~ 15mmol/L

注：①有 "Δ" 表示变化值，无 "Δ" 表示绝对值。②代偿极限：指单纯性酸碱紊乱代偿所能达到的最小值或最大值。③代偿时限：指体内达到最大代偿反应所需的时间。

四、确定是否存在其他酸碱紊乱类型

一般继发性改变符合代偿规律者为单纯性酸碱平衡紊乱，不符合代偿规律者为混合性酸碱平衡紊乱。

1. pH 不在正常范围内

（1）代谢性酸中毒　通过代偿 $PaCO_2$ 继发减少，若 $PaCO_2$ 实测值高于预测值，表明合并呼吸性酸中毒，因为通气有障碍才限制了 CO_2 排出，使呼吸代偿不足。若实测值低于预测值，表明合并呼吸性碱中毒，因为另有刺激过度通气的因素存在才会出现 CO_2 排出过多，使呼吸代偿过度。

（2）代谢性碱中毒　通过代偿 $PaCO_2$ 继发增高，若 $PaCO_2$ 实测值高于预测值表明合并呼吸性酸中毒，因为通气减少除了碱血症抑制呼吸外，还有其他阻止 CO_2 排出的因素存在，使呼吸代偿过度。若实测值低于预测值，表明合并呼吸性碱中毒，因为另有刺激过度通气的因素存在才会出现 CO_2 排出过多，使呼吸代偿不足。

（3）呼吸性酸中毒或呼吸性碱中毒　首先根据病史确定是用急性代偿公式计算还是用慢性代偿公式计算。呼吸性酸碱紊乱通过代偿 HCO_3^- 将随 $PaCO_2$ 的变化发生同向改变。如果 HCO_3^- 增加（呼酸时）或减少（呼碱时）的实测值大于预测值，表明合并代谢性碱中毒，因为代谢性碱中毒抑制 HCO_3^- 排出使其增多；如果实测值小于预测值，表明合并代谢性酸中毒，因为代谢性酸中毒消耗 HCO_3^- 使其降低。

2. pH 在正常范围内（7.36 ~ 7.44）　有三种情况。

（1）$PaCO_2 > 44mmHg$，$HCO_3^- > 27mmol/L$　见于呼吸性酸中毒合并代谢性碱中毒可从这两种酸碱紊乱公式任选一个进行计算，会发现无论用哪个公式计算都出现实测值大于预测值。

（2）$PaCO_2 < 36mmHg$，$HCO_3^- < 21mmol/L$　见于呼吸性碱中毒合并代谢性酸中毒可从这两种酸碱紊乱公式任选一个进行计算，会发现无论用哪个公式计算都出现实测值小于预测值。

（3）$PaCO_2$、HCO_3^- 均在正常范围内　见于代谢性酸中毒合并代谢性碱中毒，且程度一样。此时如果代谢性酸中毒是 AG 增高型代谢性酸中毒，证明此种类型酸碱紊乱的唯一线索就是 AG 增高。如果不是 AG 增高型代谢性酸中毒，则没有任何证据。

五、评价 AG

1. 通过 AG 的计算可以分析是否有潜在的代谢性酸中毒。

2. 计算 "$\Delta AG - \Delta [HCO_3^-]$" 判断是否存在其他的代谢性紊乱。

1）$\Delta AG = \Delta HCO_3^-$，表明存在单纯 AG 增高型代谢性酸中毒。因为缓冲 HA 消耗的 HCO_3^-（ΔHCO_3^-）正好被固定酸释放出的 A^-（ΔAG）补充。

2）$\Delta AG > \Delta HCO_3^-$，提示 AG 增高型代谢性酸中毒合并有低 Cl^- 型代谢性碱中毒。因为单纯 AG 增高型代谢性酸中毒增高的 AG（ΔAG）应与减少的 HCO_3^-（ΔHCO_3^-）相等，当 ΔHCO_3^- 减少很少，唯一的解释就是被另外来源的 HCO_3^- 补充。

3）$\Delta AG > \Delta HCO_3^-$，提示 AG 增高型代谢性酸中毒合并有 AG 正常型代谢性酸中毒（高 Cl^- 型代谢性酸中毒），因为 HCO_3^- 的减少部分（ΔHCO_3^-）除了被 HA 消耗，还被 HCl 消耗。

六、做出鉴别诊断

结合病史和临床表现，为每种拟判定的酸碱紊乱类型找出理论依据。如酸中毒多表现为淡漠嗜睡、血压偏低、心律失常、血钾增高；碱中毒多表现为烦躁不安、肌肉抽搐、精神错乱、低钾低氯等。

目标检测

1. 动脉血 pH 正常是否表示无酸碱失衡？为什么？

2. 碳酸氢盐缓冲系统在调节体内酸碱平衡中具有哪些特点？

3. 试述代谢性酸中毒降低心肌收缩力的机制。

4. 为什么急性呼吸性酸中毒的患者中枢神经系统功能紊乱表现较代谢性酸中毒患者更明显？

5. 酸中毒是如何引起血钾浓度升高的？

6. 剧烈呕吐易引起何种酸碱紊乱？机制如何？最好的治疗方案是什么？

7. 什么是反常性酸性尿？缺钾性碱中毒为什么会出现反常性酸性尿？

（刘慧萍）

第六章　糖代谢紊乱与疾病

📖 学习目标

1. **掌握**　高血糖症、低血糖症的概念；高血糖症的病因及发病机制。
2. **熟悉**　低血糖症的病因及发病机制；糖代谢紊乱时对机体的影响。
3. **了解**　糖代谢紊乱的防治病理生理基础。
4. 学会糖代谢紊乱相关疾病发生发展过程的规律和机制，具备对高血糖症、低血糖症机体功能代谢变化的综合分析能力。

糖类是人类食物的主要成分之一，具有极为重要的生理功能。不仅为机体提供能量，其中间产物可转变成其他含碳化合物如氨基酸、脂肪酸、核苷等，同时也是机体组织结构的重要组成部分，如糖蛋白和蛋白聚糖等。糖的消化吸收主要在小肠进行。

第一节　正常的糖代谢

正常情况下，机体通过内在调节系统使糖代谢处于动态平衡状态，使机体血糖浓度的变化在一定的生理范围内（3.89~6.11mmol/L）。机体通过多种激素调节糖代谢，胰岛素是体内唯一的降糖激素，胰高血糖素、肾上腺素、糖皮质激素和生长激素等均能使血糖水平升高。当机体发生糖代谢紊乱时，可出现高血糖症（血糖浓度过高）或低血糖症（血糖浓度过低）。

一、糖的主要生理功能

糖类是食物的主要成分，食物中的淀粉、糖原、蔗糖和乳糖等在肠道经消化成为单糖后再被吸收，然后由血液运送到全身各组织器官，供细胞利用或合成糖原贮存。糖的主要生理功能是氧化供能，每克葡萄糖完全氧化可释放17.2kJ能量，所提供的能量约为总能量的75%左右。糖占人体体重的2%，是组织细胞的重要组成成分。糖和蛋白质结合形成的糖蛋白是某些激素、酶、凝血因子和抗体的组成成分；细胞膜上某些激素受子通道等也是糖蛋白；由氨基多糖和蛋白质结合形成的蛋白多糖，是结缔组织基质的主要成分；而糖和脂类结合形成的糖脂是神经组织和生物膜的重要组分。糖在体内还可以转化为脂肪、非必需氨基酸，并以核糖形式参与核酸的组成。因此，糖既是人体重要的供能物质，又是人体重要的组成成分之一。

二、血糖的来源与去路

血液中的葡萄糖称为血糖，它是糖在体内的运输形式。当血糖浓度异常时，会严重妨碍机体内组织器官的能量代谢，从而影响它们的正常功能，因此维持血糖浓度的相对恒定具有重要的临床意义。机体主要通过肝脏、激素和神经对血糖进行调节，从而使血糖的来源与去路维持在动态平衡。

1. 正常人血糖的来源　①食物中的糖类物质经消化成为葡萄糖，吸收进入血液循环，这是血糖的主要来源；②空腹时肝糖原分解成葡萄糖进入血液，这是空腹血糖的直接来源；③禁食时，以蛋白质、脂肪及从肌肉生成的乳酸等非糖物质通过糖异生转变成葡萄糖，从而补充血糖。

2. 正常人血糖的去路　①血糖在全身各组织细胞中氧化分解为二氧化碳和水，同时释放能量，这是血糖的主要去路；②进餐后，葡萄糖进入肝脏、肌肉等组织合成糖原进行贮存；③葡萄糖转变为脂肪、非必需氨基酸等非糖物质；④转变成核糖、脱氧核糖、氨基多糖、糖醛酸等其他糖及糖衍生物；⑤肾脏对血糖的调节作用。肾脏对葡萄糖代谢的调节包括糖异生产生葡萄糖、对葡萄糖的摄取和利用及近端小管钠 – 葡萄糖协同转运蛋白（SGLT1、SGLT2）介导的葡萄糖重吸收，对维持血糖稳态起重要作用。当机体血糖浓度高于 9.0mmol/L（160mg/100ml）时，则近端小管重吸收减少而随尿排出增多，形成尿糖。

三、机体的血糖调节

机体通过体内多种因素参与调节从而将血糖维持在较稳定的水平，其调节因素如下。

1. 肝脏调节　肝脏具有参与糖代谢的各种酶类，是调节血糖浓度的主要器官。当血糖浓度升高时，肝脏通过肝糖原的合成、糖的氧化分解，或将血糖转化为其他非糖物质或其他糖类，从而使血糖浓度降低；而当血糖浓度降低时，肝脏可通过分解肝糖原、糖异生等途径合成葡萄糖，或将其他单糖转化为葡萄糖从而提高血糖水平。

2. 体液调节　机体的血糖受胰岛素和胰高血糖素等激素的调节。胰岛素由胰岛 B 细胞分泌，是机体内唯一的降糖激素。胰岛素一方面可促进组织细胞对葡萄糖的摄取和利用，加速葡萄糖合成为糖原贮存于肝脏和肌肉中；另一方面可抑制肝糖原分解，促进葡萄糖转变为脂肪酸贮存于脂肪组织，通过这两个作用使血糖含量下降。

而胰高血糖素由胰岛 A 细胞分泌，主要作用于肝脏，促进肝糖原分解进入血液，促进脂肪酸和氨基酸等非糖物质转化成葡萄糖，最终使血糖含量升高。此外，儿茶酚胺、肾上腺素、生长激素和糖皮质激素也可通过增强糖异生和促进糖原分解进而影响血糖水平。

3. 神经调节　机体血糖的调节以体液调节为主，同时又受到神经的调节。当血糖含量降低时，刺激丘脑下部的腹内侧核或内脏神经，可促进肝糖原分解，同时糖异生增加，从而升高血糖；当血糖含量升高时，刺激丘脑下部的外侧核或迷走神经，则肝糖原合成增加，糖异生减少，从而降低血糖浓度。此外，交感和副交感神经也能通过调节激素分泌从而影响血糖浓度。当血糖浓度过低时，交感神经兴奋使肾上腺髓质分泌肾上腺素及去甲肾上腺素增多，抑制胰岛素分泌，从而使血糖浓度升高。当血糖浓度过高时，副交感神经兴奋，使胰岛素分泌增加，从而使血糖浓度降低。

⊕ **知识链接**

糖化血红蛋白

糖化血红蛋白（glycosylated hemoglobin，GHb）是人体血液中红细胞生存期间血红蛋白 A（HbA）与血清中的己糖（主要是葡萄糖）通过非酶反应相结合的产物。由于所结合成分不同，糖化血红蛋白又分为 HbA1a（与磷酰葡萄糖结合）、HbA1b（与果糖结合）、HbA1c（与葡萄糖结合），其中 HbA1c 占约 70%，含量最高，且结构较为稳定，临床上常用作糖尿病控制的监测指标，其浓度用占成人血红蛋白的百分比表示。HbA1c 水平主要取决于血糖水平和高血糖持续时间，血糖和血红蛋白的结合生成糖化血红蛋白是不可逆反应，并与血糖浓度成正比，其代谢周期与红细胞寿命基本一致，因此 HbA1c 水平能有效地反映过去 8～12 周的平均血糖水平。

第二节 糖代谢紊乱

一、高血糖症

高血糖症（hyperglycemia）指患者血中葡萄糖的含量长期持续超出正常水平，空腹时血糖水平高于 6.9mmol/L（125mg/dl）及餐后 2 小时血糖高于 11.1mmol/L（200mg/dl）为诊断标准。当血糖浓度高于肾糖阈 9.0mmol/L（160mg/dl）时，尿中则出现葡萄糖。

高血糖症包括生理性高血糖症和病理性高血糖症。在某些生理情况下，可发生一过性的高血糖及尿糖，如情绪激动导致交感－肾上腺髓质系统兴奋促使肾上腺素分泌增加，血糖浓度升高，出现情感性尿糖；或在甲亢自主神经功能紊乱时，食物中的糖在胃肠道吸收过快，进餐之后出现暂时性的血糖增高而使尿糖增多。生理性高血糖症及尿糖无太多的临床意义。

病理性高血糖症主要是糖尿病（diabetes mellitus，DM），它是一组以血糖升高为主要特征的代谢性疾病，系由胰岛素绝对或相对不足，或利用障碍引起的以糖、脂肪和蛋白质代谢紊乱，可导致机体多个组织、器官出现慢性进行性病变、功能减退及衰竭。应激或病情严重时可出现急性严重代谢紊乱，如糖尿病酮症酸中毒、高血糖高渗状态等。

（一）病因与发病机制

1. 胰岛素分泌障碍 胰岛 B 细胞主要分泌胰岛素。胰岛 B 细胞群的数量和分泌功能正常是调控和稳定血糖水平的基本条件。任何引起胰岛素分泌障碍的因素，均可使血液中胰岛素含量降低，而出现高血糖症。目前，已发现遗传因素、环境因素及自身免疫因素等均与胰岛 B 细胞的损害有关。

（1）遗传因素 遗传易感性在胰岛素分泌障碍发生中可能起到重要作用，某些相关的基因突变可促发或加重胰岛 B 细胞自身免疫性损伤过程。

1）组织相容性抗原基因 位于 6 号染色体上的组织相容性抗原（histocompatibility antigen，HLA）基因对胰岛素分泌障碍具有促进作用。HLA－I类分子在绝大多数有核细胞中表达，由 HLA－A、HLA－B 和 HLA－C 基因编码。而 HLA－II类分子主要在巨噬细胞、树突细胞等抗原递呈细胞中表达，由 HLA－DP、HLA－DQ 和 HLA－DR 基因编码，此两类分子的主要功能是向 CD4$^+$ 和 CD8$^+$T 细胞呈递已处理成为肽段的抗原。由于胰岛 B 细胞免疫耐受性（immune tolerance）的选择性丧失，可使其易于受到环境因素与特殊细胞膜抗原的相互作用的影响，进而发生自身免疫性损伤。目前认为，DR3/4 DQB1＊0302/DQB1＊0201 是危险性最高性的基因型。大约65%的 1 型糖尿病患者有 DR3/DR4 的表达，而 DQ 基因作为 DR 基因的等位基因表达频率亦有增加。

2）细胞毒性 T 淋巴细胞相关性抗原 4 基因（cytotoxic T lymphocyte－associated antigen－4，CTLA－4） 该基因参与控制 T 细胞增生和调节 T 细胞凋亡，编码 T 细胞表面的一个受体。该受体位于特异性 T 淋巴细胞表面，参与了多种 T 细胞介导的自身免疫紊乱。其基因的多态性表达可以激活各种 T 淋巴细胞，导致胰岛 B 细胞自身免疫反应性破坏。

3）叉头蛋白 3 基因 叉头蛋白（forkhead helix box，Fox）可调控多种基因的表达，其成员之一 FoxP3 主要参与体内免疫系统的调节，尤其对 CD4$^+$CD25$^+$T 细胞的发育和功能影响较为明显，在防止发生自身免疫反应中有重要作用。叉头蛋白 3 基因表达异常，使 CD4$^+$CD25$^+$Treg 细胞减少，使自身免疫耐受降低，引起胰岛 B 细胞选择性破坏。临床上可见因叉头蛋白 3 基因突变所导致的 X 染色体连锁的多发性内分泌腺疾病，带有该突变基因的新生儿在出生几天内就可发生 1 型糖尿病。

4）胸腺胰岛素基因表达 糖尿病易感基因位于 8 号染色体上的胰岛素启动区内，它通过影响胸腺胰岛素基因表达，从而影响胸腺对胰岛素反应性 T 细胞的选择。胰岛 B 细胞破坏的易感性可能不是任何单一基因所能决定的。胰岛 B 细胞损伤与特异性 HLA-2 的联系，说明自体免疫过程中涉及 CD4$^+$T 细胞。在把抗原肽向 CD4$^+$T 细胞呈送，以及胸腺中 CD4$^+$T 细胞所有组分的选择过程中，这些遗传物质都是至关重要的。

（2）免疫因素　由细胞免疫所介导的胰岛 B 细胞的进行性损害是引起胰岛素分泌不足的关键环节（90% 左右），其原因主要如下。

1）自身抗体形成　胰岛 B 细胞的损伤与自身抗体的产生有关。其中起主要作用的抗体包括胰岛素自身抗体（autoantibody to insulin，IAA）、抗胰岛细胞抗体（islet cell antibody，ICA）、抗谷氨酸脱羧酶抗体（antibody to glutamic acid decarboxylase，GADA）和抗酪氨酸磷酸酶抗体（antibody to tyrosine phosphatases，IA-2）等。大量胰岛 B 细胞出现自身免疫性损伤破坏可能是由于多种因素作用于辅助性 T 细胞（T helper cells，Th cell），产生针对 B 细胞的特异性抗体，这些抗体可作为胰岛 B 细胞自身免疫损伤的标志物。

2）细胞免疫异常　在胰岛自身免疫性损伤过程中，细胞免疫异常尤为重要，可能的作用机制包括：①激活的 T 淋巴细胞使辅助性 T 淋巴细胞分泌针对相应抗原的各种抗体；②细胞毒性 T 淋巴细胞针对胰岛 B 细胞特殊抗原产生的破坏作用；③激活的 T 淋巴细胞、巨噬细胞释放多种细胞因子，在 B 细胞自身免疫损伤中起重要作用，如白细胞介素-1（interleukin-1，IL-1）能抑制 B 细胞分泌胰岛素。上述各种细胞因子的协同作用进一步恶化胰岛 B 细胞自身免疫性损伤，并使破坏性的炎症反应放大。

（3）胰岛 B 细胞凋亡　除自身免疫性损害造成的胰岛 B 细胞坏死外，多种细胞因子或其他介质（如细胞因子 INF-α、IFN-γ、IL-1β）也可以通过诱导 B 细胞凋亡而损害胰岛 B 细胞，其作用途径包括：①INF-α 和 IFN-γ 通过诱导胰岛 B 细胞一氧化氮合酶（nitric oxide synthase，NOS）mRNA 表达来增加 NO 产生，同时 INF-α 可增强 IL-1β 诱导的 NO 释放，引起胰岛 B 细胞 DNA 链断裂，提示某些细胞因子在诱导 B 细胞凋亡的过程中具有协同作用；②通过 Fas-FasL 途径，FasL 阳性浸润的 T 淋巴细胞通过释放 IL-1β，诱导胰岛 B 细胞表达 Fas，引起胰岛 B 细胞凋亡；③磷脂酶 A2（phospholipase A2，PLA2）的激活可能与诱导胰岛 B 细胞凋亡有关。

（4）环境因素　病毒感染、化学损伤、饮食等环境因素都可造成胰岛 B 细胞的破坏，以病毒感染最为重要。

1）病毒感染　与胰岛 B 细胞损伤有关的病毒包括肝炎病毒、腮腺炎病毒、柯萨奇 B4 病毒、巨细胞病毒、风疹病毒等。其损伤机制可能为：①病毒首先造成 B 细胞的直接破坏，并在损伤后激发自身免疫反应，引起 B 细胞进一步损伤；②病毒作用于免疫系统，诱发自身免疫反应；③分子模拟作用使胰岛细胞失去免疫耐受，或刺激 T 细胞，引发胰岛 B 细胞的自身免疫反应。

2）化学损伤　四氧嘧啶、喷他脒等化学物质或药物通过对胰岛细胞的直接毒性作用选择性破坏胰岛 B 细胞；或通过作用于-SH 基因直接导致胰岛 B 细胞溶解，并进一步诱导胰岛 B 细胞的自身免疫反应，导致胰岛 B 细胞进一步损伤。

3）饮食因素　针对携带 HLA DQ/DR 易感基因的敏感个体，当抗原决定簇相似而又不完全相同时，通过诱发交叉免疫反应，而导致胰岛 B 细胞的自身免疫性损害。

在遗传、环境和免疫因素的影响下，胰岛 B 细胞发生的自身免疫性炎症反应和进行性损害是导致血液中胰岛素含量绝对降低的中心发病环节。

2. 胰岛素抵抗（insulin resistance）　是指各种原因使胰岛素促进葡萄糖摄取和利用的效率下降，机体代偿性的分泌过多胰岛素产生高胰岛素血症，以维持血糖的稳定。胰岛素抵抗的发病与遗传缺陷高度相关，根据这种缺陷相对于胰岛素受体的位置，可分为受体前、受体和受体后三个水平。

（1）受体前缺陷 主要指胰岛 B 细胞分泌的胰岛素生物活性下降，失去对受体的正常生物作用。

1）胰岛素基因突变 胰岛素基因的特定性表达具有十分复杂的网络式调控体系，通过 5′端的上游调控序列，以及顺式作用元件和细胞内反式作用因子（转录因子）的相互作用来实现的。其中任何环节出现障碍，可使胰岛素原转变成胰岛素障碍，使变异胰岛素与受体的结合能力或生物活性降低。

2）胰岛素抗体（insulin antibody）形成 胰岛素抗体根据抗原的来源分为外源性和内源性抗体。外源性胰岛素抗体仅出现于接受过胰岛素治疗的患者，与胰岛素制剂的纯度有关。内源性胰岛素抗体可能系胰岛 B 细胞破坏所产生，对胰岛素生物活性有抑制作用。

（2）受体缺陷 是指细胞膜上的胰岛素受体数量减少或者功能降低，不能与其受体正常结合，从而降低胰岛素的降糖作用。

1）胰岛素受体异常 现已发现，受体异常多由位于 19 号染色体短臂末端的胰岛素受体基因（insulin receptor gene，IRG）突变所致。包括插入和缺失突变、错义和无义突变以及复合重排等，导致受体的结构或功能异常，出现数量减少或活性降低。可见于特殊类型的胰岛素抵抗综合征患者。

2）胰岛素受体抗体形成 有报道指出合并黑色棘皮症的胰岛素抵抗综合征患者体内存在胰岛素受体抗体（insulin receptor antibodies，IRA）。此抗体可与机体细胞膜上的胰岛素受体结合，与胰岛素竞争与其受体的结合。

（3）受体后缺陷 IRS－1 和 IRS－2 是两种胰岛素受体底物存在于胰岛素敏感的组织细胞内，它们是传递胰岛素各种生物作用的信号蛋白。当胰岛素与受体结合后，激活酪氨酸蛋白激酶，并使多个酪氨酸残基磷酸化，进而使 ISR－1 与细胞内某些靶蛋白结合，并使靶蛋白激活，调节细胞的代谢与生长（如激活多种蛋白激酶以及与糖、脂肪和蛋白质代谢有关的酶系）。胰岛素信号转导途径的异常在胰岛素抵抗发生中占有主要的地位（图 6－1），如受体后缺陷引起 2 型糖尿病。

图 6－1 胰岛素信号转导途径异常

胰岛素抵抗的发生机制复杂，涉及多因素之间的相互作用和影响（图 6－2）。而胰岛素信号转导障碍则是产生胰岛素抵抗及高糖血症的主要发生机制，也是当今研究的热点。

3. 胰高血糖素分泌失调 胰高血糖素（glucagon）是由胰岛 A 细胞分泌的由 29 个氨基酸残基组成的直链多肽，其作用与胰岛素相拮抗，也是机体维持血糖稳态的关键性调节激素。胰岛素对胰高血糖素的调节具有两面性，既可通过降低血糖间接促进胰高血糖素分泌，也可通过旁分泌方式，直接作用于邻近 A 细胞，抑制其分泌；同时交感神经兴奋亦可促进胰高血糖素分泌。高胰高血糖素血症所致的肝葡萄

图 6 - 2 胰岛素抵抗的机制

糖生成（糖原分解和糖异生）过多是高血糖发病机制的重要环节。

（1）胰岛 A 细胞对葡萄糖的敏感性下降　长期高血糖可降低胰岛 A 细胞对血糖的敏感性，导致葡萄糖对胰高血糖素分泌的反馈抑制能力下降或丧失，使胰高血糖素分泌异常升高。同时高血糖可以使胰岛 A 细胞产生近似于对血糖无反应的状况，原因可能是预先下调葡萄糖敏感位点。

（2）胰高血糖素分泌的抑制机制受损　胰高血糖素分泌抑制的主要因素是胰岛素通过旁分泌方式作用于胰岛 A 细胞使其分泌抑制，胰岛素缺乏造成其通过 IRS - 1/PI3K 途径对胰高血糖素分泌的抑制作用减弱。

（3）胰高血糖素对 B 细胞的作用异常　胰高血糖素可以调节 B 细胞的 cAMP 生成，进一步激活肝细胞内的脂肪酶、磷酸化酶及与糖异生有关的酶系，加速糖原和脂肪分解及促进糖异生，同时减少胰岛素分泌。其作用机制可能是通过胰高血糖素受体和胰高血糖素样肽 1（glucagon like peptide - 1，GLP - 1）受体的双活化实现的。

（4）胰岛 A 细胞的胰岛素抵抗　糖尿病时高胰高血糖素血症与高胰岛素血症可同时存在，高胰岛素水平不能抑制胰高血糖素的分泌，提示胰岛 A 细胞存在胰岛素抵抗。胰岛 A 细胞胰岛素抵抗是由于胰岛素受体后信号转导通路受损所致。

4. 其他因素

（1）肝源性高血糖　急（慢）性肝炎、肝硬化、脂肪肝等肝脏疾病，可引起血糖升高，糖耐量减退。其主要机制是：①胰高血糖素灭活减弱，糖代谢的酶系统破坏、功能结构改变，使糖的吸收和利用障碍；②继发性胰岛功能不全；③胰岛素抵抗；④肝病治疗中使用过多的大量皮质激素、利尿剂及高糖饮食等。

（2）肾源性高血糖　尿毒症、肾小球硬化等肾功能严重障碍时，使肝糖原分解增强，可引起高血糖。

（3）内分泌性高血糖　甲亢、库欣综合征、肢端肥大症、嗜铬细胞瘤等疾病，使甲状腺素、肾上腺素、糖皮质激素、生长激素等激素水平升高，拮抗胰岛素，而引起血糖升高。

（4）应激性高血糖　严重感染、大面积创伤、烧伤、外科手术、大出血、休克等应激状态时体内儿茶酚胺、皮质激素及胰高血糖素分泌增高而引起高血糖症。

（5）妊娠高血糖　妊娠时胎盘可产生雌激素、孕酮、胎盘生长激素和催乳素等多种拮抗胰岛素的激素，还能分泌胰岛素酶，加速胰岛素的分解。

（6）药物性高血糖 某些药物可明显升高血糖，如重组人生长激素（recombinant human growth hormone，rhGH）、一些抗精神病药物、免疫抑制剂等。

（7）其他因素引起的高血糖 肥胖、高脂血症遗传病及有机磷中毒等，均可引起高血糖。

（二）高血糖与相关疾病

病理性高血糖症常见于糖尿病。糖尿病是由于胰岛素绝对或相对不足，或葡萄糖利用低下引起的以糖、脂、蛋白质代谢紊乱为主要特征的慢性代谢性疾病，可引发多系统损害，导致眼、肾、神经、心脏、血管等组织器官发生慢性进行性病变、功能减退甚至衰竭；病情严重或合并应激时可发生严重的急性代谢紊乱，如糖尿病酮症酸中毒、高血糖高渗状态等。

1. 代谢紊乱

（1）渗透性脱水和糖尿 ①血糖升高引起细胞外液渗透压增高，使水从细胞内转移至细胞外，导致细胞内液量减少，引起细胞脱水，出现高渗性非酮症糖尿病昏迷；②血糖高于肾糖阈，使葡萄糖在小管液中的浓度升高，小管液中渗透压明显增高，使肾小管对水的重吸收减少，出现渗透性利尿和脱水，临床表现为糖尿、多尿和口渴。

（2）酮症酸中毒 高血糖症时，由于机体对葡萄糖的利用能力减弱，而引起脂肪分解加速，血中游离脂肪酸增加并产生大量的酮体，超过了酮体的利用，引起酮症酸中毒和高钾血症（图6-3）。

图6-3 胰岛素缺乏引起的机体代谢紊乱

（3）物质代谢紊乱 糖尿病的物质代谢紊乱主要是由于胰岛素分泌绝对不足和（或）胰岛素生物学效应降低引起。①高血糖：由于肝、肌肉和脂肪组织对葡萄糖的摄取、利用减少，肝糖原分解增加，导致高血糖的发生。②低脂肪：脂肪组织从血液摄取甘油三酯减少，脂肪合成降低。③脂蛋白酯酶活性降低，血游离脂肪酸和甘油三酯浓度增加。④负氮平衡：蛋白质合成减少，分解增强，出现负氮平衡。蛋白质代谢负氮平衡时，机体疲乏无力，肌肉逐渐消瘦，体重减轻，如发生在儿童时期，则出现生长发育受阻。

2. 多系统损害 长期持续的高血糖会使蛋白质发生非酶促糖基化反应，糖化蛋白质与未糖化分子相互结合交联，使分子不断加大，进一步形成大分子的糖化终产物（advancedglycation end - products，AGEs）。此反应多发生在半寿期较长的蛋白质，如胶原蛋白、晶体蛋白、髓鞘蛋白和弹性硬蛋白等，引起血管内皮细胞损伤、细胞间质增殖及相应的组织结构变化等，这是高血糖引发多系统损害的病理基础，患者可出现眼、心、肾、神经等多器官并发症（图6-4）。

图6-4 高血糖对机体功能的影响

（1）高血糖对心血管系统的影响 高血糖从多个方面影响心血管系统：①急性高血糖可引起心肌细胞凋亡，而导致心功能不全；②高血糖可引起内皮细胞黏附性增加，使新血管生成紊乱，导致炎症反应、血栓形成、血管渗透性增加等，其损害程度与高血糖的峰值成正比关系，高血糖还可通过诱导NO失活而损伤血管内皮细胞功能；③高血糖可以增加血液黏滞度、ANP水平；④高血糖引起血管基底膜增厚，主要表现在视网膜、肾、神经和心肌组织，其中尤以高血糖肾病和视网膜病变最为重要；而大血管病变可导致动脉粥样硬化的发生，主要侵犯主动脉、冠状动脉、脑动脉、肾动脉和肢体外周动脉等，引起冠心病、缺血性或出血性脑血管病、肾动脉硬化、肢体动脉硬化等。

（2）高血糖对眼晶状体的影响 高血糖时，由于晶状体肿胀，透明蛋白变性、聚合、沉淀，空泡形成，而导致白内障。其机制为：①过高的葡萄糖在晶状体内形成山梨醇和果糖致使晶状体内晶体渗透压升高，导致水进入晶状体的纤维中，引起纤维积水、液化而断裂；②代谢紊乱，致使晶状体内的还原型谷胱甘肽和ATP等含量降低，引起晶状体蛋白发生糖基化等。

（3）高血糖对泌尿系统（肾脏）的影响 糖尿病对肾脏功能的破坏是糖尿病的严重并发症之一，主要表现为蛋白尿、水肿、高血压和氮质血症。糖尿病肾病早期就可观察到肾脏血流动力学异常，表现为肾小球高灌注和高滤过、肾血流量和肾小球滤过率均升高，且随着蛋白摄入增加，其升高的程度也增加。高血糖通过肾脏血流动力学改变以及代谢异常从而引起肾脏损害，其机制主要包括：①肾组织局部糖代谢紊乱，可通过非酶糖基化形成糖基化终末代谢产物；②多元醇通路的激活；③二酰基甘油-蛋白激酶c途径的激活；④己糖胺通路代谢异常。这些代谢异常除参与早期高滤过，更为突出的是促进肾小球基底膜（glomerularbasement membrane，GBM）增厚和细胞外基质蓄积，增加肾小球毛细血管的通透性。

（4）高血糖对神经系统的影响 高血糖引起神经病变的机制可能与高血糖所致的代谢异常或渗透压的改变有关。高血糖是急性脑损伤的促发因素之一，它在导致脑缺血的同时还可继发神经元的损伤，增加脑中风的概率。

（5）高血糖对血液系统的影响 高血糖可引起血液凝固性增高，易形成血栓。其发生机制如下。①高血糖可增加 PAI-1 的活性，同时降低血纤维蛋白及组织纤维蛋白溶解酶原激活物的活性。高血糖还可改变细胞正常的氧化还原状态，使 $NADH^+/NAD^+$ 比率升高，降低 NO 的生物利用率，使 LDL 生成增加，激活促凝因子。②糖具有高黏度，不易水解同时又带有少量电荷，易吸附于红细胞的表面，使其表面电荷减少，红细胞与血浆之间的电位降低，增加全血黏度和血浆黏度。不利于组织灌流，造成组织缺血，易形成血栓性疾病，这是临床上高血糖病合并冠心病及其他慢性血管病变的重要病理基础之一。③高血糖导致氧和糖化血红蛋白的亲和力升高，引起组织缺氧，血液黏度增高，血流速度减慢，易导致血栓形成。④高血糖使血液渗透压增高，血液黏度增加，使血液在流动过程中耗能增加；同时糖酵解途径受抑制，红细胞供能减少。耗能多供能少，使血流速度更加缓慢，易导致微循环功能障碍，血栓形成或引起栓塞。

（6）高血糖对免疫系统的影响 高血糖可导致吞噬细胞的功能降低。其发生机制为：①高血糖降低中性粒细胞和单核细胞的黏附、趋化、吞噬和杀菌等作用；②高血糖可增加血中超氧化物浓度及硝基酪氨酸（nitrotyrosine，NT）水平。血糖增高极易发生念珠菌和其他一些罕见的感染；长期尿糖阳性的女性易发生经久不愈、易复发的阴道炎。

（7）高血糖对其他器官系统的影响 长期血糖增高可引起代谢紊乱、血管病变，导致骨和关节的病变，如关节活动障碍、骨质疏松等。组织蛋白糖基化作用（glycosylation）增加和血管病变，导致皮肤出现萎缩性棕色斑、皮疹样黄瘤。

（三）高血糖症防治的病理生理基础

糖尿病对机体的危害极大，其高发病率和各种并发症给社会经济带来沉重的负担。因此，必须采用各种治疗手段维持血糖正常或接近正常水平，积极防止或延缓糖尿病各种并发症的发生，提高患者生存质量，延长寿命，降低死亡率。

1. 糖尿病宣教 糖尿病患者必须接受糖尿病教育。教育和指导应该是长期的、随时随地进行的。特别是当患者血糖控制较差需要调整治疗方案或因出现并发症需要进行胰岛素治疗时，具体的教育和指导是必不可少的。血糖的自我监测是指导血糖控制达标的重要措施，也是减少低血糖发生的重要手段。

2. 饮食治疗 合理饮食，减轻胰岛 B 细胞的负担，使胰岛功能得到适当恢复；减轻体重，改善代谢紊乱；减少降糖药物的剂量。

3. 运动疗法 长期、合理、适量的运动可有效地预防和治疗糖尿病，尤其在 2 型糖尿的防治中尤为重要。合理运动可降低血中儿茶酚胺的水平，上调胰岛素受体数量，提高肌组织对葡萄糖的利用能力。同时，可以增强外周组织的脂蛋白酶活性，提高肌组织对脂肪酸的利用能力，改善脂代谢紊乱，降低血脂。

4. 药物治疗

（1）降糖药物 口服降糖药包括增加胰岛素敏感性或刺激胰岛素分泌的药物。如磺脲类药物（格列本脲、格列吡嗪、格列奇特等），其作用于胰岛 B 细胞膜上的 ATP 敏感钾离子通道（K_{ATP}）。血糖升高，葡萄糖被 B 细胞摄取利用，产生 ATP，K_{ATP} 关闭，使细胞内钾离子外流减少，促进钙离子内流，增加细胞内钙离子浓度，刺激胰岛素释放，使血糖降低。二甲双胍可通过抑制肝葡萄糖输出，改善外周组织对胰岛素的敏感性，增加对葡萄糖的摄取和利用而降糖。通过激活一磷酸腺苷活化的蛋白激酶（AMPK）信号系统而发挥多方面的代谢调节作用。

（2）胰岛素治疗 应用外源性的胰岛素可快速有效地降低血糖浓度，控制高血糖症；作为体内胰岛素绝对缺乏的终身替代治疗，有可能延缓自身免疫对胰岛 B 细胞的损害。

在使用胰岛素降糖时，应密切监测血糖水平，防止因剂量过大而导致低血糖反应。严重时可因中枢神经系统的代谢被抑制引起昏迷和休克，即胰岛素休克。

（3）其他治疗 可进行干细胞治疗、胰腺移植、胰岛细胞移植等，以替代损伤的胰岛 B 细胞分泌胰岛素。

二、低血糖症

低血糖症（hypoglycemia）指空腹血糖水平低于 2.8mmol/L（50mg/dl）。以血糖浓度过低、交感神经兴奋和脑细胞缺氧为主要表现的临床综合征。多种病因可引起低血糖症，表现为：①血糖低于极限；②出现以神经、精神症状为主的综合征；③给予葡萄糖后，症状立即缓解。

⇒ **案例引导**

> 　　**案例** 患者，男，68 岁，2 年前无明显诱因出现尿量较多，每天尿量约 3500ml，经常自觉口渴而饮水增多，于是到当地医院就诊。门诊查空腹血糖为 8.5mmol/L，诊断为"2 型糖尿病"，嘱患者调整饮食，适量运动，给予口服降糖药物，密切监测血糖变化情况，定期复诊。
>
> 　　3 个月后复诊，空腹血糖为 3.5mmol/L，餐后 2 小时血糖为 12.5mmol/L。医生询问患者 3 个月的血糖变化情况，患者未定时监测血糖，医生还询问患者平时是否有心悸、出冷汗。患者记得曾有过数次餐前出现饥饿、心悸、出冷汗等症状。因此，他早餐总是吃很多，以免中餐前出现饥饿。
>
> 　　2 年后，患者因"受凉"后出现咳嗽、咳痰、乏力，随后出现恶心、呕吐，患者精神疲倦，呼吸深快，伴有烂苹果味，遂在当地医院住院治疗。
>
> 　　**讨论** 1. 患者为什么会出现低血糖？
> 　　　　　2. 患者为何会呼吸深快及伴有烂苹果味？

（一）病因及发病机制

低血糖症的中心发病环节为血糖的来源减少而去路增加，包括机体对葡萄糖的摄取减少、肝糖原分解和糖异生减少和（或）机体组织消耗利用葡萄糖增多两个方面。

1. 血糖来源减少

（1）营养不良 ①各种原因引起的机体脂肪大量动员后，肝糖原储备减少，易致低血糖症发生；②重症肌萎缩患者，由于肌肉蛋白含量减低，使糖异生的原料减少，较难维持正常血糖浓度；③神经性厌食症患者病情发展出现严重肝功能损害时，也可出现自发性低血糖。

（2）肝功能衰竭 常见于肝硬化、肝癌晚期及重症肝炎的患者。可由于：①广泛的肝细胞损害致肝糖原合成不足，分解减少、糖异生障碍；②肝细胞对胰岛素的灭活减少，使血浆胰岛素水平增高；③肝癌或肝硬化时分解代谢增强对葡萄糖消耗增多；④雌激素灭活障碍，拮抗生长激素及胰高血糖素的作用。

（3）肾功能不全 肾脏正常时也可进行糖异生但能力较弱，长期饥饿时则大为增加，因此肾脏也是机体抵抗低血糖的主要器官之一。肾功能衰竭时使肾糖异生减少，同时对胰岛素的清除能力减弱而发生低血糖。其机制是多方面的，主要包括：①胰岛素分泌异常；②肝葡萄糖输出增加；③糖原异生底物不足；④肾脏对胰岛素清除率不足；⑤肾性糖尿丢失糖过多。

（4）升血糖激素缺乏

1）胰高血糖素反应下降 胰高血糖素对低血糖的反应性下降，负反馈调节机制受损，引起低血糖症。其机制是：①胰高血糖素与受体结合障碍，使糖原合成酶活性增高，肝糖原分解减少，血糖降低；

②增加 2，6 - 二磷酸果糖的合成，糖酵解增加，糖异生减少；③通过抑制脂肪组织内激素敏感性脂肪酶，减少脂肪动员；④抑制磷酸烯醇式丙酮酸羧激酶的合成，激活肝 L 型丙酮酸激酶，抑制肝摄取血中的氨基酸，从而抑制糖异生。

2）肾上腺素缺乏　肾上腺素主要在应激状态下发挥其血糖调节作用，加速糖原分解，升高血糖。肾上腺素减少可以引起应激性低糖血症。

3）糖皮质激素缺乏　肾上腺皮质功能减退，糖皮质激素分泌减少，引起：①抑制蛋白分解，使肝脏糖异生原料减少，同时磷酸烯醇式丙酮酸羧激酶的合成减少；②促进肝外组织摄取和利用葡萄糖；③抑制脂肪组织动员，间接促进周围组织对葡萄糖的摄取，引起低血糖症。

2. 血糖去路增加

（1）血液中胰岛素增高

1）胰岛素自身抗体和抗胰岛素受体自身抗体形成　①胰岛素与抗胰岛素抗体结合，形成无生物活性的复合物，使胰岛素的降解减少，当胰岛素与抗体突然解离则可释放出大量游离胰岛素而造成低血糖症，如胰岛素自身免疫综合征（insulin autoimmunity syndrome，IAS），与胰岛素瘤、胰腺外巨大肿瘤（分泌异常的胰岛素样生长因子 II）并列为引起自发性低血糖的三大主要原因；②抗胰岛素受体抗体具有比胰岛素强 10 倍的胰岛素活性，抗胰岛素受体抗体与胰岛素受体结合产生类胰岛素作用也可引起低血糖。

2）植物神经功能紊乱　多见于易情绪波动和神经质的中年女性，精神刺激、焦虑常可诱发。其发病可能是由于植物神经功能紊乱时，迷走神经紧张性增高使胃排空加速及胰岛素分泌过多引起。

3）与饮食相关的反应性低血糖　可能与进食后神经 - 体液对胰岛素分泌或糖代谢失调有关。①肝硬化患者营养物质的快速消化吸收，胃切除术后食物排空速度加快，加快葡萄糖在肠道的吸收速度；刺激胰岛素大量分泌，但其分泌高峰晚于血糖高峰，多于进食后 2 小时左右出现；②早期 2 型糖尿病患者胰岛素快速分泌相出现障碍，胰岛素从胰岛 B 细胞释放延迟，表现为葡萄糖耐量试验（oral glucose tolerance test，OGTT）的早期为高血糖，继之发生迟发性低血糖。

（2）葡萄糖消耗过多　常见于剧烈运动或长时间重体力劳动后，尤其是植物神经紊乱或糖原储备不足者。临床还见于重度腹泻、高热和重症甲状腺功能亢进者。

（二）低血糖症与相关疾病

低血糖主要影响神经系统的功能，常表现为神经精神症状。低血糖多发生在原发疾病的过程中，由于交感神经兴奋和肾上腺髓质对低血糖的代偿反应，引起大量肾上腺素的释放，导致交感神经兴奋综合征出现。此外，持续低血糖发作还可引起中枢神经系统功能失常。

1. 交感神经兴奋症状　低血糖刺激交感神经兴奋分泌大量儿茶酚胺，一方面可刺激胰高血糖素的分泌导致血糖水平增高，另一方面又作用于 β 肾上腺素受体而影响心血管系统。表现为面色苍白、心动过速和血压升高、烦躁不安、大汗淋漓等交感神经兴奋的症状，伴冠心病者可因低血糖而诱发心绞痛甚至心肌梗死。

2. 中枢神经低血糖症状　中枢神经系统对低血糖最为敏感。最初仅表现为精神活动轻度受损，继之出现大脑皮质受抑制症状，随后皮质下中枢和脑干相继受累，最终将累及延髓而致呼吸循环功能障碍。其机制为：①神经细胞所需能量几乎完全依赖于血糖提供；②脑细胞对葡萄糖的利用无需外周胰岛素参与。低血糖症时脑细胞能量来源减少，很快出现神经症状，称为神经低血糖（neuroglycopenia）。

3. 低血糖发作的警觉症状不敏感　反复发作的低血糖可使机体警觉的敏感性降低，出现无察觉性低血糖。同时在低血糖昏迷时，分泌物或异物误吸入气管可引发窒息或肺部感染，甚至诱发急性呼吸窘迫综合征。

（三）低血糖症防治的病理生理基础

临床上低血糖症常由药物引起，尤其是降糖药的使用不当，因此应加强药物的合理应用。反复严重低血糖发作且持续时间较长者，易引起不可恢复的脑损害，故应及早防治。

1. 病因学防治

（1）积极寻找致病原因　若因药物引起应及时停药或调整用药品种和剂量，特别应注意胰岛素和半衰期较长的口服降糖药的用量。胰腺肿瘤可行肿瘤切除术。营养不良、肝肾疾病等所致的低血糖除对症处理外，应积极治疗原发病。

（2）摄入足够碳水化合物　进餐应定时、定量，保证摄入足够的复合碳水化合物（主要为各类主食），防止血糖出现剧烈的波动。

（3）避免剧烈运动及过度疲劳　当机体能量消耗急剧增高时，要补充营养；同时应注意适当减少降血糖药物的用量。

2. 低血糖发作时的处理原则　主要是解除神经缺糖症状。轻者口服糖水、含糖饮料，或进食糖果、饼干、面包、馒头等即可缓解。重者和疑似低血糖昏迷的患者，应及时测定血糖，立即给予 50% 葡萄糖液 60～100ml 静脉注射，继以 5%～10% 葡萄糖液静脉滴注，必要时可加用氢化可的松 100mg 和（或）胰高血糖素 0.5～1mg 肌内或静脉注射。

目标检测

1. 胰高血糖素失调如何引起高血糖症？
2. 糖代谢异常为什么会引起渗透性脱水？
3. 高血糖对心血管系统有哪些影响？
4. 高血糖导致脑缺血损伤的机制是什么？
5. 高血糖导致肾脏损伤的机制是什么？
6. 低血糖发作时的处理原则是什么？

（彭　璇）

第七章　脂代谢紊乱与疾病

脂质（lipids）又称脂类，是脂肪及类脂的总称，是一类不溶于水而易溶于有机溶剂（醇、醚、氯仿、苯），并能为机体利用的重要有机化合物，是脂肪酸和醇作用生成的酯及其衍生物的总称。血脂是血浆中脂质成分的总称，包括甘油三酯（triglycerides，TG）、磷脂、胆固醇、胆固醇酯和游离脂肪酸（free fatty acid，FFA）等。由于脂质不溶于水，需要和血液中的载脂蛋白（apolipoprotein，apo）结合在一起才能在血液中运输并进入组织细胞。脂蛋白（lipoprotein）是脂质成分在血液中存在、转运及代谢的形式。同时肠道吸收的外源性脂质、肝肠合成的内源性脂质及脂肪组织贮存的脂肪动员都需先经血液再到其他组织，因此脂代谢的核心是血脂代谢，故血浆脂代谢紊乱是通过血浆脂蛋白代谢紊乱表现出来的，主要表现为高脂蛋白血症和低脂蛋白血症，脂代谢紊乱可引起一些严重危害人体健康的疾病，如动脉粥样硬化性心脑血管疾病、肥胖症、非酒精性脂肪肝、酮症酸中毒或增加肿瘤发生的风险性等。

⇒ **案例引导**

    案例　患者，女，65岁，退休教师。近2年来自觉记忆力明显减退，时有头晕。以前体检时曾提示过高血压，但未予注意。家族中母亲有"心脏病"。查体：T 36.7℃，R 18次/分，P 75次/分，BP 170/100mmHg，体型肥胖。一般状态较好。心、肺、肝、脾及神经系统未见异常。实验室检查：血常规未见异常；尿常规示尿蛋白（±），余未见异常；血生化示肝肾功能及酶学检查未见异常。总胆固醇（TC）6.7mmol/L，甘油三酯（TG）2.1mmol/L，低密度脂蛋白胆固醇（LDL－C）4.0mmol/L，高密度脂蛋白胆固醇（HDL－C）0.7mmol/L。

    讨论　1. 结合临床资料，本例诊断应从哪方面考虑？

            2. 本例实验室检查应如何分析？

            3. 根据临床和实验室检查结果分析，本例初步诊断是什么？

第一节 概 述

一、脂蛋白的组成、分类和功能

成熟的脂蛋白是球形颗粒，由含甘油三酯和胆固醇酯的疏水性核及含磷脂、游离胆固醇（free cholesterol, FC）、载脂蛋白的亲水性外壳组成。应用超速离心法根据脂蛋白密度不同可将血浆脂蛋白分为五类：乳糜微粒（chylomicron, CM）、极低密度脂蛋白（very low density lipoprotein, VLDL）、中间密度脂蛋白（intermediate density lipoprotein, IDL）、低密度脂蛋白（low density lipoprotein, LDL）和高密度脂蛋白（high density lipoprotein, HDL）。其中 IDL 为 VLDL 的代谢产物，其密度介于 VLDL 和 LDL 之间，这五类脂蛋白的密度依次增加，而颗粒直径则依次变小。转运和代谢血浆中的胆固醇和甘油三酯是脂蛋白的一个主要功能。

二、脂蛋白的正常代谢

1. 脂蛋白代谢相关的蛋白 载脂蛋白目前已报道有 20 余种，主要在肝脏和小肠黏膜细胞中合成，主要起到运载脂质的作用，其中临床意义较为重要且认识比较清楚的有 apoA、apoB、apoC、apoD、apoE 和 apo（a）等。载脂蛋白在脂蛋白功能和代谢等方面具有非常重要的作用，主要表现在：①是多种脂蛋白代谢酶的调节因子；②作为配基与脂蛋白受体结合，使脂蛋白被细胞摄取和代谢；③与血浆脂质结合形成水溶性物质，成为转运脂类的载体。

血浆中还存在着一些蛋白质，如：胆固醇酯转运蛋白（cholesterol ester transfer protein, CETP）、磷脂转运蛋白（phospholipid transfer protein, PLTP）、微粒体甘油三酯转运蛋白（microsomal triglyceride transfer protein, MTP）等，能将甘油三酯和胆固醇酯在脂蛋白间进行转移。

2. 脂蛋白代谢相关的受体和酶 脂蛋白受体有多种，包括：apoE 受体、LDL 受体（LDL receptor, LDLR）、LDL 受体相关蛋白（LDL receptor related protein, LRP）、VLDL 受体和清道夫受体（scavenger receptor, SR）等。调节脂代谢的酶包括：脂蛋白脂酶（lipoprotein lipase, LPL）、卵磷脂胆固醇酰基转移酶（lecithin cholesterol acyltransferase, LCAT）、3 - 羟 - 3 - 甲基戊二酰辅酶 A 还原酶（3 - hydroxy - 3 - methyl glutaryl coenzyme A reductase, HMG - CoAR）、肝脂酶（hepatic lipase, HL）和酰基辅酶 A：胆固醇酰基转移酶（acylcoenzyme A：cholesterol acyltransferase, ACAT）等。这些受体和酶的缺乏或活性降低都可能影响脂蛋白代谢，导致脂代谢紊乱。

3. 脂蛋白代谢相关的途径 脂蛋白的代谢主要有三条途径分为外源性代谢途径、内源性代谢途径和胆固醇逆转运。外源性代谢途径是指经饮食摄入的胆固醇和甘油三酯在小肠中合成 CM 及其代谢过程；内源性代谢途径是指由肝合成的 VLDL 转变成 LDL 和 IDL，以及 LDL 被肝或其他器官代谢的过程；胆固醇逆转运（reverse cholesterol transport, RCT）是指外周组织细胞中脂质以 HDL 为载体转运到肝脏进行分解代谢的过程。

三、脂代谢紊乱的分型

脂代谢紊乱的主要形式是血脂代谢紊乱，主要表现为血脂增高和血脂降低两种类型。血脂水平高于正常上限即为高脂血症（hyperlipidemia），一般我国成人以空腹血总胆固醇（total cholesterol, TC）≥ 6.22mmol/L（240mg/dl）和（或）甘油三酯≥2.26mmol/L（200mg/dl）为高脂血症的标准。由于血脂在血中以脂蛋白的形式存在和运输，因此，高脂血症也表现为高脂蛋白血症（hyperlipoproteinemia）；血浆脂蛋白水平的降低称为低脂血症（hypolipidemia）或低脂蛋白血症（hyperlipoproteinemia），一般认为血浆总胆固醇低于 3.10mmol/L（120mg/dl）为有临床意义的判断标准。

第二节　高脂蛋白血症

一、病因及影响因素

高脂蛋白血症主要受三方面的因素的影响：遗传（基因突变及基因多态性）、营养、代谢性疾病等。此外，年龄、不健康的生活方式如缺乏运动和酗酒等因素也可引起高脂蛋白血症。

1. 遗传性因素　脂代谢紊乱内在影响最重要的是遗传因素，包括遗传异质性和单基因突变导致的血脂异常。某些脂蛋白代谢酶（如 LPL）、脂蛋白受体（如 LDLR）和载脂蛋白（如 apoAⅠ、apoAⅤ、apoB100、apoCⅡ、apoCⅢ和 apoE）等的遗传性缺陷都能干扰脂蛋白的代谢，导致高脂蛋白血症。此外，三磷酸腺苷结合转运蛋白 G5（ATP-binding cassette transporter G5，ABCG5）、枯草溶菌素转化酶 9（proprotein convertase subtilisin/kexin type 9，PCSK9）和 G8（ATP-binding cassette transporter G8，ABCG8）、LCAT、胆固醇 7α-羟化酶 1、衔接子蛋白、脂酶成熟因子 1 等的基因突变均可导致血脂代谢紊乱。

2. 营养性因素　食物中的胆固醇、甘油三酯及饱和脂肪酸含量高均可导致血浆胆固醇和甘油三酯水平升高。例如，进食含糖食物过多，引起血糖升高，刺激胰岛素分泌增加，可促进肝脏合成甘油三酯和 VLDL 增加，引起血浆甘油三酯浓度升高。高糖饮食还可诱发 apoCⅢ基因的表达，而 apoCⅢ是 LPL 的抑制因子，可造成 LPL 的活性降低，从而影响 CM 和 VLDL 中甘油三酯的水解，引起高甘油三酯血症。

3. 代谢疾病性因素

（1）糖尿病　糖尿病患者血糖控制不良者常伴有高脂蛋白血症。1 型糖尿病由于胰岛素缺乏，LPL 活性受到抑制，使 CM 在血浆中聚积，可伴有高甘油三酯血症。在 2 型糖尿病中，胰岛素抵抗是导致脂代谢紊乱的中心环节，发生胰岛素抵抗时，血清胰岛素水平增高，引起高胰岛素血症，减弱胰岛素对 LPL 的激活作用，导致甘油三酯水平升高。

（2）肾疾病　肾病综合征时由于脂蛋白合成增加和降解减少而发生高脂蛋白血症，主要表现为血浆 VLDL 和 LDL 升高，而肾衰竭、肾移植术后的患者常出现血浆甘油三酯升高、HDL 降低。

（3）甲状腺功能减退症　甲状腺激素水平可直接影响脂质代谢的各个环节，由于甲状腺激素不足，胆固醇合成虽降低，但其排出的速度更低，故血中总胆固醇浓度增加。甲状腺功能减退时，脂质代谢紊乱主要表现为高胆固醇血症、高甘油三酯血症、高 VLDL、高 LDL、低 LDL 受体活性、低 LPL 活性等。

4. 其他因素

（1）酗酒　是导致血脂异常的危险因素。酒精可降低 LPL 的活性，增加体内脂质的合成率，使甘油三酯分解减慢，导致高甘油三酯血症。酗酒还会引起 LDL 和 apoB 显著升高，而 HDL 和 apoAⅠ显著降低，导致胆固醇代谢紊乱。

（2）缺乏运动　缺乏运动的人比坚持体育锻炼者血浆甘油三酯（TG）水平要高。体育锻炼可增加 LPL 的活性，升高 HDL 水平，并降低肝脂酶活性。长期坚持体育锻炼，还可以使外源性甘油三酯从血浆中清除增加。

（3）年龄　影响血脂水平的另一个重要因素就是年龄，随着年龄的增长，LPL 活性降低、肝细胞表面的 LDL 受体活性降低、数量减少，导致 LDL 分解代谢率降低。老化的肝细胞还降低饮食诱导的 apoB

合成，导致血浆甘油三酯水平升高。

此外，长期的吸烟、体重增加、精神紧张以及药物等多种因素均可引起血脂异常。

二、发生机制

机体脂代谢过程复杂，包括脂质的外源性摄取、内源性合成以及机体内脂蛋白、受体和酶的相互作用等。正常情况下，血脂的合成和分解保持动态平衡，血脂可在一定的范围内变动。当脂蛋白合成与代谢及转运等过程发生障碍时，均可能导致血脂代谢紊乱。

高脂蛋白血症大部分是由于脂蛋白代谢相关基因突变，或与环境因素相互作用引起（原发性高脂蛋白血症），小部分是由全身性疾病所致（继发性高脂蛋白血症）。其发病机制如下（图 7 - 1）。

1. 外源性脂质或其他相关物质摄取增加

（1）摄入脂质含量高　饮食中脂质包括甘油三酯、胆固醇和磷脂等，食物源性胆固醇的摄入量占机体胆固醇来源的 1/3。食物源性脂质的摄取存在个体差异，机体可通过调节内源性胆固醇合成减少来平衡外源性胆固醇摄取的增加。长期的高脂饮食可导致血脂增高：①摄入大量甘油三酯，使小肠经外源性途径合成 CM 大量增加；②促使肝脏胆固醇含量增加，LDL 受体合成减少，脂质代谢减少；③促使肝脏经内源性途径合成 VLDL 增加。

图 7 - 1　高脂蛋白血症发生的机制

（2）摄入饱和脂肪酸含量高　血液总胆固醇含量与饱和脂肪酸摄入量成正比。饱和脂肪酸摄入增加可引起胆固醇增高：①增加含 apoB 脂蛋白的产生；②降低细胞表面 LDL 受体活性。

（3）肠道脂质摄取增加　肠黏膜上皮细胞三种蛋白的表达与肠道脂质摄取有关：尼曼 - 匹克 C1 型类似蛋白 1（Niemann - Pick type C1 like 1，NPC1L1）、ABCG5 和 ABCG8 蛋白。正常情况下，谷固醇等植物固醇经肠道吸收很少（<5%），ABCG5 和 ABCG8 能把吸收的几乎全部植物固醇重新排放回肠腔，并促使肝脏优先分泌植物固醇到胆汁。当 ABCG5 或 ABCG8 发生基因突变时，植物固醇的吸收在肠道明显增加，胆固醇吸收中度增加，导致谷固醇血症发生，主要表现就是血液谷固醇含量显著增加，伴有 LDL 的增加。NPC1L1 的作用是参与肠道脂质吸收，抑制肠道 NPC1L1 基因表达，能显著降低胆固醇的吸收和血液胆固醇水平。

2. 内源性脂质合成增加　占机体 2/3 的胆固醇、甘油三酯、大部分载脂蛋白如 apoB100、apoC 和 apoE 等均在肝脏合成。肝脏脂蛋白合成增加的机制主要包括：①血液中胰高血糖素及皮质醇减少时，其对 HMGCoA 还原酶的活性抑制作用减弱，胆固醇合成增加；②血液中胰岛素及甲状腺素增多时，能诱导肝 HMGCoA 还原酶表达增加，胆固醇合成增加；③摄取高糖、高饱和脂肪后，肝脏胆固醇合成限速酶 HMGCoA 还原酶活性增加，胆固醇合成增加；④肥胖或胰岛素抵抗等因素导致脂肪动员时，大量游离脂肪酸（FFA）释放进入血液循环，肝脏以其为底物合成 VLDL 增加。

3. 脂质转运或分解代谢异常　脂质转运和分解代谢过程中，CM 和 VLDL 及其受体主要转运和代谢甘油三酯，LDL 及其受体主要转运和代谢胆固醇，HDL 则在胆固醇逆转运中起关键作用。参与这一代谢过程的主要因素是载脂蛋白、脂蛋白受体和脂酶等。遗传或环境因素对这些蛋白表达或活性的影响最终都将导致脂质转运或分解代谢障碍。

（1）CM 和 VLDL 转运与分解代谢异常　由于 CM 和 VLDL 都富含甘油三酯，所以在转运与分解代谢异常方面有些共同的机制。①LPL 活性表达异常：LPL 是分解脂蛋白中甘油三酯的限速酶，LPL 基因突变可引起活性降低或不能表达正常，引起 CM 代谢障碍，导致高甘油三酯血症；另外，胰岛素是 LPL 活性的重要调节因素，对脂肪组织 LPL 的活性有促进作用，而对骨骼肌 LPL 的活性有抑制作用。甲状腺功能减退、胰岛素抵抗或胰岛素缺陷型糖尿病，导致 LPL 活性降低，血浆 CM 和 VLDL 降解减少，血浆甘油三酯水平升高。②apoCⅡ表达与活性异常：apoCⅡ是 LPL 发挥活性所必需的辅因子，apoCⅢ则对 LPL 活性有一定抑制作用，基因突变造成 apoCⅡ表达减少或功能异常，LPL 不能被充分激活，CM 和 VLDL 中的甘油三酯分解受阻，使得 CM 和 VLDL 水平上升。③apoE 基因多态性：E2、E3 和 E4 是 apoE 三个常见的等位基因，apoE 结合的受体包括 apoE 受体和 LDL 受体，二者与 apoE2 的结合力都差，使得含有 apoE 的脂蛋白 CM 和 VLDL 分解代谢障碍。

（2）LDL 转运与分解代谢异常　①LDL 受体（LDLR）基因突变：LDLR 基因突变通过不同的机制引起 LDL 代谢障碍。②ApoB 基因突变：ApoB 基因突变使 aApoB100 受体结合域二级结构发生变化，与 LDL 受体的结合能力显著下降，LDL 经 LDL 受体途径降解减少。③LDL 受体表达减少或活性降低：常由肥胖、高胆固醇和高饱和脂肪酸饮食、老年人以及女性绝经后雌激素水平减少等因素引起。④VLDL 向 LDL 转化增加：LDL 受体活性下降，VLDL 经 LDL 受体途径分解代谢减少而转化成 LDL，使过多的 VLDL 转化为 LDL。

（3）HDL 介导胆固醇逆转运异常　CETP、LCAT、ABCA1 和 B 族Ⅰ型清道夫受体（scavenger receptor class B typeⅠ，SR－BI）等参与胆固醇的逆转运，编码这些蛋白的基因突变常导致胆固醇逆转运障碍。比如家族性 CETP 缺陷症，由于基因突变导致 CETP 缺乏，影响 HDL 中胆固醇酯转运到其他脂蛋白，造成胆固醇酯在 HDL 中积聚，表现为 HDL 浓度明显升高而 LDL 浓度偏低，总胆固醇浓度增加。LCAT 是参与脂质代谢的重要酶之一，主要作用是将胆固醇 3－OH 与卵磷脂 β 位脂肪酸相互作用，生成胆固醇酯。LCAT 缺乏症时导致游离胆固醇不能转变为胆固醇酯，HDL 的成熟过程受阻，胆固醇逆转运出现障碍。

三、对机体的影响

1. 动脉粥样硬化（atherosclerosis，As）　基本病变是动脉内膜的脂质沉积，内膜灶状纤维化，粥样斑块形成，致管壁变硬、管腔狭窄，引起相应器官缺血性改变，病变中的脂质主要是胆固醇和胆固醇酯。其本质是巨噬细胞、血管内皮细胞和平滑肌细胞等参与的一种特异性慢性炎症性疾病。As 危险因素众多，其中脂代谢紊乱导致的高脂蛋白血症是导致 As 发生的最基本的危险因素。

As 发生的基本过程如下：首先是各种危险因素导致血管内皮细胞结构和（或）功能障碍，血管壁通透性增加，血液中脂质向内膜下转运增加，同时血液中的单核细胞向内膜下浸润增加并分化为巨噬细胞。进入内膜下的脂质发生氧化修饰，氧化修饰的脂质具有多方面的致动脉粥样硬化的作用。

2. 非酒精性脂肪性肝病（non－alcoholic fatty liver disease，NAFLD）　是指明确除外酒精和其他肝损伤因素所致的以肝细胞内脂质过度沉积为主要特征的临床病理综合征，主要包括三种：非酒精性脂肪性肝炎、非酒精性脂肪肝、非酒精性脂肪性肝炎相关的肝硬化。脂代谢紊乱是 NAFLD 的主要危险因素之一，同时 NAFLD 也促进脂代谢紊乱的发生。目前主要用"二次打击"学说来解释 NAFLD 的发生机制。该学说认为第一次打击是由于各种致病因素引起肝脏脂代谢紊乱，甘油三酯在肝细胞内堆积导致肝脂肪变性，使得肝细胞对内、外源性损害因子的敏感性增强；第二次打击主要为反应性氧化代谢产物增多，导致脂质过氧化增强，进而引起脂肪变性的肝细胞发生炎症、坏死甚至纤维化。

3. 肥胖　是指由于食物能量摄入过多或机体代谢异常而导致体内脂质沉积过多，造成以体重过度增长为主要特征并可能引起人体一系列病理、生理改变的一种状态。高脂蛋白血症时，脂质摄取或合成持续增加，使得脂肪组织中脂质贮存也相应增加，同时脂肪组织中脂质的动员分解降低，导致脂质在脂肪组织中大量沉积，诱发肥胖的发生。

4. 对大脑的影响　大量的流行病学资料发现，高脂蛋白血症是神经退行性疾病如阿尔茨海默病的一个重要危险因素。大脑因为血 - 脑屏障的存在而具有一个独立的脂质代谢系统，高脂蛋白血症可能通过两种机制影响脑组织脂质代谢：①血液中能通过血 - 脑屏障且脂质合成必需的成分（如不饱和脂肪酸）进入增加，使得脑组织中脂质合成增加；②各种病因造成血 - 脑屏障通透性增加，使本来不能通过血 - 脑屏障的血脂进入脑组织异常沉积。

5. 对肾脏的影响　高脂蛋白血症对肾脏的损伤主要有两个方面：肾动脉粥样硬化病变和肾小球损伤。高脂蛋白血症导致肾动脉粥样硬化斑块形成，肾血流量减少，而引起肾性高血压的发生；若进一步发展造成肾动脉狭窄加重，肾脏发生缺血、萎缩、间质纤维增生，甚至肾梗死。高脂蛋白血症导致肾小球损伤的机制主要为：①脂质在肾小球细胞内或系膜基质中以脂滴的形式沉积，并发生氧化修饰，引起上皮细胞的损害和基底膜通透性增加，使肾小球通透性增加，出现蛋白尿；②脂质还可引起系膜细胞弥漫性增生，使系膜增宽，系膜基质合成增加，发生一系列炎症反应，造成小管间质纤维化和肾小球硬化。

⊕ **知识链接**

动脉粥样硬化导致急性冠脉综合征脑卒中的原因

　　动脉粥样硬化可导致粥样斑块形成，斑块表面出现溃疡、裂隙或斑块破裂，导致斑块部位或其下游血栓形成，即动脉粥样硬化血栓形成，部分或完全阻塞血管腔；斑块体积过大，导致血管腔堵塞；斑块部位血管痉挛，使得本来因斑块存在而狭窄的血管更加堵塞。

四、防治的病理生理基础

高脂血症的发生发展过程漫长，可导致多个器官出现病变。因此积极早期干预高脂血症的可控危险因素，可延缓或消除相应疾病的出现；应用药物或其他治疗方法，可控制脂代谢紊乱性疾病的临床症状和保护靶器官。

1. 消除病因学

（1）防治原发病　消除原发病因，合理应用药物控制，减少影响脂质在胃肠道的消化吸收、肝脏脂质的合成与分解等因素，可极大降低脂代谢紊乱性疾病的发病风险。

（2）控制其他影响因素　①合理饮食是高脂蛋白血症防治的基础，避免超重或肥胖的发生，适当减少脂质的摄入，并控制其他能量物质如糖和蛋白质的摄入；②适度参加体力劳动和体育锻炼，避免长时间久坐不动；③培养良好的生活习惯，戒除烟酒。

2. 纠正血脂异常

（1）药物降脂　临床上多采用降脂药物防治脂代谢紊乱性疾病。单独或联合使用药物，针对脂质代谢在体内的不同环节加以干预。需要指出的是，降脂极大地降低了脂代谢紊乱性疾病发生的风险，但过度降脂引起的低脂蛋白血症可能带来的负面影响也必须引起足够重视。

（2）基因治疗 单基因突变是导致遗传性脂代谢紊乱的重要因素，尤其在高脂蛋白血症的发生中具有重要意义。矫正这些基因的异常表达，从而恢复正常的脂质代谢是脂代谢紊乱基因治疗的病理生理学基础。

3. 防止靶器官损伤

（1）促进靶器官胆固醇逆转运 促进胆固醇逆转运，减少脂质在靶器官的蓄积造成的靶器官损伤是脂代谢紊乱性疾病防治的一个重要策略。

（2）保护靶器官 脂质在靶器官中的蓄积将通过各种机制导致靶器官的损伤。针对不同的损伤机制进行干预，从而减少靶器官损伤是临床防治的一个重要方面。脂质氧化修饰后对组织具有更强的损伤作用，可采用抗氧化剂保护组织免于或减轻损伤。

第三节 低脂蛋白血症

原发性低脂蛋白血症主要是由基因突变等遗传因素引起的，常为常染色体隐性遗传。继发性低脂蛋白血症的影响因素众多，营养不良和消化不良、贫血、恶性肿瘤、感染和慢性炎症、甲亢、慢性严重肝胆和肠道疾病等均可引起低脂蛋白血症。需要指出的是，长时间大剂量降脂药物治疗也已成为低脂蛋白血症发生的一个重要影响因素。

一、低脂蛋白血症主要的发生机制

1. 脂质摄入不足 常见于饥饿、疾病、长期素食引起脂质摄入减少，以及各种原因引起的脂质消化与吸收不良。其主要机制是：①小肠吸收面积减少，如短肠综合征、胃结肠瘘等；②小肠黏膜原发性病变，影响黏膜上皮细胞对脂质的吸收、转运，造成乳糜泻；③小肠黏膜继发性病变，如克隆病、小肠炎症、寄生虫病等；④胰酶或胆盐缺乏造成的脂质消化不良，如胆道梗阻、胰腺疾病等；⑤小肠运动障碍，运动过速影响小肠吸收时间，运动过缓导致小肠细菌过度生长；⑥淋巴回流障碍，如淋巴管梗阻、淋巴发育不良等，使得乳糜微粒经淋巴进入血液循环受阻。

2. 脂质代谢增强 主要包括脂质的利用增加和分解增强。①脂质利用增加：贫血引起红细胞代偿性增加，使得作为细胞膜主要组成成分的胆固醇利用增加，导致血脂降低，而血脂降低又使得红细胞膜脆性增加，红细胞易破裂溶血，贫血进一步加重，形成恶性循环。②脂质分解增强：常见于甲状腺功能亢进、恶性肿瘤等引起的低脂蛋白血症。甲状腺激素具有刺激脂肪合成和促进脂肪分解的双重功能，总的作用是减少脂肪的贮存，降低血脂浓度；血液系统和实质器官的恶性肿瘤都可以引起低脂蛋白血症。

3. 脂质合成减少 常见于严重的肝脏疾病、严重创伤或烧伤，以及各种原因引起的脂质合成所需原料减少。

4. 脂蛋白相关基因缺陷 是低脂蛋白血症发生的重要遗传学机制。遗传性低脂蛋白血症分为低 α-脂蛋白血症和低 β-脂蛋白血症。①低 α-脂蛋白血症：主要包括家族性 α-脂蛋白缺乏症（Tangier病）和 LCAT 缺乏症。Tangier 病是一种常染色体隐性遗传病，由 ABCA1 基因突变所致。LCAT 缺乏症虽然 α-脂蛋白降低，但其游离胆固醇和总胆固醇水平是增加的。②低 β-脂蛋白血症：主要包括无 β-脂蛋白血症和家族性低 β-脂蛋白血症，前者由 MTP 基因突变所致，后者由 apoB 基因和 PCSK9 突变所致。

二、低脂蛋白血症对机体的影响

1. 对血液系统的影响　血液系统中出现棘形红细胞，细胞膜脂质的降低导致红细胞的渗透脆性显著增加，红细胞出现自溶血现象，血小板活力下降，可伴有贫血和凝血机制异常，易引起脑出血。

2. 对消化系统的影响　个体出生后出现脂肪泻导致脂肪吸收不良，小肠肠壁细胞中充满脂滴，少数有肝肿大和转氨酶升高。

3. 对神经系统的影响　个体出生早期即出现精神运动发育迟缓，伸张反射和腱反射减弱，以及定位感觉丧失、步态不稳和语言障碍等。随着中枢和周围神经系统发生慢性退行性脱髓鞘，多数个体出现智力障碍、小脑性震颤、共济失调、肌肉软弱无力、视力减退、视野缩小、夜盲甚至全盲。

此外，低脂蛋白血症与多种肿瘤发生呈现明显相关性，如结肠癌、子宫内膜癌和肝癌等，这也解释了他汀类药物因降脂而具有潜在致癌性的原因，但不能证明其有直接因果关系。低脂蛋白血症还可导致各种病因造成的患者死亡率明显增加。

低脂蛋白血症在临床上比较少见，其主要防治措施是消除病因学因素、补充脂溶性维生素和保护靶器官。

目标检测

1. 高脂蛋白血症的病因及影响因素包括哪些？
2. 简述高脂蛋白血症对肾脏的损伤。
3. 什么是高脂蛋白血症？试述其发病机制。

（白吉明）

第八章 发 热

学习目标

1. **掌握** 发热的概念、病因及发病机制。
2. **熟悉** 发热过程中时相及机体功能代谢改变，发热的防治原则。
3. **了解** 发热的生物学意义。
4. 学会鉴别发热和过热，具备知识拓展能力和理论运用于实践的能力。

人体正常生命活动是在相对稳定的体温条件下进行的。体温的相对稳定则是在体温调节中枢的调控下实现的。体温的中枢调节主要以"调定点"学说来解释，在体温调节中枢内有一个调定点，当体温偏离调定点时，体温调节中枢通过调控产热和散热使体温维持在与调定点相适应的水平。

第一节 概 述

正常成人体温维持在37℃左右，一昼夜上下波动的幅度不超过1℃。发热（fever）是指在致热原的作用下，体温调节中枢的体温调定点上移而引起的调节性体温升高（超过正常值0.5℃）。发热时，体温调定点上移到一个新的较高水平，但体温调节功能正常，体温调节中枢围绕新的调定点水平进行调节，原先正常的体温相对于新的调定点来说，已成为一种"冷"刺激，在体温调节中枢的调控下，机体通过多种途径如产热增加、散热减少等，来提高体温，以适应新的调定点。

病理性体温升高可分为调节性体温升高（发热）和非调节性体温升高（过热）。过热时体温调定点并未上移，而是由于体温调节障碍（体温调节中枢损伤），或散热障碍（皮肤鱼鳞病和环境高温所致的中暑等）及产热器官功能异常（甲状腺功能亢进）引起的被动性体温升高（表8-1）。

表8-1 发热与过热的区别

	过热	发热
病因	体温调节障碍、产热增加、散热障碍等	致热原
性质	非调节性体温升高	调节性体温升高
发病机制	体温调定点无变化	体温调定点上移
防治原则	物理降温	解热药治疗，辅以物理降温

体温升高既可见于病理情况下（发热与过热），也可见于某些生理情况下，如剧烈运动、月经前期、心理性应激等，称为生理性体温升高（图8-1）。

图8-1 体温升高的分类

发热不是独立的疾病，而是多种疾病的重要病理过程和临床表现，也是疾病发生的重要信号。在整个病程中，体温曲线变化往往反映了病情变化，对判断病情、评价疗效和预后估计，均有重要参考价值。

第二节　病因和发病机制

发热的机制比较复杂，其基本环节是发热激活物作用于产致热原细胞，使其产生和释放内生致热原（endogenous pyrogen，EP），EP 作用于下丘脑体温调节中枢，在中枢发热介质的介导下，使体温调定点上移，引起机体产热增加和散热减少，从而引起体温升高。但发热机制中尚有许多细节未完全明确。

⇒ 案例引导

> 案例　患者，男，19 岁，因近 2 天发热、头痛、全身肌肉酸痛，食欲减退，以"发热待查"入院。查体：体温 39.6℃，心率 100 次/分，呼吸 20 次/分，血压 110/80mmHg，咽部充血，两肺呼吸音粗糙。实验室检查：WBC 1.94×10^9/L，中性粒细胞 83%。入院后给予输液治疗。在输液过程中测体温 40.2℃，心率 110 次/分，呼吸浅促。停止输液，并给予酒精擦浴，头部置冰袋。3 天后体温降至 37℃，除感乏力外，无自觉不适。
>
> 讨论　1. 入院时的发热的原因可能是什么？
>
> 　　　2. 输液过程中出现畏寒、发抖、体温升高（40.2℃）等属于发热的哪个时相？出现这些症状的机制是什么？
>
> 　　　3. 为什么对患者采用酒精擦浴和头部置冰袋？

一、发热激活物

凡能刺激体内产 EP 细胞产生和释放 EP，进而引起体温升高的物质称为发热激活物，包括外致热原和某些体内产物。

（一）外致热原

来自体外的致热物质称为外致热原，其种类繁多。

1. 细菌

（1）革兰阳性菌　主要有葡萄球菌、链球菌、肺炎球菌、白喉棒状杆菌和枯草杆菌等。其致热的方式主要包括：①外毒素，具有极强的致热性，如葡萄球菌释放的肠毒素、A 型溶血性链球菌的红疹毒素、白喉棒状杆菌释放的白喉毒素等；②全菌体，给家兔注射活的或加热灭活的葡萄球菌均能引起发热，同时血中 EP 含量增加，表明细菌颗粒被吞噬后可诱生 EP；③肽聚糖，是革兰阳性菌细胞壁的骨架，亦具有致热性。

（2）革兰阴性菌　主要有大肠埃希菌、伤寒杆菌、淋球菌、脑膜炎球菌、志贺菌等。其致热成分主要是胞壁中所含的脂多糖（lipopolysaccharide，LPS），也称内毒素（endotoxin，ET）。LPS 由 O - 特异侧链、核心多糖和脂质 A 三部分组成，其中脂质 A 是其致热性和毒性的主要部分。

ET 是自然界中分布最广的外致热原，具有极强的致热性，给家兔或犬静脉注射 ET 后，在引起发热的同时，血清中可检测到大量 EP，体外实验也证明，ET 可刺激体外培养的白细胞产生和释放 EP。ET 耐热性高（干热 160℃ 2 小时才能灭活），一般方法难以清除，是血液制品和输液过程中的主要污染物。ET 的分子量很大（1000～2000kD），不易通过血 - 脑屏障。

（3）分枝杆菌　典型菌群为结核分枝杆菌。其全菌体及细胞壁中所含的肽聚糖、多糖和蛋白质都具有致热作用。

2. 病毒　常见的有流感病毒、中东呼吸系统综合征冠状病毒、SARS（severe acute respiratory syndrome）病毒、麻疹病毒、柯萨奇病毒等。将流感病毒或麻疹病毒注入家兔静脉内，引起发热的同时血清中检测出 EP；在体外将白细胞与病毒共同培养也可产生 EP。人类的致病病毒多数为包膜病毒，用脂溶剂去除病毒包膜后，其感染性和致热性消失。包膜中的脂蛋白为主要的致热物质，血凝素也具有致热性。

3. 真菌　常见的有白念珠菌感染所致的鹅口疮、肺炎、脑膜炎；组织胞浆菌、球孢子菌和副球孢子菌引起的深部感染等。动物实验中还发现，无致病性的酵母菌也可引起发热。真菌的致热成分是全菌体内所含的荚膜多糖和蛋白质。

4. 螺旋体　常见的有钩端螺旋体、回归热螺旋体和梅毒螺旋体。其致热成分与溶血素、细胞毒因子、外毒素和内毒素样物质以及代谢裂解产物有关。

5. 疟原虫　感染人体后，其潜隐子进入红细胞并发育成裂殖子，当红细胞破裂时，大量裂殖子和代谢产物（疟色素等）释放入血，引起高热。

6. 非微生物类外致热原　常见的有松节油、植物血凝素、多核苷酸及某些药物（两性霉素 B 和博来霉素）等。

（二）体内产物

1. 抗原抗体复合物　实验证明，抗原抗体复合物对产 EP 细胞有激活作用。用牛血清白蛋白致敏家兔，将其血清转移给正常家兔，再用特异性抗原攻击受血动物，可引起后者明显的发热反应。但牛血清白蛋白对正常家兔无致热作用，表明抗原抗体复合物起了激活作用。

2. 类固醇　体内某些类固醇产物对人体有明显的致热性，如：用睾丸酮的中间代谢产物——本胆烷醇酮对人进行肌内注射时可引起明显的发热，但对犬、猫、大鼠、家兔和猴进行肌内注射时不引起发热，表明其致热有很强的种系特异性。本胆烷醇酮可能与人体某些不明原因的周期性发热有关。此外，石胆酸也具有致热的作用。

3. 致炎物和炎症灶激活物　一些非致炎刺激物，如硅酸盐结晶和尿酸盐结晶等可刺激单核巨噬细胞分泌致热性细胞因子，引起炎症反应，其本身也可激活产 EP 细胞产生和释放 EP；组织坏死可释放某些发热激活物，或者由组织坏死引起的无菌性炎症也可释放某些发热激活物，它们的性质尚不清楚，可见于心肌梗死、脾梗死、肺梗死等，亦见于手术后发热（非伤口感染）。

二、内生致热原

产 EP 细胞在发热激活物的作用下，产生和释放的能引起体温升高的物质，称为 EP。

EP 的产生和释放是一个复杂的过程，这一过程包括产 EP 细胞的激活、EP 的产生和释放。可产生 EP 的细胞很多，主要包括单核细胞、巨噬细胞、内皮细胞、淋巴细胞、神经胶质细胞、肾小球膜细胞以及肿瘤细胞等。所产生的 EP 目前认为主要有以下几种。

1. 白细胞介素 –1（interleukin –1，IL –1）　是由单核细胞、巨噬细胞、内皮细胞、星形胶质细胞、小胶质细胞、肿瘤细胞等多种细胞在发热激活物作用下产生的一多肽类物质，分子量为 17kD，不耐热，70℃ 30 分钟即可灭活，目前已发现其有 2 种亚型：IL –1α 和 IL –1β。给鼠、家兔等动物静脉内注射 IL –1 可引起典型的发热反应，50ng/kg 就可引起体温升高 0.5℃，大剂量可引起双相热。在 ET 引起发热的动物循环血内也有大量 IL –1 出现。IL –1 通过相应的受体发挥生物学活性，其受体广泛分布于脑内，在靠近体温调节中枢的下丘脑外侧密度最高。

2. 肿瘤坏死因子（tumor necrosis factor，TNF） 有 TNF-α、TNF-β 两个亚型，它是巨噬细胞（主要分泌 TNF-α，17kD）、淋巴细胞（主要分泌 TNF-β，25kD）等在葡萄球菌、链球菌和内毒素等作用下产生和释放的一种蛋白质。TNF 也不耐热，70℃ 30 分钟失活。给家兔注射小剂量 TNF（50～200ng/kg）可迅速引起单相热，大剂量（10μg/kg）可引起双相热，同时脑室内前列腺素 E（prostaglandin E，PGE）含量增高。另外，TNF 在体内和体外都能刺激 IL-1β 的产生，TNF 不同于 ET，反复注射不出现耐受性。

3. 干扰素（interferon，IFN） 是由 T 淋巴细胞、成纤维细胞、NK 细胞等分泌的一种具有抗病毒、抗肿瘤作用的蛋白质，有 3 种亚型，即 IFN-α、IFN-β 和 IFN-γ，均与发热有关。目前临床上使用的干扰素由人类白细胞诱生，其主要不良反应为发热。实验证实，IFN-α 能刺激下丘脑产生 PGE，从而引起发热。静脉注射 IFN 引起的发热是单峰热，峰值多出现在给药后的 2 小时，多次注射后可产生耐受性。IFN 不耐热，60℃ 40 分钟即可灭活。

4. 白细胞介素-6（interleukin-6，IL-6） IL-6 是由单核吞噬细胞、淋巴细胞、内皮细胞、成纤维细胞等分泌的一种蛋白质，分子量为 21kD，具有明显的致热活性，ET、病毒、IL-1、TNF、血小板生长因子等均可诱导其产生和释放。IL-6 的致热作用较 IL-1 和 TNF 弱。

近年来发现白细胞介素-2（interleukin-2，IL-2）可以诱导发热，但由于其发热反应出现较晚，并伴有血浆 C 反应蛋白、催乳素和生长激素等水平的升高，并能诱导人单核细胞产生 TNF 和 IFN-γ，故有人认为 IL-2 本身不是一个真正的 EP，更有可能是一个激活物。

此外，巨噬细胞炎症蛋白-1（macrophage inflammatory protein-1，MIP-1）、睫状神经营养因子（ciliary neurotrophic factor，CNTF）、白细胞介素-8（interleukin-8，IL-8）、内皮素（endothelin）等也被认为与发热有一定的关系，但还缺乏较系统的研究。

产 EP 细胞的激活、EP 的产生和释放是一个复杂的基因表达调控和细胞信息传递过程。当与发热激活物结合后，产 EP 细胞即被激活，从而启动 EP 的合成。如 LPS 激活产 EP 细胞，目前研究认为主要有两种方式：一种是在上皮细胞和内皮细胞，另一种是在单核、吞噬细胞。两种方式都是 LPS 首先与血清中 LPS 结合蛋白（lipopolysaccharide binding protein，LBP）形成复合物，不同的是，形成复合物后，前者 LPS 被 LBP 转移给可溶性 CD14（sCD14），形成 LPS-sCD14 复合物再作用于细胞上的受体，使细胞活化；而后者则在 LPS 与 LBP 形成复合物后，再与细胞表面 CD14（mCD14）结合，形成三重复合物，从而启动细胞内激活。然后跨膜蛋白 Toll 样受体（Toll-like receptors，TLR）通过类似 IL-1 受体活化的信号转导途径将 LPS 信号转入细胞内，激活核转录因子（NF-κB），启动 IL-1、TNF、IL-6 等细胞因子的基因表达、合成内生致热原。EP 在细胞内合成后即可释放入血。

三、发热时的体温调节机制

（一）体温调节中枢

人体体温调节的高级中枢位于视前区-下丘脑前部（preoptic anterior hypothalamus，POAH），边缘系统、延髓和脊髓等部位对体温信息有一定程度的整合功能，被认为是体温调节的次级中枢。此外，大脑皮质也参与体温的行为性调节。POAH 区含有温度敏感神经元，主要参与体温的正相调节；中杏仁核（medial amydaloid nuleus，MAN）、腹中隔区（ventral septall area，VSA）和弓状核主要参与发热时的体温负相调节。

当致热信号传入中枢后，启动中枢正负调节机制，一方面通过正相调节使体温上升，另一方面通过负相调节限制体温过度升高，正负调节综合作用的结果决定调定点上移的水平及发热的幅度和时程。因此，发热体温调节中枢是由正、负调节中枢构成的复杂的功能系统。

（二）致热信号传入中枢的途径

EP 释放入血后，除了 IL-1 和 TNF 等水解产生的短肽可以直接透过血-脑屏障，到达体温调节中枢引起发热外，大分子多肽难以透过血-脑屏障，目前认为 EP 可能通过以下途径发挥作用。

1. EP 通过血-脑屏障直接转运入脑   EP 虽然是一些难以透过血-脑屏障的大分子，但一方面血-脑屏障的毛细血管床部位存在着蛋白质分子的可饱和转运机制，可将相应的 EP 特异性地转运入脑；另一方面 EP 也可能从脉络丛部位渗入或易化扩散入脑，通过脑脊液循环分布到 POAH，因此这是一条比较直接的途径，不过这些还需进一步证实。

2. EP 通过下丘脑终板血管器作用于体温调节中枢   位于第三脑室视上隐窝上方的终板血管器（organum vasculosum laminae terminalis，OVLT）存在有孔毛细血管，对大分子物质有较高的通透性，且紧靠 POAH，是血-脑屏障的薄弱部位，EP 可能由此入脑。但也有学者提出，EP 是被分布在此处的巨噬细胞、神经胶质细胞等的膜受体识别结合，产生新的中枢介质，而将致热原的信息传入 POAH。

3. EP 通过迷走神经向体温调节中枢传递发热信号   实验观测到，大鼠腹腔注入 LPS 后，迷走神经的传入纤维将外周的致热信号传送到中枢神经系统，导致脑内 IL-1 生成增多。切除膈下迷走神经或迷走神经肝支后，腹腔注射 LPS 或 IL-1，发热幅度降低。

（三）中枢调节介质

从静脉注入 EP 到体温升高，总有一段潜伏期，提示 EP 到达下丘脑体温调节中枢后，可能再通过某些中枢介质作用于发热中枢，使体温调定点上移，从而引起发热。能介导 EP 调节体温调定点的介质称为中枢性发热介质，包括正调节介质和负调节介质。

1. 正调节介质

（1）前列腺素 E（prostaglandin E，PGE）   PGE 是目前研究得最为透彻也是最重要的中枢性发热介质，主要依据是：①在 EP 引起发热时，脑脊液内 PGE_2 含量明显增加；②将 PGE_2 直接灌注入动物第三脑室、侧脑室或下丘脑前部可引起明显的发热反应，体温升高的潜伏期比 EP 性发热的潜伏期短；③下丘脑组织分别与 IL-1、IFN 或 TNF 进行体外培养，培养液中能检测到高浓度的 PGE_2；④环氧合酶（cyclooxygenase，COX，PGE_2 合成的关键酶）抑制剂阿司匹林、布洛芬等对 IL-1α、IFN 或 TNF 性发热有解热作用；⑤静脉注射 LPS 可诱导血管周围的小胶质细胞和脑膜的巨噬细胞表达 COX，促进 PGE_2 的合成和释放，后者作用于紧邻的温度敏感神经元，引起调定点上移。

上述资料有力支持 PGE_2 是中枢性发热介质的观点，但 PGE_2 不是唯一的中枢发热介质，尚有其他中枢介质的参与。

（2）Na^+/Ca^{2+} 比值   对于某些离子能影响动物的体温，早在 20 世纪 20 年代学者们就开始关注了。至 20 世纪 70 年代，逐渐摒弃了其他离子调节体温的可能性，而主要集中于 Na^+ 和 Ca^{2+} 两种离子上。实验表明，给多种动物脑室内灌注 Na^+ 溶液可使体温很快升高，灌注 Ca^{2+} 则使体温很快下降，脑室内灌注降钙剂（如 EGTA）也可引起体温升高。用 $^{22}Na^+$ 和 $^{45}Ca^{2+}$ 作为标志物灌注猫的脑室发现，在致热原引起发热时，$^{45}Ca^{2+}$ 流向脑脊液，而 $^{22}Na^+$ 则被保留在脑组织中，脑组织局部的 Na^+/Ca^{2+} 比值增高。上述资料表明，Na^+/Ca^{2+} 比值改变在发热机制中可能起着重要的中介作用。最新研究还发现，Na^+/Ca^{2+} 比值改变不直接引起调定点上移，而是通过另一介质环磷酸腺苷（cAMP）起作用，因此提出 EP 通过升高下丘脑体温调节中枢内 Na^+/Ca^{2+} 比值，使 cAMP 含量增加，引起体温调定点上移，可能是多种致热原引起发热的重要途径。

（3）环磷酸腺苷（cyclic adenosine monophosphate，cAMP）   目前已有越来越多的事实支持 cAMP 作为重要的发热介质：①外源性 cAMP（二丁酰 cAMP，Db-cAMP）注入猫、兔、鼠等动物的脑室内迅速引起发热，潜伏期明显短于 EP 性发热；②给家兔静脉注射内生致热原可引起发热，其脑脊液中 cAMP

浓度明显增高，增高的程度与体温呈正相关，但环境高温引起的体温升高不伴有脑脊液中 cAMP 含量的增高；③注射磷酸二酯酶抑制剂在引起体温增高的同时，可增强内生致热原的发热效应。由于目前认为内生致热原可通过提高 Na^+/Ca^{2+} 比值，导致脑内 cAMP 的增高，故许多学者认为 cAMP 可能是更接近终末环节的发热介质。

（4）促肾上腺皮质激素释放素（corticotrophin releasing hormone，CRH）　是一种主要由室旁核和杏仁核的小细胞神经元分泌的神经激素。研究发现，CRH 抗体或 CRH 受体阻断剂可阻断某些 EP（如IL-1β、IL-6 等）引起的发热，说明 CRH 介导发热反应。尽管 IL-1β 引起的发热可被 CRH 抗体阻断，但 IL-1α 引起的发热则是由 PGE₂介导的，提示 EP 引起的发热在脑内可能存在有多种通路和机制。也有研究发现，在发热的动物脑室内给予 CRH 可使已经升高的体温下降。因此，目前倾向认为，CRH 可能是一种双相调节介质。

（5）一氧化氮（nitric oxide，NO）　NO 作为一种新型的神经递质，广泛分布于中枢神经系统。研究发现，NO 介导的发热，其机制主要是作用于 POAH、OVLT 等部位，通过刺激棕色脂肪组织的代谢活动导致产热的增加，介导体温上升，并抑制发热时负调节介质的合成与释放。

2. 负调节介质　发热（非过热）时，体温升高很少超过 41℃，通常达不到 42℃，这种发热时体温上升的高度被限制在一定范围内的现象称为热限（febrile ceiling）。热限是机体重要的自我保护机制，对于限制体温无限上升而危及生命具有极其重要的意义。热限形成的基本机制是体温的负反馈调节，即体温正调节受限和负调节的加强。负调节介质是体温负调节的重要内容，现已证实，体温的负调节介质主要包括精氨酸加压素、黑素细胞刺激素和膜联蛋白 A1 等。

（1）精氨酸加压素（arginine vasopressin，AVP）　又称抗利尿激素，是由下丘脑神经元合成的神经垂体肽类激素。实验证实，脑内微量注射或经其他途径注射 AVP，均具有解热作用。用 AVP 阻断剂或受体阻断剂阻断 AVP，可增强致热原的致热作用，说明 AVP 是一种重要的中枢体温负性调节介质。

（2）α-黑素细胞刺激素（α-melanocyte-stimulating hormone，α-MSH）　又称 α-促黑激素，是腺垂体分泌的 13 肽激素，具有极强的解热作用，其解热作用比对乙酰氨基酚（扑热息痛）大 25000 倍。脑室内或静脉内注射 α-MSH 都有解热作用，在 EP 性发热期间，脑室中膈区 α-MSH 含量升高，说明 EP 在引起发热的同时，伴随体温负性调节介质合成增加，这可能是热限形成的重要原因。内源性 α-MSH 还能限制发热的高度和持续时间，阻断内源性 α-MSH 的作用，再给 IL-1 致热，其发热高度明显增加，持续时间显著延长。

（3）膜联蛋白 A1（annexin A1）　又称脂皮蛋白-1（lipocortin-1），是一种钙依赖性磷脂结合蛋白，在体内分布十分广泛，但主要存在于脑、肺等器官中。向大鼠中枢内注射重组的膜联蛋白 A1，可明显抑制 IL-1、IL-6、IL-8、CRH 诱导的发热反应，说明膜联蛋白 A1 是一种发热时体温负性调节介质。

（四）发热时体温上升的基本环节

发热是在发热激活物和 EP 作用下，体温正负调节相互作用的结果。其发病学机制包括三个基本环节。①信息传递：发热激活物作用于产 EP 细胞，使后者产生和释放 EP，EP 作为"信使"，对下丘脑体温调节中枢发挥作用。②体温调定点上移：在 EP 的作用下，中枢介质释放，体温调定点上移，体温调节中枢 POAH 整合体温调节的正、负调节信息并发出冲动，作用于效应器。③效应部分：来自体温调节中枢的信号一方面通过运动神经引起骨骼肌紧张度增高或寒战，使产热增加；另一方面，经交感神经系统引起皮肤血管收缩，散热减少，使机体产热大于散热，体温升至与调定点相适应的水平（图 8-2）。

图 8-2 发热发病学基本环节

EP：内生致热原；PGE：前列腺素 E；cAMP：环磷酸腺苷；CRH：促肾上腺皮质激素释放素；

NO：一氧化氮；AVP：精氨酸加压素；α-MSH：α黑素细胞刺激素；annexinA1：膜联蛋白 A1

第三节 发热时相及热代谢特点

通常发热大致分为三个时相：体温上升期、高温持续期和体温下降期。

一、体温上升期

在发热的开始阶段，由于调定点上移，原来正常的体温变成了"冷刺激"，中枢对"冷"信息起反应，发出指令经交感神经到达散热中枢，引起皮肤血管收缩和血流减少，导致皮肤温度降低，散热随之减少。同时指令到达产热器官，引起寒战和物质代谢的增强，产热随之增加，产热大于散热，体温逐步升高。

此期的临床表现主要有畏寒、皮肤苍白、寒战和"鸡皮疙瘩"。由于交感神经兴奋，皮肤血管收缩，皮肤血流减少，皮肤温度下降，刺激体表的冷感受器，信息传入中枢产生畏寒感觉。皮肤血流减少，皮肤呈现苍白。寒战是骨骼肌不随意的节律性收缩，产热率较高，可比正常增加 4~5 倍，其冲动来自下丘脑，经脊髓侧索的网状脊髓束和红核脊髓束，通过运动神经传递到运动终板而引起。正常时它被来自 POAH 的热敏神经元的神经冲动所抑制，当 POAH 受冷刺激时，这种抑制被解除，随即发生寒战。皮肤温度的下降也可刺激冷感受器兴奋寒战中枢，寒战是此期产热的主要来源。另外，交感神经兴奋可使竖毛肌收缩而出现"鸡皮疙瘩"。故此期的热代谢特点是：散热减少，产热增加，产热大于散热，体温升高。

二、高温持续期（高峰期）

当体温升高到新的调定点水平时，便不再继续上升，而是在与新调定点相适应的高水平上波动，所以称高温持续期，也称高峰期或稽留期。

此期临床表现主要有患者自觉酷热，皮肤发红、干燥。因散热反应皮肤血管转为扩张，血流量增加，故患者皮肤发红，散热增加。由于温度较高的血液灌注使皮肤温度增高，热感受器将信息传入中枢使患者有酷热的感觉。皮肤温度的升高加强了皮肤水分的蒸发，因而皮肤和口唇比较干燥。产热增加主要为代谢率升高所致。故此期的热代谢特点是：体温与新的调定点相适应，产热与散热在较高的水平上保持相对平衡。

此期的持续时间因病因不同而异，从几小时（如疟疾）、几天（如大叶性肺炎）到1周以上（如伤寒）。

三、体温下降期

当发热激活物、EP及发热介质得到控制或清除后，体温调节中枢的调定点返回到正常水平。此时血温高于调定点，热敏神经元发放频率增加，通过调节作用使交感神经的紧张性活动降低，皮肤血管进一步扩张，促进散热。患者常伴有明显的发汗，通过汗液的蒸发，可散发大量的体热，但大量出汗严重时可导致脱水，甚至循环衰竭，故应注意监护，补充水和电解质。在热敏神经元兴奋的同时，冷敏神经元受抑制，使产热减少。故此期热代谢特点是：散热增强，产热减少，散热大于产热，体温开始下降，逐渐恢复到与正常调定点相适应的水平。

此期的临床表现主要为出汗，皮肤比较潮湿。体温下降期持续几小时或一昼夜（骤退），甚至几天（渐退）。

第四节　代谢与功能变化

一、物质代谢的改变

体温升高时物质代谢加快。一般认为，体温每升高1℃，基础代谢率提高13%，发热时代谢率增高一方面是致热原的直接作用，另一方面是体温升高本身的作用所致。持久发热的患者，如果营养物质没有得到相应地补充，会出现明显的消瘦和体重下降。

（一）蛋白质代谢

发热患者体内蛋白质分解加强，尿氮比正常人增加2~3倍，此时如果未能及时补充足够的蛋白质，将产生负氮平衡，蛋白质分解加强可为肝脏提供大量游离氨基酸，用于急性期反应蛋白的合成和组织修复。

（二）糖和脂肪代谢

发热时糖的分解代谢加强，肝糖原和肌糖原分解增多，血糖因而增多，糖原储备减少。尤其在寒战期间，肌肉活动量加大，对氧的需求超过了机体的供氧能力，此期所需的能量大部分依赖于葡萄糖的无氧酵解，因而组织内乳酸增加。发热时脂肪分解也明显加强，由于糖分解代谢加强使糖原储备不足，再加上患者营养摄入相对减少，机体从而动员脂肪储备。另外，交感-肾上腺髓质系统兴奋性增高，脂解激素分泌增加，也促进脂肪加速分解，脂肪大量消耗导致消瘦。由于脂肪分解加强和氧化不全，有的患者可出现酮血症和酮尿。

（三）水、盐及维生素代谢

在发热的体温上升期，由于肾血流量的减少，尿量也明显减少，Na^+和Cl^-的排泄也减少；体温下降期因尿量的恢复和大量出汗，Na^+和Cl^-排出增加；高温持续期经皮肤和呼吸道水分蒸发的增加及退热期的大量出汗可导致水分的大量丢失，严重者可引起脱水。因此，高热患者体温下降期应及时补充水分和适量的电解质。

发热尤其是长期发热患者，由于糖、脂肪和蛋白质分解代谢加强，各种维生素的消耗也增多，应注意及时补充。

二、生理功能的改变

（一）中枢神经系统功能改变

高热（39.1～41℃）对中枢神经系统的影响较大，有的患者可能出现烦躁、谵妄、幻觉，有些患者出现头痛；有些患者神经系统可处于抑制状态出现淡漠、嗜睡等，可能与 IL-1 的作用有关，已有实验证明，注射 IL-1 能够诱导睡眠。

小儿在高热时易出现全身或局部肌肉抽搐，称热惊厥，这可能与小儿中枢神经系统尚未发育成熟有关。高热惊厥多在高热 24 小时内出现，发病率相当高，约占儿童期惊厥的 30%，且部分（约 1/3）热惊厥可造成脑损伤，表现为智力滞后、癫痫等。

（二）循环系统功能改变

发热时热血对窦房结的刺激以及交感-肾上腺髓质系统兴奋，使心率加快。体温每上升 1℃，心率约增加 18 次/分，儿童可增加得更快，但在某些疾病可例外，如伤寒，体温 40℃ 时，心率仅为 80～90 次/分。心率加快除上述原因外，代谢增强、耗 O_2 量和 CO_2 生成量增多也是影响因素。心率加快可增加心输出量，有利于向代谢旺盛的发热机体提供更多的氧，但如果超一定限度（＞150 次/分），心输出量反而下降。心率过快和心肌收缩力加强还会增加心脏负担，因此，对于伴有心肌劳损或心脏有潜在病灶的患者发热时容易诱发心力衰竭。此外，某些发热激活物（如 ET）、内生致热原（如 TNF）可直接造成心肌和心血管功能损伤，应特别注意。在寒战期间，心率加快和外周血管的收缩，可使血压轻度升高；高温持续期和体温下降期外周血管舒张，血压可轻度下降。少数患者可因大汗而致虚脱，甚至循环衰竭，应及时预防。

（三）呼吸系统功能改变

发热时，由于血温升高和酸性代谢产物对呼吸中枢的刺激，呼吸中枢兴奋使呼吸加深、加快，深而快的呼吸在增加散热的同时，也可引起呼吸性碱中毒。

（四）消化系统功能改变

发热时交感神经系统兴奋性增高，消化液分泌减少，各种消化酶活性降低，胃肠蠕动减慢，使食物的消化、吸收与排泄功能异常，因而表现出食欲减退、恶心和呕吐等。胰液和胆汁分泌不足，可导致蛋白质、脂肪的消化不良，加之胃肠蠕动减弱，食物在胃肠腐败和发酵，产气过多，临床表现为腹胀、便秘等。另外，EP 也可通过对下丘脑前列腺素的诱导而直接引起厌食、恶心。

⊕ **知识链接**

恒温动物与变温动物

体温不因外界环境温度而改变，始终保持相对稳定的动物，叫做恒温动物。如绝大多数鸟类和哺乳动物。而变温动物的体温随着周围温度的变化而变化，从而降低新陈代谢，以减低用于抗寒所损失的能量，如爬行类、两栖类、鱼类等。变温动物的体内没有调温系统，自身不能保持恒定体温，要通过照射太阳等方式来保持体温，或者以行动来调节体温。恒温动物生长成熟比变温动物早，恒温动物的体温保持在一定的范围内可使体内的酶最大限度地发挥作用，并使身体的生长对于外界环境来说相对独立。虽然变温动物把食物转化成生长的效率比恒温动物高，但恒温动物可以连续生长（变温动物的生长会在食物极其短缺或温度很低的情况下停止）直至达到成年大小。

三、机体防御功能改变

发热对机体防御功能的影响利弊并存，这可能与发热程度有一定的关系。中等程度的发热可能有利于提高宿主的防御功能，但高热有可能产生不利的影响。例如多核白细胞和巨噬细胞在40℃条件下其化学趋向性、吞噬功能及耗氧量都增加，但在42℃或43℃下则反而降低。因此，发热对防御功能的影响不能一概而论，应全面分析，具体对待。

（一）抗感染能力的改变

有些致病微生物对热比较敏感，一定高温可灭活淋球菌和梅毒螺旋体，也可抑制肺炎球菌。许多微生物生长繁殖需要铁，EP可使循环内铁的水平降低，破坏或抑制微生物生长繁殖所需的微环境。已有研究证实，EP能降低大鼠血清铁并增加其抗感染能力。发热时，某些免疫细胞功能加强。人淋巴细胞孵育在39℃比在37℃中有更加强的代谢能力，能摄取更多的胸腺核苷。人和豚鼠的白细胞最大吞噬活性分别在38～40℃和39～41℃。发热还可促进白细胞向感染局部游走和包裹病灶。在40℃时，中性粒细胞功能加强，巨噬细胞的氧化代谢明显增加。

然而，发热也可降低免疫细胞功能和降低机体抗感染能力，例如，发热可抑制自然杀伤细胞（NK细胞）的活性；人工发热可降低感染沙门菌大鼠的生存率，提高内毒素中毒动物的死亡率等。

（二）抑制肿瘤细胞的生长

EP大多是免疫调节的细胞因子，可增强机体的特异性与非特异性免疫反应，提高机体体液和细胞免疫反应。发热时产EP细胞所产生的大量EP（IL-1、TNF、IFN等）除引起发热以外，大多具有一定程度的抑制或杀灭肿瘤细胞的作用。另外，肿瘤细胞长期处于相对缺氧状态，比正常细胞对高温敏感，当体温升高到41℃左右时，正常细胞尚可耐受，肿瘤细胞则难以耐受，其生长受到抑制，部分细胞甚至死亡。因此，目前发热疗法已被用于肿瘤的综合治疗，尤其是那些对放疗或化疗产生抵抗的肿瘤，发热疗法仍能发挥一定的作用。

（三）急性期反应

机体在发热、感染、外伤、炎症、中毒等时，外周血白细胞数量增多，血浆中微量元素的改变和某些蛋白质的浓度升高等，这种反应称为急性期反应（acute phase response，APR），这些升高的蛋白质称急性期蛋白。实验证明，给家兔静脉注射IL-1和TNF后，在体温升高的同时，伴有血浆铁和锌含量的下降，血浆铜浓度和循环白细胞计数的增高。IL-1通过中枢和外周两种途径引起急性期反应，而TNF可能只通过外周靶器官起作用，IFN静脉注射也引起铁和锌浓度下降。急性期反应是机体整体防御反应的一部分，而急性期反应蛋白具有多种功能。

第五节　发热防治的病理生理基础

（一）治疗原发病

积极治疗原发病去除引起发热的原始动因，是退热的根本措施。病因一旦确诊且治疗奏效，致热原被及时清除，则热自退。

（二）一般性发热不急于解热

由于热型变化可反映病情变化，并可作为诊断、评价疗效和估计预后的重要参考，对于体温不过高的发热患者又不伴有其他严重疾病，可不急于解热。因此，对一般的发热患者，主要应针对物质代谢的加强和大汗脱水等情况，予以补充足够的营养物质、维生素和水。

（三）下列情况必须及时解热

1. 高热病例（＞39.1℃）　高热使中枢神经细胞和心脏都可能受到较大的影响，尤其是小儿高热容易诱发热惊厥，应及早退热，一般小儿体温超过38.5℃就应采取退热措施。

2. 心脏病患者　发热会使心率加快和心肌收缩力增强，从而增加心脏负担诱发心力衰竭，因此，对于心脏病、心肌劳损患者以及潜在心肌损伤者，须及早解热。

3. 妊娠妇女　妊娠早期的妇女若患发热有致胎儿畸形的危险，妊娠中晚期，循环血量增多，心脏负担加重，发热会进一步增加心脏的负荷而诱发心力衰竭，故应及时解热。

4. 恶性肿瘤患者　持续发热加重病体消耗。

（四）解热措施

1. 药物解热　临床常用的解热药物包括化学药物（如水杨酸盐类，其解热机制可能是作用于 POAH 附近使中枢神经元的功能复原，阻断 PGE 的合成等）和类固醇类（如糖皮质激素，其解热机制是抑制 EP 的合成与释放，抑制免疫反应和炎症反应等）。此外，清热解毒中草药也有一定的解热作用，可适当选用。

2. 物理降温　在高热或病情危急时可采用物理降温，如戴冰帽、酒精擦浴四肢大血管部位等，可使体温暂时降低。值得注意的是，物理降温时，由于 EP、中枢介质等并未清除，体温调定点没有回到正常水平，只是暂时的体温降低，故一段时间后，体温有可能再次升高。

目标检测

1. 发热与过热有何异同？
2. 发热过程可分哪三个时相？每个时相热代谢有何特点？
3. 发热时机体会出现哪些功能与代谢变化？
4. 哪些病例必须及时解热？

（王　林）

第九章 应 激

📖 **学习目标**

1. **掌握** 应激、应激原概念，应激反应的基本表现；LC/NE 及 HPA 轴的作用以及细胞体液反应中的急性期反应蛋白和热休克蛋白的概念和功能；应激性溃疡的发病机制。

2. **熟悉** 细胞体液反应中热休克蛋白和急性期反应蛋白的来源及构成，应激时机体功能代谢的变化及与疾病的关系；机体其他神经内分泌的变化。

3. **了解** 应激原和应激反应的分类；应激的发展历史及防治的病理生理基础。

4. 学会分析应激时机体功能代谢改变机制的方法，具备鉴别应激性疾病的能力。

应激（stress）是指机体在受到内、外因素的刺激时，为满足其应对需求出现的适应性内环境稳态变化和重建，是一种非特异性全身性反应。适度的应激是机体适应、保护机制的一个重要组成部分，是适应性防御反应，有利于在变动的环境中维持机体的自稳态，增强机体的适应能力；但应激过强或持续时间过长则可导致器官功能障碍和代谢紊乱，产生身心疾病。

第一节 概 述

一、应激概念的形成和发展

1929 年，美国生理学家 W. B. Cannon 系统描述了机体在紧急状态下出现的战斗或逃跑（fight or flight）反应，并提出交感神经系统的兴奋是机体在紧急状况下起关键平衡作用的紧急学说（emergency theory）。1936 年，加拿大生理学家 Hans Selye 在论文中描述了一种可由细菌感染、中毒、外伤等引起的肾上腺肿大、胃肠道溃疡、胸腺淋巴结退化等一系列非特异性变化，并将这种由不同有害因素引起，以神经内分泌变化为主要特征，具有一定代偿意义，并导致机体多方面紊乱与损害的反应称为一般适应综合征或全身适应综合征（general adaptation syndrome，GAS）。

随着生物医学模式的转变，心理、社会因素在应激和应激相关性疾病发生发展中的作用日益受到重视。研究表明，心理应激与疾病，尤其是心身疾病（psychosomatic disease）的发生密切相关，这也成为应激的一个重要研究领域。

随着细胞、分子生物学技术的发展，应激的研究逐渐深入至细胞、亚细胞及分子水平。20 世纪60～70 年代，热休克蛋白和热休克反应的发现，不但弥补了应激领域中神经内分泌机制的不足，而且在分子水平上证实了应激反应是进化过程中高度保守的生物现象，普遍存在于从单细胞生物到高等动物所有的生物体内。

关于应激的研究仍在不断深入，概念也得到不断地修正和补充。目前认为，任何刺激因素只要达到一定的强度，除了引起与刺激因素直接相关的特异性变化外，还可以引起一组与刺激因素的性质无直接关系，涉及生物整体、器官、细胞和分子多个层次的全身性非特异性反应，即为应激或应激反应（stress response）。

⊕ **知识链接**

全身适应综合征（GAS）

Hans Selye 将 GAS 分为 3 期。①警觉期（alarm stage）：此期为机体保护防御机制的快速动员期，有利于机体的战斗或逃避，但此期只能持续较短时间。②抵抗期（resistance stage）：如果应激原持续作用于机体，在产生警告反应之后，机体将进入抵抗或适应阶段，机体表现出适应、抵抗能力的增强。但同时有防御贮备能力的消耗，对其他应激原的抵抗力下降。③衰竭期（exhaustion stage）：持续强烈的有害刺激将耗竭机体的抵抗能力，警觉反应期的症状可再次出现，机体内环境明显失衡，应激反应的负效应陆续显现，与应激相关的疾病、器官功能的衰退甚至休克、死亡都可在此期出现。

上述 3 个阶段并不一定都依次出现，多数应激只引起第一、二期的变化，只有少数严重的应激反应才进入第三期。

二、应激原和应激反应的分类

应激原（stressor）是指能引起应激反应的各种体内外刺激因素，根据应激原的种类、作用时间和强度不同，可将应激分为以下类型。

（一）躯体性应激和心理性应激

1. 躯体性应激（physical stress） 外环境的理化和生物学因素，如温度的剧变、射线、噪声、强光、电击、低压、低氧、中毒、创伤、感染等，以及导致机体内环境紊乱或自稳态失衡（disturbance of homeostasis）的因素，如水、电解质、酸碱平衡紊乱，休克，缺氧，器官功能障碍等是引起躯体性应激的主要原因。

2. 心理性应激（psychological stress） 社会心理因素引起的应激称为心理性应激。如社会环境的不安定、工作压力、居住条件恶劣、家庭不和睦、人际关系复杂、失学、失业以及经历战争、灾难及恐怖事件等皆可引起心理应激反应。

躯体性应激和心理性应激之间互相影响。如严重创伤和长期的疾病能使患者产生严重焦虑情绪，引发心理改变，导致心理性应激；而长期心理压力过大也可导致冠心病、胃溃疡，甚至肿瘤等器质性疾病。

（二）生理性应激和病理性应激

根据应激原对机体的影响和导致的结果，可将应激分为生理性应激和病理性应激。前者是指轻度、短暂和可控制的对内环境稳定的挑战，可理解为愉快的、兴奋的，并可能对情感和智能的产生和发展起良性刺激的作用，所以也可称之为良性应激（eustress）。如适度的体育竞赛、工作压力等。这种应激可以是机体激励机制的生理基础，有利于机体调动储备功能，提高机体的认知、判断和应对各种挑战的能力。后者是由于强烈的或作用持续时间过长的应激，可造成代谢紊乱和器官功能障碍而导致应激性疾病，也称为劣性应激（distress）。

机体表现出生理性应激或者病理性应激不仅取决于应激原的种类、强度和作用时间，还受个体遗传因素、个性特点、神经类型、生活方式和经历等的影响，因此不同个体对同样的应激原存在不同的敏感性和耐受性，可出现程度不同的应激反应。

（三）急性应激和慢性应激

急性应激（acute stress）是指机体受到突然刺激引起的应激反应。例如，突发的意外伤害、天灾人祸等所致的应激。过强的急性应激可诱发急性心、脑血管事件及精神障碍等疾病。应激原长时间、缓慢地作用于机体引起的应激反应为慢性应激（chronic stress）。慢性应激可导致生长发育障碍、产生抑郁，甚至诱发高血压等慢性疾病。

第二节　应激反应的基本表现及机制

应激是从整体的神经内分泌、功能代谢、细胞与体液直至基因水平都有广泛激活的一种非特异的、全身性反应（图9-1）。

图9-1　应激时的躯体反应

一、应激的神经内分泌反应和机制

当机体受到强烈刺激出现应激反应，神经内分泌变化主要体现在蓝斑-交感-肾上腺髓质轴（locus ceruleus - norepinephrine/sympathetic - adrenal medulla axis，LC/NE）和下丘脑-垂体-肾上腺皮质轴（hypothalamus - pituitary - adrenal cortex system，HPA）的强烈兴奋，应激反应的中枢与外周效应皆与这两个系统的兴奋密切相关。

（一）蓝斑-交感-肾上腺髓质系统

1. 基本组成单元　蓝斑-交感-肾上腺髓质系统表现为血浆去甲肾上腺素（norepinephrine，NE）和肾上腺素（epinephrine）浓度迅速升高。研究发现，强烈应激时，血浆去甲肾上腺素可升高10~45倍，肾上腺素升高4~6倍。该神经内分泌轴为脑干的去甲肾上腺素能神经元（主要位于蓝斑）及交感-肾上腺髓质系统。蓝斑作为该系统的中枢位点，上行主要与大脑皮质、边缘系统和下丘脑室旁核有密切的往返联系，成为应激时情绪、认知、行为功能变化的结构基础；下行主要至脊髓侧角，行使调节交感神经系统和肾上腺髓质系统的功能。

2. 基本效应　该系统的强烈兴奋主要引起应激的急性反应，与警觉有关。交感神经兴奋主要释放去甲肾上腺素，肾上腺髓质兴奋主要释放肾上腺素。在中枢神经系统，参与应激时的兴奋、警觉，并可引起紧张、焦虑的情绪反应。在外周表现为血浆儿茶酚胺（肾上腺素、去甲肾上腺素、多巴胺）浓度迅速升高。

3. 防御代偿意义

（1）调动最佳状态　中枢神经系统的兴奋和警觉有助于抵抗突发的有害事件。

（2）保证重要脏器血供　心率增快、心肌收缩力增强和外周阻力增加，从而提高心输出量和血压。

由于外周血管中受体分布密度的差异，儿茶酚胺除使血压上升外，还导致血液重新分配。外周阻力血管和容量血管由于 α 受体的作用表现为收缩，供血减少；而心、脑血管 α 受体分布少，同时由于 ATP 消耗增加，腺苷产生增加，引起血管扩张，从而使心、脑等重要器官的血液灌流得到保证；支配骨骼肌的小动脉上的 β 受体与肾上腺素结合，引起血管舒张。通过血液重新分布，保证心脏、脑和骨骼肌的血液供应，从而保证应激时的组织供血更充分、合理。

（3）增加肺通气　儿茶酚胺引起支气管扩张，有利于改善肺泡通气量，满足机体对氧的需求。

（4）对物质代谢的影响　儿茶酚胺通过激活 α 受体使胰岛素分泌减少、激活 β 受体使胰高血糖素分泌增加，从而促进糖原分解、脂肪动员，以满足机体增加的能量需求。

（5）其他作用　儿茶酚胺还促进促肾上腺皮质激素（adrenocorticotrophin hormone，ACTH）、生长激素、肾素、促红细胞生成素及甲状腺素等的分泌。

4. 不利影响　上述作用促使机体紧急动员，使其处于一种唤起状态，有利于适应各种变化的环境。但过度强烈的交感－肾上腺髓质系统兴奋也会带来一些负面影响：①明显的能量消耗和组织分解；②外周小血管持续收缩可导致血管痉挛，造成某些部位组织缺血及血压升高；③增加心肌耗氧量，引发心肌功能性缺氧，引起心肌损伤、致死性心律失常等；④儿茶酚胺过多可引起机体脂质过氧化反应增强、自由基产生过多，造成组织器官损伤等；⑤引起机体焦虑、抑郁、愤怒等不良情绪和行为改变。

（二）下丘脑－垂体－肾上腺皮质激素系统

1. 基本组成单元　下丘脑－垂体－肾上腺皮质主要由下丘脑的室旁核（paraventricular nucleus of hypothalamus，PVN）、腺垂体和肾上腺皮质组成。PVN 作为该神经内分泌轴的中枢位点，上行主要与杏仁复合体、海马结构、边缘皮层有广泛的往返联系；下行则主要通过分泌促肾上腺皮质激素释放激素（corticotropin releasing hormone，CRH）作用于腺垂体，刺激其分泌促肾上腺皮质激素。ACTH 作用于肾上腺皮质，促进糖皮质激素（glucocorticoid，GC）的分泌。

2. 基本效应　HPA 兴奋释放中枢介质 CRH 和 ACTH，它可能是应激时最核心的神经内分泌反应。CRH 的功能如下。

（1）刺激 ACTH 的分泌进而促进糖皮质激素的分泌，这是 CRH 最主要的功能。正常人每日 GC 的分泌量为 25～37mg，应激时 GC 分泌量迅速增加。例如，外科手术后患者的 GC 分泌量可增加 3～5 倍，若术后无并发症，血浆 GC 可在 24 小时内恢复至正常水平。如果应激原持续存在，如大面积烧伤患者，其血浆 GC 浓度增高可持续 2～3 个月。

（2）调控应激时的情绪行为反应。目前认为，适量的 CRH 增多可促进适应，使机体兴奋或有愉快感；但大量 CRH 的增加，特别是慢性应激时 CRH 的持续增加则造成适应机制的障碍，出现焦虑、抑郁、食欲及性欲减退等，这是慢性重症患者几乎都会出现的共同表现。

（3）促进内啡肽释放，应激时内啡肽升高与 CRH 增加相关。此外，CRH 与蓝斑－交感－肾上腺髓质系统也会交互影响。

3. 防御代偿意义　动物实验表明，切除双侧肾上腺的动物应激时极易死亡；但仅除去肾上腺髓质而保留肾上腺皮质，动物在应激状态下仍可生存。并且，给摘除肾上腺的动物补充 GC，可使动物恢复抗损伤能力。血浆皮质醇浓度常作为判断应激的指标。这表明，应激时 GC 的增加对于提高应激动物的抵抗力具有重要意义。

（1）升高血糖　GC 具有促进蛋白质分解和糖异生的作用，并对儿茶酚胺、胰高血糖素等的脂肪动员起允许作用。

（2）抗炎作用　目前认为 GC 不仅能抑制如前列腺素、白三烯、5－羟色胺（5-hydroxytryptamin，5-HT）等炎症介质、细胞因子的合成释放，抑制嗜中性粒细胞的活化，还可以诱导多种抗炎介质的产生。研究已经表明，GC 的抗炎作用主要是通过糖皮质激素受体（glucocorticoid receptor，GR）调控促炎和抗炎介质基因表达水平来实现的。

（3）稳定细胞膜及溶酶体膜　GC 能诱导巨皮质素（macrocortin）的产生，巨皮质素即脂调蛋白（lipomodulin）。它能够抑制磷脂酶 A_2 的活性，故可减少磷脂酶的降解，减少花生四烯酸、前列腺素及白三烯的生成，具有稳定细胞膜及溶酶体膜的作用，对细胞发挥保护作用。

（4）维持循环系统对儿茶酚胺正常反应性　GC 不足时，心血管系统对儿茶酚胺的反应性明显降低，可出现心肌收缩力减低、心输出量下降、外周血管扩张、血压下降，严重时可致循环衰竭。

4. 不利影响　慢性应激时，GC 的持续增加也可对机体产生一系列不利影响：①明显抑制免疫炎症反应，导致机体的免疫力下降，易发生感染；②引起生长发育的迟缓；③引起性功能减退、月经失调等；④抑制甲状腺轴；⑤引起一系列代谢改变，如负氮平衡、血脂升高、血糖升高，并出现胰岛素抵抗等。

（三）中枢神经系统在应激反应中的整合作用

中枢神经系统是应激反应的调控中心，机体对大多数应激原的感受都包含有认知的因素。例如，丧失意识的动物在遭受躯体创伤时，可不出现应激时的多数神经内分泌改变；昏迷患者对大多数应激原，包括许多躯体损伤的刺激也不出现应激反应，这说明中枢神经系统，特别是中神经系统的皮层高级部位在应激反应中具有重要的调控整合作用。如前所述，与应激最密切相关的中枢神经系统包括：大脑皮层、边缘系统、杏仁体、海马、下丘脑、脑桥的蓝斑等结构。这些部位在应激时可出现活跃的神经传导、神经递质和神经内分泌的变化，并出现相应的功能改变。

最新研究表明，不同应激原在唤起应答和在神经回路中是有区别的。如机体 HPA 的激活并不发生在所有的应激反应中，对应于不同的应激原，机体 HPA 的活性可升高、降低或保持不变。应激反应的差异可能与刺激的神经传入通路，机体的感受、整合及效应通路等有关。如实验显示中枢神经系统确实存在应对不同应激原，如束缚、冷应激、胰岛素引发的低血糖、出血、疼痛等的特异性应激通路和回路，上述研究都推进了对应激复杂性的认识。

（四）内分泌变化

1. 胰高血糖素和胰岛素　如前所述，应激时血浆中儿茶酚胺水平升高，通过作用于胰岛 A 细胞使胰高血糖素（glucagon）分泌增多，作用于胰岛 B 细胞抑制胰岛素（insulin）的分泌，其综合作用的结果是血糖升高。应激时外周组织还可出现胰岛素抵抗，其机制可能与应激时产生的大量糖皮质激素和细胞因子（如 TNF-α）能干扰胰岛素的信号转导途径及效应有关。胰岛素抵抗的生理意义在于减少胰岛素依赖组织（如骨骼肌）对糖的利用，以保证创伤组织和胰岛素非依赖组织（如脑、外周神经等）能获得充分的葡萄糖。

2. β-内啡肽（endophine）　主要在腺垂体合成，也可在其他组织细胞（如免疫细胞）中产生。β-内啡肽和 ACTH 都来自前阿黑皮素原（pro-opiomelanocortin，POMC）这一共同的前体，因此 β-内啡肽的升高程度和 ACTH 水平相平行，都在下丘脑 CRH 的刺激下释放，并受到血浆 GC 水平的反馈调节。β-内啡肽不但能抑制 ACTH 与 GC 的分泌，而且可以抑制交感-肾上腺髓质系统的活性，在某种程度上减轻了 HPA 和交感-肾上腺髓质系统的过度兴奋。β-内啡肽有很强的镇痛作用，多种应激原（创伤、休克、感染等）可使其分泌增多，可减轻创伤患者的疼痛及其诱发的其他不良应激反应。

3. 醛固酮与抗利尿激素　应激时交感-肾上腺髓质系统的兴奋可使肾血管收缩而激活肾素-血管紧张素-醛固酮系统，使血浆中醛固酮增多；运动、情绪紧张、创伤、疼痛、手术等应激原可引起抗利尿激素（antidiuretic hormone，ADH）分泌增加。ADH 和醛固酮增多可促进肾小管上皮细胞对水和钠的重吸收，减少尿量，有利于应激时血容量的维持。

应激时内分泌的变化总结见表 9-1。

表 9 – 1　应激时激素的变化

激素名称	合成部位	变化
β – 内啡肽（endophine）	腺垂体等	↑
胰高血糖素（glucagon）	胰岛 α 细胞	↑
醛固酮（aldosterone）	肾上腺皮质	↑
抗利尿激素（ADH）	下丘脑室旁核	↑
催乳素（prolactin）	腺垂体	↑
生长激素（growth hormone）	腺垂体	急性应激↑，慢性应激↓
胰岛素（insulin）	胰岛 β 细胞	↓
促甲状腺释放激素（TRH）	下丘脑	↓
促甲状腺激素（TSH）	腺垂体	↓
T_3、T_4	甲状腺	↓
黄体生成素（LH）	腺垂体	↓
卵泡刺激素（FSH）	腺垂体	↓
促性腺激素释放激素（GnRH）	下丘脑	↓

二、急性期反应和急性期反应蛋白

急性期反应（acute phase response，APR）是感染、烧伤、大手术、创伤等应激原诱发机体产生的一种快速防御反应。除了表现为体温升高、血糖升高、补体增高、外周血吞噬细胞数目增多和活性增强等非特异性免疫反应外，还表现为血浆中一些蛋白质浓度的迅速变化。这些蛋白被称为急性期反应蛋白（acute phase protein，APP）。APP 属于分泌型蛋白，种类很多，主要由肝细胞合成，单核吞噬细胞、成纤维细胞亦可产生少数急性期反应蛋白。正常血浆中 APP 蛋白含量一般较低或甚微。在急性期反应过程中有些 APP 蛋白可增加 20 ~ 1000 倍（表 9 – 2）。急期反应时也有浓度减少的血浆蛋白，称负性 APP，如白蛋白、运铁蛋白（transferrin）等。

表 9 – 2　急性期反应蛋白的基本构成

成分	分子量	正常血浆浓度（mg/ml）	急性炎症时增加
C 反应蛋白 （C – reactive protein）	105000	< 8.0	> 1000 倍
血清淀粉样 A 蛋白 （serum amyloid protein A）	160000	< 10	> 1000 倍
α1 – 酸性糖蛋白 （α1 – acid glycoprotein）	40000	0.6 ~ 1.2	2 ~ 3 倍
α1 – 抗糜蛋白酶 （α1 – antichymotrypsin）	68000	0.3 ~ 0.6	2 ~ 3 倍
结合珠蛋白 （haptoglobin）	100000	0.5 ~ 2.0	2 ~ 3 倍
纤维蛋白原 （fibrinogen）	340000	2.0 ~ 4.0	2 ~ 3 倍
铜蓝蛋白 （ceruloplasmin）	151000	0.2 ~ 0.6	50%
补体成分 C3 （complements C3）	180000	0.75 ~ 1.65	50%

APP 的主要功能如下。

1. 抑制蛋白酶　创伤、感染时体内蛋白分解酶增多，APP 中的蛋白酶抑制物可避免蛋白酶对组织的过度损伤。

2. 激活凝血系统和纤溶系统　应激时凝血系统和纤溶系统被激活。一方面可以阻止病原体及其毒物的扩散；另一方面，随着纤溶系统的激活，又可溶解纤维蛋白网状物及血凝块，使组织间隙恢复原状。然而，凝血和纤溶系统的过度激活可能导致弥散性血管内凝血（DIC）的发生。

3. 清除异物和坏死组织   某些 APP 具有迅速的非特异性清除异物和坏死组织作用。其中以 C 反应蛋白的作用最明显。C 反应蛋白易与细菌胞壁结合，激活补体的经典途径，促进吞噬细胞功能等。

4. 清除自由基   如铜蓝蛋白能激活超氧化物歧化酶，清除氧自由基。

5. 抗感染、抗损伤   如血清淀粉样物质 A 可促使损伤细胞的修复，补体成分的增多可增强机体的抗感染能力等。

三、应激的细胞体液反应

细胞受到有害刺激时所产生的适应性反应称为细胞应激（cellular stress）。应激原诱发细胞内信号转导，激活特定转录因子和相关基因，合成多种应激蛋白，从而保护细胞。这里重点介绍热休克反应。

机体在热刺激或其他应激原作用下所表现出的以基因表达改变和热休克蛋白生成增多为特征的防御适应反应称为热休克反应（heat shock response，HSR）。热休克蛋白（heat shock protein，HSP）是指在热休克或其他应激时细胞新合成或合成增加的一组蛋白质，又名应激蛋白（stress protein）。HSP 可增强机体对诸如发热、内毒素、病毒感染、心肌缺血等多种应激原的耐受、抵抗能力，在分子水平上起保护作用。

1. HSP 的基本组成   HSP 是一个分子量介于 8~110kD 的大家族，按其分子量分成若干个家族，如 HSP90、HSP70 和 HSP27 等，其中与应激关系最为密切的是 HSP70 家族。HSP 普遍存在于从细菌到人类的整个生物界（包括植物），在进化过程中高度保守。按其生成方式可分为结构性（为细胞的结构蛋白，正常时即存在于细胞内）和诱生性（由各种应激原诱导生成）HSP。

2. HSP 的功能   结构性 HSP 的主要功能为帮助新生蛋白质正确折叠、移位，协助受损蛋白质修复或移除，对细胞产生非特异性保护作用，从而增强细胞对应激原的耐受能力。因此，HSP 也被称为"分子伴娘"（molecular chaperone）。目前观点认为，新生蛋白质要形成正确的三维结构和正确定位，必须有精确的时空控制，而该功能主要由各种"分子伴娘"完成。

3. HSP 基因表达的调控   HSP 的诱导生成是细胞中的热休克因子（heat shock factor，HSF）与热休克蛋白基因上游的热休克元件（heat shock element，HSE）结合的结果。HSF 是胞浆/胞核中的一种转录因子，在非应激细胞中 HSF 以单体形式存在于胞浆中，与 HSP70 结合，不表现转录活性。应激状态下，受损或变性蛋白质与 HSP70 结合使 HSF 游离并激活，激活的 HSF 形成活性的三聚体转入核内，与核内热休克蛋白基因上游的 HSE 结合，启动该基因的转录活性，诱导 HSP 的合成（图 9-2）。

图 9-2   应激原诱导热休克蛋白表达

⊕ 知识链接

其他类型的细胞应激

除了热应激外，常见的细胞应激还包括氧化应激、基因毒性应激、低氧应激、渗透压性应激以及内质网/线粒体等细胞器水平的应激。

1. 氧化应激（oxidative stress） 是一种由活性氧（reactive oxygen species，ROS）增多和（或）清除减少导致 ROS 相对超负荷引起的细胞应激反应。ROS 作为应激原能激活多条细胞内的信号转导通路和转录因子诱导含锰离子的超氧化物歧化酶（Mn‑SOD）、过氧化氢酶和谷胱甘肽过氧化物酶等的表达，从而清除 ROS，产生对细胞特异性的保护作用。同时，还能增强多种抗凋亡基因的表达，增加细胞非特异的抗凋亡能力。但如果活性氧生成过多，或者细胞抗氧化的能力不足，ROS 激活的一些信号分子和通路也可以诱导细胞凋亡。

2. 内质网应激（endoplasmic reticulum stress，ER stress） 是指各种应激原作用于细胞后引起内质网中错误折叠或未折叠蛋白质堆积以及 Ca^{2+} 平衡紊乱，致使内质网应激蛋白转录增加、其他蛋白翻译减少、蛋白质降解增多等一系列反应，称之为内质网应激反应，是近年来受到较多关注的亚细胞水平的应激反应。内质网应激是细胞防御适应反应的重要组成部分，也是细胞损伤及死亡的重要机制。

第三节 应激时机体的功能与代谢变化及与疾病的关系

应激时机体可以出现一系列生理、心理反应，这些反应会导致机体功能和代谢改变，以保护机体适应变化的内外环境。

一、物质代谢的变化

应激时物质代谢的主要特点是分解代谢增加，合成代谢减少，即代谢率明显升高。应激时机体的高代谢状态主要与儿茶酚胺和肾上腺皮质激素分泌增加有关（图 9‑3）。

图 9‑3 应激时糖、脂肪、蛋白质代谢改变及其主要机制

1. 糖代谢 由于应激时儿茶酚胺、胰高血糖素、糖皮质激素等分泌增加，促进糖原分解和糖异生，

同时胰岛素相对不足和胰岛素抵抗使机体对葡萄糖的利用减少，所以主要表现为高血糖，甚至出现糖尿，称为应激性高血糖或应激性糖尿。

2. 脂肪代谢 应激时儿茶酚胺、胰高血糖素等促进脂肪分解的激素分泌增多，使脂肪分解代谢加强，同时组织对脂肪酸利用增加，可出现血中游离脂肪酸和酮体升高。

3. 蛋白质代谢 应激时肾上腺皮质激素分泌增加、胰岛素分泌减少，使蛋白质分解加强，合成减少，尿素氮排出量增加，出现负氮平衡。

上述应激时高代谢率的防御意义在于为机体应付"紧急情况"提供足够的能量。但是如果应激的持续时间过长，则患者会出现消瘦、体重下降。由于负氮平衡，蛋白质缺乏，患者会发生贫血，创面愈合迟缓，抵抗力降低。因此对严重的、持续时间长的应激反应患者，要注意补充营养物质和胰岛素。

二、系统器官功能变化

1. 中枢神经系统功能的改变和异常 如前所述，中枢神经系统是应激反应的调控中心。应激时 LC/NE 和 HPA 的适度兴奋有助于集中注意力、维持良好的情绪和提高认知能力。但过于强烈持久的应激可引起中枢神经系统的功能障碍，出现紧张焦虑、情绪低落、学习能力下降、厌食，严重者可发展为抑郁甚至自杀倾向以及创伤后应激障碍等。

2. 免疫系统功能的改变和异常 免疫反应是应激反应的重要组成部分。应激时机体的神经内分泌及细胞、体液变化对免疫系统有重要的调控作用。同时，免疫系统对神经内分泌系统也有反向调节作用。

（1）神经内分泌激素对免疫系统的调控作用 机体免疫细胞上有参与应激反应的大部分激素及神经递质的受体。例如，巨噬细胞和 T 淋巴细胞、B 淋巴细胞中发现有包括肾上腺素受体和糖皮质激素受体在内的多种神经 – 内分泌激素受体的表达，因此神经内分泌系统可通过神经纤维、神经递质和激素正向或负向调节免疫系统的功能。

（2）应激时免疫系统对神经内分泌的调节作用 当免疫系统接受非识别性应激原（细菌、病毒等）刺激后，可通过产生多种神经内分泌激素和细胞生长因子，改变神经内分泌系统的活动。例如，IFN 可与阿片受体结合，产生阿片肽样的镇痛作用；TNF 可促使星形胶质细胞表达脑啡肽，并促进下丘脑分泌 CRH；IL–1 可直接作用于 CNS，使体温升高，代谢增加，食欲降低，促进 CRH、GH、TSH 的释放而抑制催乳素、LH 的分泌等。由于免疫细胞的游走性，这些神经内分泌激素和细胞因子不仅在局部产生较为显著的免疫防御反应，还可以进入循环系统产生相应的内分泌激素样作用。

急性应激反应时，外周血吞噬细胞数目增加，活性增强，补体、C 反应蛋白等一些可调节免疫功能的急性期反应蛋白升高。但持续强烈的应激反应常造成机体的细胞免疫和体液免疫功能抑制甚至功能紊乱。应激时机体糖皮质激素和儿茶酚胺分泌增加最为明显，两者对免疫系统主要都显示抑制效应，因此持续应激通常会造成免疫功能障碍，甚至诱发自身免疫疾病。

3. 心血管系统功能的改变和异常 应激时，儿茶酚胺、糖皮质激素、血管紧张素 II 和抗利尿激素等被大量合成释放，引起心率增快，心肌收缩力加强，心输出量增加，血压升高，以保证应激状态下机体的血液供应。但是无论是躯体应激还是心理应激，如过于强烈或持久均可对心血管系统产生不良影响，如引起冠脉痉挛、血小板聚集、血液黏滞度升高，从而导致心肌缺血及心肌梗死。强烈的精神应激可引起心律失常及猝死。

4. 消化系统的功能改变 应激时，出现食欲减退，目前研究认为这可能与 CRH 分泌增多有关。部分病例亦可出现进食增加，但其机制尚未阐明。胃酸分泌可升高、正常或降低，胃黏液蛋白减少。应激时还可发生胃肠运动的改变，例如，儿童在情绪紧张时可出现胃部不适；在某些个体，心理应激可诱发肠平滑肌功能紊乱，出现腹痛、腹泻或便秘等症状。严重应激还可导致应激性溃疡的发生。

5. 血液系统的改变 急性损伤性应激时，血液的非特异性抗感染能力增强，表现为外周血中白细胞数目增多、核左移。凝血纤溶活性改变，表现为血小板数目增多、黏附力增强，全血和血浆黏度升高，纤维蛋白原、凝血因子、血浆纤溶酶原等多种参与凝血纤溶的物质增多，所以既有抗感染和防止出血的防御作用，又有促进血栓形成和诱发 DIC 等有不利影响。慢性应激时患者红细胞寿命缩短、血红蛋白含量减少，出现类似于缺铁性贫血的表现。其机制可能与单核吞噬细胞系统对红细胞的破坏加速有关。虽然血清铁降低，但与缺铁性贫血不同的是其骨髓中的铁含量正常甚至增高，补铁治疗无效。

6. 内分泌和生殖系统异常 内分泌功能改变是应激反应的重要组成部分。例如，持久的应激，由于具有升高血糖作用的激素持续增加，可诱发糖尿病。慢性心理应激使儿童分泌生长激素减少，可导致生长发育迟缓。慢性心理应激使性激素分泌减少和性腺对性激素敏感性降低，引起性功能减退、月经失调等。

7. 泌尿系统的改变 应激时泌尿系统的主要变化是由于交感神经兴奋、肾素 – 血管紧张素 – 醛固酮系统兴奋和抗利尿激素分泌增多引起的肾缺血、少尿、尿比重增高和水钠排出减少，因此应激时，泌尿功能的主要变化表现为尿量减少、尿比重升高、水钠排泄减少。

第四节 应激与疾病

应激反应过强或时间过长，无论是躯体的还是心理的，都可导致严重的代谢异常和器官功能紊乱，从而发生疾病。应激不仅是某些疾病的病因，还是多种疾病发生发展的重要参与因素。75% ~90% 的人类疾病与应激有关。习惯上仅将那些由应激引起的疾病称为应激性疾病，如应激性溃疡（stress ulcer）。而将那些以应激作为条件和诱因，诱发或加重发生发展的疾病称为应激相关疾病，如原发性高血压、冠心病、支气管哮喘、抑郁症等。应激相关的疾病大致可分为两大类，一类是躯体疾病，另一类是心理、精神障碍。近年来，人们在关注躯体应激的同时，也越来越重视心理应激对疾病的影响（图 9 – 4）。

图 9 – 4 应激与疾病

一、应激性溃疡

应激性溃疡（stress ulcer）是一种典型的应激性疾病，是指机体在受到严重创伤、大手术、败血症、脏器病变以及过强的心理应激等应激后而出现的急性胃肠黏膜病变，其表现为胃、十二指肠黏膜表浅糜烂及点状出血，严重者可发生穿孔并伴有大量出血。应激性溃疡一般在严重应激原作用数小时内出现，其发病率可达80% 以上。如强烈应激持续时间短，溃疡可在短期内愈合且不留瘢痕。但是，如严重创伤、休克及败血症等强烈应激持续存在，患者并发应激性溃疡大出血，其死亡率则明显升高。此外还有调查表明，长期慢性精神应激者（如人事纠纷、婚姻危机、恐惧忧郁等）十二指肠溃疡的发生率明显升高，表明精神因素亦是导致应激性溃疡的重要因素。

应激性溃疡的发生机制与以下因素有关。

1. 胃肠黏膜缺血 这是应激性溃疡形成的最基本条件。应激时由于交感－肾上腺髓质系统兴奋，血液发生重新分布使胃肠黏膜缺血、缺氧，黏膜的缺血程度常与病变程度呈正相关。黏膜缺血使上皮细胞能量不足，不能产生足量的碳酸氢盐和黏液而使肠黏膜的屏障功能减弱。

2. 胃肠黏膜屏障功能降低 这是应激性溃疡形成的必要条件。黏膜缺血造成黏膜上皮细胞能量代谢障碍，使黏膜细胞间的紧密连接及覆盖于黏膜表面的碳酸氢盐－黏液层屏障功能明显减弱，与此同时，胃腔内 H^+ 顺浓度梯度向黏膜内反向弥散。如果在胃黏膜血流灌注良好的情况下，反向弥散至黏膜内的 H^+ 可被血流中的 HCO_3^- 中和或被血流运走，从而防止 H^+ 对黏膜细胞的损害。但在黏膜缺血情况下，弥散至黏膜内的 H^+ 不能被 HCO_3^- 中和、及时运走，进而使黏膜组织的 pH 明显降低，造成黏膜损伤。

3. 其他损伤因素 ①应激时明显增加的糖皮质激素导致蛋白质的分解大于合成，胃上皮细胞更新减慢，再生能力降低；②应激时机体发生酸中毒可使胃肠黏膜细胞中的 HCO_3^- 减少，削弱了黏膜对 H^+ 的缓冲能力；③胆汁逆流在胃黏膜缺血的情况下可损害黏膜的屏障功能；④一些损伤性应激时，氧自由基对胃肠黏膜上皮的损伤也与应激性溃疡发生的有关。

总之，应激性溃疡的发生是机体神经内分泌失调、胃黏膜屏障保护功能削弱及胃黏膜损伤因素作用相对增强等多因素综合作用的结果。应激性溃疡若无出血或穿孔等并发症，在原发病得到控制后，通常于数天内完全愈合，不留瘢痕。如严重创伤、休克及败血症等患者并发应激性溃疡大出血，则死亡率可明显升高。

➡ 案例引导

　　案例 患者，男，35 岁，工厂锅炉爆炸致头面颈、躯干、四肢及臀部烫伤，伤后即感创面疼痛、胸闷、心悸、呼吸困难等，无昏迷、恶心与呕吐等不适，伤后 30 分钟送往当地医院救治，行抗休克补液等对症处理，休克期相对平稳度过后于伤后 48 小时转至上级医院治疗。入院时患者意识清楚，精神、饮食、睡眠欠佳，尿量约 70ml/h。全身创面肿胀明显，有大小不等水疱，疱液清，大部分腐皮已脱落，创面基质红白相间，触痛感迟钝。肢体末端温度偏低，末梢循环尚可。

　　查体：体温 37.9℃，脉搏 123 次/分，呼吸 23 次/分，血压 138/80mmHg，WBC 14.6×10^9/L，中性粒细胞 0.89，血小板计数 40.0×10^9/L，血糖 7.2mmol/L，血钾 4.0mmol/L，血钠 134.7mmol/L，血氯 107.4mmol/L，血钙 1.54mmol/L，血磷 0.73mmol/L，血镁 0.79mmol/L。

　　入院 24 小时后感上腹部不适并突然出现咖啡色稀水样便，最多一次量约 800ml，粪便隐血试验阳性，每高倍镜视野下红细胞 10~15 个、脓细胞 10~12 个。

　　讨论 1. 该患者处于什么病理状态？可做哪些临床诊断？
　　　　　 2. 患者为何突然出现咖啡色稀水样便？其发病机制如何？
　　　　　 3. 患者神经内分泌系统有何变化？与咖啡色稀水样便发生有何关系？
　　　　　 4. 患者下一步的治疗措施应注意哪些方面？

二、应激相关躯体疾病

应激时，交感神经被激活，大量儿茶酚胺和血管加压素被释放，加上肾上腺皮质分泌大量糖皮质激素，循环与组织肾素－血管紧张素系统激活，使心率增快，心肌收缩力增强，心输出量增加，血压升高，以保证应激状况下组织，特别是重要脏器的供血需要。但是长期应激可对心血管系统产生不利影响，促进下述心血管疾病的发生与发展。

1. 原发性高血压 高血压的发病涉及多种致病因素。长期持续的心理应激（如噪声、持续紧张、心情焦虑等）是原发性高血压的重要发病因素。应激导致血压升高的机制为：①交感－肾上腺髓质系统、肾素－血管紧张素及抗利尿激素分泌增加，使外周小动脉持续收缩，外周阻力增加；②醛固酮及抗利尿激素分泌增加引起水钠潴留，增加循环血量；③糖皮质激素持续升高可使血管平滑肌对儿茶酚胺的升压作用更敏感；④血管长期收缩可导致管壁增厚，加大了外周血管的阻力；⑤应激引起遗传易感性的激活。

2. 动脉粥样硬化 高血压、高血脂及糖尿病等是动脉粥样硬化的重要危险因素。社会心理应激可直接或间接地升高上述危险因素的水平，促进动脉粥样硬化的发生。例如，应激时的血压升高可导致动脉血管内皮细胞受损，促进脂质沉积及血小板黏附聚集；应激导致的糖皮质激素的持续升高能引起代谢的改变，血脂水平升高。应激时上述变化都有助于促进脂质沉积及动脉粥样硬化斑块的形成。

3. 心律失常和心源性猝死 临床上发现，在某些强烈的心理应激如突然的噩耗、惊吓、盛怒等情绪应激下，某些患者发生严重心律失常及猝死。越来越多的学者认为，在心血管急性事件的发生中，心理应激已被认为是一个"扳机"，成为触发急性心肌梗死、严重心律失常和心源性猝死的重要诱因，其可能的机制与以下因素有关：①应激引起交感－肾上腺髓质的强烈兴奋，引起冠状动脉收缩、痉挛，降低心室颤动的阈值；②在冠脉已有病变的基础上引起心肌电活动异常，诱发心律失常，特别是致死性的心室纤颤是导致心源性猝死（sudden cardiac death，SCD）的首要原因；③急性应激反应还可以使血液黏滞度升高、凝固性增强，促进粥样斑块处的血栓形成，诱发急性心肌缺血、心肌梗死。

三、应激相关的心理、精神障碍

应激反应涉及中枢神经系统，尤其是和大脑边缘系统及下丘脑有密切的联系。因此，绝大多数应激反应都会产生心理、精神上的相应变化。

（一）应激反应对认知功能、情绪及行为的影响

社会心理应激对认知功能产生明显影响。一定程度的良性应激可使机体保持唤起状态，对环境变化产生积极反应；良性应激也有利于神经系统的发育，增强个体的认知功能。但持续的劣性应激可损害认知，例如噪音环境的持续可使儿童学习能力下降。

（二）心因性精神障碍

心因性精神障碍是一种由心理社会因素所造成的精神障碍，其发病原因主要与以下因素有关。①精神因素：生活环境中如遇到急剧或持久的精神创伤或生活事件，这些心理社会因素是引起心因性精神障碍主要的原因。②个性特征：并非所有受到强烈刺激的个体都会出现精神症状，这说明个体的个性特点、易感素质、神经类型甚至价值观、伦理道德观等在应激时精神障碍的发生过程中都会发挥一定的作用。根据临床表现和病程长短，心因性精神障碍可分为以下几类。

1. 急性心因性反应（acute psychogenic reaction） 是指由于急性而强烈的心理社会应激原作用后，在数分钟和数小时内所引起的功能性精神障碍。患者精神障碍的症状表现为不同程度的意识障碍，伴有强烈的精神运动性兴奋或抑制。例如：不言不语；对周围事物漠不关心，或者兴奋、紧张恐惧或叫喊，无目的地奔跑，甚至痉挛发作。上述病程持续时间较短，一般在数天或一周内缓解。研究显示，急性心因性反应在严重交通事故、暴力伤害和集体性大屠杀等灾难事件中发病率较高。

2. 延迟性心因性反应（delayed psychogenic reaction） 又称创伤后应激障碍综合征（post-traumatic stress disorder，PTSD），是指经历了严重而剧烈的精神打击（如经历恐怖场面、重大交通事故、残酷战争、凶杀场面或被强暴等恶性生活事件或地震、海啸等重大自然灾害）而引起的延迟出现或长期持续存在的精神障碍，一般在遭受打击后数周至数月后发病。流行病学调查显示，PTSD可发生于任何年龄，最常见于青年人，女性发病率约是男性的2倍。PTSD的发病机制尚不明确，可能与神经内分泌轴

的功能障碍以及脑内某些神经递质的异常改变有关。

PTSD 的临床表现有三大核心症状：①闯入性症状，包括易做噩梦及易触景生情等反复重现的创伤性事件重演；②激惹性增高症状，表现为睡眠障碍或易惊醒，易出现心悸、出汗等惊恐反应，易激惹、易发怒；③回避症状，表现为努力避免有关能引起此创伤的场景、事物及话题，甚至出现"选择性遗忘"，不与周围人接触，对一般事物反应麻木。也有患者出现焦虑和抑郁情绪，少数患者甚至会出现自杀意念。

3. 适应障碍（adjustment disorder） 是指由严重应激性事件或持续不愉快的环境所致的短期以抑郁、焦虑、烦躁等情绪障碍为主，伴有社会适应不良等表现的心理障碍，病程一般不超过 6 个月。

第五节　病理性应激防治的病理生理基础

1. 去除应激原 任何应激原已明确的病理性应激反应，都应及早排除应激原。例如控制感染，减少出血，修复创面，清除有害物质以及尽快摆脱社会心理应激原的持续刺激。

2. 糖皮质激素的应用 在严重创伤、感染、败血症休克等应激状态下，适当应用糖皮质激素具有重要的防御保护作用。对应激反应低下的患者，适当补充糖皮质激素也能有助于机体度过应激反应的危险期。

3. 补充营养 应激时机体的高代谢率以及营养物质的大量分解，对机体造成巨大消耗，患者常出现低蛋白血症。因此，可以经胃肠道或静脉适当补充氨基酸或白蛋白等营养液。

4. 心理治疗 对于精神、心理应激原所致的躯体疾病或精神、心理障碍，心理治疗具有重要的意义，也可根据患者的症状采用抗焦虑和抗抑郁等药物治疗，但以低剂量、短疗程为宜。

目标检测

1. 何为应激？为什么说应激是非特异性全身反应？

2. 蓝斑－交感－肾上腺髓质系统在应激反应中的主要效应是什么？对机体的防御代偿意义及不利影响有哪些？

3. 下丘脑－垂体－肾上腺皮质激素系统在应激反应中的主要效应是什么？对机体的防御代偿意义及不利影响有哪些？

4. 何为热休克反应和热休克蛋白？应激反应时热休克蛋白的功能有哪些？

5. 何为急性期反应和急性期反应蛋白？应激时急性期反应蛋白的功能有哪些？

6. 以应激性溃疡为例介绍应激性疾病的概念，并阐述其发生机制。

7. 分析应激与原发性高血压的关系。

8. 以创伤后应激障碍综合征为例介绍心因性精神障碍的概念，并阐述其发病原因和核心症状。

（魏　伟）

第十章 缺 氧

📖 学习目标 ┄┄┄┄┄┄┄┄┄┄┄┄┄┄┄┄┄┄┄┄┄┄┄┄┄┄┄┄┄┄┄┄┄┄┄┄┄┄

1. 掌握 缺氧的概念；常用血氧指标；缺氧的类型、原因、发病机制。

2. 熟悉 常用血氧指标及意义；缺氧时机体的功能代谢变化。

3. 了解 影响机体对缺氧耐受性的因素。

4. 学会各型缺氧的病理生理特征，具备判断缺氧类型的能力。

氧是维持生命活动所必需的物质。氧的获得和利用是一个复杂的过程，包括外呼吸从外界空气摄取氧、氧与血红蛋白的结合、氧随血液循环的运输和细胞的内呼吸消耗氧等过程。组织因得不到充足的氧，或不能充分利用氧，从而引起细胞发生功能代谢和形态结构异常变化的病理过程，称为缺氧（hypoxia）。缺氧是临床常见的病理过程，是造成细胞损伤的最常见原因之一，也是多种疾病导致死亡的最重要原因之一。正常机体内氧的贮备量极少，仅为1500ml，而成年人每分钟需氧量约为250ml。故机体呼吸、心跳停止数分钟内就可能死于缺氧。

第一节 常用的血氧指标及其意义

临床上常用血氧指标来反映组织供氧与耗氧的情况。

一、血氧分压

血氧分压（partial pressure of oxygen，PO_2）是物理溶解于血液中的氧所产生的张力。正常时动脉血氧分压（PaO_2）为100mmHg（13.3kPa），静脉血氧分压（PvO_2）为40mmHg（5.33kPa）。PaO_2取决于吸入气的氧分压和肺的外呼吸功能，PvO_2取决于组织摄取氧和利用氧的能力。

二、血氧容量

血氧容量（oxygen binding capacity，CO_2max）是指在氧分压为150mmHg，温度为38℃时，100ml血液中血红蛋白（hemoglobin，Hb）充分氧合后的最大携氧量。正常值约为20ml/dl，取决于血液中血红蛋白的质（与氧结合的能力）和量，血氧容量的高低可反映血液携带氧的能力。

三、血氧含量

血氧含量（oxygen content，CO_2）为100ml血液中实际所含的氧量，包括物理溶解的氧和血红蛋白结合的氧。CO_2取决于氧分压和氧容量。正常时动脉血氧含量（CaO_2）约为19ml/dl，静脉血氧含量（CvO_2）约为14ml/dl。动 - 静脉血氧含量差（$CaO_2 - CvO_2$）反映组织细胞对氧的利用量，取决于组织细胞从单位容积血液中摄取的氧量，正常时约为5ml/dl。组织供氧量 = 动脉血氧含量×组织血流量，组织耗氧量 = （动脉血氧含量 - 静脉血氧含量）×组织血流量。

四、血氧饱和度

血氧饱和度（oxygen saturation，SO_2）为血红蛋白与氧结合的百分数。正常时动脉血氧饱和度（SaO_2）约为95%，静脉血氧饱和度（SvO_2）约为70%。氧饱和度主要取决于氧分压，与氧分压呈正相关。

⊕ 知识链接

氧解离曲线

氧解离曲线是指反映氧分压和血氧饱和度之间关系的曲线，大致呈S形。氧解离曲线可反映血红蛋白与氧的亲和力。当酸中毒、二氧化碳分压（PCO_2）升高、红细胞内2,3-二磷酸甘油酸（2,3-DPG）增多或体温升高时，可使血红蛋白与氧的亲合力下降，导致相同氧分压下氧饱和度降低，氧解离曲线右移，反之则左移（图10-1）。2,3-DPG增多使氧解离曲线右移的机制：① 2,3-DPG与脱氧血红蛋白结合，稳定脱氧血红蛋白的空间结构，阻碍其与氧结合；② 2,3-DPG不能透过红细胞，2,3-DPG增多，红细胞内pH下降，使血红蛋白与氧的亲和力下降而易于解离，促使氧的释放量增加，使组织供氧增加。

图10-1　氧解离曲线及其影响因素

第二节　缺氧的类型、原因和发病机制

氧从外界大气中吸入肺，弥散入血，再与血红蛋白结合，通过血液循环输送到全身，最后被组织细胞所摄取利用，此过程中的任何一个环节发生异常均可引起缺氧。根据缺氧的原因和血氧变化特点，一般将缺氧分为四种类型。

一、低张性缺氧

以 PaO_2 下降、CaO_2 减少为主要特点的缺氧称为低张性缺氧（hypotonic hypoxia），又称为乏氧性缺氧（hypoxic hypoxia）。

（一）原因与机制

1. 吸入气氧分压过低 发生在攀登海拔 3000～4000m 以上的高原、高空飞行时防护不佳，或在通风不良的矿井、坑道中作业及吸入低氧混合气体等情况下。由于吸入气的 PO_2 过低，使肺泡气 PO_2 和 PaO_2 降低，从而引起缺氧。

2. 外呼吸功能障碍 发生在呼吸道狭窄或阻塞、胸腔疾病、呼吸肌麻痹及呼吸中枢抑制等病理情况下。由于肺的通气和（或）换气功能障碍，影响了肺泡与外界空气之间的气体交换和（或）肺泡中 O_2 向肺泡毛细血管中血液的弥散，从而导致 PaO_2 下降，引起缺氧。

3. 静脉血流入动脉血 发生在某些先天性心脏病，如法洛四联症、房间隔或室间隔缺损同时伴有肺动脉高压等。由于右心的压力高于左心，出现右向左分流，右心的静脉血未经氧合作用就直接流入左心的动脉血中，导致 PaO_2 下降，出现缺氧。

（二）血氧变化特点

急性低张性缺氧时，$CO_2\max$ 正常，PaO_2、CO_2 和 SaO_2 均下降，由于血液与细胞间的 PO_2 差减小，O_2 向组织细胞弥散的动力减弱，血液向组织细胞弥散的氧量减少，$CaO_2 - CvO_2$ 减少。当 PaO_2 降至 60mmHg（8.0kPa）以下时，SaO_2 及 CaO_2 显著下降，可引起明显的组织细胞缺氧。慢性低张性缺氧时，红细胞和血红蛋白可代偿性增多，$CO_2\max$ 可增高；组织细胞利用氧的能力可代偿性增强，$CaO_2 - CvO_2$ 的变化可不明显。

低张性缺氧时，毛细血管中氧合血红蛋白浓度下降，当脱氧血红蛋白浓度由正常时的 2.6g/dl 增加到 5g/dl 以上时，皮肤和黏膜可呈青紫色，称为发绀（cyanosis）。在血红蛋白正常的患者，发绀与缺氧同时存在，可根据发绀的程度大致估计缺氧的程度。当血红蛋白过多或过少时，发绀与缺氧常不一致。例如重度贫血患者，血红蛋白可降至 5g/dl 以下，出现严重缺氧，但不会出现发绀；而红细胞增多者，血中脱氧血红蛋白超过 5g/dl，出现发绀，但可无缺氧症状。

二、血液性缺氧

由于血红蛋白含量减少或性质异常使得血液携带氧的能力下降，或血红蛋白与氧结合能力异常增强、血红蛋白结合的氧不易释放而引起的缺氧，称为血液性缺氧（hemic hypoxia）。

（一）原因与机制

1. 贫血 各种原因引起的严重贫血可导致血液性缺氧，也称为贫血性缺氧（anemic hypoxia）。贫血时，单位容积血液内红细胞和血红蛋白数量减少，血液携氧量减少，当血液流经毛细血管时，PO_2 降低较快，氧向组织细胞弥散的速度下降更快，血液向组织细胞弥散的氧量减少，引起缺氧。

2. 一氧化碳中毒 一氧化碳（carbon monoxide, CO）与血红蛋白结合形成碳氧血红蛋白。CO 与血红蛋白的亲和力是氧与血红蛋白的亲和力的 210 倍，吸入较低浓度的 CO 就可产生大量碳氧血红蛋白，严重影响了氧的结合；CO 与血红蛋白中的某个血红素结合后，将增加其余 3 个血红素对氧的亲和力，抑制氧的释放，引起缺氧；CO 还能抑制红细胞内糖酵解，使 2,3 - DPG 生成减少，血红蛋白与氧的亲合力增高，这也可导致氧合血红蛋白不易释放出结合的氧，进一步加重缺氧。

3. 高铁血红蛋白血症 亚硝酸盐、过氯酸盐、磺胺类、高锰酸钾等氧化剂中毒时，可使血红素中的二价铁（Fe^{2+}）氧化成三价铁（Fe^{3+}），形成高铁血红蛋白，导致高铁血红蛋白血症。高铁血红蛋白中的 Fe^{3+} 因与羟基结合牢固，失去结合氧的能力；此外，当血红蛋白分子中的 4 个 Fe^{2+} 中有一部分被氧化成 Fe^{3+} 后，剩余 Fe^{2+} 结合的氧不易解离，氧的释放减少，使组织细胞缺氧。食入含大量硝酸盐腌菜或变质蔬菜后，肠道细菌将硝酸盐还原为亚硝酸盐，后者在肠道内被吸收后，可将血红蛋白氧化，产生大量高铁血红蛋白，皮肤黏膜可呈现咖啡色或青石板色，称为肠源性发绀（enterogenous cyanosis）。

4. 血红蛋白与氧的亲和力异常增强 输入大量库存血时，由于库存血液中红细胞2,3 - DPG含量较低，使血红蛋白与氧结合增加；输入大量碱性液时，使血液pH升高，可使血红蛋白与氧的亲和力增强，血红蛋白中结合的氧不易释放，从而引起缺氧。

（二）血氧变化特点

发生血液性缺氧时，由于外呼吸功能正常，PaO_2处于正常水平。由贫血引起的缺氧，SaO_2正常，CO_2max和CaO_2均下降，$CaO_2 - CvO_2$小于正常。由CO中毒引起的缺氧，由于部分血红蛋白性质发生变化失去携氧能力，SaO_2和CaO_2均低于正常水平，$CaO_2 - CvO_2$小于正常，在体外检测CO_2max时，由于血红蛋白被充分氧合，CO_2max可正常。由氧化剂中毒引起的缺氧，部分血红蛋白发生性质变化，SaO_2、CO_2max和CaO_2均低于正常水平，$CaO_2 - CvO_2$小于正常。由血红蛋白与氧的亲和力增强引起的缺氧，SaO_2正常，CO_2max和CO_2正常，但由于血红蛋白与氧的亲和力较大，结合的氧不易释出，$CaO_2 - CvO_2$小于正常。由严重贫血的患者面色苍白，一氧化碳中毒的患者皮肤、黏膜呈樱桃红色，高铁血红蛋白血症的患者皮肤、黏膜可出现咖啡色或青石板色，单纯由血红蛋白与氧亲和力增高引起的缺氧，毛细血管中脱氧血红蛋白量少于正常，可无发绀。

⇒ 案例引导 ────────────────────────────

> **案例** 患者，女，44岁。因于当日清晨6时在蔬菜温室为火炉添煤时，昏倒在温室里。1小时后被其丈夫发现，急诊入院。患者以往身体健康。查体：体温37.4℃，呼吸20次/分，脉搏113次/分，血压100/70mmHg，神志不清，嘴唇呈樱红色，其他无异常发现。实验室检查：PaO_2 95mmHg，血氧容量10.7ml/dl，动脉血氧饱和度95%，HbCO 30%。患者入院后立即吸O_2，不久渐醒。给予纠酸、补液等处理后，病情迅速好转。
>
> **讨论** 1. 致患者神志不清的原因是什么？简述发生机制。
>
> 　　　　2. 患者属于哪种类型的缺氧？有哪些血氧指标符合？

三、循环性缺氧

由于血液循环障碍，组织的血液灌流量不足，致使组织细胞供氧量减少而引起的缺氧，称为循环性缺氧（circulatory hypoxia），也称低动力性缺氧（hypokinetic hypoxia）。

（一）原因与机制

1. 全身性血液循环障碍 见于心力衰竭、休克、大出血等。心输出量减少，组织灌流不足而发生缺血性缺氧，或静脉回流不畅发生淤血性缺氧，由于单位时间内流过毛细血管的血量减少，弥散到组织细胞的氧量减少，导致组织细胞缺氧。严重时，患者可因心、脑、肾等重要器官功能衰竭而死亡。

2. 局部性血液循环障碍 见于心血管疾病如动脉粥样硬化、血栓形成、栓塞、淤血、血管痉挛或血管炎等。

（二）血氧变化特点

循环性缺氧时，PaO_2、CO_2max、CaO_2和SaO_2均正常；由于血流缓慢，血液流经毛细血管的时间延长，单位容量血液弥散到组织的氧量增多，静脉血的氧含量下降，导致$CaO_2 - CvO_2$增大。由于静脉血的氧含量下降，毛细血管中还原血红蛋白含量增多，易出现发绀。全身性血液循环功能障碍可引起肺组织损伤和外呼吸功能障碍，如左心衰竭引起肺淤血，或休克引起急性呼吸窘迫综合征时，PaO_2和CO_2下降，合并低张性缺氧。

四、组织性缺氧

由各种原因引起生物氧化障碍，使组织、细胞利用氧的能力下降而引起的缺氧，称为组织性缺氧（histogenous hypoxia）。

（一）原因与机制

1. 组织中毒 氰化物、磷、硫化物等毒物引起组织中毒性缺氧。氰化物中毒时，KCN、NaCN、HCN、NH_4CN 等可通过消化道、呼吸道或皮肤进入体内，CN^- 迅速与氧化型细胞色素氧化酶的 Fe^{3+} 结合为氰化高铁细胞色素氧化酶，使之不能还原，导致呼吸链中断，阻断生物氧化。

2. 线粒体损伤 大剂量放射线照射、细菌毒素及吸入高压氧等。放射线、细菌毒素通过作用于线粒体造成对细胞的损伤，高压氧的吸入通过生成过多的氧自由基损伤线粒体，导致线粒体能量代谢障碍。

3. 维生素缺乏 某些维生素如维生素 B_1、维生素 B_2、泛酸、烟酰胺等的严重缺乏，可引起呼吸酶合成障碍，从而影响氧化磷酸化过程。

（二）血氧变化的特点

组织性缺氧时，PaO_2、CO_2max、CaO_2 和 SaO_2 均正常；由于细胞生物氧化过程受损，不能充分利用氧，PvO_2 和 CvO_2 均增高，$CaO_2 - CvO_2$ 减小。毛细血管中氧合血红蛋白含量增加，患者皮肤、黏膜可呈鲜红色或玫瑰红色。

缺氧虽可分为以上四种类型，但临床常见的缺氧常为混合性缺氧。如大量失血可出现循环性缺氧，复苏时大量输液使血液稀释进而出现血液性缺氧，若并发呼吸系统功能障碍可发生低张性缺氧。各型缺氧血氧变化的特点见表 10 - 1。

表 10 - 1 各型缺氧血氧变化特点

缺氧类型	PaO_2	CO_2max	CaO_2	SaO_2	$CaO_2 - CvO_2$
低张性缺氧	↓	N 或 ↑	↓	↓	↓ 或 N
血液性缺氧	N	↓ 或 N	↓ 或 N	↓ 或 N	↓
循环性缺氧	N	N	N	N	↑
组织性缺氧	N	N	N	N	↓

注：↓降低，↑升高，N正常。

⊕ **知识链接**

高原反应

高原反应是人到达一定海拔高度后，因海拔升高而造成的气压差、含氧量少、空气干燥等因素所导致的病理生理反应，海拔高度一般达到2700m左右时，就会有高原反应。高原反应的症状一般表现为：头痛、气短、胸闷、厌食、低热、头昏、乏力等；部分人因含氧量少而出现嘴唇和指尖发紫、嗜睡、精神亢奋、睡不着觉等表现；也有部分人因空气干燥而出现皮肤粗糙、嘴唇干裂、鼻孔出血或积血块等表现。

第三节　缺氧时机体的功能与代谢变化

缺氧时机体的功能和代谢变化，包括机体对缺氧的代偿性反应和由缺氧引起的功能和代谢障碍。轻度或慢性缺氧时，可引起机体代偿性反应；急性缺氧时，机体来不及代偿，或严重缺氧机体代偿不全，可引起损伤性反应，表现为组织代谢障碍和各系统功能紊乱，影响重要器官系统时，可危及生命。

一、代偿反应

轻度缺氧和慢性缺氧时，当 PaO_2 降至 60mmHg 以下时，可引起机体的代偿反应。

（一）呼吸系统的代偿反应

呼吸系统代偿反应主要表现为呼吸加深、加快。深而快的呼吸可增加每分钟通气量，使肺泡内 PO_2 升高，利于氧弥散入血，使 PaO_2 得到一定程度回升。另一方面，胸廓呼吸运动的增强使胸内负压增大，可促进静脉回流，增加心输出量和肺血流量，有利于氧的摄取和运输。缺氧时呼吸加深、加快的发生机制与以下因素有关。

1. 动脉血氧分压降低　PaO_2 降低（<60mmHg），刺激外周颈动脉体和主动脉体的化学感受器，反射性地引起呼吸中枢兴奋，使呼吸运动增强，呼吸加深、加快。

2. 动脉血二氧化碳分压升高　缺氧伴 $PaCO_2$ 升高时，可刺激外周和中枢化学感受器，使呼吸加深、加快，肺泡通气量增加，有利于二氧化碳呼出。但过度通气可降低 $PaCO_2$，减少二氧化碳对中枢化学感受器的刺激，从而限制肺通气量的增加。

（二）循环系统的代偿反应

1. 心输出量增加　有利于氧的运输，对急性缺氧有一定的代偿意义，其发生机制主要如下。①心率增快，心肌收缩力增强：PaO_2 降低可引起胸廓运动增强，刺激肺牵张感受器，抑制心迷走神经，反射性兴奋交感神经，儿茶酚胺分泌增加，使心率增快，心肌收缩力增强，心输出量增加。②回心血量增加：缺氧可使呼吸加深、加快，胸内负压增大，从而使回心血量增加，心输出量增加。

2. 肺血管收缩　肺循环的特点是流量大、压力低、阻力小、容量大，有利于使流经肺的血液充分氧合。肺泡气 PO_2 下降可引起局部肺小动脉收缩，称为缺氧性肺血管收缩（hypoxic pulmonary vasoconstriction，HPR）。HPR 在人及多种动物普遍存在，其生理学意义在于减少缺氧肺泡周围的血流量，使这部分血流转向通气充分的肺泡，有利于维持肺泡通气与血流的适当比例，从而维持较高的 PaO_2。缺氧引起肺小动脉收缩与交感神经兴奋、缩血管物质增多、舒血管物质减少、肺血管平滑肌钾通道受抑制等有关。

3. 血流重新分布　缺氧时因交感神经兴奋和组织缺氧产生的代谢产物（如乳酸、腺苷、PGI_2 等）的作用，引起皮肤和内脏小血管收缩、血流量减少，而心脏和脑组织血管扩张、血流量增加。这种血流重新分布，可保证重要器官的血液供给，具有重要的代偿意义。

4. 组织毛细血管密度增加　长期慢性缺氧时，细胞生成缺氧诱导因子-1 增加，诱导血管内皮生长因子（vascular endothelial growth factor，VEGF）等基因高表达，进而促使毛细血管增生，密度增加，尤其以脑、心脏和骨骼肌更明显。此外，缺氧时 ATP 生成减少，腺苷增多，腺苷刺激血管生成，使毛细血管增生，密度增大，缩短了氧的弥散距离，增加细胞供氧量。

（三）血液系统的代偿反应

1. 红细胞增多　慢性缺氧时红细胞增多主要是由骨髓造血功能代偿性增强所致。低氧能刺激肾小管旁间质细胞产生并释放促红细胞生成素（erythropoietin，EPO），使骨髓造血功能增强，加速红细胞增殖、分化和成熟。红细胞增多可增加血液的血氧容量和动脉血氧含量，使组织的供氧量增加。但红细胞过度增多，可使血液黏度增高，从而增加肺血流阻力和右心负荷。

2. 氧解离曲线右移 缺氧使糖酵解增加，2,3 - DPG 合成增多，使得血红蛋白与氧的亲和力下降，氧离曲线右移，有利于将结合的氧向细胞释放。若 2,3 - DPG 合成过多、氧解离曲线过度右移，可导致动脉血氧饱和度明显下降，使血红蛋白携带氧的能力降低，因而失去代偿意义。

（四）组织细胞的代偿反应

1. 细胞利用氧的能力增强 慢性缺氧时，细胞内线粒体数目和膜的表面积增加，生物氧化的相关酶如琥珀酸脱氢酶、细胞色素氧化酶含量增多和活性增强，提高了组织细胞利用氧的能力。

2. 糖酵解增强 缺氧时，ATP 生成减少，ATP/ADP 比值降低，可激活磷酸果糖激酶，在一定程度上加强糖酵解过程，减少氧的消耗。

3. 肌红蛋白增加 肌红蛋白在体内的总量较多，肌红蛋白与氧的亲和力比血红蛋白大，是机体重要的储氧蛋白。慢性缺氧可使肌肉中肌红蛋白数量增加，组织细胞对氧的摄取和储存能力增强，提高细胞耐受缺氧的能力。当氧分压下降时，肌红蛋白可释放大量的氧供组织细胞利用。

4. 低代谢状态 缺氧 ATP 合成减少，细胞的能量消耗减弱，如糖、蛋白质合成减少，使细胞处于低代谢状态，节约能量，利于细胞在缺氧的环境生存。

二、机体功能和代谢障碍

严重缺氧，当动脉血氧分压低于 30mmHg 时，可导致组织代谢障碍，器官出现功能紊乱，甚至引起死亡。

（一）呼吸系统功能障碍

快速进入高原后，可因严重的缺氧导致高原性肺水肿，出现咳嗽、胸闷、头痛、呼吸困难、粉红色泡沫痰、肺部湿啰音、皮肤黏膜发绀，甚至神志不清等表现。高原肺水肿的发生与缺氧时肺血管收缩、肺微血管壁通透性增高及肺血流量增加有关，其主要发病机制包括：①缺氧时交感神经兴奋，外周血管收缩，回心血量增加，肺血流量增多；②缺氧时肺动脉收缩，毛细血管内流体静压增高，引起肺水肿；③缺氧时肺血管收缩强度不一，肺血流分布不均匀，在肺血管收缩较轻或不发生收缩的部位，肺泡毛细血管血量增加，流体静压增高，引起肺水肿；④缺氧时肺微血管内皮细胞受损，血管壁通透性增加，引起肺水肿。严重缺氧时，动脉血氧分压过低可直接抑制呼吸中枢，出现中枢性呼吸衰竭，呼吸运动减弱，肺通气量减少，如周期性呼吸和潮式呼吸等。

（二）循环系统功能障碍

严重缺氧可引起循环系统功能障碍，长时间缺氧可引起心脏形态学改变，发生高原性心脏病、肺源性心脏病等，进而引起心力衰竭。缺氧引起循环障碍的机制与以下因素相关。

1. 肺动脉高压 急性缺氧引起的肺血管收缩反应可增加血管阻力；慢性缺氧可使肺小动脉长期收缩，进而引起肺血管中膜平滑肌肥大、血管硬化，形成持久的肺动脉高压；此外，缺氧导致红细胞增多等因素使肺血流阻力增加，也有助于形成肺动脉高压。肺动脉高压可引起右室后负荷增加，导致右心室肥大，甚至心力衰竭。

2. 心肌收缩与舒张功能障碍 一方面，严重缺氧可导致心肌 ATP 生成减少和收缩蛋白破坏，降低心肌的收缩与舒张功能；另一方面，肺动脉高压增加了右心室的后负荷，患者常出现右心衰竭，严重时出现全心衰竭。

3. **心律失常** PaO_2 明显降低可经颈动脉体反射性兴奋迷走神经，导致窦性心动过缓，缺氧时心肌细胞静息膜电位降低，兴奋性、自律性增高，传导性降低，出现期前收缩、室颤等心律失常。

4. **心输出量减少** 缺氧时可因心肌收缩与舒张功能障碍导致心输出量减少；此外，缺氧时乳酸、腺苷等代谢产物在体内堆积，外周血管扩张，而严重缺氧可直接抑制呼吸中枢，胸廓运动减弱，静脉回流减少，这些可引起回心血量减少，使得心输出量下降。

（三）中枢神经系统功能障碍

脑重仅占体重的2%左右，而脑血流量约占心输出量的15%，脑耗氧量约为机体总耗氧量的23%，因此脑组织对缺氧极其敏感。急性缺氧可直接损伤中枢神经系统的功能，缺氧初期大脑皮质抑制反应减弱，兴奋反应相对占优势，出现头痛、情绪激动、思维力、记忆力、判断力降低，运动不协调以及定向力障碍。严重时可有燥动、惊厥、意识障碍。随着缺氧加重或时间延长，皮质由兴奋逐渐转为抑制，表现为表情淡漠、反应迟钝、昏迷甚至死亡。慢性缺氧时，易出现疲劳、嗜睡、注意力不集中、记忆力、判断力降低及精神抑郁等症状。缺氧引起中枢神经系统功能障碍的机制较复杂，神经细胞膜电位降低、神经介质合成减少、ATP生成不足、酸中毒、细胞内游离 Ca^{2+} 增多、溶酶体酶释放以及细胞水肿等，均可导致神经系统功能紊乱。

（四）缺氧性细胞损伤

1. **细胞膜的损伤** 缺氧时ATP生成不足，离子泵转运障碍及自由基作用使细胞膜对离子的通透性增高，使得细胞内 Na^+ 离子增多，引起细胞水肿；而钙泵功能障碍可导致细胞内钙超载，引起线粒体功能抑制、磷脂酶激活、氧自由基生成增多等损伤反应，进一步加重细胞损伤。

2. **线粒体的损伤** 细胞内80%~90%的氧在线粒体内用于氧化磷酸化产生ATP。急性缺氧时，线粒体氧化磷酸化功能降低，ATP生成减少。严重缺氧时，线粒体可出现肿胀、嵴断裂崩解、钙盐沉积、外膜破裂和基质外溢等变化。

3. **溶酶体的损伤** 缺氧时细胞内钙超载、细胞内酸中毒及氧自由基等可激活磷脂酶，使得溶酶体膜磷脂被分解，膜通透性增高，使溶酶体肿胀、破裂，大量溶酶体酶释出，导致自身细胞甚至是周围组织细胞的溶解、坏死。

严重缺氧时，除上述系统功能障碍外，肝、肾、消化、内分泌等的功能均可受影响。

⊕ **知识链接**

缺氧性肺血管收缩

肺泡气氧分压下降引起的肺血管收缩是肺循环独有的病理生理反应，其发生机制如下。①交感神经兴奋：肺小动脉α-肾上腺受体密度高，与去甲肾上腺素的亲和力大；且缺氧后肺血管平滑肌α受体增加，β受体减少；缺氧时交感神经兴奋，激活α受体引起血管收缩反应。②缩血管物质增多，舒血管物质减少：肺组织产生的或循环系统中的多种血管活性物质可影响肺小动脉的舒缩状态；缺氧时，体液因子中 TXA_2、内皮素、Ang II 等缩血管物质产生增多，而一氧化氮、前列环素、肾上腺髓质激素、心房钠尿肽等舒血管物质减少，导致肺血管收缩。③缺氧抑制肺血管平滑肌钾通道：肺动脉平滑肌细胞上的电压依赖性钾通道（Kv）是决定肺动脉平滑肌细胞静息膜电位的主要钾通道，急性缺氧可抑制该通道开放，使 K^+ 外流减少，细胞膜去极化，电压控制的钙离子通道开放，Ca^{2+} 内流增多引起血管收缩。

> ⊕ **知识链接**
>
> ### 缺氧诱导因子
>
> 缺氧诱导因子（hypoxia inducible factor，HIF）是细胞感知低氧并启动低氧适应性反应的关键分子。目前已发现了3种HIF亚型，包括HIF-1、HIF-2和HIF-3，其中，HIF-1广泛表达于多种细胞，在低氧反应中发挥主要作用。HIF-1是由α亚基（HIF-1α）和β亚基（HIF-1β）组成的二聚体。在常氧条件下，脯氨酰羟化酶（prolyl hydroxylase，PHD）可诱导HIF-1α的氧依赖性降解结构域中的脯氨酸/天冬氨酸羟基化，羟基化的HIF-1α与E3泛素连接酶结合并通过泛素-蛋白酶体途径快速降解。而在缺氧条件下，PHD活性下降，HIF-1α降解减少，α和β亚基形成有活性的HIF-1，转移到细胞核内，上调血管内皮生长因子（vascular endothelial growth factor，VEGF）、促红细胞生成素（erythropoietin，EPO）等多种基因的转录，增强细胞对缺氧的适应能力，也在多种疾病中发挥重要作用。

第四节　影响机体对缺氧耐受性的因素

机体在不同的条件下对缺氧的耐受性不同，缺氧的发生和发展，除取决于引起缺氧的原因、程度外，还与多种因素的影响有关。

1. 缺氧的类型、速度和持续时间　在各种缺氧类型中，以急性组织中毒性缺氧危害最大，如氰化物引起的组织中毒性缺氧，可导致机体死亡。而慢性贫血引起的血液性缺氧，即使血红蛋白减少1/2，患者仍可耐受。缺氧持续时间短，机体的功能和代谢易于恢复，缺氧持续时间长，可造成组织细胞严重损伤。

2. 年龄　不同年龄对缺氧的耐受性差别很大。老年人因全身血管逐渐硬化，血管阻力增加，血流速度减慢；同时由于肺组织纤维化和老年性肺气肿，使肺泡通气量减少。故老年人对缺氧耐受性较低，缺氧引起的损伤也更严重。

3. 机体的代谢和功能状态　机体代谢率高时，耗氧量大，对缺氧的耐受性差。中枢神经系统是机体耗氧最多的系统，当其兴奋性增强时，如发怒、悲痛、思虑过度等都将使耗氧量显著增加；一些疾病如甲状腺功能亢进、发热、恶性肿瘤等均可使机体代谢率增高，耗氧量增加；健康人在寒冷、运动、过度疲劳时代谢率也增高，使机体耗氧量增多，从而降低对缺氧的耐受性。反之，体温降低、神经系统的功能抑制等能降低耗氧量而使缺氧耐受性升高，故心脏外科采用低温麻醉以延长手术所必需的阻断血流时间。

4. 机体的代偿适应情况　机体对缺氧的代偿有显著的个体差异，心、肺疾病及血液病患者，对缺氧的耐受性低。此外，代偿能力可以通过锻炼提高，长期参加体力劳动和体育锻炼可使心肺功能增强，氧化酶活性增高，血液运氧能力提高，增强了机体对缺氧的耐受性。

第五节　缺氧治疗的病理生理基础

缺氧治疗的主要原则是针对病因治疗和纠正缺氧。

一、去除病因

去除病因或消除缺氧的原因是缺氧治疗的前提和关键。对高原脑水肿患者应尽快脱离高原缺氧环境；对慢性阻塞性肺病、支气管哮喘、严重急性呼吸综合征等患者应积极治疗原发病，改善肺的通气和换气功能；对先天性心脏病患者，应及时进行手术治疗；对各类中毒引起缺氧的患者，应及时解毒。

二、氧疗

通过吸入氧分压较高的空气或纯氧治疗疾病的方法称为氧疗（oxygen therapy）。氧疗是治疗缺氧的首要措施，已在临床医疗中得以广泛应用。氧疗对各种类型的缺氧均有一定的疗效，但对不同类缺氧的疗效不尽相同。吸氧能有效提高肺泡气氧分压，促进氧在肺中的弥散与交换，提高动脉血氧分压、血氧含量和氧饱和度，因而对高原、高空缺氧以及因肺通气功能和（或）换气功能障碍等引起的低张性缺氧是非常有效的。大多数急性高原病患者经吸氧、休息后，症状缓解，甚至痊愈。常压氧疗对由右向左分流所致缺氧的作用较小，因为吸入的氧无法对经动静脉短路流入左心的血液起氧合作用。但吸入纯氧可使血浆中物理溶解的氧量从 0.3ml/dl 增至 2.0ml/dl，从而使动脉血氧含量增加 10% 左右，高压氧疗（3 个大气压）可使血浆中物理溶解的氧增至 6ml/dl，这时如果心输出量正常，则可维持整个机体的需氧量。血液性缺氧和循环性缺氧患者动脉血氧分压和氧饱和度均正常，此时氧疗的作用主要是通过提高动脉血氧分压、增加血液中溶解的氧量，改善对组织的供氧。此外，由于血液、组织液、细胞及线粒体之间的氧分压差是驱使氧弥散的动力，当氧分压增大时，氧的弥散速度加快，也有助于提升供氧量。CO 中毒患者吸入纯氧特别是高压氧不但可使血液氧分压增高，而且氧与 CO 竞争与血红蛋白结合，可促使碳氧血红蛋白解离，治疗效果较好。组织性缺氧时组织的供氧是正常的，此时的主要问题是细胞对氧的利用障碍，氧疗的效果不及其他类型的缺氧。

三、防止氧中毒

氧疗虽然对治疗缺氧十分重要，但如果长时间吸入氧分压过高的气体则可引起组织、细胞损害，称为氧中毒（oxygen intoxication）。氧中毒的发生与活性氧的毒性作用有关。正常情况下，进入组织、细胞的氧有少部分在代谢过程中产生活性氧，并不断被清除；当供氧过多时，活性氧的产生增多，超过机体的清除能力，引起组织、细胞损伤。在高气压环境下（高压舱、潜水），以及长时间、高流量、吸入纯氧时容易发生氧中毒，临床工作中应加以重视。

目标检测

1. 何为缺氧？
2. 何为血氧分压？其正常值是多少？
3. 何为发绀？发绀有什么临床意义？
4. 缺氧可分为几种类型？各种类型的血氧变化特点是什么？
5. 吸入过量一氧化碳可引起哪种类型缺氧？其机制是什么？
6. 试述缺氧时循环系统的代偿性变化。
7. 低张性缺氧时呼吸系统有何代偿反应？其机制和代偿意义是什么？

8. 感染性休克合并 ARDS 会发生哪些类型缺氧？

9. 缺氧细胞可发生哪些代偿性和损伤性变化？

（张　力）

第十一章 凝血与抗凝血平衡紊乱

📖 学习目标

1. **掌握** DIC 的概念、病因、发病机制及临床表现。
2. **熟悉** 凝血系统的激活；凝血－抗凝、纤溶－抗纤溶系统组成成分及其功能；血管、血流状态及血液成分的异常；影响 DIC 的发生发展因素，DIC 的分期和分型。
3. **了解** DIC 的防治原则。
4. 学会 DIC 发生的病因、发病机制及临床表现，具备判断其分期、分型和防治的能力。

当血管破损引起出血时，局部出现包括血管收缩、血小板血栓形成和血液凝固三个过程的生理性止血，这是机体的重要保护机制之一。凝血系统激活的同时，抗凝系统和纤溶系统也被激活，使止血反应限制在损伤局部，以保持全身血液的流体状态。正常机体的凝血、抗凝和纤溶系统之间处于动态平衡。各种凝血因子、抗凝因子和纤溶因子的数量变化或功能障碍，血管结构或功能异常，以及血细胞，特别是血小板的质或量异常，均可使凝血与抗凝血平衡发生紊乱，导致出血或血栓形成性疾病。

第一节 凝血系统功能异常

凝血系统激活后产生的凝血酶是凝血的关键，但凝血酶产生的同时也激活了抗凝系统和纤溶系统，以维持新的凝血与抗凝血平衡。当机体凝血功能异常时，可发生凝血与抗凝血平衡紊乱，在临床上表现为出血或血栓形成倾向。

一、凝血系统的激活

凝血系统由凝血因子 Ⅰ（纤维蛋白原）、Ⅱ（凝血酶原）、Ⅲ（组织因子）、Ca^{2+}、Ⅴ、Ⅶ、Ⅷ、Ⅸ、Ⅹ、Ⅺ、Ⅻ、ⅩⅢ组成，以无活性的酶原形式存在于血液中。凝血过程的启动通常包括Ⅻ接触活化的内源性凝血途径和组织因子与凝血因子Ⅶ结合后的外源性凝血途径，使凝血因子Ⅹ活化形成活化的凝血因子Ⅹ（Ⅹa），Ⅹa 与 Ca^{2+}－Ⅴa－PL（血小板膜磷脂）形成凝血酶原激活物，将凝血酶原转变为凝血酶（Ⅱa）、Ⅱa 水解纤维蛋白原生成纤维蛋白（图 11－1）。临床中妊娠、创伤感染、长期服用避孕药、恶性肿瘤、大面积烧伤等因素均可通过内源性途性或外源性途径活化凝血因子，使其在血液中浓度升高，促使血小板活化，机体凝血活性增强，抗凝活性减低。

目前认为，在启动凝血过程中起主要作用的是外源性凝血系统。外源性凝血系统激活后，只产生少量凝血酶，不足以维持凝血过程。维持凝血过程所需的高浓度凝血酶的产生主要与下列因素有关：①外源性凝血系统激活后产生的少量凝血酶可激活 FⅪ、FⅧ和FⅤ，使内源性凝血系统激活，从而产生高浓度凝血酶；②外源性凝血系统激活后产生的少量凝血酶可使血小板活化，促进凝血酶诱导的 FⅪ 活化，进一步促进凝血酶的产生；③凝血过程中形成的纤维蛋白可包绕、结合凝血酶，防止凝血酶被血液中的抗凝血酶－Ⅲ抑制。由此可见，外源性凝血系统和内源性凝血系统密切配合，在启动并维持凝血过程中发挥十分重要的作用（图 11－1）。

图 11 - 1　血液凝固机制

PK：激肽释放酶原；TF：组织因子；K：激肽释放酶；HK：高分子激肽原；

PL：细胞膜磷脂；○：分子复合物；□：细胞膜磷脂相活化反应

二、凝血因子的异常

凝血因子数量减少或结构异常可导致机体的凝血功能障碍，产生出血倾向。常见于以下几种情况。

1. 血友病　患者由于缺乏 FⅧ、FⅨ、FⅪ，凝血酶原激活物形成障碍，导致凝血功能异常，产生出血倾向。

2. 血管性假血友病　患者由于血管性假血友病因子（von Willebrand factor，vWF）缺乏，导致血小板的黏附、聚集障碍和 FⅧ 促凝活性降低，引起出血倾向性。

3. 凝血因子生成障碍　①维生素 K 缺乏：FⅡ、FⅦ、FⅨ 及 FⅩ 的生成需维生素 K 参与。维生素 K 缺乏可导致上述凝血因子生成减少，引起出血倾向。②肝功能严重障碍使凝血因子合成减少，并影响抗凝、纤溶等功能，引起出血倾向。

4. 凝血因子消耗增多　DIC 时广泛微血栓形成消耗了大量凝血因子，这是 DIC 导致出血的重要原因之一（详见第四节）。

第二节　凝血 - 抗凝血和纤溶 - 抗纤溶系统功能异常

正常时，凝血系统一旦被激活，抗凝和纤溶系统也被相继激活，这样既可以有效止血，又能防止凝血的扩大化，保证血液的正常流动。因此，当机体抗凝或纤溶系统功能异常时，可发生凝血与抗凝血平衡紊乱，产生出血或血栓形成倾向。

一、凝血 - 抗凝血平衡紊乱

正常情况下，机体凝血 - 抗凝血系统功能保持动态平衡。抗凝血系统包括单核 - 巨噬细胞和丝氨酸蛋白酶抑制物、肝素、抗凝血酶（anti thrombin，AT）、凝血酶调节蛋白（thrombomodulin，TM） - 蛋白 C（protein C，PC）系统以及组织因子途径抑制物（tissue factor pathway inhibitor，TFPI），其中单核巨噬细胞对凝血因子如组织因子、Ⅹa 等以及可溶性纤维蛋白单体具有吞噬、清除作用。

（一）抗凝血系统功能下降的主要表现

1. AT 减少或缺乏　①AT 是一种消耗性抗凝血分子，肝素在体内发挥抗凝血作用必须与 AT 等分子结合，AT 消耗性减少多见于肾病和消化道疾病，也见于 DIC 患者和肝素治疗的患者；②AT 合成减少，主要见于各种肝脏疾病（肝炎、肝硬化）、口服避孕药、接受门冬酰胺酶（L‐asparaginase）治疗、服用左旋咪唑等；③遗传性 AT 缺陷症，基因异常是 AT 缺乏症的发病原因，由于血浆中 AT 浓度或活性降低，导致血液凝固性升高。

2. 肝素辅因子‐Ⅱ（heparin cofactor Ⅱ，HCⅡ）缺乏症 原发性 HCⅡ 缺乏症可导致脑梗死发生和反复的静脉血栓形成；获得性 HCⅡ 缺乏症往往由于消耗增多，可见于 DIC、肝病、肾移植。

3. 活化蛋白 C 因子Ⅱ缺陷症 由于凝血因子Ⅴ基因发生点突变，使活化蛋白 C 不能作用于该切点而失去降解凝血因子Ⅴ的作用，致使血液抗凝活性下降，易导致血栓形成。

4. 蛋白 C 缺陷症 ①遗传性蛋白 C 缺陷症：基因异常是导致本症的原因，主要遗传方式多为常染色体显性遗传。纯合子的新生儿中，这种缺陷表现为暴发性紫癜，易发生血栓栓塞性皮肤坏死，该病患者肺栓塞、下肢深静脉血栓形成较多见；往往有反复静脉血栓形成史。②获得性蛋白 C 缺陷症：主要见于维生素 K 缺乏、严重肝病或服用抗维生素药物（如双香豆素等）导致的肝脏合成减少，或 DIC、深部静脉血栓及大手术后等消耗过多，或在成人呼吸窘迫综合征、重度感染、血管内皮损伤等疾病中，因 TM 减少而导致蛋白 C 活化障碍。

5. 蛋白 S 缺陷症 遗传性蛋白 S 缺陷症的特征是静脉血栓形成，在此类疾病的发病率为 5% ~ 10%。继发性蛋白 S 缺乏症多由于妊娠、口服避孕药、急性炎症及维生素 K 缺乏症导致。

6. 抗磷脂综合征（anti‐phospholipid syndrome，APS） 是指由抗磷脂抗体引起的一组临床征象的总称，主要表现为血栓形成、习惯性流产、血小板减少等。抗磷脂抗体是一组能与多种含有磷脂结构的抗原物质发生反应的抗体，包括抗心磷脂抗体（anti‐phospholipikantibodies，APA）、狼疮抗凝物（lupusanticoagulant，LA）、抗磷脂酰丝氨酸抗体（anti‐phosphatidylserine antibody，APSA）。

二、纤溶‐抗纤溶平衡紊乱

纤溶（纤维蛋白溶解）是指血液凝固过程中形成的纤维蛋白或纤溶蛋白原被纤溶酶分解液化的过程，是体内重要的抗凝血过程。

（一）纤溶系统的组成

1. 组织型纤溶酶原激活物（t‐PA） 是一种丝氨酸蛋白酶，由血管内皮细胞（vascular endthelial cell，VEC）合成，激活纤溶酶原，此过程主要在纤维蛋白上进行。

2. 尿激酶型纤溶酶原激活物（u‐PA） 由肾小管上皮细胞和 VEC 产生，可以直接激活纤溶酶原而不需要纤维蛋白作为辅因子。

3. 纤溶酶原（PLG） 一个单链的 β‐球蛋白，分子量为 80000 ~ 90000。它在肝、骨髓、嗜酸性粒细胞和肾中合成，然后进入血液中。成年人含量为 10 ~ 20mg/100ml 血浆。它在血流中的半衰期为 2 ~ 2.5 天。当血液凝固时，PLG 大量吸附在纤维蛋白网上，在 t‐PA 或 u‐PA 的作用下，被激活为纤溶酶，促使纤维蛋白溶解。

4. 纤溶酶（PL） 一种丝氨酸蛋白酶，具有降解纤维蛋白和纤维蛋白原，水解因子Ⅱ、Ⅴ、Ⅶ、Ⅷ、Ⅹ、Ⅺ等凝血因子，水解补体等作用。

5. 纤溶抑制物 包括纤溶酶原激活抑制剂（PAI）和 α2 抗纤溶酶（α2‐AP）。PAI 能与 t‐PA 以 1∶1 比例特异性结合，从而使其失活，同时激活 PLG，主要有 PAI‐1 和 PAI‐2 两种形式；α2‐AP 由肝脏合成，与 PL 以 1∶1 比例结合形成复合物，抑制 PL 活性；FⅩⅢ 使 α2‐AP 以共价键与纤维蛋白结合，减弱纤维蛋白对 PL 作用的敏感性。

6. 纤维蛋白原（Fg） 是参加止血、血栓形成的主要物质，纤维蛋白凝块又是血栓的主体，由于其分子量比较大，且易在血液中形成网状结构，所以又与血浆黏度有密切关系。Fg 增高时血液黏度增大，产生血栓的可能性也加大，在动脉壁受损和 As 发生时，Fg 可在其表面上沉积，是血栓性疾病独立的危险因素。纤维蛋白溶解基本过程可分为两个阶段：即纤溶酶原的激活与纤维蛋白的降解。正常情况下，血浆中纤溶酶原无活性，只有在激活后转变成纤溶酶才能分解纤维蛋白，清除血栓。

当出现纤溶酶原结构或功能异常或纤溶酶原激活物释放障碍，机体纤溶活力降低，纤维蛋白（原）清除能力下降，加重血栓形成。但在纤溶的过程中，纤溶系统过度亢进，凝血因子和血小板又大量被消耗时，容易引发迟发性出血。

（二）纤溶系统功能平衡改变的原因

①纤溶酶原活化物释放缺陷，如 VEC 合成释放 t-PA 障碍导致反复深静脉血栓形成；②异常纤溶酶原血症，为常染色体显性遗传，出现纤溶酶原分子异常，由于活化纤溶酶的量减少，而导致纤维蛋白（原）溶解能力下降，从而易发生血栓形成；③PAI 过多，为常染色体显性遗传，可能与基因缺陷有关；也可见于获得性 PAI 过多，在冠心病，尤其在心肌梗死、高血压、糖尿病、不稳定型心绞痛、As 中均可见 PAI-1 活性增高。

第三节　血管、血流状态及血液成分的异常

在凝血与抗凝血平衡过程中，血管、血流状态及各种血液成分也发挥了重要作用，其异常时可发生凝血与抗凝血平衡紊乱。

一、血管的形态异常

血管作为运输血液的通道，在人体功能调节以及各种疾病的发生发展中发挥了重要的作用。除毛细血管外，血管壁皆由内、中、外膜三层结构组成，起分隔血液与组织液、调节血压和血流及抗血栓形成等作用。其中，抗凝作用主要依赖于血管壁内膜层的结构完整性和 VEC 的功能正常。

（一）VEC 损伤

VEC 为单层扁平上皮，构成血管内壁，维持着血管内膜的光滑。除了具有屏障作用以保证血液、组织液中物质的正常交换作用外，还具有抗凝血和促凝血的双重特性。

正常情况下，VEC 以抗凝血为主。①其表面有一层由含唾液酸的糖蛋白和糖脂组成的带负电荷的细胞外衣，血小板同样具有这层外衣，所以两者互相排斥，从而阻止血小板在血管壁黏附聚集，抑制血小板的活化。②VEC 分泌抑制血小板黏集和舒张血管平滑肌的生物活性物质，如腺苷二磷酸酶（ADP 酶），将 ADP 活化为腺嘌呤核苷酸，抑制血小板聚集；以 L-精氨酸和分子氧作为底物，在 NO 合酶作用下生成一氧化氮（nitricoxide，NO），以及通过环氧化酶及前列环素合成酶途径代谢花生四烯酸（arachidonic acid，AA），合成前列环素（prostacyclin，PGI$_2$），后两者可协同舒张血管平滑肌。③VEC 合成分泌抗凝物质，如 TM、PC，两者可和蛋白 S（protein S，PS）产生协同作用，抑制激活的凝血因子 V（coagulant factor，CFV）和凝血因子Ⅷ（CFⅧ）；VEC 膜上含有硫酸乙酰肝素，可与 AT 结合对抗凝血酶活性。④VEC 分泌 t-PA 促进纤维蛋白溶解。⑤参与抑制外源凝血途径，通过合成分泌 TFPI，抑制组织因子与凝血因子Ⅶ（CFⅦ）结合。此外，VEC 还可以通过摄取和降解一些有促进血小板聚集的活性胺类物质（如儿茶酚胺），从而抑制血栓形成。

当受激惹或损伤时，VEC 则以促凝血的特性为主。如各种因素导致血管壁完整性受到破坏时，相应部位的 VEC 受损暴露出内皮下的胶原，可引发大量血小板黏附、聚集于内皮下组织，同时激活凝血因

子Ⅻ（CFⅫ）启动内源性凝血途径。再如 VEC 在内毒素、凝血酶等的刺激下，细胞表面能表达组织因子（tissue factor，TF），TF 是一种跨膜糖蛋白，它与因子Ⅶ/Ⅶa 结合，形成复合物激活凝血因子Ⅸ、Ⅹ，启动外源性凝血途径。此外，VEC 还可以合成分泌血小板活化因子（platelet activating factor，PAF）促进血小板活化，分泌血管性假血友病因子（von willebrand factor，vWF）桥联血小板促进血小板聚集，分泌纤溶酶原激活物抑制物 -1（plasminogen activator inhibitor -1，PAI -1）抑制纤维蛋白（原）降解。

（二）动脉粥样硬化（Atherosclerosis，As）

As 是动脉硬化中最常见的类型，是动脉的一种慢性、非炎症性和增殖性病变，主要累及体循环系统的大中动脉，导致血管壁的损伤。AS 在病情发生发展过程中，容易引发血栓形成。虽然关于该病变的发生机制有多种学说，包括脂质浸润学说，血栓形成学说，炎症学说等，其共同关键点都是血管内膜损伤。AS 的病理特点是受累动脉血管组织形态发生病理变化，血管壁从内膜开始病变，出现增厚变硬，弹性减弱，管腔缩小，在动脉内膜下有积聚的呈黄色糜粥样的脂质斑块。As 发生后血流速度在全身或局部减慢、形成涡流，进一步加重血管壁损伤；同时，VEC 由抗凝血转变为促凝血特性，引起血小板聚集黏附在内膜上，启动凝血与纤溶系统，形成附壁血栓；血栓的形成反过来加重 AS 的进展。

二、血流状态的异常

正常的血流中，血液的流动是分层次的，血液中的有形成分如红细胞、白细胞、血小板在中间流动，称之为轴流。血浆分布在轴流的两边，称之为边流，有效地阻隔了血小板、血细胞与血管内膜的接触。

当血液流变学改变，血流速度缓慢或者停滞时，血液轴流受到影响，形成漩涡，血小板容易析出，卷入边流与 VEC 接触，沉淀并黏集于血管壁处；缓慢的血流速度不仅影响血液成分的流动位置，还影响着 VEC 的结构和功能改变，电镜下可发现，其胞质出现空泡，整个细胞失去结构；细胞下的胶原纤维充分暴露，沉积的血小板在生物活性因子的作用下与其黏附；凝血因子Ⅴ、凝血酶等凝血因子在局部的浓度也随之增高。静脉因为血流速度缓慢呈漩涡状，位置相对表浅容易受压，管腔内血液黏度较高，并具有静脉瓣，所以静脉血栓的发生率就远远高于动脉，其中下肢静脉的血栓又比上肢静脉血栓多，特别是位于骨盆和腓肠肌的静脉；而心和动脉血流流速快，血栓难形成，但在一些器质性的心脏瓣膜病中也会出现血栓，如二尖瓣狭窄时的左心房，久病卧床、久坐状态或血管受压狭窄等情况也易多发血栓。

三、血液成分的异常

血液由血浆和血细胞按照一定的比例组成，当其成分发生改变时，会对凝血功能带来影响。

（一）血小板活化

血小板是血液循环中较小的细胞成分，呈两面微凸的圆盘状，平均直径 $2 \sim 3 \mu m$，虽无细胞核，但有特定的形态结构和生化组成。在伤口止血、炎症反应及器官移植排斥等生理、病理生理过程中发挥作用，其中最重要的作用是参与血栓形成。血小板的活化是动脉血栓形成最关键的环节。正常生理状态下，血小板是静止的。当机体由于自身或外界因素导致血管内膜受损时，破损的血管内膜下胶原首先与血小板接触并将其活化，主要表现在三个方面。

（1）黏附反应　活化的血小板发生变形，表面黏性增强，紧密黏附于血管破损处。

（2）释放反应　活化的血小板黏附在管壁，释放生物活性物质进入血液，如血栓烷 A_2（thromboxane A_2，TXA_2）、ADP、5 - HT、血小板第 4 因子（platelet factor 4，PF_4）、β - 血栓球蛋白（β - thromboglobulin，β - TG）、凝血酶敏感蛋白（thrombin sensitive protein，TSP）、CFⅤ、CFⅧ、CFⅫ等。

（3）聚集反应　血小板释放的某些活性物质，促使了更多的血小板黏附聚集，如 ADP、胶原、TXA_2 和凝血酶等。大量聚集的血小板和纤维蛋白相互结合，吸附多种凝血因子促进凝血发生。与此同时，血小板膜上的第 3 因子（磷脂）也暴露，相互聚集，为凝血因子激活提供了最适宜的平台，有助于凝血酶的形成，加速血液凝固。血凝块形成后，活化的血小板还具有收缩蛋白的作用，和凝血因子 XIII 一起使血凝块形成坚实的血栓。

（二）白细胞异常

（1）白细胞无色呈球形，有细胞核，体积比红细胞大，而通过微血管时，流通速度比较慢，容易滞留在微血管内，引起血液流动迟缓，甚至停滞。而且白细胞的变形能力决定了血管中白细胞的流通程度，当其活化后会出现伪足突起，还会增加细胞质硬度，在微血管内流通能力更加低下。

（2）白细胞具有黏附于 VEC 表面的能力，黏附受体可受白三烯 B4、5 - HT、胶原、激肽、肾上腺素等物质刺激，在短时间内受体迅速上调；在正常生理情况下，该作用并不明显，但在血流缓慢的静脉中较为多见，特别是静脉发生淤滞或闭塞。

（3）活化的白细胞具有促凝作用，其表达分泌的促凝物质分别通过内源性和外源性凝血途径促凝，如单核细胞合成分泌组织因子进入血液中能够迅速引起局部血栓形成；活化的单核细胞还可释放出多种细胞因子如反应性超氧代谢物使一氧化氮灭活而降低 VEC 抗凝血功能，释放白介素 - 1、蛋白水解酶、肿瘤坏死因子、胶原酶以及阳离子蛋白原，引起 VEC 损伤，血管平滑肌舒张功能下降，并使血小板与中性粒细胞黏附、聚集及激活。临床上急性白血病患者由于白细胞急剧升高而存在严重的凝血 - 抗凝血功能紊乱，并发 DIC。

（三）红细胞异常

红细胞可增加血液黏度，影响血液循环从而在凝血过程中发挥作用，具体表现在以下几个方面。

（1）物理作用　红细胞与血小板的碰撞，加强了向血管内壁输送血小板的速度与频率。红细胞数量增多、变形能力下降时，这种作用更明显。

（2）化学作用　释放 ADP 引起血小板聚集，这主要是在高切应力下发挥作用。红细胞的存在也能加强血小板释放反应。

（3）红细胞聚集　在心肌梗死、Waldenström 巨球蛋白血症等疾病中，血液循环中可见巨大的成堆红细胞聚集体，在微循环里它们有类似血小板聚集体的作用，影响微循环的血液正常灌注。

（4）全血黏度增高　红细胞是决定血液黏度的主要因素；红细胞可变形能力的下降以及数量的增高均可使全血黏度增高。血液黏度增高时，流动速度缓慢、血流阻力增高，造成组织缺血、缺氧及各种代谢产物蓄积。

（四）血脂异常

血脂是血浆中脂类的统称，包含胆固醇、甘油三酯以及磷脂等类脂物质。血脂广泛存在于人体中，是机体基础代谢所必需的物质。其中能引起严重危害的主要是胆固醇异常，尤其是低密度脂蛋白（LDL - C）过高。如果血液中有过多的 LDL - C 沉积于动脉血管壁，就会导致血管壁粥样斑块形成，斑块不断增大，使动脉逐渐狭窄甚至阻塞，临床上引发心绞痛、心肌缺血、中风甚至猝死。体内凝血过程的发生需要膜磷脂的存在，凝血酶激活物引起凝血酶原水解为凝血酶时有赖于膜磷脂、Ca^{2+} 和凝血因子 V 复合物的作用。

第四节　弥散性血管内凝血

一、定义与发病因素

1. 定义　弥散性血管内凝血（disseminated intravascular coagulation，DIC）是一种可由多种原因所引起，以凝血功能异常为主要特征的复杂病理生理过程。具体是指在许多疾病的基础上，各种致病因素损伤微血管体系，引起大量促凝物质入血，凝血功能过度活化，凝血与抗凝系统功能失衡，微血管内形成广泛的血栓，进而血小板、凝血因子被大量消耗，引发继发性纤维蛋白溶解功能增强，发生的一种全身性血栓 – 出血综合征。主要表现为出血、休克、器官功能障碍和微血管病性溶血性贫血等临床危象。大多数 DIC 病例的病情复杂，病势凶险，常危及患者生命。

2. 发病因素　DIC 是一个病理生理过程或是一种综合征，不是一个独立的疾病，而是在许多疾病进展过程中产生的，所以诱发 DIC 的病因大部分来自于多种基础疾病（表 11 – 1）。

（1）感染　感染性疾病为导致 DIC 最常见、最重要的原因，其中最易引起 DIC 的为革兰阴性、革兰阳性细菌感染，如铜绿假单胞菌、大肠埃希菌、金黄色葡萄球菌、伤寒杆菌、溶血性链球菌等，此外真菌、病毒、原虫及其他寄生虫感染均可引起。

（2）恶性肿瘤　同样是诱发 DIC 发生的常见原因，肿瘤细胞分泌出大量的黏蛋白、组织因子等分泌物，促进凝血和诱发 DIC 发生。并且在肿瘤治疗的手术或化学治疗过程中，随着肿瘤细胞的破坏，上述物质可大量释放，激活外源性凝血途径引起凝血。恶性肿瘤引发的 DIC 多发生于肿瘤晚期，易反复出现，预后不良。

（3）创伤及手术　根据临床观察，可发现许多外科手术，特别是大手术，如器官移植等均可能引起 DIC。骨折、挤压伤综合征、大面积烧伤、冻伤电击、毒蛇咬伤等创伤也均能让有凝血活性的因子通过破坏的血管，进入血液循环，促进血液凝固。

（4）产科疾病　一些常见的产科意外如子宫破裂、羊水栓塞、胎盘早剥等，可导致大量的组织因子进入血循环，促使 DIC 发生。并且其起病急，来势凶猛，若处理不及时，易危及生命。

（5）全身各系统疾病　心血管系统的恶性高血压、心肌梗死、先天性心脏病等均可引发 DIC，特别以肺源性心脏病并发 DIC 最多见；消化系统的急性肝坏死、重症肝硬化、急性坏死性胰腺炎等；内分泌系统的糖尿病酮症酸中毒也易并发 DIC；免疫性疾病如系统性红斑狼疮，呼吸系统的重症肺功能不全，泌尿系统的急性肾衰竭等，都能引发 DIC 的发生，DIC 又进一步加重原发疾病，致使疾病预后不良。

（6）其他　异型输血发生的溶血反应，严重输液反应、一氧化碳中毒、癫痫持续状态、新生儿硬肿病等也可引发 DIC。

表 11 – 1　DIC 的常见病因

病因类型	主要原发病或病理过程
感染性疾病	感染性疾病是 DIC 最重要最常见的病因，革兰阴性或阳性菌感染、败血症等；病毒性肝炎、流行性出血热等
恶性肿瘤	肝癌、胃癌、白血病、胰腺癌、结肠癌、食管癌、胆囊癌等
妇产科疾病	流产、妊娠中毒症、子痫及先兆子痫、胎盘早期剥离、羊水栓塞、子宫破裂、宫内死胎、腹腔妊娠、剖宫产手术绒毛膜上皮癌、卵巢癌、子宫颈癌、恶性葡萄胎等
手术及创伤	大面积烧伤，严重软组织创伤，挤压伤综合征，前列腺、肝、脑、肺、胰腺等脏器大手术，器官移植术等
全身各系统疾病	恶性高血压、心肌梗死，急性肝坏死、重症肝硬化、急性坏死性胰腺炎等
其他	某些毒蛇或有毒动物咬伤、某些昆虫叮咬等

二、发病机制

临床上引起 DIC 的病因很多，但就其发病机制而言，主要如下。

1. 凝血酶原酶形成、血管内凝血发生

（1）VEC 损伤引起接触活化，启动内源性凝血系统　在细菌病毒感染引起的败血症、抗原抗体复合物损害出现全身性红斑性狼疮、休克持续出现缺血、缺氧及代谢性酸中毒等病情进展过程中，均可对 VEC 造成损伤，使血管内皮下胶原纤维暴露，促使血小板凝集和凝血因子Ⅻ活性部分丝氨酸残基暴露使其活化。甚至某些细菌、病毒、药物等和活化的血小板在特定的条件下也具有直接激活因子Ⅻ的作用，如内毒素，最终都引发凝血酶原酶的形成，诱发内源性凝血过程。各种致病因素激活因子Ⅻ诱发内源性凝血系统激活，是 DIC 发病机制中的重要一环。

（2）组织损伤，启动外源性凝血系统　在外科大手术、产科意外、严重创伤、烧伤、恶性肿瘤后期等情况下，均会有严重组织损伤坏死或产生代谢产物，释放组织因子等物质。组织因子进入血液后，与血浆中的凝血因子Ⅶ结合，激活凝血因子Ⅹ（Ⅹa），Ⅹa 与 Ca^{2+}、凝血因子Ⅴ和血小板磷脂相互作用，形成凝血酶原激活物，激活外源性凝血过程，与内源性凝血系统一起，导致血管内凝血。目前认为在 DIC 的发病过程中，组织因子释放引起的外源性凝血系统激活是造成 DIC 的主要途径。以宫内死胎为例，当胎儿的坏死组织在子宫内滞留超过 5 周，DIC 的发生率可达 50% 左右，这是因为坏死的胎儿组织释放组织因子，后者大量进入母体循环，启动外源性凝血系统。此外有人证明，当肿瘤组织坏死时，释放出一种蛋白酶，如某些腺癌能分泌一种含有唾液酸的黏蛋白，它可直接激活 Ⅹ 因子，从而启动凝血连锁反应。

（3）血细胞和血小板大量破坏，促凝物质释放　DIC 发展过程中，多种致病因素会导致血细胞及血小板受到损伤，使其释放出促凝物质，如磷脂蛋白、血小板 3 因子（PF3）等，加速凝血过程。在急性溶血、异型输血、疟疾时，红细胞被大量破坏并伴有较强的免疫反应，导致抗原抗体复合物的形成，可发生 DIC。大量 ADP 被释放，触动血小板释放反应，使 PF_3 进入血液循环，促进凝血。同时红细胞膜内大量的磷脂也有促凝作用及促进血小板的释放功能。此外，实验研究表明，正常的中性粒细胞和单核细胞内也有促凝物质。内毒素可使中性粒细胞合成并释放组织因子入血，通过外源性凝血系统的启动而引起 DIC。在患有急性早幼粒细胞性白血病的患者体内，此类白血病细胞胞质中含有大量凝血活酶样物质，当白血病细胞大量坏死或经化疗杀伤时，这些物质就会释放入血，同样可通过启动外源性凝血系统引发 DIC。血小板则在 DIC 的发生发展中起最重要的作用，某些致病因素如内毒素、细菌、病毒、抗原抗体复合物等都可通过直接损伤血小板，使其活化，激活的血小板不仅可以黏附、聚集在 VEC 破损处，还可以直接激活因子Ⅻ，启动内源性凝血系统，并释放一些代谢产物如腺苷二磷酸、TXA_2 诱导血小板聚集，加速 DIC 形成过程。

2. 纤溶酶激活，继发性纤溶产生　正常生理情况下，在凝血过程出现的同时，继发性纤溶随之产生，即活化的凝血因子Ⅻ或外源及内源性致病因素如某些细菌、病毒、内毒素等多条途径使纤溶酶原水解为纤溶酶，后者将沉积在血管上的纤维蛋白分解，清除附着在管壁上的血凝块，让分解物随血流运走。当 DIC 发生时，继发性纤溶功能过度增强，使微血栓溶解的同时，也加剧了机体凝血功能的障碍，致使凝血-抗凝失调进一步加重，加之血小板和凝血因子在凝血过程中被过度消耗，所以临床上最常见 DIC 患者表现为广泛性出血（图 11-1）。

图 11-1　凝血与纤溶系统

三、弥散性血管内凝血时机体的功能与代谢变化

DIC 可由不同的基础疾病诱发，但除原发病特征外，其临床表现基本相似。主要表现为出血、休克、栓塞、溶血、器官功能障碍。

（一）出血

出血（hemorrhage）是 DIC 最常见、最突出的临床表现，据不完全数据统计，其在 DIC 病情进展中发生率可达到 80%~90%，是 DIC 诊断的重要依据之一。往往是突然的、自发的弥散性血管内大量出血，仅少数隐匿者出血不明显。患者可有多部位出血倾向，如皮肤、牙龈、呼吸道、消化道或穿刺、注射部位和外伤创口等，且出血程度不一，轻者仅表现为局部渗血如皮肤黏膜出血、紫癜、瘀斑，重者可发生多部位出血，如胃肠道、胸膜等内脏出血或中枢神经系统、颅内出血等。流出的血液呈不凝固状态，如注射部位渗血不止，伤口部位出血汹涌，找不到出血点等情况。其机制主要为：①DIC 病情进展过程中，血管内广泛形成微血栓，导致大量的凝血因子和血小板被消耗，凝血功能出现障碍引发出血，故 DIC 又称为消耗性凝血病（consumptive coagulopathy）；②活化的凝血因子Ⅻ（Ⅻa）可激活纤溶系统，引起继发性纤溶亢进，纤溶酶可溶解微血栓纤维蛋白凝块，还能水解多种凝血因子和凝血酶原，使凝血因子进一步减少，加剧出血；③纤维蛋白原在纤溶酶作用下生成的多肽碎片（纤维蛋白降解产物）具有抑制凝血酶和抑制血小板聚集的作用，使出血加重；④在 DIC 发生发展过程中，各种诱因引起的休克、缺氧、酸中毒、自由基等多种因素的作用可使微小血管管壁受损、通透性增高。

（二）休克与低血压

休克与低血压多见于 DIC 急性期，某些病因引起的 DIC 也常引起休克，如内毒素血症、严重烧伤等，但以革兰阴性杆菌败血症引起的 DIC 较多见。DIC 所致的休克起病突然，伴有全身多发性出血倾向，但休克的程度与出血量不成比例。休克出现一般是病情严重、预后不良的征兆，容易出现重要脏器的功能衰竭，甚至多器官功能衰竭，所以常规抗休克治疗效果不明显。其机制是 DIC 发生后广泛的微血栓形成，肺、肝及周围微血管阻塞，肺动脉压及门脉压增高，回心血量明显减少，使心输出量降低；又加之大量出血，血容量下降，心输出量和组织血流灌注量显著减少，机体供血不足；同时在 DIC 形成过程中，引起肾上腺素能神经兴奋，产生多种血管活性物质激肽、组胺等，使微血管扩张，通透性增高，血浆外渗，血压下降。

（三）血栓栓塞

在 DIC 病情发展过程中，患者出现出血和休克时症状明显，应做到及时干预；而微血管内由于凝血块阻塞微血管，出现栓塞的早期症状较隐匿，其特征是多呈弥散性，出现在小动脉、小静脉或毛细血管内，大血管栓塞较少，血栓在身体各器官出现的概率非常大，一旦明显发病时，治愈效果差。当微血管内有广泛的血栓时，可堵塞血管，形成微循环障碍，导致组织器官灌注不足、缺氧缺血、代谢功能障碍，甚至功能衰竭。

依据栓塞部位，常分为以下 5 类。①皮肤黏膜栓塞：最典型且易被发现，引起干性坏死，出现于指、足趾、鼻、颊及耳部发绀。②肺栓塞：多为急性呼吸窘迫综合征（ARDS），表现为突然发作的呼吸困难、胸闷、发绀等。③肾栓塞：肾小球循环内有广泛血栓时，可出现急性肾功能衰竭，表现为腰痛、少尿甚至无尿及尿毒症。④脑栓塞：可引起抽搐、意识障碍，甚至昏迷，严重者发生脑水肿或脑疝；脑垂体栓塞形成，则发生功能减退。⑤肝栓塞：若不累及肝静脉栓塞，一般不发生致命性的肝功能衰竭。以上栓塞由于程度、持续时间不同，常有不同的表现。

（四）溶血

DIC 早期溶血常较轻微，不易察觉，但后期在血象中可发现破碎的和一些形态各异的红细胞。因为 DIC 时，血管内凝血，使微血管管径变小、扭曲，当红细胞强行通过血管狭窄处及内皮细胞裂缝处时，会受到挤压、冲击等机械性损伤，导致红细胞发生破裂或变形，所以在血液循环中出现各种形态特殊红细胞碎片，称为裂体细胞（schistocyte），其可呈星形、多角形、球形等不同形态。不管是在急性 DIC 还是慢性 DIC 病情发展过程中，这些挤压过的红细胞容易破裂发生溶血。血液检查时可发现红细胞计数下降，网织红细胞计数增高。由于出血和红细胞破坏，DIC 患者还可能会出现贫血，这种贫血除具备溶血性贫血的一般特征外，在外周血涂片中还可见到形态各异的裂体细胞，故又称为微血管病性溶血性贫血（microangiopathic hemolytic anemia）。

（五）器官功能障碍

DIC 时，微血管内广泛微血栓形成，引发血栓栓塞，出现微循环障碍，可以导致机体多个组织器官血流灌注减少，而发生一过性或持久性功能障碍甚至衰竭。临床上常出现器官功能障碍（organic dysfunction）的不同症状，如发热、呼吸困难、少尿、低血压、意识障碍等。当组织、器官因微循环障碍原因，造成两个或两个以上器官功能障碍或衰竭时，DIC 则极易引发多器官功能衰竭（MOF），MOF 是一种病因繁多、病机复杂、病死率极高的临床综合征。一般在经受严重损害（如严重疾病、外伤、手术、感染、休克等）后出现，是与应激密切相关的急性全身性器官功能损害。MOF 常是 DIC 引起死亡的重要原因。

四、分期与分型

（一）分期

DIC 是一个有明显诱因引发的病理生理过程，根据其特点及发展进程，一般可分为三期。

1. 高凝期 此期大量凝血因子激活，血小板聚集，血液中凝血酶含量增多，导致微血栓的形成。血液此时表现为凝血功能亢进状态，为 DIC 的早期改变，血液凝固性增高。实验室检查可发现凝血时间明显缩短，血小板的黏附性增高。多见于慢性型 DIC 中，也可见于亚急性型，急性型不明显。此期系发病之初，机体的凝血因子活性增高，各脏器微循环中有血栓形成。部分患者可无明显临床症状，

2. 消耗性低凝期 此期在 DIC 进展过程中持续时间比较长，微血管中发生弥散性血管内凝血，微血栓广泛形成，由于高凝期凝血功能异常及纤溶酶的降解作用，使凝血因子、血小板被大量消耗，血液

凝固性降低，实验室检查可发现凝血时间显著延长。血小板明显减少，多种凝血因子水平低下甚至不能测出。临床表现出严重程度不一的出血症状。本期在急性型及亚急性型较为明显。

3. 继发性纤溶亢进期　此期凝血过程渐趋减弱，纤溶过程则被激活并逐渐加强。造成继发性纤维蛋白溶解，出血症状更明显，该期大多有严重程度不同的出血，严重者出现休克或单个或多个脏器功能衰竭的临床症状。该期除仍有前一期实验室指标变化的特征外，纤溶酶原测定试验显示纤维蛋白溶解亢进的相关指标的变化也十分明显（表 11 -2）。

DIC 病理发展进程的三期并不是严格分开的，而是相互交叉，但可以依据实验室指标检测区别。

表 11 -2　DIC 的分期及各期特点

分期	基本特点	表现
高凝期	凝血系统被激活，血液中凝血酶含量增加，导致微血栓形成	血液呈现高凝状态
消耗性低凝期	血小板和凝血因子大量消耗，二者的减少继发纤维蛋白原减少，导致纤溶系统激活并逐渐加强	凝血功能减低，表现出不同程度的出血症状
继发性纤溶亢进期	纤溶系统异常活跃，纤维蛋白降解产物形成且具有很强的抗凝作用	散在性、广泛性出血

（二）分型

引起 DIC 发生的病因有很多，可以按照其发生发展速度及病情变化将 DIC 分为以下各型。

1. 急性型、亚急性型、慢性型　根据 DIC 的发病缓急、症状轻重、持续时间长短可分为三型：急性型、亚急性型、慢性型。各型的主要特点如下（表 11 -3）。

（1）急性型　DIC 突然起病，比较多见。通常在数小时至 1~2 天内发生，病势凶险，进展速度快，持续时间短，分期不明显。临床表现以出血和血压下降休克为主，甚至危及生命。常见于各种严重感染如革兰阴性菌感染引起的败血症，暴发型流行性脑脊髓膜炎、产科意外，流行型出血热，输入不合血型急性溶血等。实验室检查结果明显异常。

（2）亚急性型　DIC 在数天内或数周逐渐形成，急性起病，一般无休克，但伴有微血管栓塞症状。临床表现介于急性型和慢性型之间。病情较急性型缓和，进展较缓慢，常见于恶性肿瘤转移、白血病等。

（3）慢性型　在 DIC 发展进程中较少见，起病缓慢，病程长，可达数月甚至数年，高凝血期较明显；该型临床症状不显著，如仅在皮肤或黏膜处见瘀斑。所以容易被误诊或漏诊。临床诊断较困难，有时仅有实验室检查异常，往往在尸解后做组织病理学检查时才被发现。在一定条件下，可转化为急性型。常见于恶性肿瘤和慢性溶血性贫血等。

表 11 -3　根据 DIC 发生速度分型

DIC 类型	临床特点	发病及病程	常见疾病
急性型	以出血和血压下降休克为主，症状明显，病情迅速恶化，实验室检查出现明显异常	起病急，常在数小时至 1~2 天内发生	严重感染性疾病、产科意外、严重创伤、异型输血等
亚急性型	一般无休克，但伴有微血管栓塞症状。临床表现介于急性型和慢性型之间	数天或数周内逐渐发生	恶性肿瘤转移、白血病等
慢性型	症状不显著，有些仅在皮肤或黏膜处见瘀斑，易被误诊或漏诊	起病缓慢、病程长	恶性肿瘤、慢性溶血性贫血等

2. 代偿型、失代偿型和过度代偿型　在 DIC 病情发展过程中，虽然血浆凝血因子与血小板不断被消耗，但是同时也存在一定的代偿性反应，如骨髓和肝可通过增加血小板和凝血因子的生成。因此根据代偿情况，可将 DIC 分为以下三型。

（1）代偿型　见于慢性 DIC 早期，无特殊临床表现或表现不明显，实验室检查无明显异常。因凝血因子与血小板消耗与生成间基本上保持平衡。但若病情持续加重，则可转化为失代偿型。

（2）失代偿型　见于急性 DIC，凝血因子和血小板被迅速大量消耗，机体代偿不能维持平衡。实验室检查可见血小板计数与凝血因子明显减少。患者出血、休克等表现明显。

（3）过度代偿型　于慢性 DIC 或 DIC 的恢复期，凝血因子和血小板的生成速度多于消耗。实验室检查凝血因子暂时性增高；血小板减少不明显。患者的临床症状不明显，但与代偿型相似，在一定条件下，也可转化为失代偿型。

⇒ 案例引导

　　案例　患者，女，27 岁，因妊娠 8 个多月，见红 3 小时入院。体温、脉搏、呼吸、血压均正常。产妇于凌晨 1 时开始腹痛，4 小时后阵发性疼痛加剧送入产房待产，上午 7 时产妇出现阴道流血，胎心 40~60 次/分，怀疑胎盘早期剥离，胎儿宫内窘迫。经家属同意，入手术室抢救，行剖腹产手术，术中见子宫不完全性破裂，腹腔内积血 500ml，血尿。胎儿娩出已死，产妇情况一直不好，上午 10 时行子宫全切，血压不稳。

　　上午 11 时紧急化验，Hb 60g/L，RBC $2.7 \times 1012/L$，血小板 $80 \times 109/L$，外周血见裂体细胞，尿蛋白 +++，RBC ++，纤维蛋白原 1.37g/L，凝血酶原时间 47 秒，3P 试验阳性。经全力抢救，输全血 1.4L，血压仍进行性下降，中午 12 时呼吸、心跳完全停止，宣告抢救无效死亡。

　　讨论　1. 患者为什么死亡？
　　　　　2. 试分析疾病发生的主要病理过程和诊断依据。

五、弥散性血管内凝血诊断与防治的病理生理基础

（一）诊断

DIC 是在一些原发病的基础上发生的。在其病情发展过程中，不同类型的 DIC 在不同时期，临床表现和实验室检测指标反应也大不相同，由此可见 DIC 的病情改变十分复杂，因此要做到明确诊断 DIC，必须要进行密切观察，综合判断，特别是应注意三个方面。

1. 存在易于引起 DIC 出现的基础疾病　如感染、恶性肿瘤、重大创伤等，是诊断 DIC 的首要标准，有助于做到早明确诊断，早干预纠正。

2. 注意观察临床表现　此项对于慢性和非代偿性及过度代偿型这三类无明显临床征象的 DIC 诊断无重要意义，但可以作为明确急性型和失代偿型 DIC 诊断参考条件。特别是出现以下临床表现者，可帮助明确诊断。

（1）有不明缘由的多发性出血倾向。

（2）微循环障碍，如皮肤苍白，嘴唇、脸颊发绀，全身湿冷等。

（3）突然出现在原发病中难以解释的低血压或休克，并用一般的抗休克治疗无明显效果者。

（4）反复出现多发性微血栓症状和体征，如表浅部位的皮肤、黏膜栓塞导致的指、足趾等处发绀、坏死等。

（5）予以抗凝治疗有效者。

（6）原因不明的肺、肾脑等脏器一次性或不可逆性功能障碍。

3. 实验室指标　在前面两个基础上，实验室检查指标是诊断 DIC 最重要的、最直观的方法。①血小板计数 $<100 \times 10^9/L$ 或进行性下降，或有两项以上体内血小板活化指标的增高。②凝血酶原时间（PT）延长或缩短 3 秒以上。③血浆纤维蛋白原水平 $<1.5g/L$ 或呈进行性下降。④3P 试验阳性：3P 试验即鱼精蛋白副凝试验，其方法是将鱼精蛋白加入受检血浆后，可与 FDP 结合，使血浆中原与 FDP 结

合纤维蛋白单体分离并相聚合而凝固,形成可见的白色沉淀。这种不需要酶的作用而使纤维蛋白单体聚合的现象称为副凝试验。或血浆 FDP>200mg/L。⑤ D-二聚体检查:D-二聚体是纤溶酶分解纤维蛋白的产物。原发性纤溶亢进时,血中 FDP 升高,但 D-二聚体并不升高。继发性纤溶时,才会产生 D-二聚体。目前认为该检查是 DIC 诊断的重要指标,特别血浆 D-二聚体水平较正常增高 4 倍以上。溶栓药物使血栓溶解,D-二聚体检查则会呈明显升高趋势。⑥纤溶酶原含量及活性降低。⑦AT 含量及活性降低,血浆因子Ⅷ促凝活性<50%。在众多指标中最具有代表性的是前三项同时有异常。

(二)防治

诱发 DIC 的基础疾病有很多种,病情发展变化也非常大,治疗方案各不相同。

(1)防治原发病,消除诱因 预防和去除引起 DIC 的基础疾病是防治 DIC 的根本措施,对病情做具体的分析,根据不同的矛盾采用不同的方法去解决。如控制感染、纠正酸中毒等。临床观察发现,能将基础病治愈或控制的 DIC 患者,预后好于不能控制或治愈基础疾病者。

(2)改善微循环障碍 采用扩充血容量、解除血管痉挛等措施及早疏通阻塞的微循环。

(3)抗凝治疗 为 DIC 治疗过程中最重要的一步。在高凝期可应用抗凝药物如肝素、低分子右旋糖酐、阿斯匹林等阻止凝血过程。出血倾向十分严重的患者,可输新鲜血液或补充血小板等凝血物质以及使用纤溶抑制剂止血。并保持患者呼吸道通畅吸入氧气,给予适量的强心药;避免应用血管收缩药和使血液黏稠的药物。

目标检测

1. 简述 DIC 的发生机制。
2. 产科意外为何易发生 DIC?
3. 为什么 DIC 的患者会出现广泛的出血?
4. DIC 患者的临床表现及发生机理是什么?

(葛金文)

第十二章 休 克

📖 学习目标

　　1. 掌握　休克的概念、分类与特点；休克的发展过程及各期微循环改变的机制与意义；休克各期的临床表现。

　　2. 熟悉　休克时机体的代谢与功能变化。

　　3. 了解　休克防治的病理生理基础。

　　4. 学会分析休克的案例，具备判断休克原因与进展阶段的临床思维和提出防治原则的能力。

　　机体通过血液循环持续不断地给组织细胞提供氧气和营养物质，充足有效的组织血液灌流量是维持各组织器官正常功能与代谢的重要保证。正常的组织微循环有效灌流量主要取决于三个方面：占体重7%~8%的充足血容量，由正常血管舒缩功能保证的开放20%的血管床容积，由正常心脏泵血功能保证的静息状态下每分钟5~6L的心输出量。多种疾病中，一旦致病因素使组织血液灌流量减少，可发生休克这一临床危重病理过程，导致循环衰竭而威胁生命。

第一节　概　述

　　休克（shock）是指机体在严重失血或失液、创伤或烧伤、感染等各种强烈致病因素作用下，有效循环血量急剧减少，组织微循环灌流量严重不足，引起细胞损伤和多器官功能障碍甚至衰竭的全身血液循环和微循环调节紊乱性病理过程。

　　休克是英语shock的音译，该词源于希腊文，原意是指机体受到强烈"打击"或"震荡"后出现的一种危急状态。1731年法国医师Henri Francois Le Dran首次将shock应用于医学来描述患者因创伤而引起的临床危重状态。至今，对休克的研究已有二百多年的历史，经历了描述症状、认识急性循环紊乱、创立微循环障碍学说、研究细胞分子机制四个主要发展阶段（表12-1），不断指导着诊疗休克患者的临床实践，以提高休克救治成功率。

表 12-1　休克研究的发展阶段

阶段	理论进展	临床意义
描述症状	"休克综合征"的临床表现	休克的临床诊断
认识急性循环紊乱	关键是"血管运动中枢麻痹和动脉扩张"引起低血压，导致组织血流减少	采用肾上腺素类缩血管活性药升压，抢救部分患者
创立微循环障碍学说	共同发病环节是"有效循环血量减少"；休克难治与"弥散性血管内凝血"有关	充分输血和补液扩容，结合血管扩张药，提高救治率
研究细胞分子机制	感染性与非感染性休克病情的进展均与炎症机制相关；休克难治与"多器官功能障碍"有关	调控过度炎症反应的细胞与分子机制，防治多器官功能衰竭

⊕ **知识链接**

休克研究的发展史

1895 年，Warren 和 Crile 从临床角度提出"休克综合征"的概念，将休克患者的临床表现描述为"面色苍白或发绀、四肢湿冷、脉搏细速、脉压减小、尿量减少、神志淡漠和低血压"，至今仍对休克的临床诊断有重要意义。

第一、二次世界大战期间，医学界针对战士伤亡开始系统探究休克的发病机制，提出"急性循环紊乱"的概念，认为血压降低导致组织器官血液灌流减少。临床应用肾上腺素等升压药，部分患者成功获救，但难以控制急性肾功能衰竭的发生。

20 世纪 60 年代，Lillehei 等通过大量的动物实验研究，发现不同病因的休克共同的发病环节是交感－肾上腺素髓质系统强烈兴奋，有效循环血量减少，组织血液灌流量不足，提出"微循环障碍学说"。该学说指导临床充分输血和补液扩容，结合血管扩张药的合理应用，较大程度提高了救治率。然而，如果扩容不当可能继发急性肺功能衰竭。

20 世纪 80 年代以来，研究热点从低血容量性休克转向感染性休克。针对细胞、亚细胞和分子水平的发病机制，发现多种休克相关的促炎或抗炎因子。此外，非感染性休克的进展也与肠源性内毒素血症引发的播散性炎症细胞活化有关。休克难治与"全身炎症反应综合征"和"多器官功能障碍综合征"有关。因此提出应尽早抑制过度的炎症反应，防治多器官功能障碍与衰竭的原则。

第二节 休克的分类与特点

休克的原因很多，有不同的分类方法。按照发生始动环节分类有助于临床工作中根据不同的发病环节与机制提出针对性治疗方案；按照病因分类有助于及时认识和去除病因，并尽早针对原发病治疗；按照血流动力学特点分类则有助于判断患者病情的进展程度与预后。

一、按始动环节分类

当各种病因引起血容量减少、血管床容积增大或心输出量急剧降低这三个环节中一个或几个方面发生变化时，都可使有效循环血量锐减，组织有效灌流量减少，因此组织灌流量不足是不同类型休克共同的发生环节。通常，按照发生始动环节的不同可将休克分为低血容量性休克、分布异常性休克和心源性休克这三种类型，各有其常见病因与临床特点（图 12 - 1）。

（一）低血容量性休克

低血容量性休克（hypovolemic shock）是指由于失血、失液、烧伤或创伤等病因使大量体液丢失或血管通透性增加，导致血容量急剧减少而引起的休克。一旦血容量急剧减少，就会引起静脉回流不足，心输出量减少且血压下降，继而压力感受器的负反馈调节冲动减弱，交感神经兴奋使外周血管收缩。因此低血容量性休克临床上出现高阻力性休克（high - resistance shock）"三低一高"的典型表现，即中心静脉压（central venous pressure，CVP）、心输出量（cardiac output，CO）、动脉血压（arterial blood pressure，ABP）降低，而总外周阻力（total peripheral resistance，TPR）增高。由于皮肤血管收缩，血流量减少，使皮肤温度降低，故又称"冷休克"。这种高阻力性休克临床最多见。低血容量性休克早期因为

图 12-1 休克发生的病因与环节

代偿机制的作用，可维持动脉血压和心脑血供。进展到休克失代偿期，外周循环衰竭表现为皮肤温度变化、血压下降、脉压变化、心率加快、少尿和神志变化。

（二）分布异常性休克

分布异常性休克（maldistributive shock）是指感染、过敏、强烈的神经刺激（如疼痛）等病因通过内源性或外源性血管活性物质的作用，使血管床容积异常扩大，大量血液淤滞在舒张的小血管特别是腹腔内脏的小血管内，有效循环血量相对不足而引起的休克，也称为血管源性休克（vasogenic shock）。血管失去收缩性，可能是神经性的（交感缩血管功能受抑制）或体液性的（血液中存在扩血管物质）。见于神经源性休克、过敏性休克和脓毒性休克，其中脓毒性休克最常见，与严重的、暴发性的感染有关，死亡率很高。机体的血管床全部开放时的容量远远大于血液量，仅肝脏毛细血管全部开放就能容纳全身血液量。一旦血管床容积异常扩大，临床上常出现低阻力性休克（low-resistance shock）的典型表现，血压呈进行性下降，而皮肤血管扩张，血流量增多，使皮肤温度升高，潮红而温暖，故又称"暖休克"。

（三）心源性休克

心源性休克（cardiogenic shock）指由于心肌源性或非心肌源性病因使心脏泵血功能衰竭，心输出量急剧减少，有效循环血量下降，不能维持正常组织灌流量所引起的休克。心肌源性病因即心脏本身的病变；非心肌源性病因包括压力性或阻塞性病因及心脏射血受阻的病变。心源性休克时，心泵功能衰竭增加了容量负荷，使 CVP 和肺毛细血管楔压（pulmonary artery wedge pressure，PCWP）升高，患者的皮肤等组织血流量明显减少，皮肤温度下降，苍白而湿冷，属于"冷休克"。

二、按病因分类

按病因休克可分为失血性休克、失液性休克、烧伤性休克、创伤性休克、感染性休克、过敏性休克、神经源性休克和心源性休克，是目前临床上常用的分类方法。将病因与始动环节结合起来进行分类，更有利于临床对休克的诊断和治疗。

（一）失血

大量失血可引起失血性休克（hemorrhagic shock），临床常见于外伤、消化道溃疡、食管-胃底静脉曲张破裂（肝硬化晚期并发症）、宫外孕及产后大出血等。

失血性休克特征明显。①失血后是否发生休克取决于失血量和失血速度：通常 15～20 分钟内失血量少于全身总血量的 10%～15%（约 500ml）时，机体可通过代偿使血压和组织灌流量保持基本正常；如果快速失血超过总血量的 20%（约 1000ml），就会失代偿，可引起心输出量和平均动脉压下降而发生休克；当失血超过总血量的 45%～50% 时，往往迅速导致死亡。②失血性休克分期较明显：其发病过程通常包括微循环缺血期、微循环淤血期和微循环衰竭期三个阶段，各期有不同的微循环变化特点和临床表现。③失血性休克容易并发急性肾功能衰竭和肠源性内毒素血症，这是失血性休克由进展期向难治期发展的重要原因之一。

（二）失液

失液性休克（dehydratic shock）即虚脱（collapse），主要见于剧烈呕吐、腹泻及肠梗阻、胃肠引流术、大量出汗、大量胸腔积液或腹水（抽放不当）、糖尿病多尿及肾功能不全多尿期等脱水情况，导致大量体液丢失。尤其是严重低渗性脱水，液体从细胞外液向渗透压相对较高的细胞内转移，引起细胞外液进一步减少，血容量和有效循环血量锐减，使患者很容易出现直立性眩晕、血压下降、四肢厥冷和脉搏细速等外周循环衰竭的症状，需及时救治。

（三）烧伤

大面积烧伤时可伴有大量血浆渗出，导致体液持续丢失，有效循环血量减少，如得不到及时补充，将引起烧伤性休克（burn shock）。烧伤性休克早期的发生主要与低血容量和疼痛的刺激有关；由于失去皮肤对病原微生物的天然屏障作用，患者晚期常因继发感染而发展为感染性休克。

（四）创伤

严重创伤可引起创伤性休克（traumatic shock）。在战争时期、意外事故和地震等自然灾害中常见。休克的发生不仅与大量失血和失液导致的低血容量有关，还和剧烈疼痛的刺激及组织坏死性炎症有关。

（五）感染

严重的病原微生物（如细菌、病毒、立克次体和真菌等）感染均可引起感染性休克（infectious shock）。感染是指微生物侵入人体组织，并在体内定植和产生炎症病灶的病理过程。如循环血液中存在活体细菌，且血培养呈阳性时称为菌血症；如因感染而引起全身炎症反应综合征，称为脓毒症（sepsis）。严重的脓毒症患者，即便给予充足的补液复苏仍无法纠正其持续性低血压时，称为脓毒性休克（septic shock），见于大叶性肺炎、流行性脑脊髓膜炎、细菌性痢疾和腹膜炎等。在革兰阴性细菌引起的休克中，细菌释放的内毒素（endotoxin）有效成分为脂多糖（lipopolysaccharide，LPS），在引起休克时发挥主要作用，给动物直接注射 LPS 可复制内毒素性休克（endotoxic shock）的动物模型。临床实践中，感染性休克与脓毒性休克或败血症休克这几个概念并没有本质区别。

感染性休克的死亡率高达 60%，其发生机制目前尚未阐明。感染这一病理过程中，炎症病灶中的病原微生物及释放的各种毒素均可刺激炎症细胞活化，肥大细胞、单核巨噬细胞、中性粒细胞、内皮细胞等过度表达并释放大量的炎性介质（细胞因子及血管活性物质等），与休克发生的三个始动环节均有关：①一些炎症介质可增加毛细血管通透性，使血浆大量外渗，血容量减少；②一些炎症介质可引起血管扩张，使血管床容积增大；③细菌毒素及炎症介质均可直接损伤心肌细胞，引起心脏泵血功能障碍，心输出量不足。

（六）过敏

一些过敏体质的人在注射某些药物（如青霉素）、血清制剂或疫苗，以及接触某些物品（如花粉）或进食某些食物（如海鲜）后可发生过敏性休克（anaphylactic shock）。其发病机制主要是 I 型变态反应，过敏原刺激机体产生的免疫球蛋白E（IgE）和抗原在肥大细胞表面结合，引起组胺、5-羟色胺、补体C3a/C5a和前列腺素类等血管活性物质大量释放入血，启动休克发生的两个始动环节：①导致血管平滑肌舒张、血管床容积增大；②使毛细血管通透性增加，引起血浆外渗，血容量减少。过敏性休克因发病急骤，动脉血压进行性下降，如不及时注射血管收缩药（如去甲肾上腺素）抢救，可导致心、脑血供不足而死亡。

（七）强烈的神经刺激

强烈的神经刺激可导致神经源性休克（neurogenic shock）。剧烈的疼痛、高位脊髓麻醉或损伤、中枢镇静药过量均可抑制血管运动中枢的交感缩血管功能，使阻力血管舒张，血管床容积增大，有效循环血量不足，血压往往暂时下降。有学者认为这种休克仅为低血压状态（hypotensive state），其预后较好，常不需治疗而自愈。

（八）心脏和大血管病变

心脏和大血管病变及心外阻塞性病变均可引起心输出量急剧减少，有效循环血量和组织灌流量显著下降，发生心源性休克。心脏和大血管病变见于大面积的急性心肌梗死、急性心肌炎、心肌病、室壁动脉瘤破裂、严重的心律失常（房颤与室颤）、瓣膜性心脏病及其他严重心脏病的晚期。心脏外部的压力性或阻塞性病因见于急性心包填塞、心脏肿瘤和张力性气胸等，而肺血管栓塞、肺动脉高压等病因可妨碍心脏射血，这些非心肌源性病因引起的心源性休克又称为心外阻塞性休克（extracardiac obstructive shock），由于血流不能通过中心循环（大静脉、心或肺），右心压力将升高，导致心脏舒张期充盈受限，静脉回流障碍，心脏泵血量会迅速减少。

三、按血流动力学特点分类

按照血流动力学的特点即心输出量和外周阻力的关系，可将休克分为高排低阻型休克、低排高阻型休克和低排低阻型休克。以感染性休克为例，一般先表现为高排低阻型休克，继而发展为低排高阻型休克，晚期都会演变为低排低阻型休克。

（一）高排低阻型休克

高排低阻型休克即暖休克，是感染等病因引发机体高代谢和高动力循环状态，以心输出量增加、总外周阻力降低、脉搏缓慢有力、血压稍降低或正常、脉压增大（>40mmHg，舒张压下降明显）、皮肤淡红或潮红且温热而干燥、尿量减少等为特征。感染性休克发生早期变化的可能机制为：①内毒素等可直接兴奋交感-肾上腺髓质系统，儿茶酚胺分泌增多，一方面虽使心输出量增加，但另一方面又使皮肤等微循环动-静脉吻合支大量开放；②机体在轻度感染或感染初期以产生扩血管炎症介质为主，使外周血管扩张。感染性休克可发展为低排高阻性休克，两者的比较见表12-2。

（二）低排高阻型休克

低排高阻型休克即冷休克，患者常表现为心输出量减少、总外周阻力增高、脉搏细速、血压下降、脉压较低（<30mmHg，收缩压下降明显）、皮肤苍白或发绀、四肢湿冷、少尿或无尿，类似于一般低容量性休克。随着感染性休克的发展，可由高排低阻型转变为低排高阻型休克，其发生机制与以下因素有关：①病原微生物及毒素、炎症介质等可造成心肌的直接损伤，以及休克早期组织灌流不足引起的缺血缺氧性酸中毒，均可使心肌收缩力减弱，心输出量减少；休克中期血液瘀滞使回心血量不足，心输出量进一步减少；②心输出量减少使有效循环血量减少，且血压下降通过机体的颈静脉窦、主动脉弓的压力感受器，使交感-肾上腺髓质系统强烈兴奋，儿茶酚胺分泌增加，外周血管阻力增高；③血管紧张素、血管升压素等缩血管物质分泌增多，进一步使外周血管阻力升高。另外，大多数心源性休克患者属

于低排高阻型休克，表现为外周阻力增高，主要与血压下降，抑制减压反射引起交感－肾上腺髓质系统兴奋，使外周小动脉收缩等因素有关。

（三）低排低阻型休克

低排低阻型休克的血流动力学特点是心输出量降低，总外周阻力也降低，因而血压降低明显，实际上是失代偿的表现。常见于各种类型休克的晚期阶段。例如，心源性休克晚期患者可由于心肌梗死、心室舒张末期压力增高且容积增大，使心室壁的牵张感受器受刺激，反射性抑制交感神经活动，导致外周阻力降低。

表 12 - 2　高排低阻型休克与低排高阻型休克的比较

	高排低阻型	低排高阻型
心输出量	高	低
外周阻力	低	高
血压	稍降低或正常	无明显降低
脉压	增大（＞40mmHg）	缩小（＜30mmHg）
皮肤	血流增多而温热	血流减少而湿冷
尿量	减少	少尿或无尿

第三节　休克的发展过程及微循环变化与机制

休克研究史上占据重要地位的微循环障碍学说认为，各种不同类型休克发生的共同基础是组织微循环处于低灌流状态。

微循环是指微动脉和微静脉之间微血管内的血液循环，是血液与组织进行物质交换的基本结构和功能单位。微循环结构包括微动脉、后微动脉、毛细血管前括约肌、真毛细血管（或称迂回通路）、直捷通路（或称通血毛细血管）、动静脉短路和微静脉（图 12 - 2A）。由微动脉、后微动脉以及毛细血管前括约肌组成毛细血管前阻力血管，决定微循环的灌入血量，并参与调节全身性血压和血管床容积。直捷通路是连接毛细血管前、后阻力血管的非营养性血管，骨骼肌中多见，其作用是促进血液快速回流返回心脏。动静脉短路是血液由微动脉直接流入微静脉的非营养性血管，多分布在皮肤、手掌、足底和耳郭，其口径变化与体温调节有关。在大多数情况下，血液通过毛细血管前阻力血管进入真毛细血管，最后回流到微静脉即毛细血管后阻力血管，真毛细血管是组织与血液进行物质交换的营养性血管，微静脉主要决定微循环的流出血量，参与调节回心血量。

微循环尤其是真毛细血管的灌流量取决于毛细血管前阻力与后阻力血管的舒缩状态，主要受神经－体液的调节：①交感神经支配微动脉、后微动脉和微静脉平滑肌上的肾上腺素能 α 受体，α 受体兴奋时平滑肌收缩，血液灌流减少；②全身性体液因子如儿茶酚胺、血管紧张素 Ⅱ、血栓素 A_2、内皮素等可引起微血管收缩；③局部性体液因子如组胺、缓激肽、腺苷、前列环素、内啡肽、肿瘤坏死因子和一氧化氮等可引起微血管舒张；④乳酸等酸性代谢产物的堆积可降低微血管平滑肌对缩血管物质的反应性，使微血管舒张。

正常生理情况下，全身缩血管物质的浓度很少变化，微循环的舒缩活动和灌流量主要由局部产生的舒血管物质进行反馈调节，控制微血管平滑肌特别是毛细血管前括约肌的节律性舒缩和真毛细血管的交替开放。收缩的微循环一旦使局部扩血管产物（如乳酸、腺苷等代谢产物）堆积增多便反馈性开放，而开放的微循环增加灌流后，清除或稀释了扩血管物质，微循环则再次收缩，如此交替开放以保证正常的血管床容积和组织灌流量。

在休克这一病理过程中，神经–体液因素通过改变微循环尤其是毛细血管前括约肌的舒缩节律，导致微循环灌流发生异常变化，造成细胞和器官的损伤。下面以失血性休克为例，根据微循环的变化与机制、意义与后果及临床表现的不同特征将休克这一病理过程分为三期：微循环缺血期、微循环淤血期和微循环衰竭期。

图 12 – 2　休克各期微循环变化示意图

一、微循环缺血期

休克早期是微循环缺血期，又称微循环缺血性缺氧期（ischemic hypoxia stage），也是休克代偿期（compensatory stage）。

（一）微循环的变化

微循环缺血期的主要变化有：①小血管持续收缩或痉挛，特别是皮肤、腹腔内脏、肾脏的微动脉、后微动脉和毛细血管前括约肌的收缩更明显，使毛细血管前阻力增加；②大量真毛细血管网关闭，微循环内血流速度显著减慢，组织灌流量明显减少；③血液主要通过直捷通路或异常开放的动静脉吻合支回流，使营养性血流减少，非营养性血流增加。此期微循环灌流特点是：少灌少流，灌少于流，组织呈缺血、缺氧状态（图 12 – 2B）。

（二）微循环变化的机制

1. 交感神经兴奋　有效循环血量减少导致交感–肾上腺髓质系统强烈兴奋是微循环变化的全身性神经–体液机制。儿茶酚胺（肾上腺素和去甲肾上腺素）大量释放入血：①作用于 α 受体，使皮肤、骨骼肌、腹腔内脏及肾脏等组织器官的小血管明显收缩和痉挛，尤其是毛细血管前阻力的增加使微循环真毛细血管灌流量减少，组织缺血、缺氧；②作用于 β 受体，引起大量动静脉短路开放，血液大部分直接从微动脉流入微静脉；微循环真毛细血管灌流量进一步锐减，加重组织缺血、缺氧。当然，不同原因的休克引起的交感 - 肾上腺髓质系统兴奋的机制并不完全相同，除了失血、失液和心泵功能不全时心输出量减少和血压的降低可刺激交感神经兴奋以外，创伤、烧伤性休克时疼痛的刺激，感染性休克时内毒素的刺激均可直接兴奋交感神经。

2. 其他体液因子释放 休克早期，体内还可产生其他缩血管活性物质。①血管紧张素 Ⅱ：血容量减少和交感 - 肾上腺髓质系统的兴奋，可激活肾素 - 血管紧张素系统，产生大量血管紧张素 Ⅰ 和 Ⅱ，其中血管紧张素 Ⅱ 的缩血管作用最强，比去甲肾上腺素约强 10 倍。②血管升压素：又称抗利尿激素，在血容量减少及疼痛刺激时分泌增加，对内脏小血管有收缩作用。③血栓素 A_2：是细胞膜磷脂分解时花生四烯酸在环加氧酶作用下的产物，具有强烈的缩血管作用。④内皮素：由血管内皮细胞产生，具有强烈而持久的收缩小血管和微血管的作用。⑤白三烯类物质：是细胞膜磷脂分解时花生四烯酸在脂加氧酶作用下的产物，具有收缩腹腔内脏小血管的作用。

（三）微循环变化的代偿意义

休克早期，不同原因引起的交感 - 肾上腺髓质系统的兴奋对机体具有明显的代偿意义，有助于维持动脉血压和保证重要生命器官（如心、脑）的血供。

1. 维持动脉血压 主要通过以下四方面机制来实现。

（1）外周阻力增高 交感神经兴奋使儿茶酚胺分泌增多，全身小血管收缩明显，使外周阻力增高，有助于动脉血压的回升。

（2）心输出量增加 休克早期，心脏本身仍有足够血供的前提下，交感神经兴奋可使心率加快，心肌收缩力加强，心输出量增加，也有助于动脉血压的维持。

（3）自身输血 休克早期神经 - 体液机制启动的缩血管反应，使肌性微静脉、小静脉和肝脾等储血器官的容量血管收缩，可以迅速而短暂地减少血管床容积，起"自身输血"的作用，是休克时增加回心血量的"第一道防线"，有利于动脉血压的维持。

（4）自身输液 休克早期毛细血管前阻力血管（包括微动脉、后微动脉和毛细血管前括约肌）比后阻力血管（微静脉）对儿茶酚胺的反应更敏感，导致毛细血管前阻力大于后阻力，使毛细血管流体静压下降，组织液回流入血管增加，起"自身输液"的作用，是休克时增加回心血量的"第二道防线"，同样有利于动脉血压的维持。

2. 保证心、脑血供 动脉血压的维持和血流重新分布是休克早期保证心、脑血供的主要机制。

不同器官的微循环对儿茶酚胺反应的不均一性导致了血流重新分布。当机体有效循环血量减少时，交感神经兴奋使外周血管收缩明显且血流减少，而脑动脉和冠状动脉收缩不明显，其血流量仍能稳定在基本正常的水平。此机制与以下因素有关：①皮肤、骨骼肌、腹腔内脏及肾脏等组织器官的交感缩血管纤维分布多，血管 α 受体密度高，小血管收缩明显；②冠状动脉虽然也有交感神经支配，但以 β 受体为主，激活时反而引起冠状动脉舒张；③脑动脉 α 受体密度低，主要通过自身调节维持脑血流量的相对正常，在血压不低于 60mmHg 的情况下，脑血管可根据局部扩血管代谢产物（如 H^+、CO_2、腺苷等）的变化调整血管舒缩状态。

（四）临床表现

此期患者的临床症状和体征常与机体的代偿反应直接相关。①面色苍白、四肢湿冷是由于皮肤血流减少所致；②肾脏和腹腔内脏血流量减少使尿量减少、肛温下降；③由于休克早期心脑血供可以正常，所以神志一般是清楚的，但常显得烦躁不安；④休克早期因创伤、出血、感染及疼痛等刺激，可引起呼吸加深、加快，通气量增加，导致呼吸性碱中毒；⑤由于交感神经兴奋，使心率加快，动脉血压可维持正常或略降低或略升高，而外周阻力增加使脉压明显变小，且脉搏细速如线状脉。因此，血压下降不是判断早期休克的临床指标，脉压变小（<30mmHg）才是早期休克重要的诊断依据之一。

失血性休克早期是休克的可逆阶段，应及早消除病因和始动因素，及时补充血容量和恢复循环血量，以改善组织微循环。如患者未得到及时治疗，病情将继续发展而进入失代偿的休克进展期。

⇒ 案例引导

案例 患者，女，35岁，停经50来天，1周前阴道少量流血以为月经来潮，3天前出现腹部胀痛，昨夜腹部疼痛加剧，并腹泻、晕倒，伴畏寒、冷汗，入院时神志尚清。查体：脉搏110次/分，血压102/75mmHg，四肢湿冷，下腹膨隆，右下腹压痛、肌紧张、反跳痛；继而患者昏迷，此时心率120次/分，血压50/30mmHg。血常规结果显示：WBC 15.6×10^9/L，RBC 1.53×10^{12}/L，Hb 56g/L，血小板计数 215.0×10^9/L。凝血像结果：凝血酶原时间（PT）18秒，活化部分凝血酶时间（APTT）40秒；B超检查提示盆腹腔大量积液，右下腹低回声包块；尿妊娠试验（+）；腹腔穿刺不凝血10ml；3P试验（+）、D-二聚体>200μg/L。血腹探查，术中见右侧输卵管间质部妊娠破裂。

讨论 1. 患者发生休克的原因和类型是什么，处于休克的什么时期？
2. 患者为何神志尚清继而转为昏迷，可采取哪些治疗原则？

二、微循环淤血期

休克进展期是微循环淤血期，又称微循环淤血性缺氧期（stagnant hypoxia stage），是可逆性失代偿期（decompensatory stage）。

（一）微循环的变化

微循环淤血期的主要变化有：①毛细血管前阻力减小，微动脉、后微动脉和毛细血管前括约肌的收缩逐渐减弱，逐渐扩张；②血液大量涌入真毛细血管网，血浆外渗；③毛细血管后阻力增加而大于前阻力，微静脉端出现血流缓慢，红细胞聚集，白细胞滚动、黏附、贴壁嵌塞，血小板聚集，血黏度增加等，血流缓慢与细胞嵌顿使微循环流出道阻力增加。此期微循环灌流特点是：灌而少流，灌大于流，组织呈淤血缺氧状态，缺氧更为严重（图12-2C）。

（二）微循环变化的机制

1. 微血管扩张 尽管交感-肾上腺髓质系统持续兴奋，血浆儿茶酚胺水平甚至进一步增高，但微血管却逐渐扩张，与以下三方面因素有关。

（1）酸中毒 长期微血管收缩、微循环缺血引起组织持续而严重缺氧，乳酸和 CO_2 堆积，发生酸中毒。酸中毒导致血管平滑肌对儿茶酚胺的反应性降低，血管舒张。

（2）局部扩血管物质生成增多 长时间缺血、缺氧使局部扩血管物质（如组胺、腺苷、K^+、缓激肽等）增加，引起血管扩张。

（3）内毒素 肠道长时间缺血、缺氧后通透性增加，使细菌内毒素入血而发生肠源性内毒素血症，刺激炎症细胞活化产生大量一氧化氮、肿瘤坏死因子α等扩血管炎症介质。

2. 血液淤滞 微循环的扩张并不能增加组织的血液有效灌流量，而是出现血流缓慢，细胞嵌顿，与以下两方面因素有关。

（1）血液流变学改变 缺氧、酸中毒、内毒素等因素刺激白细胞和血管内皮细胞活化，大量表达炎症介质和黏附分子，白细胞滚动、贴壁、黏附于微静脉内皮细胞上，增加微循环流出通路的血流阻力，导致血流淤滞。

（2）血液浓缩　缺血缺氧期产生的组胺、缓激肽、降钙素基因相关肽等血管活性物质增多，使毛细血管通透性增高，加上血液涌入真毛细血管后毛细血管流体静压增高，使血浆外渗、血液浓缩、血粘度增大、红细胞聚集、血小板黏附聚集，导致微循环血流更加缓慢，血液淤滞甚至泥化（sludge）。

（三）失代偿及恶性循环的形成

进入休克期后，机体在休克早期的代偿机制逐渐消失，整个循环系统功能恶化。随着微血管扩张，外周阻力降低，"自身输血"与"自身输液"均停止，同时丧失"血流重新分布"这一"移缓救急"的代偿作用。动脉血压进行性下降，一旦低于50mmHg时，心、脑血管即丧失对血流量的自身调节作用，冠状动脉和脑动脉血液灌流量急剧减少，心、脑血供不足。回心血量和有效循环血量进一步减少，形成恶性循环。

（四）临床表现

休克进展期患者的主要临床表现与微循环的扩张和血液的淤滞密切相关。①微循环淤血性缺氧，使脱氧血红蛋白增多，皮肤黏膜出现发绀或花斑；②肾脏血流量严重不足，出现少尿甚至无尿；③脑部血液灌流明显减少导致中枢神经系统功能障碍，患者神志淡漠甚至昏迷；④动脉血压进行性下降明显，脉压进一步下降，出现静脉萎陷，心搏无力，心音低钝，脉搏仍细速。

对休克进展期患者除病因学治疗外，首先应立即使用升压药以恢复心、脑血供，还应注意纠正酸中毒，以提高血管对缩血管活性药物的反应性，同时充分输液以扩充血容量，充分扩容的基础上恰当使用血管活性药物甚至血管扩张药可改善微循环。若积极救治得当，仍然可逆转病情，所以又称为可逆性失代偿期。如果病情再进一步加重，则进入休克晚期。

三、微循环衰竭期

休克晚期是微循环衰竭期（microcirculatory failure stage），又称弥散性血管内凝血期（disseminated intravascular coagulation stage，DIC stage），是休克难治期（refractory stage），不可逆期（irreversible stage）。

（一）微循环的变化

休克微循环衰竭期的主要变化有：①微血管麻痹性扩张，对血管活性物质失去反应，微循环血流停止，不灌不流；②毛细血管虽大量开放，组织却几乎不能与血液进行物质交换，得不到氧气和营养；③毛细血管无复流现象（no-reflow phenomenon），休克晚期微血管形成DIC，即使大量输血补液，使微血管再通，血压回升，但毛细血管血液仍不能恢复流动。此期微循环灌流特点是：血流停止，不灌不流，毛细血管无复流，组织缺氧、缺营养（图12-2D）。

（二）微循环变化的机制

1. 微血管麻痹性扩张　机制尚未阐明，可能与酸中毒、一氧化氮等局部扩血管物质的释放以及氧自由基等炎症介质对血管内皮细胞和血管平滑肌的损伤有关。近年来研究发现，休克晚期血管平滑肌细胞（vascular smooth muscle cell，VSMC）内 H^+ 及 NO 增多，而能量 ATP 减少，引起 ATP 敏感性钾通道（K_{ATP}）的开放，而 K^+ 外流增多导致超极化阻滞，抑制电压依赖性钙通道的开放，使 Ca^{2+} 内流减少，同时酸中毒也抑制 Ca^{2+} 内流，使兴奋-收缩耦联障碍，VSMC 失去对缩血管活性物质如儿茶酚胺的反应性，微血管松弛扩张，血压进行性下降。

2. 毛细血管无复流　与微血管阻塞有密切相关性：①DIC时弥散性血栓形成；②炎症反应时，引起血管内皮肿胀致微血管管腔狭窄，组织细胞肿胀致微血管受压迫；③血流动力学改变所致血细胞嵌顿，均可导致微血管阻塞，无法恢复血流。

3. 休克晚期诱发 DIC 以广泛的小血栓形成为特征，认为 DIC 的形成与休克时生成的毒素等产物有关，造成微循环血流淤滞和凝血级联反应的过度激活，与以下因素有关。①血液高凝状态：血液流变学的改变，血液浓缩使血细胞聚集、血黏度增高，加上血流缓慢、酸中毒加重，均使血液处于高凝状态。②凝血系统激活：缺氧、酸中毒、细菌毒素等可直接损伤血管内皮细胞，暴露胶原而激活因子Ⅻ，启动内源性凝血途径；同时，严重创伤、烧伤及感染过程中组织细胞大量破坏可释放大量组织因子，活化的单核细胞和血管内皮细胞也过度表达和释放组织因子，启动外源性凝血途径。③血细胞破坏，血小板激活：休克过程中，内毒素等对红细胞的破坏可释放 ADP 等因子，并过度激活血小板的黏附和释放反应，促进凝血过程。

（三）微循环衰竭的严重后果

微血管麻痹性扩张、毛细血管无复流以及 DIC 的形成，均导致全身多器官持续低灌流，组织细胞大量变性坏死，细胞的损伤又进一步释放溶酶体酶以及产生活性氧，加重肠源性内毒素血症和炎症反应综合征，造成多器官功能障碍甚至衰竭，恶性循环的形成是晚期休克难治的重要原因。

（四）临床表现

休克晚期患者病情危重，濒临死亡，主要表现为以下三个方面。

1. 循环衰竭 与休克早期和进展期比较（表 12-3），休克晚期患者的临床表现有以下特征：①意识模糊或昏迷；②呼吸困难，CO_2 不能及时清除可发生呼吸性酸中毒；③口唇发绀、四肢冰冷；④心音低弱、脉搏细弱而频速、血压严重下降或测不到、CVP 降低、静脉塌陷；⑤多器官功能障碍或衰竭，无尿或少尿等。

2. 并发 DIC 一旦发生 DIC，广泛微血栓形成，继而可出现广泛性出血、微血管病性溶血性贫血，常见多部位皮下瘀斑。并非所有休克患者都会发生 DIC，一旦发生 DIC，会使休克进一步恶化，与休克互为因果而形成恶性循环。

3. 器官功能障碍 重要器官的细胞损伤持续加重，心、脑、肺、肝、肾等重要器官可先后出现功能障碍甚至衰竭，可出现呼吸困难、少尿或无尿等临床表现。

表 12-3　休克各期临床表现的比较

分期	皮肤	尿量	神志	动脉血压	脉搏
早期	苍白湿冷	少尿	尚清，烦躁不安	正常或降低或升高，脉压变小	细速，线状脉
进展期	发绀或花斑	少尿甚至无尿	淡漠甚至昏迷	进行性下降，脉压变小	无力，细速
晚期	口唇发绀，四肢冰冷	无尿或少尿	昏睡或昏迷	严重下降或测不到	细弱而频速

针对不同病因引起的休克始动环节的差异，失血、失液性休克常出现典型的三期微循环变化，严重的过敏性休克可能从淤血性缺氧期开始呈现微循环障碍，而严重感染、烧伤或创伤患者都可能直接进入微循环衰竭难治期，生命受到威胁。需认知不同类型休克的微循环障碍发展规律，并于临床实践中正确分析判断。

第四节　休克时机体的功能与代谢变化

休克的发生发展过程中，机体的功能与代谢在细胞和器官系统水平均先后出现显著的变化，与很多分子机制有关，进一步补充了微循环障碍学说。

一、细胞的变化与分子机制

有学者曾提出休克细胞（shock cell）的概念，认为休克的发生除了神经-体液变化外，还与细胞损伤时细胞、亚细胞及分子水平的变化有关（图 12-3）。强烈的外周血管收缩保证了心脑血供，却引起外周组织血液灌流量下降、细胞代谢障碍、乳酸生成增多，最终导致细胞死亡。休克一旦发生后，微循环功能即出现变化，能否逆转休克过程、患者能否存活主要取决于细胞水平的变化。

（一）细胞结构损伤与机制

图 12-3　休克时细胞损伤示意图

1. 细胞膜的损害　细胞膜是休克时细胞最早发生损伤的部位。缺氧、ATP 减少、酸中毒、高钾血症、内毒素、溶酶体酶的释放、活性氧、炎症介质和细胞因子等都可损伤细胞膜，引起离子泵功能障碍或膜通透性增高，水、Na^+ 和 Ca^{2+} 内流使细胞水肿，跨膜电位明显下降。

2. 线粒体的损害　休克时最先发生变化的细胞器是线粒体。线粒体表现为肿胀、致密结构和嵴消失、钙盐沉积和膜破坏。线粒体损伤造成呼吸链障碍和细胞氧化磷酸化障碍，使 ATP 合成明显减少，能量供应不足。

3. 溶酶体破裂　休克时缺血、缺氧、酸中毒、内毒素等对溶酶体膜的直接损伤，氧自由基对溶酶体膜磷脂的过氧化作用等，导致溶酶体肿胀、破裂，溶酶体酶释放。溶酶体的酶性成分可水解蛋白质等引起细胞自溶；进入血液循环后，可消化血管内皮基底膜，增加微血管通透性；还可激活激肽系统、纤溶系统等，扩大炎症效应，加重休克。

4. 细胞死亡　休克时细胞除出现代谢紊乱、功能障碍与结构损伤以外，甚至可发生细胞死亡。全身细胞除发生变性坏死外，均可发生凋亡或其他程序性死亡。严重的创伤和感染常使机体产生大量的氧自由基和炎症介质，首先引发中性粒细胞、单核巨噬细胞、淋巴细胞的凋亡，继而脏器的实质细胞及血管内皮细胞也先后发生凋亡。休克时发生细胞坏死以及细胞凋亡等程序性死亡，是细胞损伤呈现多种表现形式，也是重要器官功能障碍甚至衰竭的病理生理基础。

（二）细胞物质代谢紊乱与机制

1. 电解质与酸碱平衡失调　休克时微循环障碍，组织低灌流和细胞缺氧，使糖有氧氧化受阻，无氧酵解增强，ATP 生成明显减少，并影响细胞膜离子转运。

（1）代谢性酸中毒　休克时缺血、缺氧，细胞无氧酵解增强可使乳酸生成显著增加，如发生感染性休克所致肝功能障碍，同时不能充分摄取乳酸转变为葡萄糖，所以乳酸酸中毒是休克时代谢性酸中毒的主要类型，属于阴离子间隙（anion gap，AG）增高型代谢性酸中毒，常伴有代偿性的呼吸加深、加快。

（2）细胞水肿和高钾血症　ATP 生成不足，细胞膜上钠泵运转失灵，使进入细胞内水、Na^+ 增多，而细胞外 K^+ 增多，引起细胞水肿和高钾血症。

2. 高代谢状态　因创伤等原因引起的休克早期，机体防御性应激反应可表现为高动力循环和高代谢状态，此时所需氧耗量增加，能量消耗增加。糖原、脂肪和蛋白质分解代谢增强，合成代谢减弱，可出现一过性高血糖和糖尿，血中游离脂肪酸、甘油三酯和酮体等增多，血中氨基酸水平升高，尿氮排出增加，出现负氮平衡。当机体所需的氧耗量与实测氧耗量出现差距时，导致组织氧债（oxygen debt）增大，而加重缺氧。氧债的大小与器官功能衰竭的程度密切相关。氧债增大的原因主要是组织摄氧不足，由于微循环内微血栓形成阻断了血流，毛细血管丧失自我调节能力，同时组织炎症性水肿也使氧弥散距离增大。

二、器官系统的代谢与功能变化

休克时由于微循环障碍引起严重的持续缺血、缺氧和酸中毒，加上失控的全身炎症反应综合征

（systemic inflammatory response syndrome，SIRS），使各器官系统出现显著的代谢与功能变化，可累及肺、肾、肝、胃肠道、免疫系统、心、脑等，常发生休克肺、肝功能障碍、急性肾功能衰竭、肠源性脓毒症、急性心力衰竭、凝血功能失常、免疫系统抑制、脑功能障碍等。特别是脓毒性休克常常迅速进展为失代偿期而并发多器官功能障碍综合征（multiple organ dysfunction syndrome，MODS），且不可逆转，是休克患者死亡的主要原因（详见第十九章）。

第五节　休克防治的病理生理基础

针对休克的病因与发病环节，防治休克通常采取综合措施，从而恢复重要器官微循环灌流量，缓解器官功能与代谢障碍。

一、病因学防治

积极采取有效措施处理休克的病因，如止血、镇痛、输血、输液、抗感染、抗过敏、修复创伤、强心等，可防止休克进一步加重。

⊕ 知识链接

中毒性休克综合征管理和治疗的七个 R

中毒性休克综合征（toxic shock syndrome，TSS）是一种多系统、威胁生命的疾病，主要由产生超抗原毒素的金黄色葡萄球菌和化脓性链球菌（A 组链球菌）引起。TSS 与显著的发病率和死亡率相关。目前在理解 TSS 的病理生理学和选定最佳管理和治疗方面已取得相当大的进展。回顾 TSS 的管理，可概述为"管理和治疗 TSS 的七个 R"。

1. 识别（Recognition）　早期识别，认识到并非所有的疑似 TSS 案例都符合定义。

2. 复苏（Resuscitation）　积极的液体支持，呼吸和心脏正性肌力支持。

3. 去除感染源（Removal of source of infection）　手术清创、脓肿引流，妥善处理葡萄球菌 TSS 患者的卫生棉条等医疗废弃物。

4. 合理选择抗生素（Rational choice of antibiotics）　适当选择经验性抗生素，需要时考虑耐甲氧西林应对金黄色葡萄球菌感染。

5. 辅助治疗的作用（Role of adjunctive treatment）　克林霉素，静脉注射免疫球蛋白。

6. 审查进展（Review progress）　继续寻找需要手术干预的病灶，合理选择抗生素和持续用药时间。

7. 减少密切接触的继发病例风险（Reduce risk of secondary cases in close contacts）　对密切接触链球菌 TSS 患者的人群怀疑指数增加，考虑进行化学预防。

二、发病学防治

改善微循环障碍，恢复组织和器官的正常灌流，是休克发病学治疗的中心环节。针对细胞损伤和炎症反应的过度活化采取措施，也是行之有效的治疗手段。

（一）改善微循环

1. 补充血容量　各种休克均发生有效循环血量绝对或相对不足，最终导致组织灌流量的减少。除心源性休克外，尽快、尽早补充血容量是提高心输出量、改善组织灌流的根本措施。

正确的输液原则是"需多少，补多少"，采取充分扩容的方法。微循环缺血期应尽早、尽快补液，提高微循环灌流量；微循环淤血期因血浆外渗，补液量应大于失液量；感染、过敏等引起的分布异常性休克由于血管床容积增大使有效循环血量减少，也可根据实际需要补充血容量。动态地观察患者静脉充盈程度、尿量、血压和脉搏等指标，可作为监测输液量多少的参考指标。此外，补液的成分视病情而定，可根据血细胞比容确定输血与输液的比例，正确选择全血、胶体或晶体溶液，将血细胞比容控制在 35% ~ 40% 范围内。

2. 纠正酸中毒 严重休克都伴有严重的代谢性酸中毒，酸中毒是微循环障碍的结果，酸中毒又是加重微循环障碍的原因之一，同时也能直接影响心脏的功能，因此，尽快纠正酸中毒是恢复微循环灌流的另一重要环节。此外，纠正酸中毒后，才能恢复血管对儿茶酚胺的敏感性，发挥血管活性药物的效应。静脉补充碳酸氢钠（$NaHCO_3$）是常用的纠酸方法，须注意补液的速度和总量。

3. 合理应用血管活性药物 血管活性药物分血管收缩药和血管扩张药。不同类型的休克在不同时期选用不同的血管活性药物。

对过敏性休克、神经源性休克、高排低阻型感染性休克和血压过低的患者，须及时应用血管收缩药进行抢救，但不宜长期大量使用。对低血容量性休克、低排高阻型感染性休克和高阻力型心源性休克，应在血容量得到充分补充的先决条件下使用血管扩张药以解除小血管和微血管的痉挛，从而改善微循环的灌流和增加回心血量。充分扩容基础上结合血管的扩张是恢复血压和心、脑血液供应的关键环节。临床上根据病情，也可考虑血管收缩药和血管扩张药的联合使用。

⊕ **知识链接**

心源性休克病例的血管收缩剂选择

尽管血管收缩剂可作为大多数心源性休克（cardiogenic shock）病例建议使用的一线药物，但是复杂情况的心源性休克仍需谨慎选择。对于具有急性冠状动脉综合征的心源性休克，在血运重建之前使用血管收缩药，以维持冠状动脉灌注压的确是合乎逻辑的，但仍应该分析通过使用血管收缩药增加后负荷的生理学后果。因此，需打破对心源性休克概念的固化认知，注重长期心源性休克患者的炎症和其他血管舒张后果，整合分析多种原因和后果。

此外，针对心源性休克患者间常有相当大的病情差异，尤其存在初始原因以及随后大循环和微循环的不同变化，主张采取动态的、逐步的、个性化的治疗策略。应该对心源性休克发病过程进行推理，并对其他可能的治疗选择进行审查之后，才能使用血管收缩药，滴注使用，达到合理的血压目标即可，同时需监测心输出量和器官血流灌注量的变化。

（二）抑制过度炎症反应

根据 SIRS 的发病机制，阻断炎症细胞信号转导通路、抑制炎症介质的作用、采用血液净化疗法去除体内蓄积的毒素和炎症介质，可减缓 SIRS 和 MODS，提高患者生存率。

（三）细胞保护

细胞的保护可采取葡萄糖、ATP 等能量的补充及膜稳定剂的应用、自由基的清除、抗细胞凋亡等措施，减轻细胞损伤，维持细胞代谢与功能。

三、支持疗法

（一）器官支持疗法

针对不同器官的功能衰竭采用相应的支持疗法。如防治休克肺，应保持呼吸道通畅，并正压给氧；治疗休克肾，应尽早恢复肾血流，尽早利尿，必要时透析；改善心功能，应强心利尿，减少输液，降低心脏负担；预防 DIC，应改善血液高凝状态，建立凝血－抗凝系统的平衡，适时补充肝素或血细胞、凝血因子等。此外，静脉－动脉体外膜氧合（extracorporeal membrane oxygenation，ECMO）也越来越多地用于心源性休克等重症患者的治疗。

（二）营养与代谢支持

针对高代谢状态，保持正氮平衡是基本原则。此外，可注意提高营养物的蛋白质和氨基酸比例，补充支链氨基酸。同时可鼓励进食，促进胃肠道蠕动，维护肠黏膜屏障功能。另外，补充谷氨酰胺可以提高机体对创伤和休克的耐受性。

目标检测

1. 什么是休克，休克发生的始动环节是什么？
2. 休克发生的原因有哪些？
3. 什么是冷休克与暖休克？
4. 休克早期微循环变化的特点及机制是什么？
5. 休克进展期微循环变化的特点及机制是什么？
6. 休克早期的代偿与进展期的失代偿机制是什么，有何意义？
7. 为什么休克晚期是难治期？
8. 休克时细胞有怎样的变化？
9. 如何有效防治休克？

（施海燕）

第十三章　缺血–再灌注损伤

📖 学习目标

1. **掌握** 缺血–再灌注损伤、自由基、钙超载、无复流现象的概念；缺血–再灌注损伤的发生机制。

2. **熟悉** 缺血–再灌注损伤发生的原因和条件；心肌缺血–再灌注损伤的变化。

3. **了解** 脑及其他器官缺血–再灌注损伤的变化；缺血–再灌注损伤防治的病理生理基础。

4. 学会常见缺血–再灌注损伤相关疾病的分析，具备辩证推导相关疾病的诊断、预防与治疗方案的能力。

⇒ 案例引导

案例 患者，男，50岁。3年以来间断出现心前区疼痛。1小时前无明显诱因出现程度加重的心前区疼痛，伴有全身大汗，面色苍白，含服速效救心丸症状未见缓解，入院治疗。经心电图检查示Ⅱ、Ⅲ、aVF导联ST段抬高，诊断为急性心肌梗死。查体：血压110/75mmHg，心率80次/分，律齐，意识淡漠。既往高血压病史10年。临床诊断：冠心病，急性下壁、正后壁心肌梗死。入院后约1小时给予尿激酶150万U静脉滴注，用药完毕患者胸痛即消失。但约10分钟时心电监护显示：室性早搏、室上性心动过速、室颤，血压90/65mmHg。立即除颤，同时给予利多卡因，小剂量异丙肾上腺素。监护显示渐为窦性心律，血压波动在正常范围，复查心电图提示广泛前壁心肌梗死。

讨论 1. 患者为什么经尿激酶溶栓治疗疼痛消失后又出现心律失常、血压下降？

2. 患者发生心律失常的发病机制如何？

休克、心梗等引起组织器官缺血后，随着临床上治疗手段的进步，心肺脑复苏、溶栓疗法、动脉搭桥术、经皮腔内冠脉血管成形术（percutaneous transluminal coronary angiography，PTCA）、心脏外科体外循环、断肢再植和器官移植等方法的建立和推广，使缺血组织可以重新得到血液再灌注。多数情况下，缺血后再灌注，组织器官功能得到恢复，损伤的结构得到修复，患者病情好转；但有时反而加重组织器官的功能障碍和结构损伤。1955年Sewell等首次报道了犬在心脏冠状动脉结扎解除后，如突然解除结扎恢复血流，部分动物立即发生室颤死亡，1960年Jennings等提出了心肌再灌注损伤的概念。随后的研究陆续发现了脑、肾、肺、肝、胃肠道、骨骼肌等多种组织器官也可发生再灌注损伤。这种在缺血基础上恢复血液灌流后，组织损伤反而加重，甚至发生不可逆性损伤的现象称为缺血–再灌注损伤（ischemia–reperfusion injury，IRI）。

在对缺血–再灌注损伤发生机制的研究中，发现了钙反常（calcium paradox）、氧反常（oxygen paradox）、pH反常（pH paradox）现象。无钙溶液灌流离体大鼠心脏2分钟后，给予含钙溶液灌注，心肌电信号异常，心肌功能、代谢及形态结构等也发生异常变化，这种现象称为钙反常。用低氧溶液灌注组织器官或在缺氧条件下培养细胞一段时间后，当恢复正常氧供应后，组织及细胞的损伤反而更趋严重，这种现象称为氧反常。组织缺血常引起代谢性酸中毒，当再灌注时迅速纠正缺血组织的酸中毒，反而加重细胞的损伤，称为 pH 反常。以上现象提示了钙、氧和 pH 的异常变化可能参与缺血－再灌注损伤的发生发展机制。

第一节　缺血－再灌注损伤的原因及影响因素

一、原因

组织器官缺血后，如果恢复血液进行再灌注都可能引起缺血－再灌注损伤，常见的原因如下。

1. 组织器官缺血后恢复血液供应　如休克时微循环的疏通，冠状动脉痉挛的缓解，心、肺、脑复苏等。

2. 一些新的医疗技术的应用　如动脉搭桥术、溶栓疗法、经皮腔内冠脉血管成形术、支架植入术等。

3. 其他　如断肢再植和器官移植等。

二、影响因素

并不是所有缺血器官在血流恢复后都发生缺血－再灌注损伤，损伤程度也各不相同，常见的影响因素如下。

1. 缺血时间　再灌注损伤发生与否及损伤的严重程度首先受缺血时间的影响。当缺血时间短，在组织器官的缺血耐受时限时，血供恢复后可无明显的再灌注损伤；若缺血时间长，再灌注时，则易导致再灌注损伤；若缺血时间过长，缺血器官会发生不可逆性损伤，甚至坏死，反而不会出现再灌注损伤。因此早期和快速恢复血流灌注已经成为缺血性疾病的首选治疗方案。另外，不同动物、不同器官发生缺血－再灌注损伤所需的缺血时间不同，小动物相对较短，大动物相对较长。

2. 组织器官的代谢特点　组织器官对氧的需求程度越高越容易发生缺血－再灌注损伤，如心、脑等。

3. 侧支循环的形成　缺血后形成侧支循环可缩短组织器官的缺血时间和减轻缺血程度，因而，容易形成侧支循环的组织器官不易发生再灌注损伤。

4. 再灌注的条件　研究发现灌注液的压力大小、温度、pH 以及电解质的浓度都是影响缺血－再灌注损伤的重要因素。因此，适当降低灌注液压力、温度、pH；减少灌注液中的 Ca^{2+}、Na^+ 含量，或适当增加 K^+、Mg^{2+} 含量，有利于减轻再灌注损伤。

第二节　缺血－再灌注损伤的发生机制

缺血－再灌注损伤的发生机制尚未完全阐明。目前认为自由基损伤作用、细胞内钙超载、白细胞大量激活与缺血－再灌注损伤的发病机制有关。

一、自由基的损伤作用

（一）自由基的概念与分类

自由基（free radical）是外层电子轨道上含有单个不配对电子的原子、原子团和分子的总称，也称游离基。自由基可分为以下 4 类。

1. 氧自由基　由氧诱发的自由基称为氧自由基（oxygen free radical，OFR），如超氧阴离子（$O_2^-\cdot$）和羟自由基（$OH\cdot$）。

单线态氧（$^1O_2$）及过氧化氢（H_2O_2）虽不是自由基，但具有很强的氧化作用，因此，将他们和氧自由基这些由氧形成，并在分子组成上含有氧的一类化学性质极活泼的物质共同称为活性氧（reactive oxygen species，ROS）。

2. 脂性自由基　指氧自由基与多价不饱和脂肪酸作用后生成的中间代谢产物，如烷自由基（$L\cdot$）、烷氧自由基（$LO\cdot$），烷过氧自由基（$LOO\cdot$）等。

3. 氮自由基　在分子组成上含有氮的一类化学性质非常活泼的物质，也称活性氮（reactive nitrogen species，RNS），如一氧化氮（nitric oxide，NO）、过氧亚硝基阴离子（$ONOO^-$）。NO 是一种具有保护和损伤双重作用的气体自由基，本身是一种氧化剂。超过生理水平的 NO 能与 $O_2^-\cdot$ 快速反应生成强氧化剂 $ONOO^-$，$ONOO^-$ 在酸性条件下极易自发分解生成 $NO_2\cdot$ 和 $OH\cdot$ 而产生损伤效应。

4. 其他　如氯自由基（$Cl\cdot$）、甲基自由基（$CH_3\cdot$）等。

（二）自由基的特性

自由基的存在时间短，由于其外层电子轨道的不配对电子状态使其极易发生氧化（失去电子）或还原反应（获得电子）。特别是其氧化作用很强，可引发强烈的氧化应激（oxidative stress）反应，损伤细胞，甚至导致细胞死亡。

（三）自由基的代谢

1. 自由基的生成　氧分子还原能力有限，反应活性也较低，所以氧在基态情况下是一种相对较弱的氧化剂。在生理情况下，氧通常是在线粒体内通过细胞色素氧化酶系统接受 4 个电子还原成水，同时释放能量。但也有 1%~2% 的氧接受一个电子生成 $O_2^-\cdot$，$O_2^-\cdot$ 被称为"第一代 ROS"，$O_2^-\cdot$ 接受一个电子生成 H_2O_2，或再接受一个电子生成 $OH\cdot$，$OH\cdot$ 是氧化性最强的 ROS，对 DNA 损伤作用强。活性氧生成的反应式如下：

$$O_2 \xrightarrow{e^-} O_2^- \xrightarrow{e^-+2H^+} H_2O_2 \xrightarrow{e^-+H^+} OH^- \xrightarrow{e^-+H^+} H_2O$$
$$\searrow H_2O$$

另外，在血红蛋白、肌红蛋白、儿茶酚胺及黄嘌呤氧化酶等氧化过程中也可生成 $O_2^-\cdot$。

2. 自由基的清除　体内有两大抗氧化防御系统：①酶性抗氧化剂，包括超氧化物歧化酶（superoxide dismutase，SOD）清除 $O_2^-\cdot$、过氧化氢酶（catalase，CAT）清除 H_2O_2、谷胱甘肽过氧化物酶（glutathione peroxidase，GSH-PX）清除 H_2O_2；②非酶性抗氧化剂，包括低分子自由基清除剂，如维生素 E、维生素 A、维生素 C、GSH 和泛素等。生理情况下，抗氧化防御系统可以及时清除机体产生的少量自由基，维持一种动态平衡，所以对机体并无有害影响，自由基还可作为中间介质，参与多种信号通路。但在病理条件下，由于自由基产生过多或抗氧化防御功能下降，则可引发氧化应激，产生损伤作用。

（四）缺血-再灌注时自由基产生增多的机制

1. 黄嘌呤氧化酶形成增多　生理情况下，参与黄嘌呤氧化反应的黄嘌呤氧化酶（xanthine oxidase，XO）主要存在于毛细血管内皮细胞内，并且 90% 以黄嘌呤脱氢酶（xanthine dehydrogenase，XD）的形式存在。缺血时，细胞内的 ATP 依次降解为 ADP、AMP 和次黄嘌呤，次黄嘌呤大量在缺血组织内堆积；ATP 减少，内皮细胞膜上的钙泵功能障碍，使细胞内 Ca^{2+} 增多，激活 Ca^{2+} 依赖性蛋白水解酶，促使 XD 大量转变为 XO。而再灌注时，大量氧分子随血液进入缺血组织，黄嘌呤氧化酶以分子氧为电子接受体，催化次黄嘌呤转变为黄嘌呤并进而催化黄嘌呤转变为尿酸，同时产生大量 $O_2^-\cdot$ 和 H_2O_2，H_2O_2 还可通过 Fenton 反应生成更为活跃的 $OH\cdot$。因此，再灌注时组织内 $O_2^-\cdot$、$OH\cdot$、H_2O_2 等 ROS 迅速增加，从而发生损伤作用（图 13-1）。

图 13-1 缺血-再灌注过程中黄嘌呤氧化途径产生自由基的示意图

2. 线粒体电子传递异常 线粒体是细胞氧化磷酸化反应的主要场所，经过电子传递链传递电子而产生 ATP 供能。生理情况下，电子传递过程中有 1%~3% 的电子过早泄漏给 O_2，而形成 $O_2^-\cdot$，可立即被细胞内抗氧化防御系统清除掉。而缺血、缺氧时，细胞 ATP 减少，Ca^{2+} 进入线粒体增多，细胞色素氧化酶系统功能失调，电子传递链受损，以致进入细胞内的氧经单电子还原而形成的 ROS 增多，而经 4 价还原形成的水减少超出了抗氧化系统的清除能力，同时，Ca^{2+} 进入线粒体内使 Mn^{2+}-SOD 对 $O_2^-\cdot$ 的清除能力降低，进而使 ROS 产生与清除失平衡，ROS 增多。增多的 ROS 使线粒体损伤进一步加重，ATP 合成能力下降，形成恶性循环（图 13-2）。

图 13-2 线粒体功能障碍导致缺血-再灌注损伤时自由基生成的机制

3. 吞噬细胞呼吸爆发 中性粒细胞、嗜酸性粒细胞、单核细胞、巨噬细胞等吞噬细胞可通过 NADPH/NADH 氧化酶系统，催化氧分子，产生氧自由基，发挥杀伤作用。组织缺血、再灌注过程引发大量炎症介质释放、补体系统激活，使吞噬细胞等向缺血组织趋化、浸润，细胞耗氧量增加，70%~90% 摄入 O_2 在 NADPH 氧化酶和 NADH 氧化酶催化下，生成大量自由基，即呼吸爆发（respiratory burst）或氧爆发（oxygen burst），造成组织细胞损伤（图 13-3）。

4. 儿茶酚胺自氧化增加 缺血、再灌注过程作为应激刺激，激活交感-肾上腺髓质系统，分泌大量的儿茶酚胺。儿茶酚胺在单胺氧化酶催化下自氧化产生大量自由基，如肾上腺素代谢产生肾上腺素红的过程中有 $O_2^-\cdot$ 产生，造成再灌注损伤。

$$NADPH+2O_2 \xrightarrow{\text{DADPH氧化酶}} 2O_2^- + NADP^+ + H^+$$

$$NADH+2O_2 \xrightarrow{\text{DADPH氧化酶}} 2O_2^- + NAD^+ + H^+$$

图 13-3 吞噬细胞内 NADPH/NADH 氧化酶系统产生活性氧

（五）自由基引起缺血-再灌注损伤的机制

自由基的化学性质非常活泼，极易与各种细胞结构成分，如膜磷脂、蛋白质、核酸等发生反应，可经其中间代谢产物不断扩展生成新的自由基，形成连锁反应。造成细胞结构损伤和功能代谢障碍。

1. 生物膜脂质过氧化（lipid peroxidation）反应增强 生物膜的主要成分是极性磷脂，富含不饱和脂肪酸，极易与自由基发生脂质过氧化反应，使膜结构受损、功能障碍。

（1）破坏膜的正常结构 膜磷脂与 ROS 发生脂质过氧化反应后，使膜不饱和脂肪酸减少，不饱和脂肪酸/蛋白质的比例失调，膜的完整性受损，流动性降低及通透性升高，细胞外 Ca^{2+} 内流增加。

（2）抑制膜蛋白功能 脂质过氧化使膜上的脂质发生交联、聚合，使存在于其间的膜蛋白的活性下降，如钙泵、钠泵及 Na^+/Ca^{2+} 交换蛋白等离子通道的功能下降，导致胞浆 Na^+、Ca^{2+} 浓度升高，造成细胞肿胀、钙超载；膜受体抑制，引起细胞信号转导功能障碍等。同时 ROS 也可直接使膜蛋白变性失去活性。

（3）促进自由基和生物活性物质生成 膜脂质过氧化可激活磷脂酶 C、磷脂酶 D，进一步分解膜磷脂，催化花生四烯酸代谢反应，进一步增加自由基生成、脂质过氧化，另外还同时形成多种生物活性物质如前列腺素、血栓素、白三烯等，促进再灌注损伤。

（4）线粒体功能受损 线粒体膜脂质过氧化可损伤线粒体膜结构，使其功能抑制，ATP 生成减少。

2. 蛋白质变性或降解 ROS 可使蛋白质多肽链上的氨基酸残基、巯基发生氧化反应，引起蛋白质变性，引起肽链断裂，或破坏了酶的活性中心，引起蛋白质的功能下降、异常或丧失。变性的蛋白质容易聚集，使分子量增大，形成不可溶性沉淀，并且对水解酶系统敏感性增强，在 ATP 依赖的蛋白质水解酶系统、Ca^{2+} 依赖性蛋白水解系统和泛素降解系统（ubiquitin degradation system）的参与下，变性蛋白质被水解酶迅速水解。

3. 破坏核酸及染色体 自由基尤其是 OH· 极易与脱氧核糖核酸及碱基发生加成反应，使核酸碱基突变或 DNA 断裂，染色体畸变。

4. 改变细胞功能引起组织损伤 ROS 损伤组织的同时导致大量趋化因子和炎症介质的生产和释放，促进炎症反应，加重再灌注损伤；$O_2^-·$ 可催化 NO 生成 $ONOO^-$，减少 NO，影响血管舒缩反应；ROS 可促进组织因子的生成和释放，加重弥散性血管内凝血等。

总之，缺血-再灌注时自由基生成增多，造成缺血的组织损伤加重，并且可通过细胞膜通透性增高、钠泵失灵、线粒体功能障碍等诱导细胞内钙超载，在缺血-再灌注损伤发病机制中起重要作用。

二、细胞内钙超载

钙超载（calcium overload）是指各种原因引起的细胞内钙含量异常增多并导致细胞结构损伤和功能代谢障碍，严重可造成细胞死亡的现象。

生理情况下，细胞外 Ca^{2+} 浓度较细胞内高出约万倍，这种细胞内外的 Ca^{2+} 浓度差的维持是由于：①细胞膜对 Ca^{2+} 的通透性很低；②细胞内 Ca^{2+} 与特殊配基形成可逆性复合物；③通过细胞膜上的 ATP 依赖性钙泵和 Na^+-Ca^{2+} 交换，逆 Ca^{2+} 浓度梯度将胞浆 Ca^{2+} 转运到细胞外；④肌浆网和线粒体膜上的钙泵将胞浆内 Ca^{2+} 逆浓度贮存到细胞器内等（图 13-4）。再灌注损伤发生时，再灌注区细胞内 Ca^{2+} 浓度迅速增高，且其浓度升高程度与细胞受损程度往往呈正相关。

图 13－4 细胞内外钙转运模式图

（一）缺血－再灌注时钙超载的发生机制

研究证实细胞内钙超载主要发生在再灌注期，以钙内流增加为主，伴有钙外流减少，其发生机制尚未完全阐明，可能与下列因素有关。

1. Na^+/Ca^{2+} 交换蛋白反向转运增强 Na^+/Ca^{2+} 交换蛋白（Na^+/Ca^{2+} exchanger，NCX）是一种非 ATP 依赖的离子转运蛋白，在跨膜 Na^+、Ca^{2+} 梯度和膜电位驱动下对细胞内外 Na^+、Ca^{2+} 进行双向转运，交换比例为 $3Na^+：1Ca^{2+}$。生理情况下，NCX 以正向转运的方式将细胞内 Ca^{2+} 转移至细胞外，与肌浆网和细胞膜钙泵共同维持细胞静息状态时的低钙浓度。病理情况下，如细胞内 Na^+ 明显升高或膜正电位时，NCX 则以反向转运的方式将细胞内 Na^+ 排出，细胞外 Ca^{2+} 摄入细胞，导致细胞内钙超载，这是缺血－再灌注损伤时 Ca^{2+} 进入细胞的主要途径。NCX 反向转运增强的原因如下。

（1）Na^+,K^+-ATP 酶活性降低使细胞内高钠 缺血时，ATP 合成减少，无氧糖酵解引起的代谢性酸中毒及缺血－再灌注时的自由基损伤均导致 Na^+,K^+-ATP 酶活性降低，细胞内 Na^+ 含量明显升高。

（2）H^+-Na^+ 交换蛋白（H^+-Na^+ exchanger，NHE）激活促进细胞内高钠 缺血时，无氧糖酵解增强，细胞发生代谢性酸中毒。再灌注时，细胞外液 H^+ 浓度迅速下降，形成细胞内外显著的 pH 梯度差，激活了细胞膜的 NHE，促进细胞内 H^+ 排出，细胞外 Na^+ 内流增加。细胞内高 Na^+ 除激活钠泵外，还迅速激活 NCX，以反向转运的方式加速 Na^+ 向细胞外转运，同时将大量 Ca^{2+} 摄入胞浆，导致细胞内钙超载（图 13－5）。

2. 生物膜损伤增加 Ca^{2+} 的通透性 生物膜的结构完整性是维持膜内外离子平衡的重要基础。生物膜损伤可使其对 Ca^{2+} 通透性增强，Ca^{2+} 顺浓度差进入细胞增多，或使细胞内 Ca^{2+} 分布异常，加重细胞功能紊乱与结构破坏。

（1）细胞膜损伤 ①缺血直接破坏细胞膜的正常结构；②再灌注时，产生大量的自由基通过膜脂质过氧化反应，进一步加重生物膜损伤；③细胞内增加的 Ca^{2+} 大量激活磷脂酶，使膜磷脂降解加速。

细胞膜正常结构被破坏后增加了细胞膜对 Ca^{2+} 的通透性，促进细胞内 Ca^{2+} 增加。

（2）线粒体膜与肌浆网膜损伤　自由基的损伤作用及膜磷脂的降解也可造成线粒体膜和肌浆网膜损伤，使细胞器膜上的钙泵功能障碍，对 Ca^{2+} 逆浓度差摄取减少，细胞内 Ca^{2+} 浓度升高。

3. 线粒体 ATP 合成功能障碍　生理情况下，ATP 依赖性钙泵逆电化学梯度将 Ca^{2+} 转运到细胞外，或摄入到肌浆网、线粒体内，Na^+，K^+ – ATP 酶也参与细胞内 Ca^{2+} 浓度的调节，这些过程需要消耗 ATP。缺血、缺氧可使线粒体 ATP 合成减少；再灌注过程中自由基的损伤及膜磷脂的降解也可引起线粒体膜受损，抑制氧化磷酸化，使 ATP 合成减少。ATP 依赖性离子泵功能障碍，使细胞内 Ca^{2+} 迅速增多，最终导致细胞内钙超载。

4. 儿茶酚胺增多激活受体依赖性钙通道　缺血及再灌注过程中，内源性儿茶酚胺释放增加，一方面作用于 α_1 肾上腺素能受体，激活 G 蛋白 – 磷脂酶 C（phospholipase C，PLC）介导的细胞信号转导通路，促进磷脂酰肌醇（phosphatidylinositol，PIP_2）分解，生成三磷酸肌醇（inositol triphosphate，IP_3）和甘油二酯（diglyceride，DG）。其中 IP_3 促进肌浆网释放 Ca^{2+}；DG 经激活 PKC 促进 H^+ – Na^+ 交换，进而增加 Na^+ – Ca^{2+} 交换，细胞内 Ca^{2+} 浓度增高。另一方面作用于 β 肾上腺素能受体，通过激活受体门控性钙通道和 L 型电压门控性钙通道的开放，从而促进胞外 Ca^{2+} 内流，进一步加重细胞内钙超载。

图 13 – 5　缺血 – 再灌注损伤时钙超载的发生机制

（二）钙超载引起缺血 – 再灌注损伤的机制

细胞内钙超载引起再灌注损伤的机制目前尚未完全阐明，可能与以下因素有关。

1. 促进 ROS 产生　细胞内 Ca^{2+} 增多促使 XD 转变为 XO，通过黄嘌呤氧化反应使 ROS 产生增多。因此，自由基产生增多与钙超载是缺血 – 再灌注损伤中一对互为因果的损伤因素。

2. 激活钙依赖性生物酶　缺血 – 再灌注时细胞内游离 Ca^{2+} 浓度升高，可激活很多 Ca^{2+} 依赖性生物酶，导致细胞损伤甚至死亡。①激活 ATP 水解酶，加速 ATP 的水解，使 ATP 减少，同时释放出大量 H^+，加重细胞内酸中毒。②激活磷脂酶类，促使膜磷脂降解，造成生物膜结构受损。此外，膜磷脂降解产物花生四烯酸、溶血磷脂等增多，亦可加重细胞功能紊乱。③激活钙依赖性降解酶和钙蛋白酶，促进细胞膜和细胞骨架结构蛋白的分解，使细胞肌纤维挛缩和断裂。④激活核酸内切酶，促进核酸分解、染色体的损伤，引发细胞凋亡。

3. 线粒体功能障碍　Ca^{2+} 是启动线粒体的渗透性钙转运孔道（mitochondrial permeability transition pore，mPTP）开放的首要因素，Ca^{2+} 浓度在 $50 \sim 200\mu M$ 可直接启动 mPTP 开放，缺血时造成的代谢性酸中毒会抑制 mPTP 开放，而灌注时 pH 恢复，Ca^{2+} 浓度升高及 ROS 产生激活了 mPTP 开放，大量 Ca^{2+} 进入线粒体，线粒体内钙超载，Ca^{2+} 与含磷酸根的化合物结合，形成不溶性磷酸钙，干扰线粒体的氧化磷酸化，ATP 生成减少，进一步促进了钙超载，从而形成了恶性循环。

4. Na^+/Ca^{2+} 交换形成暂时内向电流引起心律失常　心肌细胞内钙超载，通过 Na^+/Ca^{2+} 交换形成一过性内向电子流，称为暂时性内向电流。在心肌细胞动作电位后形成短暂的后除极，有的称之为动作电位的"第二平台"。后除极达到阈电位水平，引起新的动作电位称为触发激动，它是再灌注诱发心律失常的主要原因之一。此外，心肌细胞内钙超载，还可以引起心肌纤维过度收缩，心肌细胞损伤。

总之，钙超载是缺血－再灌注损伤的另一个极为重要的发病学因素和环节。

三、白细胞的作用

缺血－再灌注过程中，白细胞聚集、大量激活，介导细胞损伤、微血管功能障碍和结构破坏，在各脏器缺血－再灌注损伤的发生中起重要作用。

（一）缺血－再灌注时白细胞增多、激活机制

研究发现，缺血－再灌注组织内白细胞（主要是中性粒细胞）明显增加，引发炎症反应，其机制可能与下列因素有关。

1. 趋化因子生成增多　缺血组织细胞受损，细胞膜磷脂降解，花生四烯酸代谢产物增多，如白三烯、血小板活化因子、补体及缺血组织损伤产生的激肽、细胞因子等，具有很强的趋化作用，能吸引大量白细胞进入缺血组织或黏附于血管内皮细胞。同时，这些物质激活白细胞和血管内皮细胞，激活的细胞本身也可释放许多具有趋化作用的炎性介质，如 LTB_4，使缺血微血管中白细胞进一步增加。

2. 黏附分子生成增多　缺血－再灌注损伤过程中生成的大量炎症介质、趋化因子，激活了白细胞、血小板、血管内皮细胞表达大量的黏附分子（adhesion molecule），如整合素（integerin）、选择素（L-selectins，P-selectins）、细胞间黏附分子（intercellular adhesion molecules，ICAM）、血小板内皮细胞黏附分子（platelet-endothelial cell adhesion molecules，PECAMs）等，促进白细胞与血管内皮细胞之间广泛黏附、聚集。而激活的中性粒细胞又可分泌 $TNF-\alpha$、$IL-1$、$IL-6$、$IL-8$ 等细胞因子。导致血管内皮细胞和中性粒细胞表面的黏附分子暴露，促使中性粒细胞穿过血管壁，使白细胞在缺血－再灌注组织中浸润增多。

增多的大量白细胞在发挥其细胞功能、清除坏死组织细胞的同时，还产生了大量的 ROS，加剧了再灌注组织的损伤，此外，白细胞的聚集、黏附也导致微循环障碍。

（二）白细胞介导缺血－再灌注组织中微循环障碍的机制

实验与临床观察发现，解除缺血原因并没有使缺血区得到充分血流灌注的反常现象，称为无复流现象（no-reflow phenomenon）。这种无复流现象不仅存在于心肌，也见于脑、肾、骨骼肌缺血后的再灌注过程。无复流现象是缺血－再灌注损伤中微循环障碍的主要表现，实际上是缺血的延续和叠加。激活的中性粒细胞与血管内皮细胞之间的相互作用，是造成微血管损伤的决定因素。

1. 微血管内血液流变学改变　正常情况下，血管内皮细胞与血液中流动的中性粒细胞有相互排斥作用，这是保证微血管灌流的重要条件。缺血－再灌注过程中，增多、激活的白细胞在黏附分子的参与下，黏附在血管内皮细胞上，且不易分离，极易嵌顿、堵塞微循环血管。此外，在细胞因子与 P-选择素的作用下，大量血小板在缺血组织中聚集、黏附，形成血小板栓子和微血栓等，加重了组织无复流现象。

2. 微血管结构损伤　激活的中性粒细胞与血管内皮细胞可释放大量的致炎物质，如 ROS、蛋白酶、溶酶体酶等，引发自身的膜结构、骨架蛋白降解等，甚至细胞死亡，从而导致微血管结构损伤。①微血管管径狭窄：缺血－再灌注损伤早期，细胞内 Na^+、H^+、Ca^{2+} 增加引起的细胞内渗透压升高与细胞膜结构损伤和膜离子泵、离子通道蛋白功能障碍，共同导致的血管内皮细胞肿胀，导致了微血管管径狭窄。②微血管通透性增高：微血管结构损伤，使其通透性增高，既能引发组织水肿，又可导致血液浓缩，进一步促进缺血－再灌注组织的无复流现象发生。同时，白细胞从血管内游走到细胞间隙，释放的大量致炎因子也造成周围组织细胞的损伤。

3. 微血管收缩－舒张功能失调　微血管的收缩－舒张平衡是维持正常的微循环灌注的基础，它依赖于调控微血管收缩和舒张物质的平衡。在缺血－再灌注时，一方面，激活的中性粒细胞和血管内皮细胞可释放大量缩血管物质，如内皮素、血管紧张素Ⅱ、血栓素 A_2 等；另一方面因血管内皮细胞受损而致扩血管物质如 NO、前列环素合成释放减少，因而发生强烈的血管收缩，有助于无复流现象的发生。

综上所述，缺血－再灌注是缺血性疾病的治疗过程中的常见现象，其发生机制主要是自由基、细胞内钙超载及白细胞介导的微循环障碍的共同作用。其中自由基大量生成是各种损伤机制学说中重要的启动因素；而细胞内钙超载是细胞不可逆性损伤的共同通路；白细胞与微循环障碍是缺血－再灌注损伤引起各脏器功能障碍的关键原因。

第三节　缺血－再灌注损伤时机体的功能与代谢变化

缺血－再灌注损伤表现为再灌注组织器官的代谢紊乱、功能障碍及结构损伤的变化。而损伤的程度因缺血程度、再灌注条件及组织器官的不同而异。研究发现，机体内许多器官，如心、脑、肾、肝、肺、胃肠、骨骼肌等都可发生缺血－再灌注损伤，其中，心肌缺血－再灌注损伤最为常见。

一、心肌缺血－再灌注损伤的变化

心肌的缺血－再灌注损伤最为常见，对其研究最多。缺血－再灌注损伤时，心肌功能、代谢和结构均发生明显变化。

（一）心功能变化

1. 心肌舒缩功能降低　恢复缺血心肌供血后，在一段较长时间内再灌注心肌处于功能降低状态，经过数小时或数天后可恢复正常功能，具体表现在心室舒张末期压（ventricular end diastolic pressure, VEDP）增大，心室收缩峰压（ventricular peak systolic pressure, VPSP）愈加降低，心室内压最大变化速率（±dp/dt max）降低。这种缺血心肌在恢复血液灌注后一段时间内出现可逆性收缩和舒张功能降低的现象，称为心肌顿抑（myocardial stunning）。心肌顿抑是缺血－再灌注损伤引起心功能障碍的主要表现，目前认为，其主要发生机制是自由基增多、钙超载和炎症反应过度激活的损伤作用。

2. 心律失常　心肌再灌注的另一个功能异常表现为心律失常，缺血心肌再灌注过程中出现的心律失常，称为再灌注性心律失常（reperfusion arrhythmia）。发生率高，且以室性心律失常多见，如室性心动过速和心室颤动等。但通过及时除颤处理可以很快地纠正。影响其发生的因素如下。

（1）再灌注区有可逆性功能损伤的心肌细胞存在，这种心肌细胞数量与心律失常的发生率呈正相关。

（2）缺血时间的长短决定再灌注性心律失常的发生率，缺血时间过长或过短，其发生率都很低，如犬冠状动脉阻断后在 15～45 分钟之间心律失常的发生率最高。

（3）缺血心肌的数量、缺血的程度及再灌注恢复的速度是影响心肌再灌注损伤的重要因素。缺血心肌数量多、缺血程度重、再灌注恢复快，心律失常的发生率就高。

再灌注性心律失常的发生机制尚未阐明，目前认为：缺血－再灌注过程中 ROS 等导致的心肌细胞膜结构损伤；ATP 生成减少而导致的 ATP 依赖离子泵功能障碍；缺血时的代谢性酸中毒等共同因素引发心肌细胞膜内外的离子转运失控、心肌电生理特性异常，可能是导致再灌注性心律失常的主要机制。

（二）心肌能量代谢变化

心脏是一个高耗能、低耐受的器官。缺血时，心肌细胞 ATP、磷酸肌酸含量迅速降低，如缺血时间短，程度轻，再灌注心肌获得 O_2 后，ATP 含量可较快恢复正常。若缺血时间长，程度重，再灌注后心肌细胞因 ROS、钙超载等损伤作用，ATP 含量不仅不回升，反而可能进一步降低，加重心肌功能障碍。

（三）心肌超微结构变化

研究发现，再灌注损伤可使心肌细胞的超微结构发生严重改变：基底膜部分缺损，质膜破坏，肌原纤维出现严重收缩带、肌丝断裂、溶解，线粒体极度肿胀、嵴断裂、溶解，空泡形成，基质内致密物增多等，严重的结构损伤最终导致心肌细胞死亡，目前研究认为再灌注损伤引起心肌细胞死亡的方式有坏死、凋亡、胀亡等。

总之，有学者指出，心肌再灌注损伤的始动环节是能量代谢障碍，而直接损伤因素是 ROS，其结果导致细胞内钙超载，并形成恶性循环（图 13－6）。

图 13－6　心肌缺血－再灌注损伤的发生机制

二、脑缺血－再灌注损伤的变化

脑是对缺血、缺氧最敏感、耐受能力最差的器官，也是最容易发生缺血－再灌注损伤的器官之一。脑再灌注损伤最主要表现是脑水肿和脑细胞坏死。脑的能量储备低，主要依赖于葡萄糖的有氧氧化。因而缺血时，脑组织 ATP 迅速减少，膜上能量依赖的离子泵功能障碍，细胞内高 Na^+、高 Ca^{2+} 等促使脑细胞水肿、脑组织间水肿发生。脑组织是一个富含磷脂的器官，再灌注后 ROS 大量生成，在脑组织中发生了较强的脂质过氧化反应。使膜结构破坏，线粒体功能障碍，细胞骨架破坏，细胞凋亡、细胞坏死。此外，有实验研究证明，缺血－再灌注损伤可使脑组织内神经递质性氨基酸代谢使其发生明显的变化，即兴奋性氨基酸（谷氨酸和天冬氨酸）随缺血－再灌注时间延长而逐渐降低，抑制性氨基酸（丙氨酸、γ 氨基丁酸、牛磺酸和甘氨酸）在缺血－再灌注早期明显升高。

三、其他器官缺血－再灌注损伤的变化

（一）肺缺血－再灌注损伤的变化

肺缺血－再灌注期间，光镜下可见：肺不张伴不同程度肺气肿，肺间质增宽、水肿，炎症细胞浸

润，肺泡内较多红细胞渗出。电镜下可观察到：肺内毛细血管内皮细胞肿胀，核染色质聚集并靠核膜周边分布，胞核固缩倾向，核间隙增大；Ⅰ型肺泡上皮细胞内吞饮小泡较少；Ⅱ型肺泡上皮细胞表面微绒毛减少，线粒体肿胀，板层小体稀少，出现较多空泡；肺泡间质水肿，肺泡隔及毛细血管内炎症细胞附壁，以中性粒细胞为主。

（二）肠缺血 – 再灌注损伤的变化

临床上，许多情况都可以导致肠缺血，如各种因素导致的应激、休克等病理过程中，机体自我代偿时的血液重新分布。肠缺血时，毛细血管通透性增高，形成间质水肿；再灌注时，肠壁毛细血管通透性更加升高，肠黏膜损伤加重，并出现广泛上皮和绒毛分离，上皮坏死，固有层破损，肠壁出血及溃疡形成。同时，肠腔大量有毒物质，如内毒素、氨、硫醇等，经肠壁吸收增多。

（三）肾缺血 – 再灌注损伤的变化

肾脏作为一个内脏器官，与肠组织一样，在临床各种因素导致的机体血液重新分布的自我代偿行为中（如休克），肾脏供血减少，肾缺血。病因解除时，再灌注会导致肾脏功能障碍，甚至功能衰竭。临床表现为血清肌酐浓度明显增高，肾小管上皮细胞线粒体高度肿胀、变形、嵴减少，排列紊乱，甚至崩解、空泡形成等，以急性肾小管坏死最为严重，可造成急性肾功能衰竭或导致肾移植失败。

（四）肝缺血 – 再灌注损伤的变化

肝脏缺血再灌注损伤多发生于休克、肝脏外科手术中肝蒂血流的阻断，如肝移植、肝脏分叶切除等。肝脏因其结构和功能特点，使其在缺血 – 再灌注时，极易发生自由基损伤和无复流现象。肝脏内巨噬细胞（又称 Kupffer cell）和大颗粒淋巴细胞（NK 细胞）在再灌注时明显增多，产生大量的 ROS，使再灌注时肝组织损伤较单纯缺血明显加重。肝功能严重受损表现为血清谷丙转氨酶、谷草转氨酶及乳酸脱氢酶活性明显增高。

（五）骨骼肌缺血 – 再灌注损伤变化

临床上许多情况如：创伤、动脉栓塞、原发血栓形成、动脉移植术、断指再植、筋膜间隙综合征、应用止血带时间过长等，都可以使再灌注区骨骼肌发生缺血 – 再灌注损伤。一般认为，在缺血 – 再灌注过程中，自由基生成增多，脂质过氧化增强；钙超载造成骨骼肌细胞收缩过度，肌丝断裂；骨骼肌微血管损伤和微循环障碍，共同造成了骨骼肌的收缩舒张功能障碍。

广泛的缺血 – 再灌注损伤还可引起多器官功能障碍综合征。

第四节　缺血 – 再灌注损伤防治的病理生理基础

缺血 – 再灌注损伤的发生机制尚未阐述清楚，目前，对其防治措施的研究尚处于实验研究和临床实验观察阶段。

一、消除缺血原因，尽早恢复血流

祛除缺血原因，尽早恢复血流，这是预防缺血 – 再灌注损伤的首要有效措施。缺血时间是决定再灌注损伤发生的关键因素。针对缺血原因，采取有效措施，尽可能在再灌注损伤发生的缺血时间以前恢复血流，减轻缺血性损伤，以避免严重的再灌注损伤。

二、控制再灌注条件

实验与临床证实，采用适当低压低流、低温、低 pH、低钙、低钠液灌注，可减轻再灌注损伤。低压、低流灌注可避免缺血组织中氧饱和液急剧增高而产生大量 ROS、组织水肿及流体应切力等机械损伤；适当低温灌注有助于降低缺血组织代谢率，减少耗氧量和代谢产物的堆积；低 pH 液灌注可减轻细胞内液碱化，抑制磷脂酶和蛋白酶对细胞的分解，降低 $Na^+ - Ca^{2+}$ 交换的过度激活；低钙液灌注可减轻因钙超载所致的细胞损伤；低钠液灌注有利于细胞肿胀的减轻。

三、改善缺血组织的能量代谢

目前认为能量代谢障碍，ATP 缺乏是缺血－再灌注组织损伤的发生基础之一。因而，补充糖酵解底物如磷酸己糖、外源性 ATP；应用氢醌、细胞色素等进行治疗，延长缺血组织的可逆性改变期限。同时，纠正酸中毒也是改善缺血组织代谢、减轻再灌注损伤的重要措施之一。

四、应用抗自由基细胞保护剂

ROS 损伤是缺血－再灌注损伤的重要发病环节，ROS 主要产生于再灌注的早期，因而，临床上一般在再灌注前或即刻给予抗自由基制剂，如 SOD、CAT、GSH－PX、维生素 E、维生素 A、维生素 C 等。但有一些结果并不十分理想，可能是由于部分的抗氧化剂难于进入细胞，目前发现线粒体特异性的抗氧化剂的治疗效果更佳。一些中药制剂如丹参、川芎嗪、三七、虎仗甙、葛根素等，报道认为它们可通过降低体内自由基的水平，对缺血－再灌注损伤发挥较好的防治作用。

五、减轻钙超载

在再灌注前或再灌注时即刻使用钙通道阻滞剂，可减轻再灌注时细胞内钙超载和维持细胞的钙稳态，降低心律失常发生（如维拉帕米等）。近年来研究表明，应用 NHE 及 NCX 抑制剂也可以有效地防止钙超载的发生。

六、减少中性粒细胞浸润和改善微循环功能

采用中性粒细胞抗血清或抗中性粒细胞代谢药羟基脲可明显缩小缺血再灌注后心肌的梗死面积。进一步研究表明，非甾体抗炎药物、脂氧化酶和环氧化酶抑制剂、前列环素及抑制中性粒细胞黏附的单克隆抗体均有改善微循环障碍，减轻缺血再灌注损伤的作用。

七、缺血预处理与缺血后处理

缺血预处理（ischemic preconditioning，IPC）是指在给予机体一次或几次短暂重复的缺血再灌注后，能够增强机体对以后较长时间缺血、缺氧的耐受能力的现象。可能是激发和（或）维持机体内源性抗损伤能力，减轻组织对随后发生的缺血再灌注的损伤。

在缺血后，再灌注前，采用反复、短暂的再灌注处理，称为缺血后处理（ischemic postconditioning，IPO），缺血后处理 IPO 和 IPC 具有类似的减轻心肌及其他脏器缺血－再灌注损伤的作用。

八、其他

细胞间黏附分子单克隆抗体、肿瘤坏死因子单克隆抗体、甘露醇、前列腺素 E_1 及 L－精氨酸等均有一定的抗缺血－再灌注损伤作用。

🌐 知识链接

缺血预处理与缺血后处理

　　缺血预处理是指在给予机体一次或几次短暂重复的缺血再灌注后，能够增强机体对以后较长时间缺血、缺氧的耐受能力的现象。研究发现缺血预处理可减轻组织对随后发生的缺血再灌注的损伤，且已被心、脑、肾、骨骼肌等组织的体内外实验所证实。缺血预处理可能是激发和（或）维持机体内源性抗损伤能力，是细胞保护的最优、最有效的措施之一。

　　缺血预处理的细胞保护机制尚不完全清楚，可能与下列因素有关：①IPC 可以上调一些内源性保护介质，如腺苷、去甲肾上腺素、缓激肽等；②IPC 激活细胞膜相应受体与离子通道，如细胞膜钙通道和线粒体 ATP 钾通道；③IPC 激活多种与细胞存活有关的的信号分子通道，如丝裂霉素激活蛋白激酶家系（mitogen – activated protein kinasea kinases，MAPKs）、蛋白激酶 C（protein kinase C，PKC）和磷脂酰肌醇 – 3 激酶（phosphatidylinositol – 3 – kinase，PI3K），诱导内源性保护蛋白，如热休克蛋白、自由基清除酶、金属硫蛋白产生等相关。IPC 作为一种内源性的保护现象，对于临床上缺血性心脑血管病的防治、器官移植的开展具有重要的指导意义。

　　近年来，有研究者尝试在心肌冠脉结扎的动物模型上，在缺血后、再灌注前，采用反复、短暂的再灌注处理，称为缺血后处理，IPO 和 IPC 具有类似的减轻心肌及其他脏器缺血 – 再灌注损伤的作用，报道在心肌再灌注前应用 IPO，可以使心肌梗死面积减少 40% ~ 50%，其作用机制尚不清楚。但其在临床应用还非常局限，仍有很多问题需要回答。

目标检测

1. 什么是缺血 – 再灌注损伤？哪些情况机体会发生缺血 – 再灌注损伤？
2. 影响缺血 – 再灌注损伤发生及严重程度的因素有哪些？
3. 什么是自由基？什么是氧自由基？氧自由基与活性氧的区别是什么？
4. 缺血 – 再灌注时氧自由基生成增多的机制是什么？
5. 自由基引起缺血 – 再灌注损伤的机制是什么？
6. 什么是钙超载？
7. 论述缺血 – 再灌注损伤细胞内 Ca^{2+} 超载的机制。
8. 钙超载引起缺血 – 再灌注损伤的机制是什么？
9. 什么是呼吸爆发？
10. 什么是心肌顿抑？为什么缺血 – 再灌注损伤时容易发生心肌顿抑？

（葛金文）

第十四章 心功能不全

📖 **学习目标**

1. 掌握 心功能不全和心力衰竭的概念；心力衰竭的发生机制；心功能不全时机体功能和代谢变化。

2. 熟悉 心功能不全的病因和诱因；心功能不全时机体的代偿方式及其意义。

3. 了解 心力衰竭的分类；心力衰竭防治的病理生理基础。

4. 学会运用心功能不全的相关知识指导临床诊疗、开展健康教育；具备良好的临床思维能力和综合分析能力。

心脏在血液循环中起着泵的作用，通过其节律性的收缩和舒张，推动血液在血管中循环流动，以满足全身组织细胞的代谢需要。正常情况下心脏有强大的储备能力，心输出量可随着机体的代谢需求而变化，剧烈活动时心输出量可增加到静息时的 5~6 倍。在各种致病因素的作用下，心脏的收缩和（或）舒张功能障碍，即心泵功能降低，使心输出量绝对或相对减少，以致不能满足机体代谢需求的病理生理过程或综合征，称为心功能不全（cardiac insufficiency）。心功能不全包括心脏泵血功能受损后由完全代偿阶段直至失代偿的全过程。心力衰竭（heart failure）属于心功能不全的失代偿阶段，患者可出现明显的临床症状和体征。随着对心功能不全早期预防的重视，两者在临床上往往是通用的。心力衰竭呈慢性过程时，常伴有水钠潴留和血容量增加，出现心腔扩大、静脉淤血及组织水肿的表现，称为充血性心力衰竭（congestive heart failure）。

➡️ **案例引导**

案例 患者，男，43 岁，患风湿性心脏病 16 年，近 2 年来，经常感到前胸发闷，似有阻塞感，夜里常不能平卧，并逐渐出现下肢浮肿，时轻时重。1 周前受凉"感冒"后出现发热，伴咳嗽、咽痛；3 天前自觉胸闷、气急加剧，咳粉红色泡沫痰。查体：重病容，半坐卧位，面部及下肢浮肿，颈静脉怒张。体温 37.8℃，呼吸 30 次/分，脉搏 120 次/分，血压 110/80 mmHg。两肺呼吸音粗，肺底可闻及大量干湿啰音，心界向左扩大，心音低钝，心尖区可闻及杂音，肝右肋下 3cm，有压痛。

讨论 1. 分析该患者发生心力衰竭的原因和诱因。

2. 该患者心力衰竭的发展过程是怎样的，其发生机制主要有哪些？

3. 该患者出现了哪些心力衰竭的临床表现，并分析其机制。

第一节 心功能不全的病因、诱因及分类

一、心功能不全的病因

心功能不全是多种心血管疾病发展到终末阶段的共同结果，引起心功能不全的基本病因主要包括以

下 3 个方面。

（一）心肌收缩性降低

心肌收缩性是指不依赖于心脏前、后负荷变化的心脏本身的收缩性能，主要受神经和体液因素的调节。心肌结构受损和代谢障碍可引起心肌收缩性降低，是引起心力衰竭，特别是收缩性心力衰竭最主要的原因。

1. 原发性心肌损害 心肌梗死、心肌炎（病毒或细菌感染）、心肌病（如硒缺乏）和心肌中毒（如锑、阿霉素中毒等）时可直接引起心肌细胞变性、坏死及组织纤维化，导致心肌收缩性降低。

2. 心肌代谢障碍 心肌缺血、缺氧，严重贫血和维生素 B_1 缺乏等常首先引起心肌能量代谢障碍，久之可合并结构损伤，使心肌收缩功能进一步降低。

（二）心室负荷过重

心室负荷过重可引起心肌发生适应性改变（如心肌肥大），以承受增高的工作负荷，维持相对正常的心输出量。但长期负荷过度，超过了心肌的代偿能力，最终会发生失代偿导致心肌舒缩功能降低。

1. 前负荷过重 心室前负荷（preload）是指心脏收缩前所承受的负荷，相当于心室舒张末期容量或压力，又称容量负荷（volume load）。左心室前负荷过重常见于主动脉瓣或二尖瓣关闭不全；右心室前负荷过重常见于肺动脉瓣或三尖瓣关闭不全、房室间隔缺损伴有左向右分流时等。高动力循环状态，如严重贫血、甲状腺功能亢进、动静脉瘘及维生素 B_1 缺乏等，由于回心血量增多，导致左、右心室容量负荷都增加。

2. 后负荷过重 后负荷（afterload）是指心脏收缩时所承受的负荷，即心室射血所要克服的阻力，又称压力负荷（pressure load）。左心室后负荷过重常见于高血压、主动脉瓣狭窄等；右心室后负荷过重常见于肺动脉高压、肺动脉瓣狭窄和慢性阻塞性肺疾病引起肺循环阻力增高等。血液黏滞度明显增加时，则左、右心室压力负荷都增加。

（三）心室舒张和充盈受限

心室舒张和充盈受限是指在静脉回心血量无明显减少的情况下，因心脏本身的病变引起心室舒张和充盈障碍。心肌缺血、缺氧可引起能量依赖性舒张功能异常。左心室肥厚、纤维化和限制性心肌病使心肌顺应性减退，心室舒张期充盈障碍。急性心包炎时，因心包腔内大量炎性渗出限制心室舒张和充盈；慢性缩窄性心包炎由于大量瘢痕粘连和钙化使心包伸缩性降低，影响心室充盈，引起心输出量降低。

近年来，随着人类疾病谱的变化，引起心力衰竭的主要病因也发生了改变。我国在过去很长时间内风湿性瓣膜病是引起心力衰竭的第一病因，而目前冠心病和高血压病已成为引起心力衰竭的主要病因。

二、心功能不全的诱因

据统计，临床上 60% ~90% 心力衰竭的发生都有明显的诱因存在。凡能增加心脏负荷，使心肌耗氧量增加和（或）使心肌供血、供氧减少的因素皆可能成为心力衰竭的诱因。常见的诱因如下。

（一）感染

各种感染是心力衰竭最常见的诱因，尤其是呼吸道感染。感染诱发心力衰竭的机制有：①感染引起发热，交感神经兴奋，血管收缩使外周阻力增加，加重心脏负荷；②心率增快，使心肌耗氧量增加，同时舒张期缩短引起冠脉灌流减少，心室充盈不足；③致病微生物及其毒素直接损伤心肌；④呼吸道病变如支气管痉挛、黏膜充血、水肿等，引起肺循环阻力增大，加重右心负荷。

（二）心律失常

心律失常，尤其是快速型心律失常如室上性心动过速或心房颤动、心房扑动伴有快速心室律时等，均可诱发心力衰竭。心率增快可使心肌耗氧量增加，亦可缩短舒张期，既使冠脉供血减少，又可引起心室充盈不足。此外，快速型心律失常引起的房室活动协调性紊乱，也可导致心输出量减少。严重缓慢型心律失常如高度房室传导阻滞等，当每搏输出量的增加不足以弥补心率减慢引起的心输出量降低时，亦可诱发心力衰竭。

（三）妊娠与分娩

妊娠期血容量增多，至临产期可较妊娠前增加 20% 以上，且血浆容量的增加超过红细胞数量的增加，易引起稀释性贫血及心脏负荷加重。分娩时，宫缩阵痛、精神紧张，引起交感 - 肾上腺髓质系统兴奋，心率增快使心肌耗氧量增加，还可促使静脉回流增加和外周血管阻力增大，加重心脏负荷。

（四）水、电解质代谢及酸碱平衡紊乱

常见于钾代谢紊乱和酸中毒。钾代谢紊乱，特别是高钾血症可通过干扰心肌兴奋性、传导性和自律性引起心律失常而诱发心力衰竭；酸中毒主要通过干扰心肌钙离子转运而抑制心肌收缩性。此外，过多、过快地输液可使血容量迅速增加，加重心脏前负荷而诱发心力衰竭。

（五）其他

过度劳累、情绪激动、气候突变、甲状腺功能亢进、洋地黄中毒、外伤与手术等均可能加重心脏负荷，诱发心力衰竭。

临床上，针对心力衰竭的病因进行治疗固然重要，但若能及时发现并去除诱因，对心力衰竭的防控也具有重要意义。

三、心力衰竭的分类

（一）按发生部位分类

1. 左心衰竭 临床上最常见，常见于冠心病、高血压、主动脉瓣狭窄或关闭不全、二尖瓣关闭不全和扩张性心肌病等。由于左心室舒张期充盈和收缩期射血功能障碍，临床上主要以心输出量减少和肺循环淤血、肺水肿为特征。

2. 右心衰竭 常见于慢性阻塞性肺疾病引起肺循环阻力增加，肺动脉狭窄、肺动脉高压引起肺大血管阻力增加以及某些先天性心脏病（如法洛四联症和房室间隔缺损）等。由于右心室负荷过重，不能将体循环回流的血液充分排至肺循环，临床上主要以体循环淤血、静脉压升高和下肢甚至全身水肿为特征。

3. 全心衰竭 某些疾病如风湿性心肌炎、心肌病和严重贫血等，可使左、右心室同时受累，发生全心衰竭。也可由一侧心力衰竭波及另一侧而发生全心衰竭。由于长期左心衰竭导致肺循环阻力增加，久之合并右心衰竭在临床上较为常见。

（二）按左室射血分数分类

1. 射血分数降低的心力衰竭（heart failure with a reduced ejection fraction，HFrEF） 左室射血分数（left ventricular fraction，LVEF）是指每搏输出量占左心室舒张末期容积量（即心脏前负荷）的百分比，静息状态下正常值为 55% ~ 70%，是评价左心室射血效率的常用指标，能较好地反映心肌收缩功能的改变。HFrEF 常见于冠心病、扩张型心肌病等引起的心肌收缩性降低，心泵血量减少，其临床特点是 LVEF < 40%，左心室舒张末期容积增大，又称收缩性心力衰竭（systolic heart failure）。

2. 射血分数保留的心力衰竭（heart failure with preserved ejection fraction，HFpEF） 是指在心肌收缩功能相对正常的情况下，因心肌舒张功能异常或室壁僵硬造成心室充盈量减少，需提高心室充盈压才能达到正常的心输出量。常见于高血压伴左室肥厚、肥厚型心肌病、主动脉瓣狭窄和缩窄性心包炎等，其临床特点是 LVEF ≥ 50%，由于增高的充盈压逆传到静脉系统，可出现肺循环或体循环淤血的表现，又称舒张性心力衰竭（diastolic heart failure）。

3. 射血分数轻度降低的心力衰竭（heart failure with mildly reduced ejection fraction，HFmrEF）

2021 年欧洲心脏学会（ESC）心力衰竭指南将 LVEF 在 40% ~ 49% 的心力衰竭定义为 HFmrEF。HFmrEF 具有介于 HFrEF 和 HFpEF 之间的中间型特征，但在缺血性心脏病患病率方面更类似于 HFrEF，HFmrEF 可转变为 HFpEF 或 HFrEF。

在心功能不全早期，患者心脏受损可能以单纯的收缩或舒张功能减退为主。但当发展到一定阶段后，心肌收缩和舒张功能障碍往往同时存在。如高血压性心脏病，早期主要表现为心室充盈量减少，但随着心肌功能和结构的改变，最终可发展为收缩和舒张功能障碍。

（三）按心输出量分类

1. 低输出量性心力衰竭（low output heart failure）　此类心力衰竭发生时心输出量低于正常群体的平均水平，常见于冠心病、高血压病、心瓣膜病及心肌炎等引起的心力衰竭。

2. 高输出量性心力衰竭（high output heart failure）　常继发于处于高动力循环状态的某些疾病，如严重贫血、甲状腺功能亢进症、妊娠、动静脉瘘及维生素 B_1 缺乏症等。这类患者因血容量增多或循环速度加快，静脉回流增加，心脏过度充盈，在代偿阶段其心输出量明显高于正常水平，一旦发展到心力衰竭（失代偿），心输出量较代偿阶段有所降低，不能满足机体高水平代谢的需求，但其值仍高于或不低于正常群体的平均水平，故称为高输出量性心力衰竭。

（四）按心力衰竭的发生速度分类

1. 急性心力衰竭　起病急，发展迅速，心输出量急剧降低，机体来不及发挥代偿作用，多伴发心源性休克。主要见于大面积急性心肌梗死、急性弥漫性心肌炎和严重心律失常等。

2. 慢性心力衰竭　发病缓慢，机体有充分的时间发挥代偿作用。在代偿阶段心力衰竭症状可以不明显，但随着病情进展，机体代偿能力逐渐丧失，心输出量不能满足代谢需要，可逐渐出现心力衰竭的表现。临床上常见于高血压病、心瓣膜病和慢性肺部疾病等。

（五）按严重程度分类

临床上，为了更好地判断患者的病情和指导治疗，常按心功能不全的严重程度进行分级和分期。纽约心脏病协会（NYHA）提出按照患者症状的严重程度将慢性心功能不全分为 I ~ Ⅳ四级。21 世纪初，美国心脏病学院/美国心脏学会（ACC/AHA）提出心功能不全的阶段（或期）划分法，将从患者仅有心力衰竭的危险因素至发生终末期心力衰竭的长期过程分为 A ~ D 四期。该分期法是对 NYHA 分级的补充，旨在强调心功能不全早期预防和干预的重要性，有利于阻断或延缓心脏损伤的发展。两者的相互对比关系见表 14 - 1。

表 14 - 1　心功能不全的分级与分期

NYHA 心功能不全分级	ACC/AHA 心功能不全分期
	A 期　心力衰竭的高危人群（如冠心病和高血压患者），但目前尚无心脏结构性损伤，亦无心力衰竭的症状
Ⅰ级　有心脏病，但体力活动不受限制，无心力衰竭的症状	B 期　有结构性心脏损伤，但尚无心力衰竭的症状，相当于 NYHA 心功能 Ⅰ级
Ⅱ级　体力活动轻度受限制，休息时无症状，日常活动可引起疲劳、心悸和呼吸困难等症状	C 期　有器质性心脏病，以往或目前有心力衰竭的临床表现，包括 NYHA 心功能 Ⅱ、Ⅲ和Ⅳ A 级
Ⅲ级　体力活动明显受限制，休息时无症状，轻度活动即感不适	
Ⅳ A 级　休息时也有症状，但优化内科治疗后可平卧或床边活动	
Ⅳ B 级　优化内科治疗后仍不能平卧，任何活动均严重受限	D 期　难治性终末期心力衰竭，有进行性器质性心脏病，有严重的心力衰竭的临床表现，需要特殊的治疗举措

第二节 心功能不全时机体的代偿反应

生理条件下，通过对心率、心室前后负荷以及心肌收缩性的调节，心输出量可随着机体代谢需要而增加。在各种病因导致心功能不全的过程中，机体通过动用心力储备（cardiac reserve）和其他全身性机制进行代偿。通过代偿，心输出量能满足机体正常代谢需要而不出现心力衰竭的临床表现者，称为完全代偿；心输出量仅能满足机体在安静状态下的需要，患者开始出现临床症状，称为不完全代偿；心输出量不能满足机体安静状态下的需要，出现明显临床症状者，称为失代偿或代偿失调。机体的代偿功能在很大程度上决定了心力衰竭发生、发展的速度及其严重程度。

一、神经 - 体液调节机制的激活

心脏泵血功能受损时，心输出量减少导致外周组织器官缺血、缺氧，可以通过多种途径引起神经 - 体液调节机制的激活，这既是心功能减退时介导一系列心脏本身与心外组织代偿和适应反应的基本机制，又是失代偿阶段促进心力衰竭发生和进展的关键因素。在神经 - 体液调节机制中，最为重要的是交感 - 肾上腺髓质系统和肾素 - 血管紧张素 - 醛固酮系统的激活。

（一）交感 - 肾上腺髓质系统激活

心功能不全时，心输出量减少通过刺激颈动脉窦和主动脉弓的压力感受器，引起交感 - 肾上腺髓质系统的激活。交感神经活性增高，血浆儿茶酚胺浓度升高，可使心肌收缩力增强、心率增快，心输出量增多；还可引起腹腔内脏等的阻力血管收缩，有助于维持动脉血压的稳定，保证重要器官的血液灌流。但长期过度地激活交感 - 肾上腺髓质系统则会对机体产生不利影响。外周阻力血管持续收缩，使心脏后负荷增大，心输出量减少；内脏器官长期供血不足会导致其功能、代谢甚至结构的改变。去甲肾上腺素对心肌细胞有直接的毒性作用，可促使心肌细胞凋亡，参与心室重塑的病理过程。

（二）肾素 - 血管紧张素 - 醛固酮系统激活

肾血液灌流减少和交感神经兴奋等均可激活 RAAS。血管紧张素 Ⅱ（AngⅡ）有强大的缩血管作用，通过与去甲肾上腺素的协同作用对血流动力学稳态产生重要影响。AngⅡ可升高肾灌注压，通过肾内血流重新分布维持肾小球滤过率；醛固酮增加促进水、钠的重吸收，有助于维持循环血量和心输出量。但RAAS 的过度激活也会对机体产生负面效应。过度的血管收缩加重左心室后负荷；AngⅡ还可直接促进心肌细胞蛋白的合成和体积增大，导致心肌肥大，也可促进非心肌细胞的增生；醛固酮可作用于心肌间质的成纤维细胞，促进胶原合成和心室纤维化。总之，过度激活的 RAAS 是促进心力衰竭进展和心室重塑的重要机制。

（三）钠尿肽系统激活

心房肌细胞主要合成和分泌心房钠尿肽，心室肌细胞主要合成和分泌 B 型钠尿肽（B - type natri-uretic peptide，BNP）。钠尿肽类激素具有利尿、利钠、扩张血管和抑制 RAAS 系统的功能。BNP 前体在分泌或进入血液循环的过程中被蛋白水解酶裂解成由 32 个氨基酸残基组成的具有生物学活性的 BNP 和由 76 个氨基酸残基组成的无生物学活性的 N - 末端 B 型钠尿肽（N - terminal pro - B - type natriuretic peptide，NT - proBNP）。与 BNP 相比，NT - proBNP 具有更长的半衰期和更高的稳定性，能更好地反映BNP 通路的激活。生理状况下，循环血中可检测到少量 BNP/NT - proBNP。心功能不全时，心脏负荷增加或心室扩大，心肌细胞受牵拉进而合成和释放 BNP/NT - proBNP 入血，其含量与心功能分级呈显著正相关。目前，动态监测 BNP/NT – proBNP 浓度已成为临床上心力衰竭诊断和鉴别诊断、风险分层、预后评估和疗效监测等的重要指标。

此外，心功能不全时还会促进肿瘤坏死因子等炎症介质的释放；引起内皮素和一氧化氮等血管活性物质的改变，这些因素在不同程度上都参与了心功能不全时的代偿和失代偿调节。

在神经 – 体液机制的调控下，机体对心功能降低的代偿反应可分为心脏本身的代偿和心脏以外的代偿。

二、心脏本身的代偿

心功能不全时，心脏本身的代偿反应不仅有快速启动的功能性代偿，如心率加快、心脏紧张源性扩张和心肌收缩性增强；还有缓慢持久的结构性代偿，即心室重塑。

（一）心率加快

心率加快是一种发动快、见效迅速的代偿反应。心率主要受到交感神经和副交感神经的调控。心功能损伤时，心率加快的机制主要如下。①压力感受器效应：心输出量减少，动脉血压降低，对主动脉弓和颈动脉窦压力感受器刺激减弱，反射性引起交感神经兴奋，心率加快。②容量感受器效应：心脏泵血减少使心腔内剩余血量增多，心室舒张末期容积和压力增大，刺激右心房和腔静脉入口处的容量感受器，使迷走神经抑制、交感神经兴奋，心率加快。③化学感受器效应：如合并缺氧，可刺激主动脉体和颈动脉体化学感受器，使呼吸中枢兴奋，反射性引起心率加快。在一定的范围内，心率加快可增加心输出量，对维持动脉血压，保证心、脑等重要器官的血流供应有积极意义。但这种代偿作用是有一定限度的，其原因是：①心率加快，使心肌耗氧量明显增加；②心率过快（成人 > 180 次/分），使舒张期明显缩短，不但影响冠脉灌流，加重心肌缺血、缺氧，还可引起心室充盈不足，心输出量反而降低。

（二）心脏紧张源性扩张

根据 Frank – Starling 定律，在一定范围内，心肌的收缩力和心搏出量与心肌纤维初长度（即心脏前负荷）成正比。生理情况下，左室舒张末期压力为 0 ~ 6mmHg，肌节长度为 1.7 ~ 1.9μm；随着心室舒张末期容积和压力增大，肌节初长度增加，心肌收缩力可逐渐增大。当肌节长度达到 2.2μm 时，粗、细肌丝处于最佳重叠状态，有效横桥数目最多，产生的心肌收缩力最大，这个肌节长度称为最适初长度（L_{max}）。心泵功能减弱时，每搏输出量降低，致使心室舒张末期容积增大，心肌纤维初长度增加（肌节长度不超过 2.2μm），引起心肌收缩力增强，每搏输出量增加。这种伴有心肌收缩力增强的心腔扩大称为心脏紧张源性扩张（tonogenic dilation），具有积极的代偿意义。但若前负荷过大，心室舒张末期容积或压力过高时，心室过度扩张使肌节长度超过 2.2μm，有效横桥数目减少，此时心肌收缩力反而下降。当肌节长度达 3.6μm 时，因粗、细肌丝完全不能重叠而丧失收缩能力。这种心肌纤维过度拉长并伴有心肌收缩力减弱的心腔扩大称为肌源性扩张（myogenic dilation）。肌源性扩张已丧失代偿意义，还会增加心肌耗氧量。

（三）心肌收缩性增强

心肌收缩性是指不依赖于心脏前、后负荷变化的心肌本身的收缩特性，主要取决于心肌的收缩蛋白、可供利用的 ATP 含量以及胞浆 Ca^{2+} 浓度。心功能受损时，心输出量减少，引起交感 – 肾上腺髓质系统兴奋，儿茶酚胺增多，激活 β 肾上腺素能受体，使胞质内 cAMP 浓度升高，激活蛋白激酶 A，引起心肌细胞胞质 Ca^{2+} 浓度增高而发挥正性肌力作用。在心功能受损的急性期，心肌收缩力增强对维持心输出量和血流动力学稳态具有重要作用。

（四）心室重塑

心肌受损或长期负荷过重时，心肌组织在结构、功能、代谢、数量和基因表达等方面所发生的慢性代偿适应性反应称为心室重塑（ventricular remodeling），包括心肌肥大、心肌细胞表型改变和非心肌细胞及细胞外基质的变化。

1. **心肌肥大**　是指心肌细胞体积增大，重量增加。当心肌肥大到一定程度时（成人心脏重量超过500g），心肌细胞亦可有数量上的增多。它是心脏长期负荷过重而逐渐发展起来的一种慢性代偿机制。根据负荷原因和心肌反应形式的不同，可将心肌肥大分为向心性肥大和离心性肥大。心室在长期过度的压力负荷作用下，收缩期室壁张力持续增高，引起心肌纤维肌节呈并联性增生，肌纤维增粗，心室壁厚度增加，而心腔无明显扩大（正常甚或缩小），室壁厚度/心腔半径比值增大，称为心肌向心性肥大（concentric hypertrophy），常见于高血压性心脏病和主动脉瓣狭窄。当心室长期容量负荷过重时，舒张期室壁张力持续增高，心肌纤维肌节呈串联性增生，肌纤维长度增加，心室腔扩大；而心腔增大又使收缩期室壁应力增大，进而刺激肌节并联性增生，使室壁增厚；心腔容积显著增大与室壁轻度增厚并存，室壁厚度/心腔半径比值基本正常，称为心肌离心性肥大（eccentric hypertrophy），常见于二尖瓣或主动脉瓣关闭不全。

心肌肥大是一种经济、持久而较有效的代偿方式。心肌肥大时单位重量心肌的收缩性是降低的，但由于心肌总重量增加，故心肌总的收缩力是增加的，有助于维持心输出量。心肌肥大室壁增厚时可降低室壁张力，减少心肌耗氧量，减轻心脏负担。因此，肥大心肌在相当长的时间内能满足组织对心输出量的需求而不发生心力衰竭。

但心肌肥大的代偿作用也是有限的，超过一定限度时，心肌肥大将丧失其代偿功能转化为促进心力衰竭发生发展的重要因素，主要原因是心肌肥大是一种不平衡生长，即心肌重量的增加超过心功能的增强，引起肥大心肌发生不同程度的缺血、缺氧、能量代谢障碍和心肌舒缩能力减弱等，心功能由代偿发展为失代偿。其机制有：①肥大心肌缺血、缺氧加重，心肌中毛细血管数量不能随心肌肥大而成比例地增加，心肌供血、供氧相对不足；同时肥大心肌射血阻抗增大，压迫微血管导致供血不足；②肥大心肌能量代谢障碍，心肌细胞重量和体积的增长超过细胞内线粒体数量的增加，使 ATP 生成相对不足；肥大心肌肌球蛋白头部 ATP 酶活性下降，导致心肌能量利用障碍；③心肌重量增加超过心交感神经轴突的生长，使单位重量心肌的交感神经分布密度下降，且肥大心肌中儿茶酚胺的含量减少；肥大心肌细胞中肌浆网 Ca^{2+} 转运障碍，均可使心肌舒缩性能减弱；④心肌间质胶原增生，心肌僵硬度增加，顺应性降低。

2. **心肌细胞表型的改变**　心肌合成的蛋白质的种类变化亦可引起心肌细胞"质"的改变，即心肌细胞表型的改变。在引起心肌肥大的机械和化学信号的刺激下，可使在成年心肌细胞处于静止状态的胎儿期基因被激活，如心房钠尿肽基因、β-肌球蛋白重链基因等，胎儿型蛋白质表达增加；而另一些基因的表达则被抑制，发生同工型蛋白之间的转换，引起细胞表型的改变。表型转变的心肌细胞在细胞膜、线粒体、肌质网、肌原纤维和细胞骨架等方面均与正常心肌不同，并通过分泌的细胞因子和局部激素而相互作用，促进细胞的生长、增殖和凋亡，从而影响心肌的舒缩能力。

3. **非心肌细胞和细胞外基质的变化**　心脏的非心肌细胞包括成纤维细胞、血管平滑肌细胞和内皮细胞等，其中成纤维细胞占人心脏细胞总数的 60%～70%，是细胞外基质的最主要来源。细胞外基质是指存在于细胞间隙、肌束之间及血管周围的结构糖蛋白、蛋白多糖和糖胺聚糖的总称，最主要的是Ⅰ型胶原纤维和Ⅲ型胶原纤维。胶原纤维的量和成分是决定心肌伸展性和回弹性（僵硬度）的重要因素。促使心肌肥大的因素如 AngⅡ、醛固酮和去甲肾上腺素等都可以促进非心肌细胞的活化或增殖，通过调控胶原合成与降解，使胶原网络结构的生化组成（如Ⅰ型和Ⅲ型胶原的比值）和空间结构发生改变，引起心肌间质的增生和重塑。不适当的非心肌细胞的增殖和基质重塑（如Ⅰ型/Ⅲ型胶原的比值增大）可降低心室壁的顺应性，影响心脏舒张功能和冠脉的供血；还可影响心肌细胞之间信息的传递和舒缩的协调性，促进心肌细胞凋亡和纤维化。

三、心脏以外的代偿

心功能不全时，除心脏本身发生功能和结构的代偿外，机体还会启动心外的各种代偿机制，以适应心输出量的降低。

（一）血容量增加

血容量增加是慢性心功能不全的一种主要代偿方式，是水钠潴留的结果，其发生机制如下。

1. 肾小球滤过率降低 心功能不全时，心输出量减少，动脉压下降，肾血液灌流减少；有效循环血量减少引起交感－肾上腺髓质系统兴奋，肾血管收缩，进一步加重肾血流减少，导致肾小球滤过率降低。

2. 肾小管对水、钠的重吸收增加 ①肾内血流重新分布：在交感神经兴奋或 Ang Ⅱ 作用下，肾内血流重新分布，大量肾血流从皮质肾单位转入近髓肾单位，使水、钠重吸收增加。②肾小球滤过分数增加：心力衰竭时肾血流量减少，此时出球小动脉收缩比入球小动脉收缩更明显，肾小球滤过分数增加，促进近曲小管对水、钠的重吸收。③醛固酮和 ADH 增多：RAAS 被激活，醛固酮分泌增多；随着钠重吸收增多，以及 Ang Ⅱ 的作用，促进 ADH 合成和释放，加上肝脏对 ADH 灭活减少，血浆中 ADH 含量增高，远曲小管和集合管对水、钠的重吸收增加。④抑制水、钠重吸收的激素减少：心力衰竭时，心房钠尿肽和 PGE_2 的合成和分泌减少，促进水钠潴留。

血容量增加在一定范围内可提高心输出量和组织灌流量，具有代偿意义。但长期过度的血容量增加可加重心脏负荷，增加心肌耗氧量，反而加重心功能不全。

（二）血流重新分布

心功能不全时，交感－肾上腺髓质系统兴奋，外周血管选择性收缩，引起全身血流重新分布，主要表现为皮肤、骨骼肌和内脏器官的血流量减少，其中肾血流减少最明显，而心、脑的血流量不变或略增加。这样既能防止血压下降，又能保证重要器官的血液供应。但外周器官长期供血不足可导致脏器功能障碍。同时，外周血管长期收缩，可加重心脏后负荷。

（三）红细胞增多

心功能不全时，体循环淤血和血流速度减慢可引起循环性缺氧；肺淤血和肺水肿又可引起低张性缺氧。缺氧刺激肾间质细胞合成分泌促红细胞生成素增加，促进骨髓造血功能，使红细胞和血红蛋白生成增多，提高血液携氧能力，有助于改善外周组织缺氧。但红细胞过多，引起血液黏度和血流阻力增大，加重心脏后负荷。

（四）组织细胞利用氧的能力增强

心功能不全时，由于外周组织供血、供氧减少，组织细胞可发生一系列代谢、功能和结构的改变，使细胞利用氧的能力增强。例如，慢性缺氧时细胞线粒体数量增多、表面积增大，细胞色素氧化酶活性增强，有助于改善细胞内呼吸功能；磷酸果糖激酶活性增加有助于细胞从糖酵解中获得一定的能量补充；肌肉中肌红蛋白含量增多可改善肌肉组织对氧的转运和贮存。

第三节　心力衰竭的发生机制

心力衰竭的发生机制比较复杂，是多种机制共同作用的结果。不同原因所导致的心力衰竭以及心力衰竭发展的不同阶段，其作用机制也有所不同。目前认为，神经－体液调节机制失衡在其中起着关键作用，而心室重塑是促进心力衰竭发生、发展的分子基础，最终导致心肌舒缩功能障碍。

⊕ **知识链接**

心肌收缩的特点

1. 对细胞外 Ca^{2+} 的依赖性　心肌细胞的收缩活动有赖于细胞外 Ca^{2+} 的内流。如果去除细胞外 Ca^{2+}，心肌不能收缩，停在舒张状态。心肌兴奋时，细胞外 Ca^{2+} 通过肌膜和横管膜上的 L 型钙通道流入胞质，触发肌质网大量释放 Ca^{2+}，使胞质内 Ca^{2+} 浓度迅速升高而引起收缩。

2. "全或无" 式收缩　心房和心室分别是一个功能合胞体，一个细胞的兴奋可以迅速传播到全心房或全心室，引起整个心房或心室的收缩，称为 "全或无" 收缩。心肌收缩的强弱完全取决于各个心肌细胞的收缩强度的变化。

3. 不发生完全强直收缩　心肌细胞的有效不应期特别长，相当于心肌细胞的整个收缩期和舒张早期。因此，心肌不可能在收缩期内再接受刺激而产生一个新的兴奋收缩，也就是说，心肌不会发生完全强直收缩。这一特征保证心脏交替进行收缩和舒张活动，有利于心脏的充盈和泵血。

一、正常心肌舒缩的分子基础

肌节是心肌舒缩的基本单位，心肌收缩和舒张的实质是肌节的缩短和伸长。肌节主要由粗、细两种肌丝组成。粗肌丝的主要成分是肌球蛋白，该蛋白由杆状的尾部、能弯曲的颈部和粗大的头部组成。头部朝向粗肌丝的两端并露出于表面，具有 ATP 酶活性，可分解 ATP，为肌丝滑动提供能量，并含有与肌动蛋白之间形成横桥（cross-bridge）的位点。细肌丝的主要成分是肌动蛋白，呈球形，互相串联成双螺旋的细长纤维。肌动蛋白上有特殊的 "作用点"，可与肌球蛋白头部形成可逆性结合。肌动蛋白和肌球蛋白是心肌舒缩活动的物质基础，被称为收缩蛋白。此外，细肌丝还含有具有调节功能的向肌球蛋白和肌钙蛋白。向肌球蛋白呈杆状，含有两条多肽链，头尾串联并形成螺旋状细长纤维嵌在肌动蛋白双螺旋的沟槽内。每个向肌球蛋白分子附有一个肌钙蛋白复合体，后者由向肌球蛋白亚单位（TnT）、钙结合亚单位（TnC）和抑制亚单位（TnI）构成。调节蛋白本身没有收缩作用，主要通过肌钙蛋白与 Ca^{2+} 的可逆性结合改变向肌球蛋白的位置，从而参与调节收缩蛋白的活动。

心肌细胞兴奋时，膜电位的改变激活细胞膜上 L 型钙通道开放，细胞外 Ca^{2+} 顺浓度梯度进入细胞内，同时激活肌质网释放 Ca^{2+}，使胞质内 Ca^{2+} 浓度迅速升高。当胞质内 Ca^{2+} 浓度从 $10^{-7}mol/L$ 升至 $10^{-5}mol/L$，Ca^{2+} 与肌钙蛋白结合，改变向肌球蛋白的位置，从而暴露肌动蛋白上肌球蛋白的结合位点，使肌球蛋白头部与肌动蛋白结合形成横桥。胞质 Ca^{2+} 浓度的升高可激活肌球蛋白头部 ATP 酶活性，水解 ATP 释放能量，引发心肌收缩，从而完成一次兴奋-收缩耦联。

心肌细胞复极化时，胞质内的 Ca^{2+} 大部分由肌质网的钙泵摄取并储存在肌质网，同时小部分 Ca^{2+} 被转运到细胞外，使胞质内 Ca^{2+} 浓度迅速下降，当胞质内 Ca^{2+} 降至 $10^{-7}mol/L$ 时，Ca^{2+} 与肌钙蛋白解离，向肌球蛋白复位，肌动蛋白上的作用位点又重新被覆盖，肌球蛋白和肌动蛋白复合体解离，心肌舒张。

二、心力衰竭的发生机制

（一）心肌收缩功能降低

心肌收缩能力是决定心输出量最重要的因素，心肌收缩能力的降低是导致心脏泵血功能减退的主要原因，可由心肌收缩相关蛋白的改变、心肌能量代谢障碍和心肌兴奋-收缩耦联障碍分别或共同引起

（图 14 – 1）。

图 14 – 1 心肌收缩功能降低的机制

1. 心肌收缩相关蛋白的改变

（1）心肌细胞数量减少 各种心肌损害如心肌梗死、心肌炎和心肌病时，可引起心肌细胞变性、萎缩，甚至死亡，使参与有效收缩的心肌细胞数量减少，导致原发性心肌收缩力减弱。心肌细胞的死亡可分为坏死和凋亡两种形式。

1）心肌细胞坏死 当心肌细胞受到各种严重损伤因素（如严重缺血、缺氧及病毒或细菌感染、锑或阿霉素中毒等）作用时，由于溶酶体破裂，大量溶酶体酶特别是蛋白水解酶释放，引起细胞自溶而发生坏死，与心肌收缩有关的蛋白质被分解破坏，心肌收缩功能严重受损。临床上，引起心肌细胞坏死最常见的病因是急性心肌梗死。当心肌梗死面积达左室面积的23%时，则可发生急性心力衰竭。

2）心肌细胞凋亡 细胞凋亡引起的心肌细胞数量减少也是导致心肌收缩力减弱的重要机制。在心力衰竭的过程中，许多病理因素如氧化应激、心脏负荷过重、某些细胞因子、缺血、缺氧和神经 – 内分泌失调等均可诱导心肌细胞凋亡。细胞凋亡还是造成老年心脏心肌细胞数量减少的主要原因。由于心肌肥大与细胞凋亡共存，使得肥厚心肌与后负荷不相匹配，室壁应力增大进一步刺激心室重构和凋亡。心肌细胞凋亡还可引起室壁变薄，心室进行性扩大，在代偿性心肌肥厚向失代偿心力衰竭的发展过程中占据重要地位。因此，干预心肌细胞凋亡已成为防治心力衰竭的重要目标之一。

（2）心肌结构改变 心室重塑时，心肌在结构上会出现明显的改变：①在分子水平上，肥大心肌的表型发生改变，胎儿期基因呈过表达；而一些参与细胞代谢和离子转运的蛋白如肌质网钙泵蛋白和细胞膜钙通道蛋白等合成减少；②在细胞水平上，肥大心肌的肌丝与线粒体不能成比例增加，肌节不规则叠加，加上增大的细胞核对邻近肌节的挤压，肌原纤维排列紊乱，导致心肌收缩力降低；③在组织水平上，重构心肌不同部位的心肌肥大、坏死和凋亡共存；心肌细胞和非心肌细胞的肥大与萎缩、增殖与死亡共存；心肌细胞数量减少伴有成纤维细胞增生，细胞外基质增多，引起心脏纤维化，心肌收缩性能降低；④在器官水平上，与代偿期的心腔扩大和心室肥厚不同，心力衰竭时的心腔扩大伴有室壁变薄，心室几何结构发生改变，由正常的椭圆形变成球形。心室扩张使乳头肌不能锚定房室瓣和（或）瓣环扩大，可引起功能性瓣膜反流，心室泵血功能降低；而反流引起的血流动力学紊乱可进一步促进心室重塑。总之，衰竭心肌在多个层次和水平上出现的不均一性改变是导致心脏收缩功能降低的结构基础。

2. 心肌能量代谢障碍 心肌收缩是一个主动耗能过程，ATP 是心肌细胞唯一能够直接利用的能量形式，心肌细胞必须不断合成 ATP 才能维持正常的泵血功能和细胞活力。心肌的能量代谢包括能量产生、储存和利用三个环节。其中任何一个环节发生障碍，都会影响心肌收缩性能。

（1）能量生成障碍　生理状况下，心肌活动所需的 ATP 主要来自线粒体的氧化磷酸化，极少量来源于糖酵解。供能的底物包括脂肪酸、葡萄糖、乳酸、酮体和氨基酸等。在有氧条件下，正常心肌往往优先利用脂肪酸供能，约 2/3 的 ATP 来源于脂肪酸的 β - 氧化，仅 1/3 由葡萄糖和乳酸等分解产生。当心功能不全时，心肌脂肪酸氧化受到抑制，底物代谢从优先利用脂肪酸向利用葡萄糖转变；而心肌缺血、缺氧或线粒体功能和结构损伤时，有氧氧化障碍，糖酵解增强，不仅直接导致 ATP 生成减少，还使得局部乳酸产生增多，进一步损伤心肌。

心肌的能量生成主要依赖于心肌充足的血液供应。冠心病引起的心肌缺血是导致心肌能量生成不足的最常见原因，休克和严重贫血等也可以引起心肌缺血、缺氧，心肌能量生成减少。肥大心肌内毛细血管数量和线粒体含量相对不足，且线粒体氧化磷酸化水平降低，可导致肥大心肌产能减少。此外，维生素 B_1 缺乏引起丙酮酸氧化脱羧障碍，ATP 生成减少，也可影响心肌的收缩功能。

（2）能量储备减少　心肌以 ATP 和磷酸肌酸（creatine phosphate，CP）的形式储存能量，其中磷酸肌酸是心肌细胞储存能量的主要形式。ATP 供应充分时，在磷酸肌酸激酶的催化下，心肌内肌酸与 ATP 之间发生高能磷酸键转移生成磷酸肌酸而储备能量。肥大心肌不仅产能减少耗能增加，而且磷酸肌酸激酶同工型发生转换，使磷酸肌酸激酶活性下降，导致储能形式的磷酸肌酸含量减少，作为能量储备指数的 CP/ATP 比值降低。

（3）能量利用障碍　心肌对能量的利用是指把 ATP 储存的化学能转化为心肌收缩的机械做功的过程。这一转化过程，是通过位于肌球蛋白头部的 Ca^{2+}，Mg^{2+} - ATP 酶水解 ATP 来实现的。因此，Ca^{2+}，Mg^{2+} - ATP 酶的活性是决定心肌细胞对 ATP 进行有效利用的关键因素。在人类衰竭心肌中，肌球蛋白头部的 ATP 酶活性减弱，对 ATP 的利用发生障碍，引起心肌收缩性降低。目前认为其机制主要与心肌调节蛋白改变有关，肥大心肌肌球蛋白轻链 - 1（myosin light chain，MLC - 1）的胎儿型同工型增多；肌钙蛋白 T 亚单位由成年型（TnT3）向胎儿型同工型（TnT4）转变等，从而导致 ATP 酶活性降低。

3. 心肌兴奋 - 收缩耦联障碍　Ca^{2+} 在把心肌兴奋的电信号转化为收缩的机械活动中发挥着极为重要的中介作用。任何影响心肌 Ca^{2+} 转运、分布的因素，均可导致心肌兴奋 - 收缩耦联障碍，使心肌收缩性减弱。

（1）肌质网 Ca^{2+} 转运功能障碍　生理条件下，肌质网通过对 Ca^{2+} 的摄取、储存和释放三个环节调节胞质内 Ca^{2+} 的动态变化，从而调节心肌的舒缩功能。心力衰竭时，肌质网 Ca^{2+} 摄取和释放能力明显降低，导致心肌兴奋 - 收缩耦联障碍。在过度肥大和衰竭的心肌中，肌质网钙释放蛋白的含量和活性降低，向胞质释放 Ca^{2+} 减少；由于缺血、缺氧，ATP 生成较少，肌质网 Ca^{2+} - ATP 酶含量或活性降低，使肌质网摄取 Ca^{2+} 减少，一方面使胞质中 Ca^{2+} 浓度不能迅速降低，导致心肌舒张延缓，另一方面也造成肌质网储存 Ca^{2+} 量减少，供给心肌收缩的 Ca^{2+} 不足，导致心肌收缩性下降。酸中毒时，肌质网中钙结合蛋白与 Ca^{2+} 亲和力增大，Ca^{2+} 不易解离，也使得肌质网在心肌收缩时释放 Ca^{2+} 减少。

（2）胞外 Ca^{2+} 内流受阻　心肌收缩时，胞质中的 Ca^{2+} 大部分来自于肌质网，还有少量 Ca^{2+} 是经心肌细胞膜上 L 型钙通道从细胞外流入胞内的。Ca^{2+} 内流除了可直接升高胞质内 Ca^{2+} 浓度外，更主要的是诱发肌质网释放 Ca^{2+}。长期负荷过重或者心肌缺血、缺氧时，心肌内去甲肾上腺素合成减少而消耗增多，导致去甲肾上腺素含量降低；肥大心肌细胞上 β 肾上腺素受体的密度相对减少，且对去甲肾上腺素的敏感性降低，这些都使得心肌细胞膜上 L 型钙通道开放减少，Ca^{2+} 内流受阻。高钾血症时，细胞外液的 K^+ 可竞争性抑制 Ca^{2+} 内流，导致胞内 Ca^{2+} 浓度降低。

（3）肌钙蛋白与 Ca^{2+} 结合障碍　心肌兴奋 - 收缩耦联的实现，不但要求胞浆中 Ca^{2+} 浓度迅速升高到足以启动收缩的阈值（10^{-5} mol/L），同时还要求肌钙蛋白能与 Ca^{2+} 迅速结合。各种原因引起心肌细胞酸中毒时，由于 H^+ 与肌钙蛋白的亲和力远大于 Ca^{2+}，H^+ 竞争性地占据了肌钙蛋白上 Ca^{2+} 结合位点，

从而阻断 Ca^{2+} 与肌钙蛋白的结合，导致心肌兴奋 - 收缩耦联受阻。

（二）心肌舒张功能障碍

心室舒张是保证血液回流入心脏的基本因素。心肌舒张功能异常，不但可使心室充盈受损，导致心输出量减少，还是心室充盈压升高的重要原因。任何引起心室充盈量减少、弹性回缩力降低和心室僵硬度增加的疾病都可能导致心室舒张功能降低（图 14－2）。

图 14－2　心肌舒张功能障碍的机制

心肌舒张功能障碍的机制尚不完全清楚，可能的机制如下。

1. Ca^{2+} 复位延缓　心肌收缩后产生正常舒张的首要因素是胞浆中的 Ca^{2+} 浓度必须迅速降至"舒张阈值"，即从 10^{-5} mmol/L 降至 10^{-7} mmol/L，这样 Ca^{2+} 才能与肌钙蛋白解离，促使心室舒张。过度肥大或衰竭心肌由于缺血、缺氧，ATP 供给不足，肌质网或心肌细胞膜上的钙泵活性降低，不能迅速将胞浆内的 Ca^{2+} 摄入肌质网或向胞外排出，使心肌收缩后胞浆内的 Ca^{2+} 浓度不能迅速下降并与肌钙蛋白解离，导致心室舒张迟缓或不完全。

2. 肌球 - 肌动蛋白复合体解离障碍　在心肌舒张过程中，当 Ca^{2+} 与肌钙蛋白解离后，肌球 - 肌动蛋白复合体也需要迅速解离。这是一个需要消耗 ATP 的主动过程。心力衰竭时，由于 ATP 供给不足及 Ca^{2+} 与肌钙蛋白亲和力增加影响其复位，可使肌球 - 肌动蛋白复合体解离障碍，影响心室的舒张和充盈。

3. 心室舒张势能减少　心室舒张势能来自心室的收缩。心室收缩末期由于心室几何结构的改变可产生一种促进心室复位的舒张势能。心室收缩越好，舒张势能就越大，越有利于心室舒张。凡能削弱心肌收缩性的因素也可通过减少舒张势能而影响心室的舒张。此外，舒张期冠状动脉的充盈、灌流也是促使心室舒张的一个重要因素。当冠状动脉粥样硬化、冠脉内血栓形成，或者室壁张力过大、心室内压过高使冠脉充盈不足时，均可影响心室的舒张功能。

4. 心室顺应性降低　心室顺应性（ventricular compliance）是指心室在单位压力变化下所引起的容积改变（dV/dp），其倒数 dp/dV 即为心室僵硬度（ventricular stiffness）。通常以心室舒张末期压力 - 容积（P－V）曲线来反映心室顺应性和僵硬度的变化，当顺应性降低（僵硬度增大）时，曲线左移，反之则右移（图 14－3）。心肌肥大引起的室壁增厚和心肌炎症、水肿、纤维化及间质增生等引起的室壁成分改变，均可导致心室顺应性降低。心室顺应性降低使心室在舒张末期容量减少，每搏输出量减少，而心室收缩末期容量并无明显改变，此时需要提高心室充盈压以维持心室的充盈量。当左心室舒张末期压力增大时，肺静脉压也随之升高，出现肺淤血、肺水肿等左心衰竭的临床表现。

图 14 - 3　心室舒张末期压力 - 容积曲线（P - V 曲线）
1. 顺应性降低；2. 顺应性正常；3. 顺应性增高

（三）心脏各部舒缩活动不协调

正常情况下，心脏各部即左 - 右心之间、房 - 室之间和心室本身各区域之间的舒缩活动是高度协调一致的，以保持心功能的稳定。一旦心脏舒缩活动的协调性被破坏，将会引起心脏泵血功能紊乱而导致心输出量下降。导致心脏舒缩活动协调性破坏最常见的原因是各种病因引起的心律失常。各种引起心力衰竭的病因如冠心病、心肌梗死、心肌炎、甲状腺功能亢进、严重贫血、高血压性心脏病、肺心病等，由于病变呈区域性分布，病变轻的心肌舒缩活动减弱，病变重的则完全丧失收缩功能，非病变心肌功能相对正常，不同功能状态的心肌共处一室，特别是当病变面积较大时必然使整个心脏舒缩活动出现不协调，导致心输出量减少。对于心肌梗死患者，由于心肌各部分供血不均一，梗死区、边缘缺血区和非病变区心肌在兴奋性、自律性、传导性、收缩性方面均存在差异，在此基础上易发生心律失常，使心脏各部舒缩活动的协调性遭到破坏。

总之，在心泵功能的维持中，心肌的收缩性、舒张性以及各部心肌舒缩的协调性是密切相关又相互影响的过程。由于原发病因不同，引起心力衰竭的基本机制也不尽相同，往往是多种机制共同作用的结果。

第四节　心功能不全时机体的功能与代谢变化

心脏泵血功能障碍和神经 - 体液调节机制过度激活可以引起心功能不全患者在临床上出现多种表现。根据血流动力学的变化，心力衰竭的临床表现主要以心输出量减少引起组织器官灌流不足和血液回流障碍导致肺循环和（或）体循环淤血为特征，表现为相应的临床综合征（图 14 - 4）。

一、心输出量减少

在临床上，由心肌收缩性降低或心室后负荷过重引起的收缩性心功能不主要表现为低心排血量综合征（low output syndrome），亦称前向衰竭（forward failure）。

（一）心脏泵血功能降低

心脏泵血功能降低是心力衰竭时最根本的改变，此时心输出量减少，同时射血后心室残余血量增多，反映心脏收缩功能和舒张功能的指标均有明显降低。

1. 心输出量减少及心脏指数降低　心输出量是反映心脏泵血功能的重要指标之一，正常值为 3.5 ～ 5.5L/min，但在不同个体之间横向可比性较差。心脏指数（cardiac index, CI）是心输出量经单位体表面积标准化后的心脏泵血功能指标，正常值为 2.5 ～ 3.5L/（min·m²），具有较好的横向可比性。心脏泵血功能受损早期即心功能代偿期，主要表现为心力储备减少，机体耐受负荷能力降低。随着心力衰竭的

图 14 –4　心力衰竭的临床表现及机制

发展，每搏输出量显著降低，常需要依赖升高的充盈压和（或）增快的心率才能满足机体代谢的需求。严重心力衰竭时，心输出量甚至不能满足机体静息状态下代谢需求，此时多数患者心输出量 <3.5L/min，心脏指数 <2.2L/（min·m²）。

2. 左室射血分数降低　射血分数（ejection fraction，EF）是指每搏输出量占心室舒张末容积（ventricular end diastolic volume，VEDV）的百分数。心力衰竭时，每搏输出量降低，而左心室舒张末容积增大，造成 LVEF 降低。LVEF 在静息状态下的正常值为 55%～65%，能较好地反映心肌收缩功能的变化。一般认为，LVEF 大于 50%～55% 时，左室收缩功能尚可；40%～55% 表示收缩功能轻度受损；30%～40% 表示中度受损；小于 30% 则为严重受损，患者预后差。此外，射血分数受到心室压力负荷和容量负荷的影响。压力负荷增大会抑制心肌收缩力，引起射血分数降低；而二尖瓣反流引起容量负荷增大，可通过紧张源性扩张增加射血分数。约 40% 舒张性心力衰竭患者，尤其是老年患者，其射血分数可大于50%，故不应单以射血分数判断是否发生心力衰竭。

3. 心室充盈受损　由于射血分数降低，心室射血后残余血量增多，使心室收缩末容积（ventricular end systolic volume，VEDV）增多，心室容量负荷增大，心室充盈受限。临床上通常以肺毛细血管楔压（pulmonary capillary wedge pressure，PCWP）反映左心房与左心室舒张末压；以中心静脉压（central venous pressure，CVP）反映右心房与右心室舒张末压。心力衰竭早期即可出现心室舒张末压（ventricular end diastolic pressure，VEDP）升高。

4. 心率加快　由于交感神经系统兴奋，心力衰竭患者在早期就有明显的心率增快。心肌收缩能力降低使每搏输出量减少，机体更大程度依赖心率增快来维持心输出量，因此心悸常是心力衰竭患者最早和最明显的症状。但心率过快反而可使心输出量降低，且可造成心肌缺血、缺氧，加重心肌损伤。

（二）器官组织灌流不足

心输出量减少引起神经 - 体液系统的激活，各器官血流重新分配，导致部分器官组织灌流不足，表现出相应的临床综合征。

1. 动脉血压的变化　急性严重心力衰竭时（如急性心肌梗死），机体来不及充分发挥代偿调节，由于心输出量的显著减少导致动脉血压急剧降低，甚至发生心源性休克。慢性心力衰竭时，机体通过外周小动脉收缩、心率加快以及血容量增多等代偿活动，可使动脉血压维持在正常水平。

2. 器官血流重新分配　心力衰竭时，各组织器官灌注压的降低和阻力血管收缩的程度不一，导致器官血流量重新分配。心力衰竭较轻时，心、脑血流量可维持在正常水平，而皮肤、骨骼肌、腹腔内脏和肾脏等组织器官灌流量显著减少，出现相应的功能障碍；当发展到严重阶段时，心、脑血流量亦可减少。

（1）皮肤苍白或发绀　由于心输出量减少，皮肤血管收缩，使皮肤血流量减少，表现为皮肤苍白，皮肤温度降低。如果合并缺氧，血液中还原血红蛋白增多，其含量超过 5g/dl 时可出现发绀，皮肤呈现斑片状或网状青紫。

（2）疲乏无力　由于骨骼肌血流量减少，心力衰竭患者在早期即可感觉疲乏无力，对体力活动的耐受力降低。通过减少骨骼肌耗氧量以适应组织的低灌流状态，这在早期具有一定的保护意义；但长期低灌流可导致骨骼肌萎缩、氧化酶活性降低和线粒体减少等，对体力活动的承受能力不断降低。

（3）中枢神经系统功能紊乱　心力衰竭早期，由于血液重新分布，脑血流量可维持在正常水平。但随着心输出量的进一步减少，脑血流量也可以减少，引起脑供氧不足，可出现头晕、头痛、失眠、记忆力减退、烦躁不安和嗜睡等症状，严重时发生昏迷。当心输出量急剧减少时，由于急性脑缺血发生短暂性意识丧失，称为心源性晕厥（cardiogenic syncope）。

（4）尿量减少　心力衰竭时，肾血液灌流量明显减少，引起肾小球滤过率下降和肾小管重吸收增强，患者尿量减少，水钠潴留，亦可伴有氮质血症。尿量在一定程度上可以反映心功能状况，随着心功能的改善，尿量可增多。

二、静脉淤血

心肌收缩力降低导致神经 - 体液调节机制过度激活，引起循环血量增多和容量血管收缩，前负荷增大，不但不能使心输出量有效增加，反而导致心室充盈压显著升高，促进静脉淤血的发展，表现为静脉淤血综合征（syndrome of venous congestion），亦称后向衰竭（backward failure）。根据静脉淤血的主要部位分为肺循环淤血和体循环淤血。

（一）肺循环淤血

肺循环淤血主要见于左心衰竭。左室收缩功能减弱、负荷过重或顺应性降低，引起左室舒张末期压力增大，肺静脉回流受阻，肺毛细血管楔压增高，导致不同程度的肺循环淤血，严重时可出现肺水肿（pulmonary edema）。肺循环淤血和肺水肿主要表现为各种形式的呼吸困难（dyspnea）。

1. 呼吸困难发生的机制　主要与以下因素有关：①肺淤血、肺水肿导致肺顺应性降低，肺泡扩张阻力增大，要吸入同样量的空气，呼吸肌需要做更大的功，消耗更多的能量，故感到呼吸费力；②肺毛细血管淤血和间质性肺水肿使肺毛细血管旁感受器（juxtapulmonary capillary receptor，J 感受器）受到刺激，经迷走神经传入中枢，引起反射性浅快呼吸；③支气管黏膜充血、肿胀及气道内分泌物增多，导致气道阻力明显增大。

2. 呼吸困难的表现形式　由于肺淤血、肺水肿的严重程度不同，呼吸困难可有不同的表现形式。

（1）劳力性呼吸困难　心力衰竭程度较轻时，患者仅在体力活动时出现呼吸困难，休息后可缓解或消失，称为劳力性呼吸困难（dyspnea on exertion），为左心衰竭的早期表现。其机制是：①体力活动时，血流速度加快，回心血量增多，加重肺淤血；②体力活动时，心率加快，舒张期缩短，使左心室充盈减少，肺淤血加重；③体力活动时机体需氧增加，但衰竭的左心室不能相应地提高心输出量，使机体缺氧加重，刺激呼吸中枢，使呼吸加深、加快，出现呼吸困难。

（2）端坐呼吸　患者在静息时已出现呼吸困难，平卧时加重，故被迫采取端坐或半卧体位以减轻呼吸困难的程度，称为端坐呼吸（orthopnea）。端坐呼吸是左心衰竭发生严重肺淤血的表现，其机制是：①端坐位时，由于重力作用，下肢血液回流减少，肺淤血减轻；②膈肌相对下移，胸腔容积增大，肺活量增加，改善通气；③端坐位可减少下肢水肿液的吸收，使回心血量减少，减轻肺淤血。

（3）夜间阵发性呼吸困难　患者夜间熟睡后因突感胸闷、气急而惊醒，被迫坐起，在端坐咳喘后有所缓解，称为夜间阵发性呼吸困难（paroxysmal nocturnal dyspnea）。严重者可持续发作，咳粉红色泡沫样痰，甚至发展为急性肺水肿。夜间阵发性呼吸困难是左心衰竭的典型表现，其机制是：①入睡后由端坐位改为平卧位，下半身静脉回流增多，水肿液吸收入血也增多，加重肺淤血；②入睡后迷走神经兴奋性增高，使支气管平滑肌收缩，气道阻力增大；③平卧位时，膈肌上移，胸腔容积缩小，肺活量减少；④熟睡后中枢神经系统处于抑制状态，对传入刺激的敏感性降低，只有在肺淤血程度较严重，PaO_2下降到一定水平时，才会刺激呼吸中枢，患者突感呼吸困难被惊醒。若患者在气促、咳嗽时伴有哮鸣音，称为心源性哮喘（cardiac asthma）。

（4）肺水肿　是急性左心衰竭最严重的表现。由于左心室排血量急剧降低，引起肺静脉和肺毛细血管压迅速升高，毛细血管壁通透性增大，血浆渗出到肺间质和肺泡内，发生急性肺水肿。患者可出现发绀、气促、端坐呼吸、频繁咳嗽、咳粉红色（或无色）泡沫样痰、双肺布满湿啰音等症状和体征。

（二）体循环淤血

体循环淤血是右心衰竭或全心衰竭的结果，主要表现为体循环静脉系统过度充盈、静脉压升高、内脏器官淤血和水肿等。

1. 静脉淤血和静脉压升高　右心衰竭时，因水、钠潴留及右室舒张末期压力增大，使上下腔静脉回流受阻，体循环静脉系统过度充盈，压力增高，内脏器官淤血。右心淤血明显时可出现颈静脉充盈或怒张（engorgement of neck vein）。按压肝脏后颈静脉异常充盈，称为肝－颈静脉回流征（hepatojugular reflux sign）阳性。

2. 心性水肿　水肿是全心衰竭，特别是右心衰竭的主要表现之一，称为心性水肿（cardiac edema）。受重力的影响，心性水肿多出现在身体低垂部位，可波及躯体各部，严重时伴发胸水、腹水等。毛细血管流体静压升高是心性水肿的始发因素，而肾血流减少引起肾小球滤过率下降和肾小管重吸收增加导致水、钠潴留，促进水肿的发生。此外，由于胃肠道淤血和肝淤血导致低蛋白血症，可进一步加重心性水肿。

3. 肝肿大及肝功能异常　由于下腔静脉回流受阻，肝静脉压升高，肝小叶中央区淤血，肝窦扩张、出血及周围水肿，引起肝脏肿大，局部有压痛。长期淤血引起肝小叶纤维化，造成心源性肝硬化。因肝细胞变性、坏死，可出现转氨酶水平增高和黄疸等。胃肠道淤血、水肿可出现消化不良、食欲不振、恶心、呕吐和腹泻等。

知识链接

心源性猝死

心源性猝死（sudden cardiac death，SCD）是指由于心脏原因导致的急性症状发作后 1 小时内以意识突然丧失为特征的一种自然死亡，是心血管疾病最常见、最凶险的死亡原因。心源性猝死者绝大多数患有器质性心脏病，包括冠心病、肥厚型和扩张型心肌病、心瓣膜病、心肌炎、传导异常和严重室性心律失常等。此外，某些外在因素如电解质紊乱、精神或情绪因素、过度疲劳、吸烟喝酒和肥胖等均可诱发 SCD。SCD 的主要发生机理为致命性心律失常——心室颤动和心室停搏。其临床过程可分为前驱期、终末事件期、心搏骤停期和生物学死亡期。突发意识丧失，颈动脉或股动脉搏动消失，特别是心音消失，是心搏骤停最主要的诊断标准。一旦诊断心搏骤停，应立即进行心肺复苏（cardiopulmonary resuscitation，CRP），包括基本生命支持、高级基本生命支持和复苏后处理。对于已有心搏骤停史或持续性室性心动过速史，以及具备 SCD 高危因素的患者应接受植入型心律转复除颤器（implantable cardiovertor-defibrillator，ICD）治疗以预防 SCD。

第五节 心力衰竭防治的病理生理基础

随着对心功能不全发生机制认识的不断深入，心功能不全的治疗模式也在不断改进和完善。从过去利尿、强心、扩血管等短期血流动力学/药理学措施转变为以神经内分泌抑制剂为主的长期的、修复性策略。治疗目标不仅仅是改善症状，更重要的是抑制神经-体液调节系统的过度激活，防止和延缓心肌重构的发展，提高运动耐量，改善生活质量，降低心力衰竭的住院率和死亡率。

一、防治原发病，消除诱因

积极防治可能导致心力衰竭的各种原发性疾病如冠心病、原发性高血压和风湿病等。消除诱因也是控制心力衰竭发生、发展的重要环节，如控制感染、合理补液、避免过度紧张和劳累，纠正水、电解质和酸碱平衡紊乱等。此外，健康的饮食习惯、生活习惯和适度的体育运动在心血管疾病的防治中也具有重要意义。

二、调整神经-体液失衡和干预心室重塑

神经-体液调节系统的功能紊乱在心力衰竭的发生、发展和心室重塑中扮演着重要作用。目前，血管紧张素转换酶抑制剂（angiotensin conversing enzyme inhibitor，ACEI）已成为治疗慢性心力衰竭的常规药物，可以改善心力衰竭的远期预后，降低死亡率。ACEI 抑制循环和心脏局部的肾素-血管紧张素-醛固酮系统，延缓心肌间质重构；并可作用于激肽酶Ⅱ，抑制缓激肽的降解，减少胶原沉积，促进具有扩血管作用的一氧化氮和前列腺素的产生，改善心肌梗死后的冠状动脉血流。对于不能耐受 ACEI 者，可采用血管紧张素Ⅱ受体拮抗剂（angiotensin receptor blocker，ARB）替代。儿茶酚胺的持续升高对心脏具有明显的毒性作用。β-肾上腺素受体阻滞剂的长期应用，可改善衰竭心肌的生物学性质，延缓或逆转心肌重构，降低患者的病死率和猝死率。此外，醛固酮受体拮抗剂也有减轻心室重塑的心脏保护作用，可以联合用药。

三、改善心脏的舒缩功能

1. 增强心肌的收缩功能 对收缩性心力衰竭且伴有心腔明显扩大、心率过快的患者，可适当选用洋地黄类药物（如地高辛等）。洋地黄类强心苷类药通过抑制细胞膜 $Na^+, K^+ - ATP$ 酶，使细胞内 Na^+ 增多，促进 $Na^+ - Ca^{2+}$ 交换，使细胞内 Ca^{2+} 增多，发挥正性肌力作用，同时可以减慢心率，降低心肌耗氧量。洋地黄类药物对慢性心力衰竭患者的疗效较好。

2. 改善心肌的舒张性能 对因心室顺应性降低或心室舒张不全所致的心力衰竭，可合理选用钙拮抗剂、β 肾上腺素受体阻滞剂和硝酸酯类等药物改善心肌舒张性能。

四、减轻心脏的前、后负荷

1. 调整心脏前负荷 适度的前负荷是维持心功能稳态的必要条件。前负荷过高可引起或加重心力衰竭，前负荷过低则会使心输出量下降。对于有水钠潴留和淤血水肿的患者，应适当限制钠盐的摄入，并给予利尿剂。利尿剂可减少血容量，降低前负荷，从而减轻淤血和水肿症状；还可以改善患者的泵血功能。静脉血管扩张剂（如硝酸甘油等）可减少回心血量，降低心脏前负荷，减轻肺淤血。

2. 降低心脏后负荷 心力衰竭时，由于交感神经兴奋和大量缩血管物质的分泌，外周阻力增大，心脏后负荷增加。选用合适的动脉血管扩张剂如 ACEI、ARB 和钙拮抗剂等降低外周阻力，不仅可以降低心脏后负荷，减轻心肌耗氧量，还可以提高心搏出量和改善外周组织灌流。

此外，对于有呼吸困难并出现低氧血症的患者，可给予吸氧以提高动脉血氧分压，改善组织缺氧；心肌能量药物如能量合剂、葡萄糖、氯化钾和肌苷等可以改善心肌代谢。对于有严重血流动力学障碍的瓣膜狭窄或反流患者，可行瓣膜置换或修补术。对难治性终末期的心力衰竭患者，可以考虑采用人工心脏或心脏移植。

目标检测

1. 试述呼吸道感染诱发心力衰竭的机制。
2. 心功能不全时，心脏本身有哪些代偿反应？各有什么特点和意义？
3. 试述急性心肌缺血时导致心肌收缩功能障碍的机制。
4. 什么是心室重塑？肥大心肌发生心力衰竭的机制是什么？
5. 左心衰竭患者最早出现的症状是什么？试述其发生机制。

（李彬彬）

第十五章 呼吸功能不全

机体通过呼吸不断地从外界环境中摄取 O_2 并排出体内代谢所产生的 CO_2。呼吸包括三个基本过程：①外呼吸，即肺通气（肺与外界的气体交换过程）和肺换气（肺泡与血液之间的气体交换过程）；②气体在血液中运输；③内呼吸，即血液与组织细胞间的气体交换以及细胞内生物氧化过程。临床上常提及的呼吸功能不全指的是肺外呼吸功能不全。

正常人具有强大的肺功能储备，在静息时，动脉血氧分压（PaO_2）为 80～100mmHg，PaO_2 可随年龄及所处的海拔高度而异，成年人 PaO_2 在海平面时的正常范围为 $[(100-0.32×年龄)±4.97]$ mmHg；动脉血二氧化碳分压（$PaCO_2$）极少受年龄影响，正常值为 36～44mmHg。

呼吸功能不全涵盖了外呼吸功能障碍从轻到重的全过程，呼吸衰竭是呼吸功能不全的严重阶段。在呼吸系统疾病的发展过程中，由于肺功能储备能力下降，静息时虽能维持较为正常的动脉血气水平，但在体力活动、发热等因素致呼吸负荷加重时，PaO_2 降低或伴有 $PaCO_2$ 升高，并出现相应的体征与症状，称为呼吸功能不全（respiratory insufficiency）。当外呼吸功能严重障碍，以致机体在海平面、静息状态、吸入空气的条件下，PaO_2 低于 60mmHg，伴有或不伴有 $PaCO_2$ 高于 50mmHg，出现一系列临床表现的综合征，称为呼吸衰竭（respiratory failure）。呼吸衰竭缺乏特异性临床表现，因此其诊断主要依赖血气分析，即以 $PaO_2<60$mmHg 和（或）$PaCO_2>50$mmHg 为判断呼吸衰竭的标准。当吸入气的氧浓度（fraction of inspiration oxygen，FiO_2）<21% 时，可用呼吸衰竭指数（respiratory failure index，RFI）作为诊断呼吸衰竭的指标。$RFI=PaO_2/FiO_2$，如 $RFI≤300$mmHg 可诊断呼吸衰竭。

常见的呼吸衰竭的分类方法有：①根据动脉血气变化特点，通常把呼吸衰竭分为低氧血症型即Ⅰ型（$PaO_2<60$mmHg 但 $PaCO_2$ 正常或降低）和低氧血症伴高碳酸血症型即Ⅱ型（$PaO_2<60$mmHg 同时伴有 $PaCO_2>50$mmHg）；②根据主要的发病机制特点，分为通气性和换气性；③根据原发病变部位不同，分为中枢性和外周性；④根据发病缓急和持续时间长短，分为急性和慢性呼吸衰竭。

第一节 病因和发病机制

一、病因

呼吸衰竭是外呼吸功能严重障碍引起的临床综合征。从呼吸中枢到外周气道和肺泡的病变，凡可严重阻碍呼吸运动和肺内气体交换的因素，均可引起呼吸衰竭。呼吸衰竭的常见病因见表 15 - 1。

表 15 - 1　呼吸衰竭的常见病因

病变部位	常见病因
神经肌肉系统疾病	中枢或周围神经的器质病变：如脑或脊髓外伤、脑肿瘤、脑血管意外、脑部感染、脑水肿、脊髓灰质炎和多发性神经炎等
	呼吸中枢抑制：如镇静药、安眠药或麻醉药过量等
	呼吸肌运动障碍：如重症肌无力症、有机磷中毒、多发性肌炎、肌营养不良症、低钾血症以及呼吸肌疲劳等
胸廓和胸膜病变	胸廓病变：如脊柱后侧凸、胸部严重创伤、多发性肋骨骨折等
	胸膜病变：如胸膜粘连与纤维化、胸腔大量积液和张力性气胸等
气道阻塞或病变	气道狭窄或阻塞：如喉头水肿、支气管异物、纵隔肿瘤压迫等
	气道病变：如细支气管炎、支气管哮喘、慢性支气管炎和慢性阻塞性肺气肿等
肺部疾病	肺泡、肺间质和肺循环病变：如肺部炎症、肺不张、弥漫性肺间质纤维化、肺气肿、肺水肿、肺肿瘤等
	肺循环病变：如肺栓塞、肺淤血和肺 DIC 等

二、发病机制

肺外呼吸功能包括肺通气功能和肺换气功能。呼吸衰竭是肺通气和（或）肺换气功能严重障碍的结果。

（一）肺通气功能障碍

正常成人静息时肺通气量约为 6L/min，其中死腔通气约为 2L，有效通气量即肺泡通气量约为 4L/min。凡能减弱呼吸的动力或增加胸壁与肺的弹性阻力或非弹性阻力的原因，都可引起肺泡通气不足、肺通气功能障碍而导致呼吸衰竭。

1. 肺通气障碍的类型

（1）限制性通气不足　肺泡扩张受限制所引起的肺泡通气不足称为限制性通气不足（restrictive hypoventilation），其发生机制如下。

1）呼吸肌活动障碍　如颅脑和脊髓外伤、中枢神经系统疾病、服用过量的安眠药和镇静药物等均可使呼吸中枢受损或抑制；低钾血症、多发性神经根炎和重症肌无力等神经肌肉疾病累及呼吸肌时；慢性阻塞性肺疾病等原因导致长时间呼吸困难和呼吸运动增强而引起的呼吸肌（特别是膈肌）疲劳，均可因呼吸肌收缩减弱或膈肌活动受限，以致肺泡不能正常扩张而发生通气不足。

⊕ **知识链接**

呼吸肌疲劳

　　呼吸肌疲劳（respiratory muscle fatigue）是指呼吸肌因负荷增加所导致的收缩力和（或）速度减低，因而不能产生维持足够肺泡通气量所需的力，但在休息后可恢复肺通气功能的状况。呼吸肌疲劳是呼吸衰竭原因之一，它往往是急性呼吸衰竭和慢性呼吸衰竭急性加重引起通气泵衰竭的重要原因。呼吸肌疲劳不同于呼吸肌无力（muscle weakness），后者在呼吸肌负荷正常时已发生收缩无力，力的产生固定地减少，休息不可逆转。由于吸气时膈肌所起的作用占 60% ~80%，因此膈肌功能检查和膈肌疲劳尤受重视，研究也较多。

　　2）胸廓顺应性降低　顺应性是指单位压力变化所引起的容量变化，为弹性阻力的倒数，常用来表示胸廓和肺的可扩张性。如弹性阻力大，则顺应性小，胸廓和肺就难以扩张；反之亦然。严重胸廓畸形、多发性肋骨骨折或某些胸膜病变如胸膜纤维化时，可使胸廓的扩张受限并致肺扩张减弱，引起通气不足。

3）肺顺应性降低　肺顺应性除直接与肺容量有关（肺容量小，肺顺应性也低）外，还取决于其弹性回缩力。严重肺淤血、水肿和纤维化等均可降低肺的顺应性，增加吸气时的弹性阻力。Ⅱ型肺泡上皮受损（如循环灌流不足、氧中毒、脂肪栓塞）或发育不全（婴幼儿呼吸窘迫综合征）以致表面活性物质的合成与分泌不足，或者表面活性物质被大量破坏或消耗（如急性胰腺炎、肺水肿、人工呼吸机过度通气）均可使肺泡表面活性物质减少，肺泡表面张力增加而肺顺应性降低，从而使肺泡不易扩张而发生限制性通气不足。

4）胸腔积液和气胸　结核性胸膜炎、肺癌、乳腺癌和淋巴瘤等肿瘤累及胸膜时均可引起胸腔积液；较大的肺气泡破裂或较大较深的肺裂伤或支气管破裂可以引起严重的张力性气胸。这些病理过程均可使胸内负压降低甚至消失，导致肺扩张受限，从而引起通气不足。

（2）阻塞性通气不足　由于呼吸道狭窄或阻塞，使气道阻力增加而引起的肺泡通气不足称为阻塞性通气不足（obstructive hypoventilation）。气道阻力是通气过程中主要的非弹性阻力，正常为 $0.1 \sim 0.3kPa$（$1 \sim 3cmH_2O$）/（L. sec），其中80%以上发生于直径大于 2mm 的支气管与气管，直径小于 2mm 的外周小气道的阻力仅占总阻力的20%以下。影响气道阻力的因素有气道内径、长度和形态、气流速度和形式（层流、湍流）、气体的密度和黏度等，其中最主要的是气道内径。气道内外压力的改变，管壁痉挛、肿胀或纤维化，管腔被黏液、渗出物、异物或肿瘤等阻塞，肺组织弹性降低以致对气道管壁的牵引力减弱等，均可使气道内径变窄或不规则而增加气流阻力，引起阻塞性通气不足。气道阻塞有中央性和外周性两种类型。

1）中央性气道阻塞　指气管分叉处以上的气道阻塞。气管异物或肿瘤可以引起中央性气道阻塞。中央性气道阻塞往往为急性发作，情况十分危急，可立即威胁患者生命。阻塞若位于胸外（如声带麻痹、炎症、水肿等），吸气时气流经病灶引起的压力下降，可使气道内压明显小于大气压，导致气道狭窄加重；呼气时则因气道内压力大于大气压而使阻塞减轻，故患者表现出吸气性呼吸困难。阻塞如位于中央气道的胸内部分，吸气时由于胸内压降低使气道内压大于胸内压，故可使阻塞减轻，呼气时由于胸内压升高并大于气道内压而加重阻塞，患者表现出呼气性呼吸困难。

2）外周性气道阻塞　外周性气道又称为小气道，指内径小于 2mm 的细支气管，包括从终末细支气管到呼吸性细支气管，该部分气道无软骨支撑，管壁薄，与管周的肺泡结构紧密相连，因此随着吸气与呼气时胸内压的改变而伸缩，其内径也随之增大和缩小。吸气时胸内压下降，随着肺泡的扩张，小气道受周围弹性组织牵拉，其口径变大，管道伸长。呼气时则相反，小气道缩短变窄。

支气管哮喘、慢性支气管炎和肺气肿等慢性阻塞性肺疾病时病变主要侵犯小气道，小气道管壁增厚或痉挛，顺应性降低，分泌物堵塞管腔，肺泡壁被破坏而降低对细支气管的牵引，管腔变得狭窄且不规则，因此小气道阻力大大增加，患者表现为明显的呼气性呼吸困难。其发生机制可用呼气时小气道狭窄加重和呼气时等压点移向小气道来解释（图 15-1）。

①呼气时小气道狭窄加重：外周性气道阻塞的患者呼气时，胸内压升高，肺泡回缩，管周弹性组织松弛，对小气道的前拉力减小，管径变小，狭窄加重，阻力增大，表现出呼气性呼吸困难。

②呼气时等压点移向小气道：正常生理情况下，呼气时胸内压升高，均匀地作用于肺泡和胸内气道，构成压迫气道的力量；而气道内压、管壁硬度和周围弹性组织的牵张，是抵抗胸内压对气道压缩的力量。用力呼气时，肺泡内压、气道内压大于大气压，驱动肺泡气经气道呼出。在此过程中，气道内压从肺泡到鼻、口腔进行性下降。因此，在肺泡气呼出道上必定有一处的气道内压与胸内压相等，即称为等压点（equal pressure point）。正常人的气道等压点位于有软骨环支撑的较大气道，即使气道外压力大于气道内压力，也不会使气道闭合。慢性阻塞性肺疾病时，由于细支气管狭窄，气道阻力大大增加，气

体流过狭窄的部位时耗能增加，气道内压迅速下降；或由于肺泡壁弹性回缩力下降，胸内压增高（即胸内负压降低），导致等压点上移（移向小气道），当等压点上移至无软骨支撑的膜性气道时，就可引起小气道被压缩而闭合（图15-1）。

下游端

上游端

正常人用力呼气　　　　　肺气肿患者用力呼气

图 15-1　肺气肿患者用力呼气时气道等压点上移引起气道闭合

（压力单位 cmH_2O，$1cmH_2O = 0.098kPa$）

2. 肺通气障碍时的血气变化　不论是限制性还是阻塞性通气不足都可使总肺泡通气量减少，O_2 的吸入和 CO_2 的排出均受阻，肺泡气氧分压下降和肺泡气二氧化碳分压升高，流经肺泡毛细血管的血液不能被充分动脉化，导致 PaO_2 降低和 $PaCO_2$ 升高，出现 II 型呼吸衰竭。外周性气道阻塞时除有肺泡通气不足外，还因为阻塞的部位与程度几乎都是不均匀的，所以往往同时有肺泡通气与血流比例失调而引起换气功能障碍。

（二）肺换气功能障碍

肺换气功能障碍包括弥散障碍、肺泡通气与血流比例失调以及肺内解剖分流增加。

1. 弥散障碍　由于肺泡膜面积减少或肺泡膜异常增厚及弥散时间缩短所引起的气体交换障碍称为弥散障碍（diffusion impairment）。肺泡与血流经肺泡-毛细血管膜（简称肺泡膜）进行气体交换的过程是一个物理性弥散过程。单位时间内气体的弥散量取决于肺泡膜两侧的气体分压差、肺泡的面积与厚度及气体的分子量和溶解度等因素。此外，气体总弥散量还取决于血液与肺泡接触的时间。

（1）弥散障碍的常见原因

1）肺泡膜面积减少　正常成人肺泡总面积约为 $80m^2$，静息呼吸时参与换气的面积为 $35 \sim 40m^2$，运动时增加。由于储备量大，因此只有当肺泡膜面积减少一半以上时，才会引起换气功能障碍。肺泡膜面积减少可见于肺实变、肺不胀、肺叶切除等时。

2）肺泡膜厚度增加　肺泡膜是由肺泡上皮、毛细血管内皮及二者共有的基底膜所构成，其厚度小于 $1\mu m$，O_2 和 CO_2 均易透过（图 15-2）。虽然气体从肺泡腔到达红细胞内还需经过肺泡表面的液体层、毛细血管内皮、血浆层和红细胞膜，但总厚度也不到 $5\mu m$，故正常气体交换很快。当肺水肿、肺泡透明膜形成（主要成分是血浆蛋白和坏死的肺泡上皮细胞碎片）、肺纤维化、肺泡毛细血管扩张等导致血浆层变厚时，可因弥散距离增宽而发生气体弥散障碍。

3）血液与肺泡接触时间过短　正常静息时，血液流经肺泡毛细血管的时间约为 0.75 秒，剧烈运动时约 0.34 秒。而完成气体交换的时间，O_2 需 0.25 秒，CO_2 仅需 0.13 秒。肺泡膜面积减少和厚度增加的患者，虽然弥散速度减慢，在静息时仍可在 0.75 秒内完成肺内气体交换，因而不产生血气异常；但当体力负荷增加或者合并发热、心动过速等症状时，血流加快，血液和肺泡接触时间明显缩短，极易发生

图 15 – 2 肺泡与血液之间的气体交换

气体交换减少，引起低氧血症。

（2）弥散障碍时的血气变化 单纯的弥散障碍主要影响 O_2 由肺泡弥散到血液的过程，使 PaO_2 降低。这是因为 CO_2 在水中的溶解度比 O_2 大 24 倍，CO_2 的弥散速度比 O_2 约大 1 倍，故血液中的 CO_2 能较快地弥散入肺泡，$PaCO_2$ 一般不会增高，甚至有时由于低氧血症反射性地引起呼吸加深、加快，使 CO_2 排出过多，肺泡气和动脉血中的 PCO_2 均降低。

2. 肺泡通气与血流比例失调 肺泡与血液之间的气体交换，不仅取决于肺泡膜面积与厚度、肺泡总通气量与血流量，还取决于肺泡的通气量与血流量之间的比例。肺部疾病时肺的总通气量与总血流量虽然可以正常，但通气与血流的分布不均匀，导致部分肺泡的通气量与血流量比例失调（ventilation - perfusion imbalance）（图 15 – 3），造成患者肺内不能进行有效换气。这是肺部疾病引起呼吸衰竭最常见、最重要的机制。

图 15 – 3 肺泡通气与血流比例失调模式图

正常成人在静息状态下，肺泡每分通气量（$\dot{V}_A$）约为 4L，每分钟肺血流量（$\dot{Q}$）约为 5L，二者的比率（$\dot{V}_A/\dot{Q}$）为 0.8 ~ 1。但是即使健康人肺各部分通气与血流的分布也不是均匀的。直立位时，由于重力的作用，肺泡的通气量和血流量都是自上而下递增的，并且上肺与下肺血流量的差别比通气量的差别更明显，其结果是各部肺泡的 $\dot{V}_A/\dot{Q}$ 自上而下递减。在正常青年人 $\dot{V}_A/\dot{Q}$ 的变动范围自上而下为 0.6 ~ 3；随着年龄增大，变动范围扩大。尽管如此，PaO_2 和 $PaCO_2$ 最终仍可维持在正常范围。肺部疾病时，若肺泡通气不足与血流量减少发生于同一部位（如肺叶切除、大叶性肺炎灰色肝样变期），其功能可由其余的健肺以适当的比例加强通气与血流来代偿，因而对换气功能影响可以不大。但大多数呼吸系统疾病时，肺脏各部分的病变程度与分布不均匀，使得各部分肺的通气与血流的比例不平衡，造成严重的肺泡通气与血流比例失调，不能保证有效的换气而导致呼吸衰竭。

（1）肺泡通气/血流比例失调的基本形式 肺泡通气/血流比例（$\dot{V}_A/\dot{Q}$）失调可表现为以下两种基

本形式。

1）部分肺泡通气不足（$\dot{V}_A/\dot{Q}$降低）　支气管哮喘、慢性支气管炎、阻塞性肺气肿等引起的气道阻塞或狭窄性病变，以及肺与胸廓顺应性降低都可导致肺泡通气分布的严重不均。病变重的部分肺泡通气明显降低，但血流未相应减少甚至还可能增多，使$\dot{V}_A/\dot{Q}$降低，导致流经这部分肺泡的静脉血未经充分动脉化（与氧结合不充分）便掺入动脉血内。这种情况类似肺部动静脉短路，故称为功能性分流（functional shunt），又称为静脉血掺杂（venous admixture）。正常成人由于肺内通气分布不均形成的功能性分流约仅占肺血流量的3%。慢性阻塞性肺疾病严重时，功能性分流明显增加，可相当于肺血流量的30%~50%，因而严重影响肺换气功能而导致呼吸衰竭。

2）部分肺泡血流不足（$\dot{V}_A/\dot{Q}$增高）　肺动脉栓塞或炎症、肺内DIC、肺动脉收缩等时，可使部分肺泡血流减少，患病部位肺泡血流少，但通气未相应减少，使$\dot{V}_A/\dot{Q}$增高，导致患部肺泡内的气体不能充分被利用，犹如增加了肺泡死腔量，故称为死腔样通气（dead space like ventilation）。此时肺总的有效通气量必然减少，因而可引起血气异常。正常人的生理死腔量约占潮气量的30%，上述疾病时不能进行气体交换的功能性死腔明显增多，可高达潮气量的60%~70%，从而导致呼吸衰竭。

总之，在肺通气分布不均或血流分布不均以及肺泡通气量和血流量比例失调时，部分肺泡$\dot{V}_A/\dot{Q}$明显降低，可低至0.01，而部分肺泡$\dot{V}_A/\dot{Q}$明显增高，可高达10以上。各部分肺泡的$\dot{V}_A/\dot{Q}$的变动范围明显扩大，严重偏离正常范围，引起肺换气严重障碍进而导致呼吸衰竭。

（2）肺泡通气/血流比例失调的血气变化　无论是部分肺泡通气不足引起的功能性分流增加，还是部分肺泡血流不足引起的功能性死腔增加，均可引起PaO_2降低。而$PaCO_2$的变化则取决于代偿性呼吸增强的程度。早期常可代偿性呼吸增强使$PaCO_2$正常甚至降低。疾病加重时，患者呼吸功能明显异常，不能增加通气以维持足够的肺泡通气量，可使$PaCO_2$升高。

3. 肺内解剖分流增加　生理情况下，肺内也存在解剖分流（anatomic shunt），即一部分静脉血经支气管静脉和肺内动静脉吻合支直接流入肺静脉，这部分血流量占心输出量的2%~3%。这部分血液未经氧合即流入体循环动脉血中，称为真性分流（true shunt）或真性静脉血掺杂（true venous admixture）。解剖分流增加的原因有：支气管扩张症伴支气管血管扩张，肺小血管栓塞导致肺动脉增高时引起的肺内动静脉短路开放，慢性阻塞性肺疾病时支气管静脉与肺静脉间形成的吻合支等。此外，肺实变和肺不张时病变肺泡失去通气功能，但仍有血流，类似解剖分流。

由解剖分流增加所引起的换气障碍，其血气变化仅有PaO_2降低。鉴别功能性分流与真性分流的一个有效方法是吸入纯氧，若能有效提高PaO_2，则为功能性分流；而对真性分流，吸入纯氧无明显提高PaO_2的作用。

三、临床评价肺通气功能的常用指标

肺通气功能可用单位时间内随呼吸运动进出肺的气量和流速来反映。正常肺通气功能的维持主要取决于三个因素，即呼吸肌功能、胸廓与肺的活动、呼吸道的通畅程度。测定肺通气功能，不仅可明确是否存在肺通气障碍及障碍程度，还可明确肺通气障碍的类型。临床常用评价肺通气功能的指标如下。

1. 肺容积和肺容量　肺容积指肺内气体的容积，包括潮气量（tidal volume, VT）、补吸气量（inspiratory reserve volume, IRV）、补呼气量（expiratory reserve volume, ERV）和残气量（residual volume, RV）。肺容量是肺容积中两项或两项以上的联合气体量，包括深吸气量（inspiratory capacity, IC）、肺活量（vital capacity, VC）、功能残气量（functional residual capacity, FRC）和肺总量（total lung capacity, TLC）。

2. 肺通气量 包括每分通气量、肺泡通气量、最大通气量、用力肺活量、最大呼气中段流量等。

（1）每分通气量（minute ventilation，VE） 是指安静状态下每分钟吸入或呼出的气体总量，等于潮气量乘以呼吸频率。但由于肺通气储备功能极大，只有通气功能严重受损或通气调节障碍时才会降低。

（2）肺泡通气量（alveolar ventilation，VA） 是指在静息状态下每分钟吸入到肺泡进行有效气体交换的通气量。肺泡通气量等于每分通气量减去生理无效腔通气量，该指标反映肺泡有效通气量。

（3）最大通气量（maximal voluntary ventilation，MVV） 是指每分钟以最深、最快的呼吸所得到的最大通气量。该指标与肺容量、气道阻力、胸肺顺应性以及呼吸肌力有关。

（4）用力肺活量（forced vital capacity，FVC） 是指最大深吸气后用力快速呼气所能呼出的最大气体容积。在第1、2、3秒时间内呼出的气量，分别以第一秒用力呼气量（forced expiratory volume in one second，FEV_1）、第二秒用力呼气量（FEV_2）和第三秒用力呼气量（FEV_3）表示。FEV_1/FVC称为第一秒用力呼气率。正常人FVC与VC接近，但在胸腔压增高，小气道提早闭合时，FVC可小于VC。

（5）最大呼气中段流量（maximal mid–expiratory flow，MMEF） 指用力呼出的气体容积（即用力肺活量）分为四等分，其中间呼出气体（即25%~75%）的容积除以呼气所需时间。MMEF受小气道直径影响，流量下降反映小气道阻塞。

3. 最大呼气流量–容积曲线（maximal expiratory flow–volume curve，MEFV曲线，或F–V曲线） 是指最大用力呼气过程中，同步记录呼出的气体容积及相应的流量，描记得到的最大呼气流量随肺容积变化的关系曲线。它主要反映在用力呼气过程中胸内压、肺弹性回缩压、气道阻力对呼气流量的影响。F–V曲线的形态及从曲线中测出的若干流量参数可作为小气道阻塞的早期诊断依据。

通常情况下，限制性通气障碍时，肺活量降低，FEV_1和FVC均降低，但FEV_1/FVC正常或增高，残气量、功能残气量、肺总量也减少，VC等于FVC。阻塞性通气障碍时，FEV_1的降低比FVC的降低更明显，故FEV_1/FVC降低。在轻度阻塞时，通过深慢呼吸的代偿，肺活量、残气量、功能残气量、肺总量等指标可以正常。但阻塞严重时，肺活量减少，残气量、功能残气量和肺总量增高。

第二节 常见呼吸系统疾病导致呼吸衰竭的机制

单纯肺通气功能障碍或单纯肺换气功能障碍导致呼吸衰竭的情况较少见，往往是几个因素同时存在或相继发挥作用。以下以急性呼吸窘迫综合征（acute respiratory distress syndrome，ARDS）和慢性阻塞性肺疾病（chronic obstructive pulmonary disease，COPD）为例，阐述呼吸衰竭是多因素、多机制共同作用的结果。

一、急性呼吸窘迫综合征

ARDS是在多种原发疾病过程中，因急性肺损伤（acute lung injury，ALI）引起的急性呼吸衰竭，以进行性呼吸困难和顽固性低氧血症为特征。ALI和ARDS具有性质相同的病理生理改变。一般认为，ARDS为严重的ALI或为ALI的终末严重阶段。

引起ARDS的原因很多，可分为直接和间接因素两大类。直接肺损伤因素常见的为严重肺部感染（细菌性、病毒性或真菌性）、胃内容吸入或淹溺、肺挫伤（创伤、车祸等直接造成肺损伤）、脂肪栓塞、移植后再灌注性肺水肿、吸入有毒气体（氯气、光气、H_2S、SO_2等）。间接肺损伤因素常见的为肺外严重感染及脓毒血症（各种病原菌感染，尤以革兰阴性杆菌感染多见）、严重胸外创伤性休克、急性重症胰腺炎、心肺复苏加大量输血（液）、药物过量（如巴比妥盐、阿司匹林等）、体外循环、弥散性血管内凝血（DIC）等。

ARDS的发生机制很复杂，除了肺局部感染、误吸、外伤等直接损伤肺脏外，目前认为是因失控的炎症反应介导了急性弥漫性的肺泡－毛细血管膜损伤而导致。肺内外感染等严重疾病状态或应激，可以通过 α 受体、Toll 样受体等介导 TNF－α、IL－1 等促炎因子分泌释放，启动"瀑布式"的失控性炎症反应，血浆中多种炎症因子水平显著升高，导致单核巨噬细胞、白细胞、血小板的黏附、聚集。这些在血液中聚集的细胞进一步被活化和趋化至各组织尤其是肺脏。趋化至肺组织的活化的白细胞等可以释放自由基、蛋白酶及生物活性物质，损伤肺泡－毛细血管膜，导致肺脏毛细血管通透性增加、充血、炎性水肿。水肿液中含量明显升高的蛋白在多种酶的作用下形成透明膜。肺泡上皮受损，不仅加重肺水肿，而且使表面活性物质合成受到影响，肺泡扩张受限，可导致肺不张。肺毛细血管受损可以促进局部凝血反应，不仅导致小血管阻塞，引起死腔样通气效应，还可以释放血管活性物质，进一步损伤肺泡－毛细血管膜。因而，ARDS 的特征性病理变化主要为肺水肿、出血、透明膜形成、肺不胀、微血栓形成、肺血管内皮细胞及肺泡上皮细胞肿胀变性与坏死等。

ARDS 患者发生呼吸衰竭的机制涉及多个方面。①气体弥散障碍：由于肺泡－毛细血管膜受损，微血管内皮与肺泡上皮的通透性增高，引起肺间质和肺泡水肿及肺透明膜形成，气体弥散面积减小、厚度增加。②肺泡通气与血流比例失调：由于肺微血管栓塞或 DIC，或肺血管收缩，使部分肺泡血流不足，导致死腔样通气。炎性分泌物和水肿液堵塞小气道，炎性介质使支气管痉挛，致部分肺泡通气不足；肺泡 II 型上皮细胞的损伤、水肿液的稀释以及肺泡过度通气消耗过多，导致肺泡表面活性物质减少，造成肺萎陷、肺不张，也导致部分肺泡通气不足，使功能性分流增加。③肺通气障碍：由于肺水肿、肺不胀等使肺顺应性降低，引起限制性通气障碍；因支气管痉挛和气道内液体增加，导致阻塞性通气障碍。但因患者多有呼吸加速，故肺泡总通气量可无明显减少，但其分布明显不均。其中，由于气体弥散障碍、肺泡通气与血流比例失调，导致 PaO_2 降低，患者发生 I 型呼吸衰竭。由于 PaO_2 降低对血管化学感受器的刺激，以及肺充血、水肿对肺泡毛细血管旁 J 感受器的刺激，患者呼吸运动加深、加快，出现呼吸窘迫和 $PaCO_2$ 升高。因此，ARDS 患者通常发生 I 型呼吸衰竭，病情极严重时由于肺部病变广泛，肺总通气量减少，引起 $PaCO_2$ 升高，从而由 I 型呼吸衰竭加重为 II 型呼吸衰竭（图 15－4）。

图 15－4 ARDS 患者发生呼吸衰竭的机制示意图

二、慢性阻塞性肺疾病

COPD 是一种以不完全可逆的通气气流受限为特征、进行性发展的慢性肺部疾病。COPD 的确切病因尚不清楚，与慢性支气管炎和阻塞性肺气肿发生有关的因素都可能参与 COPD 的发病。已经发现引起 COPD 的危险因素大致分为环境因素和个体易感因素两大类。环境因素包括吸烟（尤其是二手烟）、空气污染（尤其是空气中污染粉层）和化学物质、呼吸道感染等。个体易感因素包括遗传因素、气道反应性增高、先天肺发育或生长不良等。这些危险因素诱导气道甚至肺发生慢性炎症应激。

　　COPD 的病理变化主要表现为慢性支气管炎及肺气肿病理学特征。COPD 的病理学变化是导致慢性呼吸衰竭的基础。COPD 发生慢性呼吸衰竭的机制如下。①阻塞性通气障碍：炎细胞浸润、充血、水肿、黏液腺及杯状细胞增殖、肉芽组织增生引起支气管壁堵塞；气道高反应性、炎症介质作用引起支气管痉挛，气道管腔缩小变形，阻力增加；黏液分泌多、纤毛细胞损伤引起支气管腔堵塞；小气道阻塞、肺泡弹性回缩力降低引起气道等压点上移，气道闭合。②限制性通气障碍：Ⅱ型上皮细胞受损及表面活性消耗过多引起肺泡表面活性物质减少；营养不良、缺氧、酸中毒、呼吸肌疲劳引起呼吸肌衰竭。③气体弥散障碍：肺泡壁损伤引起的肺泡弥散面积减少和肺泡膜炎性增厚。④肺泡通气血流比例失调：气道阻塞不均引起部分肺泡通气不足，肺血管收缩和肺血管重建引起部分肺泡血流不足（图 15 - 5）。

图 15 - 5　慢性阻塞性肺疾病引起呼吸衰竭的机制示意图

⊕ **知识链接**

气道高反应性

　　气道高反应性（airway hyperresponsiveness，AHR）是指气道对变应原和多种非特异性刺激（如某些药物、烟雾、低渗液、冷空气、情绪激动等）的收缩反应异常增强，是阻塞性通气障碍和呼吸衰竭的一个重要发病因素。支气管哮喘患者几乎均有 AHR，许多吸烟者和约 2/3 的慢性阻塞性肺病患者也存在 AHR。临床测定气道反应性最常用的方法是给受试者吸入不同浓度的激动剂（如组胺或乙酰甲胆碱），从低浓度开始，以引起第一秒用力呼气容积（FEV_1）减少 20% 时的激动剂浓度（$PC_{20}FEV_1$）或激动剂累积剂量（$PD_{20}FEV_1$）为气道反应性指标，该浓度降低为 AHR。COPD 所致 AHR 主要与肺部病变有关：由于慢性炎症使小气道管壁细胞增生、黏膜水肿、管道狭窄，故收缩反应所致气道阻力增加更多；肺气肿者肺泡壁在细支气管上的附着点减少，和胸内压增高，使小气道管腔缩小和变形，也增加由激动剂引起的气道阻力变化。

第三节　呼吸衰竭时机体的功能与代谢变化

呼吸衰竭时机体发生低氧血症，伴或不伴高碳酸血症。低氧血症和高碳酸血症是机体发生功能和代谢变化的基础，它们对机体的影响取决于发生的急缓、程度、持续时间以及机体原有的功能代谢状况。慢性呼吸衰竭患者常出现一系列代偿适应反应，可改善组织的供氧，并调节酸碱平衡，或改变组织器官的功能代谢以适应新的内环境。呼吸衰竭严重时，机体代偿不全，全身各系统发生功能紊乱，甚至成为死亡的直接原因。

一、酸碱平衡及电解质紊乱

呼吸衰竭时，不仅因外呼吸障碍可引起酸碱平衡紊乱，而且还可因并发肾功能障碍、感染、休克以及某些治疗措施不当等因素导致不同类型的酸碱平衡紊乱。呼吸衰竭可引起呼吸性酸中毒、代谢性酸中毒和呼吸性碱中毒，更多的是引起混合性酸碱平衡紊乱如呼吸性酸中毒合并代谢性酸中毒，甚至发生三重酸碱平衡紊乱。

1. 呼吸性酸中毒　II 型呼吸衰竭时，大量 CO_2 潴留，可造成原发性血浆碳酸过多。发病急骤患者机体往往代偿不全而出现失代偿性呼吸性酸中毒；如发病较缓慢，则可出现代偿性呼吸性酸中毒。此时血液电解质主要有以下变化。①血清 K^+ 浓度增高：急性呼吸性酸中毒时，主要是由于细胞内外离子分布改变，细胞内 K^+ 外移而引起血清 K^+ 浓度增高；慢性呼吸性酸中毒时，则由于肾小管上皮细胞泌 H^+ 和重吸收 $NaHCO_3$ 增多而排 K^+ 减少，故也可导致血清 K^+ 浓度增高。②血清 Cl^- 浓度降低，HCO_3^- 增多：当血液中 CO_2 潴留时，在碳酸酐酶及缓冲系统作用下，红细胞中生成 HCO_3^- 增多，因而进入血浆的 HCO_3^- 也增多，同时发生 Cl^- 转移，血浆中 Cl^- 进入红细胞增多，因此血清 Cl^- 减少而 HCO_3^- 增加；另一方面，由于肾小管泌 H^+ 增加，$NaHCO_3$ 吸收和再生增多，而较多 Cl^- 则以 $NaCl$ 和 NH_4Cl 的形式随尿排出，因而也可引起血清 Cl^- 减少和 HCO_3^- 增多。

2. 代谢性酸中毒　由于严重缺氧，无氧代谢加强，酸性代谢产物增多，可引起代谢性酸中毒。如患者合并肾功能不全或感染、休克等可引起肾脏排酸保碱功能障碍或体内固定酸产生增多，将进一步加重代谢性酸中毒。此时血清 K^+ 浓度增高可更明显。

3. 呼吸性碱中毒　I 型呼吸衰竭患者由于缺氧引起肺过度通气而发生呼吸性碱中毒，由于发病急骤，故多为失代偿性呼吸性碱中毒。此时因细胞外 K^+ 进入细胞内，可发生血清 K^+ 浓度降低。由于 CO_2 排出过多，血浆中 HCO_3^- 移入红细胞增多，Cl^- 则转移至红细胞外，加之肾排出 Cl^- 也减少，故血清 Cl^- 浓度增高。血浆 HCO_3^- 则因移入红细胞以及肾小管重吸收减少而浓度降低。

4. 代谢性碱中毒　某些呼吸衰竭患者可发生，多属医源性，发生于治疗过程中或治疗后。如使用人工呼吸机不恰当，过快排出大量 CO_2，而原来代偿性增加的 HCO_3^- 又不能迅速排出，因此可发生代谢性碱中毒；由于钾摄入不足、应用排钾利尿剂和肾上腺皮质激素等可导致低钾症性碱中毒等。

二、呼吸系统变化

呼吸衰竭时 PaO_2 降低，作用于颈动脉体与主动脉体化学感受器（其中主要是颈动脉体化学感受器），反射性增加肺通气，但此反应在 PaO_2 低于 60mmHg 时才明显。CO_2 潴留主要作用于中枢化学感受器，使呼吸中枢兴奋，从而引起呼吸加深、加快，增加肺泡通气量，但 PaO_2 低于 30mmHg 或 $PaCO_2$ 超过 80mmHg 时，将损害或抑制呼吸中枢。

引起呼吸衰竭的原发疾病也会导致呼吸运动变化。如阻塞性通气障碍时，由于气流受阻，呼吸频率可减慢。在肺顺应性降低的疾病，则因牵张感受器或肺 – 毛细血管旁感受器（juxtapulmonary – capillary receptor，J 感受器）兴奋，反射地引起呼吸浅快。中枢性呼吸衰竭可出现呼吸浅慢，或出现潮式呼吸（陈 – 施呼吸）、间歇呼吸、抽泣样呼吸、吸气样呼吸、下颌呼吸等呼吸节律紊乱，其中以潮式呼吸最为多见。其机制可能是由于缺氧时呼吸中枢兴奋性降低，因而正常浓度的 CO_2 不能使其兴奋，故呼吸运动减慢减弱，甚至暂停；当 CO_2 浓度逐渐增加后，呼吸中枢逐渐兴奋，呼吸运动逐步增强，促进 CO_2 排出，CO_2 降低又使呼吸中枢转为抑制，周而复始，形成周期性的异常呼吸运动。

慢性呼吸衰竭患者随着低氧血症和高碳酸血症逐渐加重，其呼吸调节也将发生变化。患者中枢化学感受器常被抑制而对 CO_2 的敏感性降低，此时引起呼吸中枢兴奋的冲动主要来自缺氧对外周化学感受器的刺激。如果给予高浓度的氧吸入，虽可缓解低氧血症，但却因此消除缺氧对呼吸中枢的兴奋作用，故易导致呼吸抑制，CO_2 潴留更加重。此外，吸入高浓度氧可出现霍尔登（Haldane）效应，使 CO_2 解离曲线向右下移动，也可引起 $PaCO_2$ 进一步增高，出现严重的高碳酸血症。因此，II 型呼吸衰竭患者氧疗宜吸入较低浓度的氧气。

三、中枢神经系统变化

呼吸衰竭时，由于低氧血症与高碳酸血症的作用，中枢神经系统的功能可发生明显变化，轻度时可使兴奋性升高，严重时将发生一系列中枢神经系统的功能障碍，直接威胁患者生命。低氧血症和高碳酸血症的作用很难截然分开。

中枢神经系统对缺氧很敏感，故最易受损。PaO_2 为 60mmHg 时患者可出现智力和视力轻度减退。如 PaO_2 迅速降至 $40 \sim 50$mmHg 以下时，患者就会引起一系列神经精神症状，如头痛、不安、定向与记忆障碍、精神错乱、嗜睡，以致惊厥和昏迷；PaO_2 低于 20mmHg 时，只需数分钟就可造成神经细胞的不可逆性损害。

CO_2 潴留发生迅速而严重时能引起患者严重的中枢神经系统功能障碍，特别是当 $PaCO_2$ 超过 80mmHg 时，可引起患者出现头痛，头晕、烦躁不安、言语不清、扑翼样震颤、精神错乱、嗜睡、昏迷、抽搐等症状，称为 CO_2 麻醉。

由呼吸衰竭引起的脑功能障碍称为肺性脑病（pulmonary encephalopathy），一般见于 II 型呼吸衰竭患者，临床表现为一系列神经精神症状，其发病机制与缺氧、高碳酸血症、酸中毒有关。

（一）酸中毒和缺氧对脑血管的作用

酸中毒使脑血管扩张，$PaCO_2$ 升高 10mmHg，脑血流量约可增 50%。缺氧也使脑血管扩张。酸中毒和缺氧还损伤脑血管内皮，引起毛细血管通透性增高，其结果是脑血管充血、间质水肿、颅内压升高和视神经乳头水肿，严重时可导致脑疝发生。

（二）酸中毒和缺氧对脑细胞的作用

正常脑脊液 pH 较低（$7.33 \sim 7.40$），血液中的 HCO_3^- 及 H^+ 又不易进出脑脊液，故脑脊液的酸碱缓冲能力较弱。因 CO_2 具脂溶性，II 型呼吸衰竭患者脑脊液中 CO_2 增多，而脑脊液缓冲能力较弱，故可引起脑脊液 pH 下降和严重的脑细胞内酸中毒。当脑脊液 pH 低于 7.25 时，脑电波变慢，pH 低于 6.8 时脑电活动完全停止。脑细胞内酸中毒一方面可增加脑谷氨酸脱羧酶活性，使 γ – 氨基丁酸生成增多，导致中枢抑制；另一方面增强磷脂酶活性，使溶酶体水解酶释放，引起脑细胞和组织损伤。缺氧使细胞 ATP 生成减少，影响钠钾泵功能，引起细胞内 Na^+ 和水增多，形成脑细胞水肿。

缺氧和酸中毒引起脑细胞功能代谢变化，严重时甚至变性坏死，最终导致患者产生一系列神经精神症状。部分肺性脑病患者表现为神经兴奋、躁动，可能因发生代谢性碱中毒所致。

四、循环系统变化

呼吸衰竭的早期，一定程度的 PaO_2 降低和 $PaCO_2$ 增高可兴奋交感神经和心血管运动中枢，促使心率加快，心肌收缩力增强，心输出量增加，皮肤及腹腔内脏血管收缩，因而发生血液重分布和血压轻度升高，保证了心脑血液供应。加上缺氧时呼吸运动增强，胸腔负压增大，回心血量增加。这些变化在急性呼吸衰竭时较为明显，且有代偿意义。但缺氧和 CO_2 潴留对心、血管的直接作用是抑制心脏活动，并使血管扩张（肺、肾血管除外）。

严重缺氧和 CO_2 潴留可直接抑制心血管运动中枢和损害心脏血管，扩张血管，导致血压下降，心收缩力降低，心律失常等后果。

呼吸衰竭时通常累及心脏，主要引起右心肥大与衰竭，即肺源性心脏病。肺源性心脏病的发病机制较复杂，主要原因包括严重缺氧和 CO_2 潴留所导致的肺动脉高压、心肌受损、心脏负荷加重、心室舒缩活动受限。主要机制为：①肺泡缺氧和 CO_2 潴留所致血液 H^+ 浓度增高，可引起肺小动脉收缩，使肺动脉压升高，增加右心后负荷；②肺小动脉长期收缩及缺氧的直接作用均可引起无肌型肺微动脉肌化，肺血管平滑肌细胞和成纤维细胞肥大增生，胶原蛋白与弹性蛋白合成增加，导致肺血管壁增厚、硬化，管腔变窄，引起持久而稳定的肺动脉高压；③原发性肺疾病引起肺血管壁增厚、狭窄，肺毛细血管内皮细胞肿胀，微血栓阻塞，使肺毛细血管床大量破坏而减少，肺血管阻力增加，进一步促进肺动脉高压形成；④长期缺氧引起的代偿性红细胞增多，可使血液黏度增高，增加肺血流阻力，加重右心后负荷；⑤缺氧和酸中毒直接损害心肌，降低心肌舒缩功能；⑥呼吸困难时，用力呼气使胸内压异常增高，心脏受压，妨碍心肌舒张；用力吸气使胸内压异常降低，即心外负压增大，使右心收缩的负荷增加，促使右心衰竭。

五、肾功能变化

呼吸衰竭时肾可受损，轻者尿中出现蛋白、红细胞、白细胞及管型等，严重时可发生急性肾衰竭，出现少尿、氮质血症和代谢性酸中毒，此时肾脏结构往往无明显变化，为功能性肾衰竭。肾衰竭的发生是由于缺氧与高碳酸血症反射性引起肾血管收缩，从而使肾血流量严重减少，导致肾小球滤过率降低。

六、胃、肠道变化

缺氧可使胃黏膜血管收缩，降低胃黏膜的屏障作用。CO_2 潴留可增强胃壁细胞碳酸酐酶活性，使胃酸分泌增多，而且部分患者还可合并弥散性血管内凝血、休克等，故呼吸衰竭时可出现胃肠道黏膜糜烂、坏死、出血与溃疡形成等病理变化。

案例 患者，男，64 岁。因反复咳嗽、咳痰 22 年，心悸、气急、浮肿 2 年，10 天前"受凉"后症状加重，并伴发热、咯黄色脓痰入院。查体：体温 37.5℃，脉搏 104 次/分，呼吸 32 次/分，血压 90/60mmHg。慢性病容，神志清楚，半坐卧位，呼吸困难，烦躁。口唇发绀，咽部充血，颈静脉怒张。桶状胸，肋间隙增宽，叩诊两肺呈过清音，两肺呼吸音较弱，呼气音延长，两肺可闻及干湿啰音。剑突下可见搏动，心界无明显增大，心音弱，心率 104 次/分，律齐，三尖瓣区可闻及收缩期杂音，P_2 亢进。腹平软，肝肋缘下 3cm，剑突下 5cm，质中，肝-颈静脉回流征阳性，脾未触及。双下肢小腿以下呈凹陷性水肿。实验室检查：RBC 4.8×10^{12}/L，Hb 156g/L，WBC 11×10^9/L，中性粒细胞 0.83，淋巴细胞 0.17。pH 7.31，PaO_2 52mmHg，$PaCO_2$ 64.8mmHg，BE -2.8mmol/L。胸部 X 线检查：两肺野透过度增加，肺门纹理增粗，肋间隙增宽，肺动脉段突出，右室弓增大。心电图检查：肺性 P 波，电轴右偏，右心室肥大。初步诊断：慢性阻塞性肺气肿，肺源性心脏病，右心衰竭。

讨论 1. 患者血气异常的发生机制有哪些？

2. 患者为什么会出现右心肥大的征象？简述其发生机制。

3. 患者发生了哪种类型酸碱平衡紊乱？为什么？

4. 给患者吸氧时应注意什么？为什么？

第四节 呼吸衰竭防治的病理生理基础

呼吸衰竭时由于缺氧、CO_2 潴留及酸碱平衡紊乱，常引起全身各系统功能代谢障碍，引起一系列并发症，因此必需采取综合治疗，总的治疗原则是病因治疗，畅通气道，纠正缺氧，呼吸支持，改善内环境及保护重要脏器功能等。

一、病因治疗

积极治疗引起呼吸衰竭的原发疾病和及时消除加重呼吸衰竭的诱因是防治的关键，应针对不同病因和诱因采取适当的措施。如慢性阻塞性肺疾病患者若发生感冒与急性支气管炎，可诱发呼吸衰竭甚至右心衰竭，应注意预防，一旦发生呼吸道感染应积极进行抗感染治疗。

二、纠正缺氧和降低 $PaCO_2$

呼吸衰竭时必定有严重缺氧，因此及时氧疗纠正缺氧，尽快使 PaO_2 升至 60mmHg 以上、动脉血氧饱和度升至 90% 以上是必需的。Ⅰ型呼吸衰竭仅有缺氧而无 CO_2 潴留，可吸入较高浓度的氧（一般不超过 50%）。慢性Ⅱ型呼吸衰竭患者 $PaCO_2$ 大于 80mmHg 时，由于呼吸中枢兴奋主要通过低氧来维持，因此原则上以持续低浓度（<30%）低流量（1~2L/min）吸氧为宜，使 PaO_2 达到 60~65mmHg，动脉血氧饱和度达到 90%~92% 即可，既保证组织供 O_2 而又不致引起 CO_2 麻醉，之后根据患者情况调整并逐渐提高吸入氧的浓度及流量。如在给氧时出现 $PaCO_2$ 进行性上升，则须利用呼吸机促进 CO_2 的排出。

常用的氧疗方式有：鼻导管或鼻塞给氧、面罩给氧、经鼻高流量给氧、气管内给氧、机械通气等。

三、畅通气道和改善通气

对任何类型的呼吸衰竭，畅通气道、改善通气是最基本、最重要的治疗措施。临床常用的方法有：

①清除气道内容物或分泌物；②解除支气管痉挛；③抗炎治疗减轻气道的炎症；④给予呼吸中枢兴奋剂；⑤严格掌握适应证，正确使用机械辅助通气即呼吸支持技术。

四、呼吸支持技术

呼吸支持技术是恢复呼吸功能不全患者有效通气并改善其氧合的各种技术的总称，包括建立人工气道、呼吸机辅助通气、气管内吹气、俯卧位通气等技术。其中，呼吸机辅助通气是呼吸功能不全时最常用的呼吸支持技术，根据是否建立人工气道分为无创通气、有创通气两种方式。

五、改善内环境及保护重要脏器功能

需注意纠正酸碱平衡紊乱与水、电解质紊乱，改善内环境，加强营养支持，严密监测并维持心、脑、肾等重要脏器的功能，防治上消化道出血等严重并发症。

🌐 知识链接

呼吸支持技术与体外膜氧合技术

呼吸支持技术包括气管内吹气、俯卧位通气、建立人工气道、呼吸机辅助通气等技术。其中，呼吸机辅助通气是呼吸功能不全时最常用的呼吸支持技术，根据是否建立人工气道分为无创通气和有创通气两种。

1. 无创通气　早期主要应用于睡眠呼吸暂停综合征，近年来无创通气已成为COPD急性加重合并呼吸衰竭、急性心源性肺水肿的首选呼吸支持方式。目前临床上常采用翻身床、翻身器，或者人工徒手方式使患者取俯卧位机械通气，即俯卧位通气（prone position ventilation，PPV），可明显改善肺氧合功能，有效降低吸入氧浓度和呼气末正压。其原理可能是俯卧位时胸内压梯度减小，使背侧肺重新开放，气体分布更加均匀；肺内水肿液向腹侧重新分布，背侧萎缩的肺泡得以复张，背部通气增加，在血流灌注量不变的情况下，改善通气血流比例，减少功能性分流；俯卧位减轻了心脏对肺的压迫，有利于膈肌运动并方便肺引流等。

2. 建立人工气道与有创通气　建立人工气道的主要目的是解除气道梗阻、清除气道内分泌物、防止误吸、实施有创正压机械通气。建立方式有：经鼻气管插管、经口气管插管、气管切开置管。有创通气的优势是无漏气、通气效果可靠，但容易发生呼吸机相关性肺损伤、呼吸机相关性肺炎等并发症，要严格掌握适应证。建立人工气道后须加强管理，预防人工气道相关感染。

体外膜氧合（ECMO）技术简称膜肺，是抢救垂危患者生命的新技术，ECMO的本质是一种改良的人工心肺机，用于部分或完全替代患者心肺功能，使患者心肺充分休息。ECMO的主要原理是通过静脉内导管把静脉血引出体外，然后经体外氧合器进行氧合，氧合后的血液再通过静脉或动脉输回体内。因此，ECMO可分为静脉－静脉式（V－V ECMO）和静脉－动脉式（V－A ECMO）两种。V－V式适用于仅需要呼吸支持的患者，V－A式可同时支持呼吸和循环功能，为患者提供足够的O_2和有效的循环支持。当患者肺功能严重受损对常规治疗无效时，ECMO可部分替代肺脏功能以维持基本的氧合和通气，使肺处于休息状态，为原发病治疗争取宝贵时间。目前ECMO主要用于重症呼吸衰竭患者的补救措施。

目标检测

简答题

1. 简述呼吸衰竭的基本发病机制。

2. 为什么肺气肿患者用力呼吸时呼吸困难？

3. 肺泡总通气量不足和部分肺泡通气不足引起的血气变化有何不同？

4. 试述肺泡通气比例失调的表现形式、原因及其血气变化特点。

5. 如何鉴别真性分流与功能性分流？

6. 简述 ARDS 引起呼吸衰竭的机制及其血气变化特点。

7. 呼吸衰竭患者可出现哪类酸碱平衡紊乱？为什么？

8. 试述肺源性心脏病的发病机制。

9. 何谓肺性脑病？其发生机制如何？

10. Ⅰ型呼吸衰竭与Ⅱ型呼吸衰竭的氧疗原则有何不同？为什么？

（陆德琴）

第十六章 肝功能不全

1. **掌握** 肝功能不全、肝性脑病、肝肾综合征的概念；肝性脑病的发病机制。
2. **熟悉** 肝性脑病的诱因；肝功能不全对机体的影响。
3. **了解** 肝性脑病的治疗原则；黄疸的发生机制；肝肾综合征的发病机制。
4. 学会分析肝性脑病常见诱因的作用机制，具备应用理论知识分析临床实际问题的能力。

肝脏是人体最大的消化腺，由肝实质细胞（即肝细胞）和非实质细胞构成。肝非实质细胞包括肝巨噬细胞（即 Kupffer 细胞）、肝星形细胞、肝脏相关淋巴细胞和肝窦内皮细胞等。肝脏接受来自门静脉和肝动脉的双重血液供应，胃肠道吸收的物质几乎全部经门静脉进入肝脏进行代谢。肝脏参与消化、排泄、解毒、免疫等多种生理过程，因此，肝脏功能障碍对机体的影响也是多方面的。

第一节 概 述

一、肝功能不全的概念及分类

（一）概念

各种致病因素损害肝脏细胞，使其合成、贮存、降解、分泌、解毒、生物转化及免疫等功能发生严重障碍，机体出现黄疸、出血、感染、肾功能障碍及肝性脑病等临床综合征，称为肝功能不全（hepatic insufficiency）。肝功能不全晚期一般称为肝功能衰竭（hepatic failure），主要临床表现为肝性脑病及肝肾综合征。

（二）分类

根据病情经过，肝功能不全可分为急性和慢性两种类型。

1. 急性肝功能不全 起病急骤（又称暴发性肝衰竭），发展迅速，发病数小时后出现黄疸，很快进入昏迷状态，有明显出血倾向，常伴有肾功能衰竭。多见于病毒及药物所致的急性重症肝炎。

2. 慢性肝功能不全 病程较长，进展缓慢，呈迁延性过程。临床上常因上消化道出血、感染、碱中毒、服用镇静剂等诱因的作用使病情突然恶化，进而发生昏迷。慢性肝功能不全多见于各种类型肝硬化的失代偿期和部分肝癌的晚期。

二、肝功能不全的常见病因

（一）生物因素

已发现的肝炎病毒共有 7 种，即甲型、乙型、丙型、丁型、戊型、己型和庚型肝炎病毒，其中乙型肝炎病毒（HBV）引起的乙型肝炎发病率高，危害大。病毒性肝炎的发病与感染病毒的量、毒力以及途径有关，也与机体的免疫状态，即病毒侵入机体后引发的免疫反应密切相关。

除肝炎病毒外，某些细菌、真菌可引起肝脓肿；某些寄生虫如华支睾吸虫、血吸虫、阿米巴等也可造成肝损伤。

（二）化学因素

毒物、某些药物或其代谢产物可损害肝脏细胞。毒物或药物进入体内后，与肝细胞内的 P450 酶系及一些基团如葡萄糖醛酸、巯基等结合而被解毒。如果摄入量过多或解毒功能减弱，则导致肝细胞受损甚至死亡。毒物或药物引起肝损伤的严重程度取决于物质的种类、摄入量、持续时间以及个体差异等。酒精的代谢与分解主要在肝脏进行，酒精可直接或通过其代谢产物乙醛损伤肝脏。随食物摄入的黄曲霉素、亚硝酸盐和毒蕈碱等也可促进肝病的发生发展。

（三）免疫因素

免疫反应破坏或清除侵入机体的异物，但也可能造成肝脏损伤，如免疫细胞攻击感染病毒的肝细胞，导致肝细胞变性和坏死。免疫因素在原发性胆汁性肝硬化、慢性活动性肝炎等疾病的发生发展中起重要作用。

（四）遗传因素

某些遗传性代谢缺陷及分子病可引起肝炎、脂肪肝、肝硬化等。如肝豆状核变性，由于肝脏合成铜蓝蛋白障碍，铜不能被分泌到胆汁中，导致过量铜在肝脏沉积，可造成肝硬化。原发性血色病也常累及肝脏，由于含铁血黄素在肝等器官内沉积，可导致肝硬化等损害。除遗传性肝病外，其他某些肝病如非酒精性脂肪性肝病的发生发展也与遗传因素有关。

（五）营养因素

单纯营养缺乏极少导致肝病，但可促进肝病的发生发展。如饥饿时，肝糖原、谷胱甘肽等减少，可降低肝脏解毒功能，从而增强毒物对肝脏的损害。此外，缺乏胆碱、甲硫氨酸可以引起肝脂肪变性。

三、肝功能不全时机体的功能、代谢变化

（一）物质代谢障碍

1. 糖代谢障碍　肝脏具有合成与贮备糖原、将肝糖原转化为葡萄糖、糖异生等功能，对维持血糖的稳定起重要作用。肝细胞发生严重损害时导致低血糖，其机制与下列因素有关：①肝细胞大量死亡使肝糖原贮备明显减少；②受损肝细胞内质网葡萄糖 – 6 – 磷酸酶活性降低，肝糖原转化为葡萄糖发生障碍；③肝细胞灭活胰岛素功能降低，血中胰岛素含量增加，出现低血糖。另外，由于糖原合成障碍，个别肝功能障碍患者也可在饱餐后出现持续时间较长的血糖升高，即糖耐量降低。

2. 脂质代谢障碍　肝脏参与脂质的消化、吸收、运输、分解和合成等过程。胆汁酸盐有助于脂质的消化和吸收，肝功能障碍时，由于胆汁分泌减少，引起脂质消化和吸收障碍。肝脏合成三酰甘油、磷脂和胆固醇，并将它们与载脂蛋白合成极低密度脂蛋白和高密度脂蛋白，分泌到血液中。肝功能不全时，由于磷脂及脂蛋白的合成减少，造成肝内脂肪蓄积，导致脂肪肝。游离胆固醇在肝内酯化生成胆固醇酯后进行转运，肝功能不全造成胆固醇酯化障碍、转运能力下降以及转化为胆汁酸的能力降低，导致血浆胆固醇升高。

3. 蛋白质代谢障碍　肝脏合成的蛋白质种类很多，这些蛋白或在肝细胞中发挥功能，或分泌到血浆中产生作用。已知近 31 种血浆蛋白在肝脏合成，特别是白蛋白，占血浆蛋白的 50% 左右。肝脏损伤导致白蛋白合成减少，表现为低白蛋白血症。此外，肝功能不全造成的多种运载蛋白（如运铁蛋白、铜蓝蛋白等）合成不足，也可导致相应的病理改变。

4. 维生素代谢障碍　肝脏在维生素的吸收、储存和代谢方面起重要作用。肝脏分泌胆汁酸盐，促进

脂溶性维生素的吸收。维生素 A、维生素 D、维生素 E、维生素 K 等主要储存在肝脏。肝脏还参与多种维生素的代谢过程（如胡萝卜素转化为维生素 A、维生素 D_3 在 C25 位的羟化等）。肝功能不全常引起维生素代谢障碍，尤其是维生素 A、维生素 K、维生素 D 不足，分别导致夜盲症、出血倾向及骨质疏松等变化。

（二）水、电解质和酸碱平衡紊乱

1. 肝性腹水　肝病晚期可出现腹水，其发生机制如下。

（1）门脉高压　①肝硬化时，由于肝内纤维组织增生和肝细胞结节状再生，压迫门静脉分支，使门静脉压增高；②肝内肝动脉 – 门静脉间异常吻合支的形成，肝动脉血流入门静脉，也使门静脉压增高。门静脉压增高使肠系膜毛细血管压增高，液体漏入腹腔增多，形成腹水。

（2）血浆胶体渗透压降低　肝功能障碍引起低白蛋白血症，造成血浆胶体渗透压降低，促进液体漏入腹腔，形成腹水。

（3）淋巴回流受阻　肝硬化时，肝静脉受增生的肝组织挤压，肝窦内压增高，且肝窦壁通透性高，导致包括蛋白在内的血浆成分进入肝组织间隙增多，淋巴生成增加。同时，由于淋巴管受压，淋巴回流能力下降，液体从肝表面漏入腹腔，形成腹水。

（4）水钠潴留　肝脏损害及门脉高压等原因使血液淤积在脾、胃、肠等脏器，有效循环血量减少，肾血流量减少，可致：①肾小球滤过率降低；②激活肾素 – 血管紧张素 – 醛固酮系统（RAAS），而肝脏灭活醛固酮功能下降，使醛固酮过多，水、钠重吸收增强；③抗利尿激素（ADH）增高，心房钠尿肽减少，肾脏水、钠重吸收增多。水钠潴留是肝性腹水形成的全身性因素。

2. 电解质代谢紊乱

（1）低钾血症　肝硬化晚期患者由于食欲不振、厌食等导致钾摄入不足，同时肝脏对醛固酮灭活减少，醛固酮过多使肾排钾增多，可致低钾血症。

（2）低钠血症　ADH 的分泌增加和灭活减少使肾小管重吸收水增多，加之体内醛固酮过多，造成稀释性低钠血症。低钠血症时，由于细胞外液渗透压降低，水进入细胞内，导致细胞水肿，造成细胞功能障碍，特别是脑细胞水肿可产生严重后果。

3. 碱中毒　肝功能不全时可发生各种酸碱平衡紊乱，其中呼吸性碱中毒和代谢性碱中毒较为常见。肝功能不全时常合并低氧血症、贫血及高血氨，这些因素均可导致过度通气，从而引起呼吸性碱中毒。代谢性碱中毒发生的原因主要与尿素合成障碍、高氨血症、利尿药应用不当以及低钾血症没有得到及时纠正等因素有关。

（三）胆汁分泌和排泄障碍

胆汁主要由肝细胞分泌，肝功能不全时，可发生高胆红素血症和肝内胆汁淤积。

胆红素（bilirubin）是血红素降解产物，游离的胆红素可严重干扰神经系统的功能。肝脏对胆红素具有强大的处理能力。肝功能不全时，肝细胞对胆红素的摄取、结合、酯化、排泄功能出现障碍，产生高胆红素血症（hyperbilirubinemia）。患者常伴有巩膜、皮肤、黏膜及其他组织的黄染，称为黄疸（详见本章第二节）。

肝内胆汁淤滞（intrahepatic cholestasis）是指肝细胞对胆汁酸摄取、转运和排泄功能发生障碍，以致胆汁成分（胆盐和胆红素）在血液中潴留。某些药物如环孢霉素 A、秋水仙碱、氯丙嗪、红霉素及雌激素等，可影响肝细胞对胆汁酸的摄入、转运或排泄功能，造成肝内胆汁淤滞。

（四）凝血功能障碍

肝功能严重障碍可使凝血、抗凝、纤溶过程失调。急性肝衰竭和少数失代偿性肝硬化易诱发 DIC。大多数肝硬化易导致自发性出血，表现为皮下瘀斑、鼻衄等，其发生原因可能与以下因素有关。

1. 凝血因子合成减少 绝大多数凝血因子（Ⅰ、Ⅱ、Ⅶ、Ⅷ、Ⅸ、Ⅹ、Ⅺ）在肝脏合成。肝功能不全时，由于维生素 K 吸收、储存障碍，使维生素 K 依赖性凝血因子（Ⅱ、Ⅶ、Ⅸ、Ⅹ）明显减少。由于部分凝血因子的半衰期较短，所以凝血功能障碍一般出现较早。

2. 抗凝血物质减少 抗凝系统包括蛋白 C、抗凝血酶 - Ⅲ（AT - Ⅲ）、组织因子途径抑制物 TFPI 等成分，其中蛋白 C、AT - Ⅲ 主要在肝脏合成。肝功能障碍造成这些抗凝物质明显减少，导致凝血 - 抗凝血平衡紊乱。

3. 纤溶活性增强 肝脏合成纤溶酶原和抗纤溶酶。肝病患者纤溶增强可能是由于抗纤溶酶合成减少以及肝单核巨噬细胞清除纤溶酶原激活物的功能减退所致。

4. 血小板数量减少 临床上许多肝功能不全患者血小板数量明显减少，其发生机制可能与骨髓抑制、脾功能亢进等因素有关。

（五）生物转化功能障碍

1. 解毒功能障碍 肝细胞不全时，细胞内 P450 酶系及一些基团如葡萄糖醛酸、巯基等数量减少或活性下降，解毒功能发生障碍，使肠道来源的有毒物质入血增多。此外，毒物也可经侧支循环绕过肝脏直接进入体循环，造成体内毒性物质聚积。

2. 药物代谢障碍 肝功能不全时，由于受损的肝细胞对药物的代谢能力下降、侧支循环的建立使药物绕过肝脏、白蛋白减少使游离型药物增多等原因，药物在体内的分布、转化及排泄发生变化，易发生药物中毒。因此，肝病患者应慎重用药。

3. 激素灭活减退 肝细胞受损后，对激素的灭活功能发生障碍，并表现出相应的临床症状。如醛固酮、抗利尿激素灭活减少导致水钠潴留；雌激素灭活不足引起月经失调、男性患者女性化及小动脉扩张等变化。

（六）免疫功能障碍

Kupffer 细胞具有吞噬、清除来自肠道的异物、病毒、细菌及毒素等作用，并参与清除衰老的红细胞，监视、杀伤肿瘤细胞。Kupffer 细胞功能障碍可导致肠源性内毒素血症，其主要原因如下。

1. 内毒素入血增加 严重肝病时，肠壁水肿等因素使漏入腹腔的内毒素增多；同时由于肠黏膜屏障功能减弱，内毒素被吸收入血增多。

2. 内毒素清除减少 严重肝病、肝硬化时，由于侧支循环的建立，来自肠道的内毒素可绕过肝脏直接进入体循环，从而不被 Kupffer 细胞清除。此外，肝内淤滞的胆汁酸、胆红素等对 Kupffer 细胞功能产生抑制，使内毒素等清除减少。

（七）并发症

肝功能严重障碍时，除上述变化外，还常引起其他器官发生继发性功能障碍，如中枢神经系统（肝性脑病）和泌尿系统（肝肾综合征）的功能变化（详见本章第三、四节）。

第二节 黄 疸

黄疸（jaundice）是指由于高胆红素血症而引起巩膜、皮肤、黏膜以及其他组织和体液的黄染。当血清胆红素浓度为 17.1～34.2μmol/L（1～2mg/dl）时，不易察觉，称为隐性黄疸。血清胆红素浓度高于 34.2μmol/L（2mg/dl）时肉眼可见，称为显性黄疸。

黄疸是临床上一种常见的症状或体征，多见于肝脏和胆道系统的疾病。根据胆红素的来源分为溶血性黄疸、肝细胞性黄疸、胆汁淤积性黄疸等；根据胆红素的性质分为非酯型胆红素增高为主的黄疸和酯型胆红素增高为主的黄疸；根据发病环节分为肝前性黄疸、肝性黄疸和肝后性黄疸。

一、胆红素的正常代谢

（一）胆红素的生成及转运

胆红素（bilirubin）是血红蛋白、肌红蛋白、过氧化物酶、过氧化氢酶及细胞色素等体内铁卟啉化合物的主要分解代谢产物。正常成人每日产生的胆红素约80%以上来源于衰老红细胞中血红蛋白的分解，其余部分来自含铁卟啉酶类及骨髓无效造血时的血红蛋白分解。衰老的红细胞由于细胞膜的变化可被肝、脾、骨髓的单核吞噬细胞系统识别并吞噬，在吞噬细胞中，血红蛋白被分解为珠蛋白和血红素。血红素在微粒体中血红素加氧酶催化下，生成胆绿素。胆绿素进一步在胞浆中胆绿素还原酶的催化下，迅速被还原为胆红素（图16-1）。

上述形成的胆红素未经肝细胞代谢转化（主要是酯化），故被称为非酯型胆红素（nonesterified bilirubin）或非结合胆红素（unconjugated bilirubin）。这种胆红素是难溶于水的脂溶性物质，能自由透过细胞膜进入血液。血中非酯型胆红素与血浆白蛋白结合成大分子复合物，不能被肾小球滤过，因此尿中检测不到非酯型胆红素。

（二）胆红素在肝脏中的代谢

血中胆红素以胆红素-白蛋白复合体的形式运送到肝脏，在肝窦白蛋白与胆红素分离，释放出的胆红素可以双向自由通过肝细胞的肝窦侧细胞膜。进入肝细胞的胆红素与胞浆中两种载体蛋白Y蛋白和Z蛋白结合形成复合物。这种结合使胆红素不能反流入血，从而使胆红素不断向肝细胞内透入。

胆红素与载体蛋白结合后被转运到滑面内质网的微粒体，经UDP-葡萄糖醛酸基转移酶催化，生成葡萄糖醛酸胆红素酯。这种胆红素被称为酯型胆红素（esterified bilirubin）或结合胆红素（conjugated bilirubin），此胆红素脂溶性弱而水溶性增强，不易通过细胞膜和血-脑脊液屏障，因此不易造成组织中毒，是胆红素解毒的重要方式。酯型胆红素在高尔基复合体、溶酶体等作用下，被运输到毛细胆管，随胆汁排出。血中酯型胆红素可通过肾小球滤过，从尿中排出。

（三）胆红素在肠道中的转变

酯型胆红素随胆汁排入肠道后，在肠内细菌作用下，脱去葡萄糖醛酸基，并被还原成无色的胆素原（粪胆素原及尿胆素原）。生理情况下，肠道中有10%~20%的胆素原可被重吸收入血，经门静脉进入肝脏。其中大部分在肝脏再转变为酯型胆红素，又随胆汁排入肠道，形成胆素原的肠肝循环（bilinogen enterohepatic circulation）。只有少量胆素原进入体循环，可通过肾小球滤出，由尿排出，即为尿胆素原。

图16-1　胆红素的正常代谢

二、黄疸的常见原因及发生机制

胆红素代谢的一个或多个环节发生障碍均可引起黄疸。引起黄疸的原因很多，可分为溶血性黄疸、肝细胞性黄疸、胆汁淤积性黄疸和先天性非溶血性黄疸。

(一) 溶血性黄疸

由于某些原因引起的大量红细胞崩解而释出过多的血红蛋白，并经代谢生成大量的非酯型胆红素即为溶血性黄疸。其特点是：血中非酯型胆红素浓度增高，由于肝细胞对非酯型胆红素的处理功能代偿性增强，排入肠道的酯型胆红素增多，故引起粪便中的胆素原与胆素含量增多，并使其颜色加深。肠内的胆素原增加，重吸收至肝内者也增加。由于缺氧及毒素作用，肝脏处理增多胆素原的能力不足，致血中胆素原增加，并从肾排出，故尿中胆素原增加，但无胆红素（表16-1）。急性溶血性黄疸患者尿中有血红蛋白排出，尿液呈酱油色或茶色。

(二) 肝细胞性黄疸

因肝细胞受损而引起的黄疸称为肝细胞性黄疸。很多原因可导致肝细胞受损，如病毒性肝炎、肝硬化、中毒性肝炎、败血症等。由于肝细胞严重损伤，肝细胞对胆红素的摄取、结合功能降低，血中未结合胆红素增加。同时，未受损伤的肝细胞仍能将部分非酯型胆红素转变为酯型胆红素。酯型胆红素部分仍经毛细胆管从胆道排泄，另一部分则由于肿大的肝细胞及炎症细胞浸润压迫毛细胆管和胆小管，或因胆栓的阻塞，使胆汁排泄受阻而反流入血，致血中酯型胆红素也增加。

肝细胞性黄疸的特点是：血中非酯型及酯型胆红素含量均增高，酯型胆红素增高更为明显；由于排入肠道的酯型胆红素减少，粪内胆素原和胆素减少，粪便颜色变浅；因肝细胞的酯化和排泄功能障碍，使胆素原入血增多，故随尿排出的尿胆原和胆素也增多，尿液颜色变深；酯型胆红素可经肾小球滤出，故尿胆红素阳性（表16-1）。

(三) 胆汁淤积性黄疸

胆汁淤积可分为肝内性和肝外性。肝内性见于病毒性肝炎、药物性胆汁淤积（如氯丙嗪等）、原发性胆汁性肝硬化等。肝外性胆汁淤积可由胆总管结石、炎性水肿、肿瘤及蛔虫等阻塞所引起。由于胆道阻塞，阻塞上方胆管内压力升高，胆管扩张，导致小胆管与毛细胆管破裂，胆汁中的胆红素反流入血。此外，有些肝内胆汁淤积是由于胆汁分泌功能障碍，毛细胆管通透性增加，胆汁浓缩而流量减少，导致胆道内胆盐沉淀与胆栓形成。

胆汁淤积性黄疸的特点是：血中酯型胆红素增高为主；尿胆红素阳性，尿胆素原减少或消失；粪便颜色变浅或呈陶土色（表16-1）。

表16-1 三种黄疸的胆色素代谢特点

黄疸类型	血清胆红素		尿胆色素		粪胆色素	
	非酯型胆红素	酯型胆红素	尿胆素原	尿胆红素	粪胆素原	粪胆素
溶血性黄疸	明显增加	轻度增加	明显增加	阴性	明显增加	明显增加
肝细胞性黄疸	中度增加	中度增加	正常或轻度增加	阳性	减少	减少
胆汁淤积性黄疸	轻度增加	明显增加	减少或缺如	强阳性	明显减少	明显减少

(四) 先天性非溶血性黄疸

由于肝细胞对胆红素的摄取、结合、酯化或排泄存在先天性缺陷所引起的黄疸称为先天性非溶血性黄疸，见于某些遗传疾病。其中，肝细胞摄取非酯型胆红素功能障碍、微粒体内 UDP - 葡萄糖醛酸转移酶不足或缺乏等原因，可导致血中非酯型胆红素增加而出现黄疸；肝细胞向毛细胆管排泄酯型胆红素发生障碍可导致血中酯型胆红素增加而发生黄疸。此类黄疸临床比较少见。

三、黄疸对机体的影响

黄疸对机体的影响主要是由于非酯型胆红素对组织细胞的毒性作用、胆汁淤积性黄疸时所伴随的胆汁成分逆流入血及胆汁进入肠道减少所致。

（一）中枢神经系统的变化

非酯型胆红素与细胞膜上的磷脂结合形成复合体，从而干扰细胞的代谢，影响细胞的正常功能。在新生儿尤其是早产儿，由于血－脑屏障发育不成熟、通透性增高，或新生儿在分娩时发生窒息、缺氧、酸中毒、创伤等因素使血－脑屏障的通透性增高，若发生非酯型胆红素性黄疸，胆红素便可通过血－脑屏障进入脑内，引起大脑基底等部位的神经核黄染、变性及坏死，称为核黄疸（kernicterus or nuclear jaundice）。患儿表现为肌肉抽搐、全身痉挛等锥体外系运动功能障碍症状，死亡率较高。因进入脑内的非酯型胆红素还可不同程度地损害脑的其他部分，故又称为胆红素性脑病（bilirubin encephalopathy）。

（二）消化系统的变化

黄疸对消化系统的结构和功能均有影响。当大量非酯型胆红素进入小肠时，可刺激小肠黏膜，甚至引起黏膜糜烂，影响小肠的分泌和吸收。高胆红素血症还可引起肠紧张度降低和活动减弱。

胆汁淤积性黄疸时，由于胆汁不能进入肠道，可导致脂肪和脂溶性维生素的吸收障碍，引起脂肪痢疾及因脂溶性维生素缺乏而产生的一系列症状。此外，也可导致胆汁酸盐对肠道内革兰阴性菌生长的抑制作用减弱，易发生内毒素血症。

（三）心血管系统的变化

胆汁淤积性黄疸时，反流入血的胆汁酸可刺激迷走神经兴奋，引起心率缓慢和低血压。

（四）皮肤瘙痒

胆汁淤积性黄疸患者常发生皮肤瘙痒，其机制为胆汁酸反流入血并刺激皮肤感觉神经末梢所致。

第三节　肝性脑病

⇒ **案例引导**

案例　患者，男，68岁。反复上腹部不适10余年，腹胀伴双下肢水肿9天，精神异常1天。10余年前出现反复上腹不适，当地医院诊断为"肝硬化"，曾多次住院治疗。9天前，患者出现明显腹胀，伴双下肢浮肿。为缓解症状，患者自行服用大量利尿药。1天前，家属发现其有明显精神异常，且言语不清，遂来就诊。查体：体温36.3℃，脉搏82次/分，呼吸20次/分，血压105/75mmHg。面色晦暗，巩膜黄染，颈部见多个蜘蛛痣，腹部膨隆，肝肋下未及，脾肋下2cm，移动性浊音阳性，双下肢可凹性水肿。辅助检查：Hb 94g/L，PLT 64×10⁹/L。血钾2.9mmol/L，白蛋白24g/L，球蛋白28.2g/L，总胆红素48μmol/L，直接胆红素32.5μmol/L。

讨论　该患者出现精神异常的诱因是什么？分析精神异常的发生机制。

一、概念与分期

（一）概念

肝性脑病（hepatic encephalopathy）是指在排除其他已知脑疾病前提下，继发于肝功能障碍的一系列神经精神综合征。肝性脑病早期表现为人格改变、智力减弱、意识障碍等，晚期发生不可逆性肝昏迷甚至死亡。

（二）分期

临床上根据肝性脑病神经精神症状的轻重分为四期。一期（前驱期），轻微的神经精神症状，可表现为欣快或焦虑、注意力集中时间缩短等，轻微的扑翼样震颤；二期（昏迷前期），出现嗜睡、淡漠、轻度定向障碍、言语不清、行为异常，明显的扑翼样震颤；三期（昏睡期），有明显的精神错乱、定向障碍、言语混乱、健忘等症状，可昏睡但能唤醒；四期（昏迷期），昏迷而不能唤醒，对疼痛刺激无反应，无扑翼样震颤。

二、肝性脑病的发病机制

肝性脑病的发病机制尚不完全清楚，其病理学变化主要累及星形胶质细胞，多被认为是继发性变化，肝性脑病的发生发展主要是由于脑组织的功能和代谢障碍所引起。目前，解释肝性脑病发病机制的学说主要有氨中毒学说、假性神经递质学说、血浆氨基酸失衡学说及 γ-氨基丁酸学说等。每个学说都能从一定角度解释肝性脑病的发生发展，并对临床治疗提供一定的理论依据。

（一）氨中毒学说（ammonia intoxication hypothesis）

1890 年，研究发现行门静脉-下腔静脉吻合术后，给动物喂饲肉食可诱发肝性脑病，且尿中铵盐水平增高。随后临床研究也证明氨与肝性脑病相关。肝硬化患者摄入较多含氮物质，出现行为异常及类似于肝性脑病的症状；临床上约 80% 的肝性脑病患者血及脑脊液中氨水平升高，降血氨治疗有效。这些研究结果为氨中毒学说的确立提供了证据。星形胶质细胞为神经元提供乳酸、α-酮戊二酸、谷氨酰胺及丙氨酸等营养物质，其功能异常直接影响神经元的功能及代谢。氨中毒学说的基础是星形胶质细胞功能受损参与肝性脑病的发生发展过程。

生理状态下，体内氨的生成和清除之间保持动态平衡，血氨浓度不超过 59μmol/L。当氨的产生增多而清除不足时，血氨水平增高。过量的氨通过血-脑屏障进入脑内，作为神经毒素诱发肝性脑病。

1. 血氨增高的原因

（1）氨清除不足　机体清除氨的主要途径是肝脏通过鸟氨酸循环合成尿素。鸟氨酸循环的特点如下：①酶促反应依照 Michaelis-Menten 模式进行，其反应速度随底物（鸟氨酸、瓜氨酸、精氨酸）浓度的增高而加快；②生成尿素过程中消耗能量，即 2 分子氨经鸟氨酸循环生成 1 分子尿素，消耗 4 分子 ATP（图 16-2）。

图 16-2　肝合成尿素的鸟氨酸循环

肝性脑病时血氨增高的原因主要是肝脏疾病所致的鸟氨酸循环障碍。肝功能严重受损时，因代谢障碍致使供给鸟氨酸循环的 ATP 不足，鸟氨酸循环的催化酶数量减少或活性下降，以及各种底物不足等均可使由氨合成尿素明显减少，血氨增高。此外，由于侧支循环的建立，肠道吸收的氨可绕过肝脏直接进入体循环，促进血氨增高。

（2）氨的产生增多　血氨主要来源于肠道。肠道产氨的主要途径是：①肠道内的蛋白质经消化产生氨基酸，在肠道细菌释放的氨基酸氧化酶作用下产氨；②经肠肝循环弥散入肠道的尿素，在细菌释放的尿素酶作用下也可产氨。正常时，肠道每天产氨约 4g，经门脉入肝，转变为尿素被清除。

肝脏功能严重障碍时，由于门脉高压、肠黏膜淤血水肿、肠蠕动减弱以及胆汁分泌减少等原因，食物的消化吸收下降，肠腔内未被消化吸收的蛋白增多，同时，肠道细菌大量繁殖，释放的氨基酸氧化酶和尿素酶增多，故肠道产氨增加。此外，肝功能不全晚期常合并肾功能障碍，尿素排出减少，弥散入肠道的尿素增多。如果合并上消化道出血，肠道内增多的血液蛋白质经细菌分解，使产氨进一步增加。

正常状态下肾脏也可产氨。肾小管上皮细胞在谷氨酰胺酶作用下产生 NH_3，与 H^+ 结合成 NH_4^+ 随尿排出体外。尿 pH 偏低时，肾小管腔中 H^+ 增多，促使 NH_4^+ 生成和排出增多，因而吸收入血的 NH_3 减少。肝功能障碍患者因常伴有呼吸性碱中毒或应用碳酸酐酶抑制剂，致使肾小管腔中 H^+ 减少，故 NH_4^+ 生成减少，NH_3 弥散入血增加，使血氨增高。此外，肝性脑病患者出现躁动不安、震颤等肌肉活动增强表现时，肌肉的腺苷酸分解代谢增强，产氨增多。

肠腔内 pH 值可影响肠道氨的吸收。口服乳果糖降血氨，主要因其在肠道内不易吸收，且易被细菌分解，产生乳酸、醋酸，降低肠腔内 pH 值，减少氨的吸收。

2. 氨对脑的毒性作用　NH_3 属弱碱性，在血中仅占 1%，主要以 NH_4^+ 形式存在。NH_4^+ 不易通过血 - 脑屏障，而 NH_3 可自由通过血 - 脑屏障进入脑内。因此，血氨增高、血浆 pH 值升高或血 - 脑屏障通透性增高时，进入脑的氨增多。细胞因子和自由基等使血 - 脑屏障通透性增高，氨入脑增多，这也是部分病例血循环中氨浓度不高却发生严重肝性脑病的原因。研究认为氨对脑组织的毒性作用主要与氨的代谢过程有关，具体机制如下。

（1）氨使脑内神经递质发生改变　正常状态下，脑内兴奋性神经递质与抑制性神经递质保持平衡。脑内氨水平升高直接影响脑内神经递质的水平及神经传递，在肝性脑病的发生发展过程中，神经传递障碍所起的作用要强于且早于能量代谢障碍。

谷氨酸为脑内主要的兴奋性神经递质，脑内氨水平增高可直接影响谷氨酸水平及谷氨酸能神经传递。在肝性脑病早期，进入脑内的氨明显抑制 α - 酮戊二酸脱氢酶（α - ketoglutarate dehydrogenase，αKGDH）活性，造成 α - 酮戊二酸的蓄积，在其他氨基酸提供氨基前提下，α - 酮戊二酸经转氨基作用生成谷氨酸，患者表现为兴奋性增强。随着肝病的发展，脑内氨进一步增高，在谷氨酰胺合成酶（只表达于星形胶质细胞）作用下，氨与谷氨酸结合生成谷氨酰胺，以解除氨的毒性。谷氨酰胺累积增多，起近似于抑制性神经递质作用。肝性脑病晚期，当脑内氨水平极度增高时，丙酮酸脱氢酶（pyruvate dehydrogenase，PD）活性也受到抑制，三羧酸循环过程受阻，谷氨酸减少，导致谷氨酸能神经传递障碍（图 16 - 3）。由于 PD 活性受到抑制，造成丙酮酸氧化脱羧障碍，

图 16 - 3　氨对脑内神经递及能量代谢的影响
PD：丙酮酸脱羧酶；αKGOH：α - 酮戊二酸脱氢酶；
（-）抑制作用；↑生成增多；↓生成减少

乙酰辅酶 A 生成减少，中枢兴奋性递质乙酰胆碱生成减少。此外，肝性脑病时中枢抑制性递质 γ - 氨基丁酸作用增强，具体机制将在 GABA 学说部分阐述。

综上所述，脑内氨增高，使脑内谷氨酸、乙酰胆碱等中枢兴奋性神经递质减少，而谷氨酰胺、γ - 氨基丁酸等抑制性神经递质活动增强，脑内神经递质平衡被破坏，造成中枢神经系统功能紊乱。

（2）氨干扰脑细胞能量代谢　脑的神经活动所需能量主要来源于脑内葡萄糖的有氧氧化。氨入脑增多可干扰脑细胞的能量代谢，导致脑细胞能量供应严重不足。肝性脑病发展过程中，尤其是肝性脑病晚期，脑内葡萄糖代谢率明显降低。氨干扰脑细胞能量代谢的具体机制如下：①氨抑制 PD 的活性，使 NADH 和乙酰辅酶 A 生成减少，三羧酸循环停滞，ATP 产生减少；②氨抑制 αKGDH 活性，使三羧酸循环不能正常进行，ATP 产生减少；③氨可以与三羧酸循环的重要中间产物 α - 酮戊二酸结合，生成谷氨酸，同时使 NADH 转变为 NAD^+，消耗了大量 NADH，ATP 生成减少；④氨与谷氨酸结合生成谷氨酰胺的过程中消耗大量的 ATP（图 16 - 3）。

（3）氨对神经细胞膜的影响　氨增高可干扰神经细胞膜 Na^+，K^+ - ATP 酶活性，影响细胞内外 Na^+、K^+ 分布。细胞膜对 NH_4^+ 的选择性通透强于 K^+，NH_4^+ 可与 K^+ 竞争入胞，造成细胞外的 K^+ 浓度增高，直接影响细胞的膜电位、兴奋性及传导性。

（二）假性神经递质学说（false neurotransmitter hypothesis）

20 世纪 70 年代 Fischer 等提出了假性神经递质学说。假性神经递质（false neurotransmitter）是指与正常神经递质结构相似，但生理效应极弱的物质。假性神经递质学说建立的主要依据有两方面：第一，肝性脑病患者脑内多巴胺、去甲肾上腺素等神经递质减少；第二，应用左旋多巴可以明显改善肝性脑病患者的状况。左旋多巴可进入脑内，在脑内转变成多巴胺和去甲肾上腺素，使正常神经递质增多，并与假性神经递质竞争，使神经传导功能恢复，促进患者的苏醒。

1. 假性神经递质的形成过程　食物中蛋白质在消化道经水解后产生氨基酸，其中芳香族氨基酸（苯丙氨酸和酪氨酸）在肠道细菌释放的脱羧酶作用下分解为苯乙胺和酪胺。正常情况下，苯乙胺和酪胺进入肝脏，在单胺氧化酶作用下，被氧化分解而解毒。肝功能严重障碍时，尤其是伴有门脉高压时，由于肠道淤血，消化功能降低，肠内蛋白分解增强，产生的大量苯乙胺和酪胺进入血液。由于肝功能有严重障碍，这些胺类物质不能被有效分解，或经侧支循环绕过肝脏直接进入体循环，使其在血中浓度增高。苯乙胺和酪胺通过血 - 脑屏障进入脑组织，在脑干网状结构的神经细胞内，苯乙胺和酪胺在 β - 羟化酶作用下，分别生成苯乙醇胺（phenylethanolamine）和羟苯乙醇胺（octopamine）。这两种物质与正常神经递质（去甲肾上腺素和多巴胺）结构相似，但生理效应极弱，为假性神经递质（图 16 - 4）。

2. 假性神经递质的作用　脑干网状结构的主要功能是保持清醒状态或维持唤醒功能，因而又称为脑干网状结构上行激动系统。去甲肾上腺素和多巴胺是网状上行激动系统中的主要神经递质。肝功能严重障碍时，在脑干网状结构的神经细胞内，假性神经递质苯乙醇胺和羟苯乙醇胺增多，可竞争性取代去甲肾上腺素和多巴胺被肾上腺素能神经元摄取、贮存，但其被释放后的生理效应则远较正常神经递质弱，使脑干网状结构上行激动系统的唤醒功能不能维持，产生昏睡甚至昏迷。此外，因黑质 - 纹状体中多巴胺被假性神经递质取代，使乙酰胆碱的作用占优势，故出现扑翼样震颤。

去甲肾上腺素　　苯乙醇胺

多巴胺　　羟苯乙醇胺

图 16 - 4　正常及假性神经递质

（三）血浆氨基酸失衡学说（amino acid imbalance hypothesis）

肝性脑病患者或行门－体分流术后的动物，常出现血浆氨基酸失平衡，即芳香族氨基酸（aromatic amino acids，AAA）增多，而支链氨基酸（branched chain amino acids，BCAA）减少，两者比值（BCAA/AAA）可由正常的 3~3.5 下降至 0.6~1.2。肝性脑病患者补充支链氨基酸可缓解神经精神症状。由此，研究者提出了血浆氨基酸失衡学说。

1. 血浆氨基酸失衡的原因　严重肝功能障碍时，肝细胞灭活胰岛素和胰高血糖素的能力降低，导致两种激素水平增高，但胰高血糖素的增高更显著。胰高血糖素使组织蛋白分解代谢增强，大量氨基酸释放入血。芳香族氨基酸主要在肝脏降解，肝功能严重障碍时，芳香族氨基酸的降解减少；同时因肝脏的糖异生途径障碍，使芳香族氨基酸转变为糖的能力下降，故血中芳香族氨基酸含量增高。

支链氨基酸的代谢主要在骨骼肌中进行，胰岛素能促进肌肉组织对支链氨基酸的摄取和利用。此外，在骨骼肌及脑组织，当血氨水平升高时，支链氨基酸的氨基通过转氨基作用与 α－酮戊二酸结合生成谷氨酸，进而与氨结合生成谷氨酰胺而发挥解毒作用。在此过程中，由于大量支链氨基酸提供氨基而转化为相应的酮酸，造成支链氨基酸水平降低。

2. 血浆氨基酸失衡的后果　芳香族氨基酸与支链氨基酸均为电中性氨基酸，二者借助于同一转运载体通过血－脑屏障进入脑内。血中芳香族氨基酸的增多和支链氨基酸的减少，必然使芳香族氨基酸进入脑组织增多，其中主要是苯丙氨酸、酪氨酸和色氨酸入脑增多。

正常情况下，脑神经细胞内的苯丙氨酸在苯丙氨酸羟化酶作用下，生成酪氨酸；酪氨酸在酪氨酸羟化酶作用下，生成多巴；多巴在多巴脱羧酶作用下，生成多巴胺；多巴胺在多巴胺 β－羟化酶作用下生成去甲肾上腺素。

进入脑内的苯丙氨酸和酪氨酸增多时，高水平苯丙氨酸可抑制酪氨酸羟化酶的活性，从而使正常神经递质生成减少。增多的苯丙氨酸可在芳香族氨基酸脱羧酶作用下，生成苯乙胺，进一步在 β－羟化酶作用下生成苯乙醇胺。高水平的酪氨酸也可在芳香族氨基酸脱羧酶作用下生成酪胺，进一步在 β－羟化酶作用下生成羟苯乙醇胺。色氨酸在羟化酶和脱羧酶的作用下，生成 5－羟吲哚乙酸和 5－羟色胺（5－HT）。5－HT 是中枢神经系统中重要的抑制性神经递质，也可以作为假性神经递质被肾上腺素能神经元摄取、贮存和释放。由此可见，血浆氨基酸失衡时，脑内产生大量假性神经递质，并抑制正常神经递质的产生，最终导致昏迷（图 16－5）。

氨基酸失衡学说是假性神经递质学说的补充和发展。但有一些学者提出，血浆氨基酸失衡并不是发生肝性脑病的原因，更可能是肝损伤后氨中毒诱导支链氨基酸水平降低的结果。补充支链氨基酸只能缓解部分肝性脑病患者的症状，并不能改变患者总体存活率。总之，假性神经递质学说和氨基酸失衡学说尚待进一步深入研究和验证。

（四）γ－氨基丁酸学说（GABA hypothesis）

γ－氨基丁酸（γ－aminobutyric acid，GABA）属于抑制性神经递质。GABA－A 受体是亲离子型受体，由两个 α 亚单位和两个 β 亚单位组成，其中 β 亚单位含 GABA 结合位点，α 亚单位含苯二氮䓬结合位点。GABA 和苯二氮䓬类物质作为 GABA－A 受体复合物激动剂，可活化 GABA－A 受体。当突触前神经元兴奋时，GABA 从囊泡中释放，通过突触间隙与突触后膜上的 GABA－A 受体结合，使细胞膜对 Cl^- 通透性增高。由于细胞外的 Cl^- 浓度比细胞内高，Cl^- 由细胞外进入细胞内，导致超级化，产生突触后抑制作用。GABA 也具有突触前抑制作用，当 GABA 作用于突触前的轴突末梢时，也可使轴突膜对 Cl^- 通透性增高，但由于轴突内的 Cl^- 浓度比轴突外高，Cl^- 由轴突内流向轴突外，产生去极化，使轴突

图 16-5　脑内假性神经递质产生过程

末梢在冲动到来时，释放神经递质的量减少，从而产生突触前抑制作用。

血液中的 GABA 主要来源于肠道，大部分由谷氨酸经肠道细菌脱羧酶催化形成，并被吸收经门静脉入肝，被肝摄取、清除。早期 GABA 学说认为，肝功能障碍时，肝脏清除 GABA 能力降低，血中 GABA 增加，同时由于血 – 脑屏障通透性增高，GABA 入脑增多，进而参加了肝性脑病的发生发展。但近年大量研究表明，肝功能不全时，脑内 GABA、内源性苯二氮䓬类物质并不增加，同时 GABA – A 受体复合物完整性也未发生变化。因而，目前解释肝性脑病时 GABA 能神经元抑制活动增强更多基于 GABA – A 受体复合物与配体的结合力提高以及内源性 GABA – A 受体变构调节物质含量增加等方面的证据。

（五）其他神经毒质的作用

研究发现，许多神经毒质也可能参与肝性脑病的发生发展，其中主要有锰、硫醇、短链脂肪酸、酚等物质。锰由肝胆管排出，肝功能不全时血锰升高，可导致星形胶质细胞病变，影响谷氨酸摄取及能量代谢。硫醇可抑制尿素合成而干扰氨的解毒，抑制线粒体的呼吸过程，抑制脑内 Na^+,K^+ – ATP 酶的活性。肝功能严重受损可导致脂肪代谢障碍，肝脏清除脂肪酸不足，血中短链脂肪酸增多，可抑制脑能量代谢及氨的分解代谢。

综上所述，肝性脑病的发病机制较为复杂，并非单一因素所致。诸多因素间的内在联系及相互作用逐渐被更多研究揭示出来。氨中毒学说已成为解释肝性脑病发病机制的中心环节，其与肝性脑病其他学说之间有紧密的联系，体现在以下方面。

1. 高血氨促使胰高血糖素增多，进而使胰岛素分泌增多，促使血中芳香族氨基酸增加，支链氨基酸减少，导致血浆氨基酸失衡。

2. 高血氨引起脑内谷氨酰胺增多，促进中性氨基酸进入脑。入脑的支链氨基酸通过转氨基作用参与氨的解毒，而芳香族氨基酸参与假性神经递质的生成减少，结果表现为血浆氨基酸失衡和假性神经递质生成。

3. 脑内氨增高可增强 GABA 能神经活动。氨使星形胶质细胞对 GABA 的摄取降低、释放增加，因而突触间隙 GABA 水平增高。氨还能增加 GABA – A 受体复合物与 GABA 结合能力，并增强 GABA – A 受体活性，从而使 GABA 的中枢抑制作用增强。

三、肝性脑病的诱因

1. 氮负荷增加　氮负荷过度是诱发肝性脑病最常见的原因。肝硬化患者常见的上消化道出血、过量蛋白饮食、输血等外源性氮负荷过度，可通过促进血氨增高而诱发肝性脑病。低钾性碱中毒或呼吸性碱中毒、便秘、感染、肝肾综合征所致的氮质血症等内源性氮负荷过重，也常诱发肝性脑病。

2. 血－脑屏障通透性增强　可使神经毒质入脑增多，从而诱发肝性脑病。细胞因子水平增高、能量代谢障碍等可使血－脑屏障通透性增高。严重肝病患者合并的高碳酸血症以及饮酒等也可使血－脑屏障通透性增高。

3. 脑敏感性增高　严重肝病患者，体内各种神经毒质增多，在毒性物质的作用下，脑对药物或氨等毒性物质的敏感性增高。因而，当使用止痛、镇静、麻醉以及氯化铵等药物时，易诱发肝性脑病。感染、缺氧、电解质紊乱等也可增强脑对毒性物质的敏感性而诱发肝性脑病。

总之，凡能增加体内毒性物质的来源，提高脑对毒性物质的敏感性以及使血－脑屏障通透性增高的因素，均可成为肝性脑病的诱因，促进肝性脑病的发生发展。

四、肝性脑病防治的病理生理基础

（一）防止诱因

1. **减少氮负荷**　严格控制蛋白摄入量，减少组织蛋白质的分解，减少氮负荷。
2. **防止上消化道大出血**　避免饮食粗糙质硬，有食管静脉曲张治疗指征时，及早采取措施。
3. **防止便秘**　减少肠道吸收有毒物质。
4. **预防水、电解质和酸碱平衡紊乱**　避免因利尿、放腹水、低钾血症等情况诱发肝性脑病。
5. **用药慎重**　由于患者血－脑屏障通透性增强、脑敏感性增高，因此肝性脑病患者要慎用止痛、镇静、麻醉等药物，防止诱发肝昏迷。

（二）降低血氨

1. 口服乳果糖或食醋灌肠，使肠道内 pH 降低，减少肠道产氨，促进氨排出。
2. 应用门冬氨酸、鸟氨酸和精氨酸制剂，增加鸟氨酸循环的底物，促进血氨转化为尿素。
3. 纠正水、电解质和酸碱平衡紊乱，特别要注意纠正碱中毒。
4. 口服新霉素等抗生素，抑制肠道细菌产氨。

（三）其他治疗措施

可口服或静注以支链氨基酸为主的氨基酸混合液，纠正氨基酸失衡。可给予左旋多巴，促进患者清醒。此外，临床上也配合采取保护脑细胞功能、维持呼吸道通畅、防止脑水肿等措施。

（四）肝移植

肝移植是对终末期肝病患者唯一有效的治疗方法。肝移植对亚急性、暴发性肝衰竭具有较好的治疗效果，特别在早期实施肝移植，可明显提高患者的存活率。

⊕ 知识链接

终末期肝病治疗

对于终末期肝病，肝移植是唯一有效的治疗方法。当各种急性或慢性肝病用其他内外科方法无法治愈，预计在短期内（6～12个月）可能死亡的患者均应考虑进行肝脏移植。对于慢性肝病患者，出现一个或多个与门静脉高压或肝功能衰竭相关的并发症，或疾病症状导致患者的生活质量严重下降时，也应考虑肝移植。

活体肝移植是从健康捐肝人体上切取部分肝脏作为供肝移植给患者的手术方式。与传统的尸体肝移植相比，活体肝移植手术缺血时间短，组织相容性好，而且术前能进行充分准备，制定出周密的治疗方案。

如今，包括活体肝移植在内的肝移植技术已成为终末期肝病的常规治疗手段。目前术后1年生存率近90%，3年生存率近80%，最长存活时间已近40年。大批患者术后生存超过10年、20年，并且生活质量良好，大多数能从事正常的社会生活及家庭生活。肝移植技术造福了数以万计的肝胆疾病患者。

第四节　肝肾综合征

肝肾综合征（hepatorenal syndrome，HRS）是指肝硬化失代偿期或急性重症肝炎时，继发于肝功能衰竭的肾功能衰竭，故又称肝性肾功能衰竭。

一、病因和分型

各种原因引起的重症病毒性肝炎、暴发性肝衰竭、肝硬化、肝癌等均可导致肝肾综合征。大多数肝肾综合征表现为功能性肾衰竭，如果肝病病情得到改善则肾功能可恢复。但如果持续时间较长，或并发消化道出血引起休克等原因，可因缺血、缺氧引起急性肾小管坏死，产生器质性肾衰竭。有些急性肝衰竭患者可直接发生肝性器质性肾衰竭，其机制可能与肠源性内毒素血症有关。

二、发病机制

肝肾综合征的典型特征为外周动脉扩张，肾血管收缩及血流减少，肾小球滤过率明显降低。HRS的发病机制较复杂，近年研究提出外周动脉血管扩张学说（peripheral arterial vasodilation hypothesis）。

急（慢）性肝脏疾病可导致门脉高压，血液回流阻力增加，因而机体外周血管特别是内脏动脉局部扩血管物质增加，导致外周动脉扩张和外周阻力下降，血液淤积于外周血管床，表现为动脉压和有效循环血量下降。因此，HRS发病初期患者处于高动力循环状态，即外周血管阻力降低、心率加快、心输出量增加。但随着疾病的进展，高动力循环状态不足以纠正有效循环血量的降低，因而RAAS、交感神经系统、ADH激活，维持外周血管阻力并促进肾脏水盐重吸收。RAAS等激活后，内脏动脉因局部扩血管物质存在，并不发生动脉血管收缩，但肾动脉明显收缩，肾血流和肾小球滤过率明显下降，出现少尿、无尿等肾功能衰竭症状。目前认为，HRS时肾血管收缩可能与下列因素有关。

1. 肾交感神经张力增高　肝硬化晚期大量腹水形成或放腹水、消化道大出血、大量利尿等可使有效循环血量减少，同时，大量扩血管物质的释放使周围血管扩张，门脉高压致大量血液淤滞在门脉系统的血管床内，这些因素均可使有效循环血量减少。有效循环血量减少引起交感 - 肾上腺髓质系统兴奋，儿茶酚胺增多，使肾动脉收缩，肾血流减少，肾小球滤过率降低，发生肾功能衰竭。

2. RAAS 激活 肾血流量减少及交感神经兴奋使可肾素释放增加，肝衰竭使肾素灭活减少。该系统激活导致肾血管收缩，肾小球滤过率降低，水钠重吸收增加，在 HRS 的发病中有一定作用。

3. ADH 释放 ADH 水平增高促进水潴留，同时明显增强肾血管阻力，肾血流减少，促进肾功能衰竭的发生。

此外，研究表明激肽系统活动异常、前列腺素及白三烯代谢紊乱、内皮素增高等亦参与 HRS 的发生发展。

总之，重症肝病时，由于门脉高压引起外周血管扩张，加之腹水等原因导致有效循环血量减少，进而激活交感 – 肾上腺髓质系统、RAAS 等，使肾血管收缩、肾血流量减少、肾小球滤过率降低，最终出现 HRS。

目标检测

1. 简述肝功能不全对机体的功能和代谢的影响。
2. 简述乳果糖治疗肝性脑病的机理。
3. 简述严重肝功能障碍引起血浆氨基酸失衡的机制。
4. 试述肝硬化伴有上消化道出血的患者发生肝性脑病的可能机制。
5. 大量使用利尿剂为什么容易诱发肝性脑病？

（李　皓）

第十七章 肾功能不全

📖 学习目标

1. **掌握** 急、慢性肾功能不全和尿毒症的概念；急性肾功能衰竭的发生机制及对机体功能、代谢变化的影响。

2. **熟悉** 急性肾功能衰竭的病因和分类；慢性肾功能衰竭的病因和发展过程；慢性肾功能衰竭的发生机制和功能、代谢。

3. **了解** 尿毒症的发病机制和功能、代谢变化；肾功能衰竭和尿毒症的防治原则。

4. 学会临床急、慢性肾功能不全的判断及机制分析，具备对肾功能衰竭临床病例的逻辑推理和综合分析能力。

肾脏具有多种功能的重要器官。①排泄功能：排出体内代谢产物、药物和毒物等，是肾脏最重要的功能。②调节功能：调节水、电解质及酸碱平衡，维持细胞内外渗透压，并参与血压的调控。③内分泌功能：分泌肾素、前列腺素、促红细胞生成素、1,25 - 二羟维生素 D_3（1,25 -（OH）$_2D_3$），并灭活甲状旁腺激素和胃泌素。因此，肾脏在维持人体内环境的稳定性中起重要作用。当各种病因引起肾功能严重障碍时，可出现多种代谢产物、药物和毒物在体内蓄积，水、电解质和酸碱平衡紊乱，或伴有肾脏内分泌功能障碍的临床综合征，称为肾功能不全（renal insufficiency）。肾功能衰竭是肾功能不全的晚期阶段。根据病因和发病的急缓，肾功能衰竭分为急性肾功能衰竭和慢性肾功能衰竭。急、慢性肾功能衰竭发展到严重阶段，均可出现尿毒症（uremia），尿毒症是肾功能衰竭的终末阶段。

第一节 肾功能不全的发病环节

肾小球滤过、肾小管重吸收以及肾脏内分泌功能是肾脏发挥排泄和调节作用，维持机体内环境稳定的基本环节。其中任何一个环节异常都可能导致肾功能不全。

一、肾小球滤过功能障碍

（一）肾小球滤过率降低

肾脏滤过功能以肾小球滤过率（glomerular filtration rate，GRF）来衡量，正常约为 125ml/min。GFR 受肾血流量、肾小球有效滤过压及肾小球滤过膜的面积和通透性等因素的影响。

1. 肾血流量减少 肾脏的血液供应非常丰富，占心输出量的 20% ~25%，其中约 94% 的血液分布在肾皮质，仅约 6% 流经肾髓质。肾动脉直接来源于腹主动脉，受全身动脉血压影响较大。全身平均动脉压在 80 ~180mmHg 波动时，肾脏通过自身调节可维持肾血液灌流量和 GFR 的相对恒定。当休克、心力衰竭等使动脉血压降至 80mmHg 以下或肾血管收缩时，均可导致肾血液灌流不足，GFR 随之降低，出现少尿或无尿。严重缺血、缺氧亦可使肾小管上皮细胞变性、坏死，加重肾功能不全的发展。

2. 肾小球有效滤过压降低 肾小球有效滤过压 = 肾小球毛细血管血压 -（血浆胶体渗透压 + 肾小球囊内压）。肾小球毛细血管血压是滤出的唯一动力，而血浆胶渗透压和囊内压则是滤出的阻力。正常时，肾小球有效滤过压约为 25mmHg。大量失血和脱水导致全身平均动脉压急剧下降，肾小球毛细血管血压也随之下降。此外，肾小球入球小动脉及出球小动脉的舒缩状态也会影响肾小球有效滤过压。当入球小动脉收缩或出球小动脉舒张时，肾小球毛细血管血压下降，导致 GFR 减少。当血浆胶体渗透压下降后，组织间液的形成增多，可使有效循环血量减少，进而通过肾素 - 血管紧张素系统使肾小球入球小动脉收缩，引起肾小球毛细血管血压亦下降。因此，血浆胶体渗透压的变化对肾小球有效滤过压的影响并不明显。肾小球囊内压一般比较恒定，但在尿路梗阻、肾小管阻塞以及肾间质水肿压迫肾小管时，可引起囊内压升高，使肾小球有效滤过压降低，GFR 降低。

3. 肾小球滤过面积减少　成人两肾约有 200 万个肾单位，肾小球毛细血管总面积约为 1.6m²，因而肾脏具有较大的代偿储备功能。切除一侧肾脏使肾小球滤过面积减少 50% 后，健侧肾脏往往可代偿其功能。但当肾单位广泛大量破坏（如慢性肾炎、慢性肾盂肾炎等）时，肾小球滤过面积极度减少，可使 GFR 明显降低而出现少尿甚至无尿。

（二）肾小球滤过膜的通透性改变

肾小球滤过膜从内到外由三层结构组成，即肾小球毛细血管内皮细胞、基底膜和肾小球囊的脏层上皮细胞（足细胞）。内皮细胞间有直径 50～100nm 的小孔，称为窗孔，水和小分子溶质易通过。基底膜为连续无孔的致密结构，其表面覆有带负电荷的黏多糖。足细胞具有相互交叉的足突，足突之间的缝隙覆有一层富含黏多糖的薄膜。滤过膜对血浆成分的选择性滤过主要通过孔径屏障作用和电荷屏障作用实现。炎症、损伤及免疫复合物可破坏肾小球滤过膜的完整性或降低其表面负电荷而导致通透性增加，使血浆蛋白滤过增多，出现蛋白尿，甚至血尿。

二、肾小管功能障碍

肾小管具有重吸收、分泌和排泄的功能，在调节水、电解质和酸碱平衡，维持机体内环境恒定中发挥重要作用。缺血、缺氧、感染及毒物可使肾小管上皮细胞变性、坏死，导致肾小管功能障碍。此外，醛固酮、抗利尿激素、心房尿钠肽及甲状旁腺激素等体液因素也可引起肾小管功能改变。由于肾小管各段的结构和功能不同，故受损时各段所出现的功能障碍亦各异（图 17－1）。

图 17－1　肾小管构成及其各段的重吸收概况

→ 主动重吸收；⇨ 被动重吸收；➡ 继发性主动重吸收；

CA：碳酸酐酶；ADH：血管升压素；C_{H_2O}：游离水产生；T_{H_2O}：游离水重吸收

1. 近曲小管功能障碍 近曲小管具有强大的重吸收功能，原尿中的蛋白质、葡萄糖、氨基酸、磷酸盐、重碳酸盐、钠、钾、钙、磷等绝大部分在近曲小管被重吸收。因此，当近曲小管功能障碍时，可导致肾性糖尿、氨基酸尿、水钠潴留和肾小管性酸中毒等。此外，近曲小管具有排泄功能，能排泄对氨马尿酸、酚红、青霉素以及某些用于泌尿系造影的碘剂等，故其功能障碍时可导致上述物质在体内潴留。

2. 髓袢功能障碍 髓袢升支粗段对 Cl^- 的主动重吸收，同时伴有 Na^+ 的被动重吸收，但此处对水的通透性很低，故形成了肾髓质间质的高渗状态，这是原尿浓缩的重要条件。髓袢功能障碍时，肾髓质高渗状态破坏，原尿浓缩功能障碍，可导致对水的重吸收减少，出现多尿、低渗尿或等渗尿。

3. 远曲小管和集合管功能障碍 远曲小管分泌 H^+、K^+ 和 NH_3，并与原尿中 Na^+ 交换，HCO_3^- 被重吸收而尿液被酸化，在调节酸碱平衡中具有重要作用。远曲小管功能障碍时，可导致钠、钾代谢障碍和酸碱平衡紊乱。远曲小管和集合管在 ADH 作用下，对尿液进行浓缩和稀释。当集合管病变或 ADH 分泌不足时，可导致集合管对水的通透性降低，尿浓缩功能下降，可引起多尿，甚至肾性尿崩症。

三、肾脏内分泌功能障碍

肾脏可以合成、分泌、激活或降解多种激素和生物活性物质，在调节血压及水、电解质平衡，红细胞生成和钙磷代谢中起重要作用。肾脏受损可累及其内分泌功能，从而引起机体一系列功能代谢紊乱，如高血压、贫血、肾性骨营养不良和消化性溃疡等。

1. 肾素 是一种蛋白水解酶，主要由肾小球球旁细胞合成和分泌，能催化血浆中的血管紧张素原生成血管紧张素 I（angiotensin I，Ang I），后者在血管紧张素转换酶（angiotensinconverting enzyme，ACE）的作用下生成血管紧张素 II（angiotensin II，Ang II），Ang II 在氨基肽酶 A 的作用下生成血管紧张素 III（angiotensin III，Ang III），Ang II 和 Ang III 作用于肾上腺皮质球状带产生醛固酮。血管紧张素 II 具有很高的生物活性，有强烈的收缩血管作用，其升压作用为肾上腺素的 10~40 倍。

肾素的分泌受肾入球小动脉处的牵张感受器、致密斑细胞和交感神经三方面的调节。在全身平均动脉压降低、脱水、肾动脉狭窄、低钠血症和交感神经紧张性增高等情况下，均可引起肾素分泌增多，激活肾素 - 血管紧张素 - 醛固酮系统，从而提高平均动脉血压，促进水钠潴留。肾脏通过 RAAS 参与调节血压和水、钠代谢。肾脏疾病如肾小球肾炎、肾小动脉硬化症等，均可使 RAAS 活性增强，从而引起肾性高血压；醛固酮分泌过多，则是造成体内水钠潴留的重要发病因素。

2. 促红细胞生成素（erythropoietin，EPO） 是一种多肽类激素，90% 由肾脏（毛细血管丛、肾小球近球细胞、肾皮质和髓质）产生。EPO 可加速骨髓造血干细胞和原红细胞分化、成熟，并促进网织红细胞释放入血，使红细胞生成增多。慢性肾病患者，由于肾实质进行性破坏，导致促红细胞生成素明显减少，是引起肾性贫血的重要原因之一。

3. 1,25 - 二羟维生素 D_3（1,25 - $(OH)_2D_3$） 是维生素 D_3 的活化形式，具有促进小肠对钙磷的吸收、骨钙的动员和促进肾小管对钙磷的重吸收等作用。肾脏是体内唯一能生成 1,25 - $(OH)_2D_3$ 的器官，肾皮质细胞线粒体含有 1 - α羟化酶系，可将肝脏生成的 25 - OH - D_3 羟化成 1,25 - $(OH)_2D_3$。低血钙、低血磷和甲状旁腺激素可激活肾脏 1 - α羟化酶，而降钙素的作用则相反。当慢性肾功能衰竭时，由于肾实质损害，1,25 - $(OH)_2D_3$ 生成减少，可发生维生素 D 治疗无效的低钙血症，从而诱发肾性骨营养不良。

4. 激肽释放酶 - 激肽系统 肾脏富含激肽释放酶，其中 90% 来自近曲小管细胞。分泌的激肽释放酶可作用于血浆中激肽原（kininogen）生成激肽（kinin）。激肽可以对抗血管紧张素及交感神经兴奋，引起小动脉扩张，使血压下降；还可作用于肾髓质间质细胞，引起前列腺素（prostaglandin，PG）包括 PGE_2、PGA_2 和 $PGF_{2\alpha}$ 的释放。

5. 前列腺素系统 PGE_2 和 PGA_2 可扩张血管、降低外周阻力，并能抑制 ADH 对集合管的作用，促进水、钠排泄，因而具有强大的降压作用。肾功能障碍或肾脏受损时，前列腺素合成不足，导致血管扩张能力减弱，这可能是肾性高血压的重要发病环节。

6. 甲状旁腺激素和胃泌素 肾脏可灭活甲状旁腺激素（parathyroid hormone，PTH）和胃泌素（gastrin）。PTH 具有动员骨钙入血、促进肾小管对钙的重吸收和抑制肾小管重吸收磷的作用，此外还可激活 α-羟化酶，促进维生素 D_3 的活化。慢性肾衰时，这两种激素灭活减少，易发生肾性骨营养不良和消化性溃疡。

⇒ **案例引导**

> **案例** 患者，女，60 岁，因浮肿 1 个月，少尿、无尿 5 天入院，入院前 1 个月因肺部感染使用卡那霉素治疗 7 天，用药后患者感染症状减轻，但随后出现浮肿，尿量进行性减少。既往无高血压和糖尿病病史。查体：眼睑浮肿，双下肢凹陷性水肿，心率 85 次/分，血压 150/95mmHg。实验室检查：血肌酐 533μmol/L，血尿素氮 12.2mmol/L，血清［K^+］6.3mmol/L，pH 7.10，$PaCO_2$ 30mmHg，HCO_3^- 12.5 mmol/L。尿中有蛋白、红细胞和管型等。
>
> **讨论** 患者发生急性肾功能不全的原因和机制是什么？解释患者临床表现中血肌酐异常升高的病理生理学基础。

第二节 急性肾功能衰竭

急性肾功能衰竭（acute renal failure，ARF）是指各种原因引起肾脏泌尿功能急剧降低，以致机体内环境出现严重紊乱的临床综合征。临床上主要表现为水中毒、氮质血症、高钾血症和代谢性酸中毒。多数患者伴有少尿（<400ml/d）或无尿（<100ml/d）即少尿型 ARF。少数患者尿量并无明显减少（>400ml/d），但肾脏排泄功能障碍，氮质血症明显，称为非少尿型 ARF。尽管 ARF 概念明确，但缺乏统一诊断标准。2005 年国际肾脏病学会界和急救医学界提出了急性肾损伤（acute kidney injury，AKI）的概念，将 ARF 更名为 AKI。AKI 是指多种病因引起的肾功能急剧降低而出现的临床综合征，诊断标准为：肾功能在 48 小时以内迅速减退，血清肌酐绝对值升高≥0.3mg/dl，或 7 天内血清肌酐增至≥1.5 倍基础值，或尿量 <0.5ml（kg·h）持续超过 6 小时。AKI 更强调对这一综合征的早期诊断、早期治疗的重要性。

ARF 是一种常见临床危重症，在多器官衰竭中也常伴有 ARF。ARF 大多数情况下是可逆的，若治疗措施及时得当，患者的肾脏功能可以恢复正常。

一、急性肾功能衰竭的原因与分类

肾脏行使正常功能需要具备三个条件：①肾脏必须有充足的血液灌流量；②肾脏本身的功能良好；③形成的尿液能顺利排出体外。任何严重损伤以上三个条件的因素均可能成为急性肾功能衰竭的病因。因此，根据发病环节可将急性肾功能衰竭分为肾前性、肾性和肾后性三大类。

（一）肾前性急性肾功能衰竭

肾前性急性肾功能衰竭（acute prerenal failure）是由于肾脏血液灌流量急剧减少所致，常见于各型休克的早期。此时，有效循环血量减少和血压降低除直接导致肾血流量减少外，还可引起通过交感－肾上腺髓质系统和肾素－血管紧张素系统兴奋使肾脏小动脉强烈收缩，进一步降低肾脏血液灌流量和有效滤过压，GFR 显著降低，引起尿量减少和氮质血症等。

肾前性急性肾功能衰竭时，由于肾脏并无器质性病变，如及时恢复肾血液灌流量，肾功能可迅速恢复，故又称为功能性急性肾功能衰竭。但若肾缺血持续过久导致肾小管坏死，则会发展为肾性急性肾功能衰竭。

（二）肾性急性肾功能衰竭

由肾脏器质性病变所引起的急性肾功能衰竭称为肾性急性肾功能衰竭（intrarenal failure）或器质性急性肾功能衰竭。引起肾性 ARF 的常见原因有急性肾小管坏死和肾脏本身（肾小球、肾间质和肾血管）疾病。

1. 急性肾小管坏死（acute tubular necrosis）　是临床上引起肾性 ARF 最常见、最重要的原因，占 60%～90%。引起急性肾小管坏死的主要原因如下。

（1）肾缺血和再灌注损伤　造成肾前性 ARF 的病因未能及时去除，严重而持续的肾缺血可以引起急性肾小管坏死，由功能性肾功能衰竭发展为器质性肾功能衰竭。此外，休克复苏后的再灌注损伤也是导致急性肾小管坏死的主要原因之一。

（2）肾毒物　引起肾中毒的毒物包括外源性肾毒物和内源性肾毒物两大类。常见的外源性肾毒物有：①药物，如氨基糖苷类抗生素、四环素族、两性霉素 B、先锋霉素和磺胺类等，静脉或口服某些造影剂也可以直接损伤肾小管；②重金属，如汞、砷、铅和锑等化合物；③有机溶剂，如甲醇、四氯化碳、氯仿、酚和甲苯等；④生物毒素，如毒蕈、蛇毒和生鱼胆等。内源性肾毒物如异型输血或疟疾引起溶血释放大量的血红蛋白，挤压综合征、创伤和病毒性心肌炎等产生大量的肌红蛋白，经肾脏排泄时形成管型阻塞肾小管，并可直接损伤肾小管上皮细胞。

在许多病理条件下，肾缺血与肾毒物经常同时或相继发生作用。肾毒物作用时，肾内可出现局部血管痉挛而致肾缺血；反之，肾缺血也常伴有毒性代谢产物的堆积。

2. 肾脏本身疾病　肾小球、肾间质和肾血管的病变如急性肾小球肾炎、狼疮性肾炎、肾盂肾炎、恶性高血压、两侧肾动脉血栓形成或栓塞、结节性多动脉炎等，均可引起肾实质弥漫性损害，导致 ARF。

（三）肾后性急性肾功能衰竭

由肾以下尿路（从肾盏到尿道口）梗阻引起的肾功能急剧下降称为肾后性急性肾功能衰竭（postrenal failure）。常见于双侧输尿管结石、前列腺肥大和盆腔肿瘤等引起的尿路梗阻。尿路梗阻使得梗阻上方压力增大，引起肾盂积水，肾间质压力升高，肾小球囊内压增大，导致肾小球有效滤过压降低，GFR 下降。肾后性 ARF 的早期并无肾实质的器质性损害，及时解除梗阻，肾脏泌尿功能可迅速恢复。若梗阻持续过久，压迫肾内血管，导致肾血液灌注减少，可发展为肾性 ARF。

⊕ 知识链接

肾血流量的自身调节

当动脉血压在一定范围内（80～180mmHg）变化时，肾血流量不依赖于肾外神经支配，能保持相对恒定的现象称为肾血流量自身调节。这一调节对保持 GFR 的恒定是非常重要的。关于肾血流量自身调节的机制，目前主要有肌源学说和管–球反馈学说。

肌源学说是指当肾灌注压增高时，肾入球小动脉血管平滑肌因灌注压增高而受到牵张刺激，使平滑肌的紧张性增加，血管口径相应缩小，血流阻力增大；当灌注压降低时，则发生相反的变化，从而使肾血流量保持相对恒定。

管–球反馈是肾血流量和肾小球滤过率自身调节的重要机制之一。当肾血流量和 GFR 增加时，到达远曲小管致密斑的小管液的流量及 Na^+ 增多，致密斑发出信息，使肾血流量和肾小球滤过率相应减少恢复正常，相反，当肾血流量和 GFR 减少时，流经致密斑的小管液流量就下降，致密斑发出信息，使肾血流量和肾小球滤过率相应增加恢复正常水平。这种小管液流量变化影响肾血流量和肾小球滤过率的现象称管–球反馈。这种肾小管流量与肾小球滤过率之间的平衡叫管–球平衡。在某些因素导致管–球平衡失调时，便可导致水、钠在体内潴留，成为水肿发生的重要因素。

二、急性肾功能衰竭的发病机制

不同原因引起的 ARF，其发病机制不尽相同，但其发病的中心环节都是 GFR 的降低。下面主要阐述肾缺血和肾毒物引起少尿型 ARF 的发病机制，下面主要阐述肾缺血和肾毒物所引起的少尿型 ARF 的发生机制（图 17–2）。

图 17–2

（一）肾血流动力学改变

动物实验和临床观察表明，在 ARF 的初期，均有肾血液灌流量的减少，减少45%～60%，其中以肾皮质血流量的减少最明显。持续性肾缺血和肾内血流分布异常是 ARF 初期 GFR 降低和少尿的主要机制。

1. 肾灌注压降低　当动脉血压低于 80mmHg 时，肾血流失去自身调节，肾血液灌流量明显减少，GFR 下降，导致少尿或无尿。

2. 肾血管收缩　其机制仍不完全清楚，可能与下列体液因素有关。

（1）肾素 – 血管紧张素系统激活　①有效循环血量减少使肾灌注压降低，入球小动脉管壁张力下降，刺激球旁细胞分泌肾素；②肾缺血或中毒时，近曲小管和髓袢升支粗段受损，对 Na^+、Cl^- 的重吸收减少，使流经致密斑处的 Na^+ 浓度增高，刺激肾素分泌增多；③交感神经兴奋亦可直接刺激肾素分泌。肾素分泌增多，促使 Ang Ⅱ 生成增多，引起肾血管收缩，导致 GFR 降低。肾皮质部位肾素含量最高，致使肾皮质缺血更严重。

（2）交感 – 肾上腺髓质系统兴奋　肾缺血或肾中毒时，机体交感 – 肾上腺髓质系统兴奋，血中儿茶酚胺急剧增多，引起肾血管强烈收缩，肾血流减少，GFR 降低。皮质肾单位分布在肾皮质外 1/3，其入球小动脉对儿茶酚胺敏感性高，故 ARF 时以肾皮质血流量减少最为明显，称为肾内血流分布异常。

（3）肾内收缩和舒张因子释放失衡　肾缺血或肾中毒时，肾髓质间质细胞合成前列腺素如 PGE_2 减少，而 TXA_2 相对增加，导致肾血管痉挛、收缩。此外，ARF 时，血浆中内皮素（endothelin，ET）水平增高，引起肾血管持续收缩，使 GFR 降低。

3. 肾血管内皮细胞肿胀　肾缺血、缺氧和肾中毒时，肾小球毛细血管内皮细胞上 Na^+,K^+ – ATP 酶活性减弱，引起细胞内水、钠潴留，细胞发生水肿；肾缺血再灌注产生大量的氧自由基，可以损伤血管内皮细胞。这些都可以导致血管内皮细胞肿胀，管腔变窄，血流阻力增大，肾血流减少。

4. 肾血管内凝血　其发生与肾衰时血液流变学的改变有关。ARF 时，血中纤维蛋白原增多、红细胞变形能力下降并发生聚集、破裂、血红蛋白释出以及血小板聚集等引起血液黏滞度升高；白细胞黏附、嵌顿，肾小球毛细血管内微血栓形成，引起肾内 DIC。这些均可造成微血管阻塞，血流阻力增加，使肾血流进一步减少。

（二）肾小球滤过系数降低

GFR 的大小不仅取决于肾小球有效滤过压，还与肾小球滤过系数（filtration coefficient，K_f）有关。肾小球滤过率 = 有效滤过压 × 滤过系数。K_f 代表肾小球的通透能力，与滤过膜的面积及其通透性有关。肾缺血或肾中毒时，可有肾小球滤过系数的明显下降，与肾小球毛细血管内皮细胞肿胀、足细胞足突结构改变、滤过膜上窗孔大小和密度减少有关。急性肾小球肾炎、狼疮性肾炎等，肾小球膜受累，滤过面积减少，导致 GFR 降低。

（三）肾小管损伤

ARF 时，肾小管细胞可因持续缺血、缺血后再灌注以及毒物等作用发生损伤。虽然各种因素开始引起细胞损伤的作用可能不一致，如缺血干扰能量生成，重金属离子损伤细胞膜，氨基糖苷类抗生素影响酶活性，但最终引起细胞功能的改变和结构的损伤是类似的，主要表现为肾小管细胞重吸收和分泌功能障碍，以及肾小管细胞发生凋亡和坏死。细胞能量代谢障碍和膜转运系统破坏是导致细胞损伤甚至死亡的主要机制，包括 ATP 生成减少、Na^+,K^+ – ATP 酶活性减弱、自由基产生增多而清除减少和细胞内钙增多等。肾小管细胞的严重损伤和坏死脱落可引起肾小管阻塞、原尿回漏和管 – 球反馈机制失调，导致 GFR 明显下降。

1. 肾小管阻塞　肾缺血、肾毒物引起急性肾小管坏死后脱落的细胞及碎片，溶血性疾病时的血红蛋白或挤压综合征时的肌红蛋白，以及磺胺等药物结晶均可在肾小管内形成管型，阻塞肾小管管腔，引起少尿。同时，由于管腔内压升高，使肾小球囊内压增加，有效滤过压降低，导致 GFR 减少。肾小管阻塞是某些 ARF 持续少尿中导致 GFR 降低的重要因素。

2. 肾小管原尿回漏　持续性肾缺血或肾毒物引起肾小管上皮细胞坏死和基底膜断裂，通透性增高，原尿可通经受损肾小管壁回漏入周围肾间质，除直接引起尿量减少外，还可造成肾间质水肿而压迫肾小管和管周毛细血管。肾小管受压导致肾小球囊内压增高，GFR 进一步减少；管周毛细血管受压，使肾小管供血进一步减少，肾损害加重，形成恶性循环。但最近实验发现，缺血性或中毒性肾功能衰竭时，肾小管上皮细胞出现坏死前已有尿生成减少。临床上给某些 ARF 患者施行肾包囊切除术以减轻肾间质水肿，并不能改善肾脏泌尿功能。因此认为，肾小管坏死引起的原尿回漏，可能不是 ARF 少尿的原发机制，但能使少尿加重。

3. 管–球反馈机制失调　管–球反馈是肾血流量和 GFR 自身调节的重要机制之一。当肾小管液中的溶质浓度或流量改变时，其信号通过致密斑和肾小球旁器感受、放大和传递，从而改变肾小球的灌流量和 GFR，达到平衡。采用微穿刺灌注方法发现，增加致密斑的 NaCl 浓度可使单个肾单位 GFR 下降 50%。当肾小管坏死时，近曲小管对 Na^+ 和 Cl^- 的重吸收减少，使到达远曲小管液中的 NaCl 浓度持续升高，可导致管–球反馈异常激活，引起入球小动脉的强烈收缩，肾小球灌流减少，GFR 持续降低。

总之，ARF 是多种因素共同或先后作用的结果，不同原因、不同程度及不同时期的 ARF，其发病机制的主导环节亦有差别。ARF 初期和功能性肾功能衰竭时，肾血流灌注减少和肾内血流分布异常起重要作用。但肾血管收缩是暂时性的，在肾功能衰竭后期不起主要作用。当病变进一步发展，出现急性肾小管坏死时，肾血液流变学改变、肾小管阻塞和原尿回漏等，则对 ARF 的维持与发展具有重要作用。

三、急性肾功能衰竭的发病过程及功能代谢变化

急性肾功能衰竭按其发病时尿量是否减少可以分为少尿型 ARF 和非少尿型 ARF。

（一）少尿型急性肾功能衰竭

少尿型 ARF 的发病过程一般分为少尿期、多尿期和恢复期三个阶段。

1. 少尿期　为病程中最严重的阶段，可持续数天至数周，一般持续 1~2 周。此期尿量显著减少，并伴有严重的内环境紊乱。少尿期持续时间越长，预后越差。

（1）尿的变化　①少尿或无尿：早期即迅速出现少尿，甚至无尿。成人尿量 <400ml/d 称为少尿；尿量 <100ml/d 称为无尿。少尿的发生与肾血液灌注减少、原尿回漏及肾小管阻塞等导致 GFR 降低有关。②低比重尿和高钠尿：肾小管受损时，由于肾小管上皮重吸收水和钠的功能障碍，故尿比重低，常固定于 1.010~1.015，尿渗透压低于 250mmol/L，尿钠含量常高于 40mmol/L。③血尿、蛋白尿及管型尿：由于肾小球滤过功能障碍和肾小管上皮细胞坏死脱落，尿中可出现蛋白质、红细胞和白细胞等，尿沉渣检查可见各种管型。临床上功能性急性肾功能衰竭与器质性急性肾功能衰竭都有少尿，但由于病因和发病机制不同，二者在尿液变化上有明显差别（表 17–1），这是临床鉴别诊断的重要依据，对于指导治疗和判断预后都有重要意义。

表 17–1　功能性与器质性 ARF 尿变化的不同特点

	功能性 ARF	器质性 ARF
常见原因	低血容量	急性肾小管坏死
尿比重	>1.020	<1.015
尿渗透压（mmol/L）	>700	<250
尿钠含量（mmol/L）	<20	>40
尿/血肌酐比值	>40:1	<20:1
尿蛋白	−~+	+~++++
尿沉渣镜检	正常	细胞管型或颗粒管型
补液实验	尿量增加	尿量不增加
输液原则	充分扩容	量出为入

（2）水中毒　急性肾功能衰竭时，GFR 急剧降低，体内分解代谢加强以致内生水增多，以及治疗不当输入葡萄糖溶液过多等原因，可引起体内水潴留、稀释性低钠血症，水向细胞内转移导致细胞水肿。严重时可发生脑水肿、肺水肿和心力衰竭，是 ARF 常见死因之一。因此，对急性肾功能衰竭患者，应严密观察和记录少尿期的出入水量，量出而入，严格控制补液速度和补液量。

（3）高钾血症　是 ARF 患者最危险的并发症，常为少尿期死亡的主要原因。发生高钾血症的原因有：①尿量显著减少，使尿钾排出减少；②组织损伤和细胞分解代谢增强，使大量的钾释放到细胞外液中；③酸中毒时，H^+ 从细胞外液向细胞内转移，而 K^+ 则从细胞内逸出到细胞外液；④摄入含钾量高的食物或药物，或者输入大量库存血；⑤低钠血症使远曲小管的钾钠交换减少等。高钾血症可引起心脏传导阻滞，诱发心律失常，严重时可导致心室纤颤或心搏骤停。

（4）代谢性酸中毒　具有进行性、不易纠正的特点。其发生原因有：①GFR 降低，酸性代谢产物经肾脏排出减少；②肾小管分泌 H^+ 和 NH_3 能力降低，使 $NaHCO_3$ 重吸收减少；③机体分解代谢增强，固定酸产生增多。酸中毒可抑制心血管系统和中枢神经系统，影响体内多种酶的活性，并能促进高钾血症的发生。

（5）氮质血症　血液中含有除蛋白质以外的含氮物质，主要是尿素、尿酸和肌酐等，这些物质称为非蛋白含氮化合物，其总含氮量以非蛋白氮（non - protein nitrogen，NPN）表示。正常人血中非蛋白氮为 250～300mg/L。急性肾功能衰竭时，由于 GFR 降低，非蛋白氮排出减少；另一方面，蛋白质的分解代谢增强，非蛋白氮产生增多，引起血中非蛋白氮含量显著增高，出现氮质血症（azotemia），严重时可导致尿毒症。

2. 多尿期　经少尿期后，患者尿量逐渐增多，当尿量超过 400ml/d 时，即进入多尿期。此后尿量逐日增加，甚至可达 3000～6000ml/d。多尿期是病情开始好转的标志，提示肾小管上皮细胞已经开始修复再生。产生多尿的机制为：①肾血液灌注和肾小球滤过功能逐渐恢复正常；②肾间质水肿消退，肾小管内的管型被冲走，阻塞解除；③肾小管上皮虽已开始再生修复，但其功能尚不完善，水、钠重吸收功能仍然低下；④少尿期中潴留在血中的尿素等代谢产物经肾小球大量滤出，引起渗透性利尿。

多尿期早期尿量虽已增多，但由于 GFR 仍低于正常，肾小管上皮细胞的功能也尚未完全恢复，因此氮质血症、高钾血症和酸中毒等并不能很快得到改善。多尿期晚期由于大量水和电解质的排出，易发生脱水、低钾血症和低钠血症。多尿期持续 1～2 周后进入恢复期。

3. 恢复期　一般在发病后 1 个月左右进入恢复期。肾功能明显改善，肾小球滤过率逐渐恢复正常或接近正常范围，尿量和血中非蛋白氮含量基本恢复正常，水、电解质和酸碱平衡紊乱得到纠正。但肾小管功能仍需要数月甚至更长时间才能完全恢复。少数患者由于肾小管上皮和基底膜破坏严重和修复不全，可出现肾组织纤维化而转变为慢性肾功能不全。

（二）非少尿型急性肾功能衰竭

非少尿型 ARF 患者每日尿量持续在 400ml 以上，甚至可达 1000～2000ml，氮质血症进行性加重甚至尿毒症。与少尿型相比，非少尿型 ARF 的病理损害较轻，GFR 下降程度不严重，肾小管的损害也较轻，主要表现为尿浓缩功能障碍，故尿量并不减少，尿比重和尿钠含量均较低。非少尿型急性肾小管坏死患者 GFR 减少，已足以引起氮质血症，但因尿量不少，多无明显高钾血症。此型患者临床症状较轻，病程相对较短，并发症少，肾功能恢复较快，预后较好。但由于尿量减少不明显，容易被临床忽视而漏诊。

少尿型和非少尿型 ARF 可以相互转化。少尿型 ARF 经利尿或脱水治疗可能转化为非少尿型 ARF；非少尿型 ARF 若不及时治疗，病情加重可转化为少尿型 ARF。非少尿型向少尿型的转化表示病情继续恶化，预后更差。

四、急性肾功能衰竭防治的病理生理基础

（一）治疗原发病

积极治疗原发病，消除导致或加重急性肾功能不全的因素，如抗休克，补充血容量；抗感染；解除尿路梗阻；慎用对肾脏有损害的药物。

（二）纠正水、电解质和酸碱平衡紊乱

少尿期应严格控制液体输入量，防止发生水中毒。积极处理高钾血症：①静注葡萄糖和胰岛素，促使细胞外钾进入细胞内；②缓慢静注葡萄糖酸钙，以对抗高钾血症的心脏毒性作用；③应用钠型阳离子交换树脂（口服或灌肠），促使钠和钾在肠内进行交换；④严重高钾血症时，采用透析疗法。及时纠正代谢性酸中毒。

多尿期应注意补充水和钠、钾等电解质，以防脱水和低钠、低钾血症的发生。

（三）控制氮质血症

限制蛋白质摄入；静脉滴注葡萄糖和必需氨基酸，促进蛋白质合成，降低血尿素氮含量；严重者采用透析疗法以排除非蛋白氮。

（四）针对发生机制用药

针对 ARF 的发生机制，采用 RAAS 阻断剂、钙通道阻滞剂、自由基清除剂和能量合剂等。

（五）透析疗法　详见本章第四节。

第三节　慢性肾功能衰竭

各种慢性肾脏疾病引起肾单位进行性、不可逆性破坏，以致残存肾单位不能充分排出代谢废物和维持内环境稳定，出现以代谢产物及毒性物质潴留，水、电解质和酸碱平衡紊乱以及内分泌功能异常为主要表现的一种临床综合征，称为慢性肾功能衰竭（chronic renal failure，CRF）。CRF 呈渐进性发展，病程迁延，病情复杂，最后可发展为全身中毒的尿毒症而致死亡。

一、慢性肾功能衰竭的病因和发展过程

凡能引起肾实质慢性进行性破坏的疾病均可导致 CRF，包括原发性肾脏疾病和继发性肾脏疾病。引起 CRF 的原发性疾病包括慢性肾小球肾炎、慢性肾盂肾炎、肾小动脉硬化症、肾结核多囊肾等。继发于全身疾病的肾损害主要包括高血压肾病、糖尿病肾病、狼疮性肾炎和过敏性紫癜肾炎等。其中以慢性肾小球肾炎为最常见，占 50% ~60%。但近年来，糖尿病肾病、肾小管间质疾病（尿酸性肾病、梗阻性肾病等）及高血压肾病的发病率呈上升趋势。

CRF 是各种慢性肾脏疾病最后的共同结局。由于肾单位的破坏是逐渐发生的，并且肾脏有强大的储备代偿功能，故 CRF 的病程呈现一个缓慢而渐进的发展过程。

2001 年美国肾脏病基金会首次提出了慢性肾脏病（chronic kidney disease，CKD）的概念，各种原因导致的肾脏结构与功能的慢性进展性破坏，且持续时间超过 3 个月均可诊断为 CKD。CKD 的临床分期以 GFR 的改变为指标分为 1~5 期（表 17-2）。

表 17 - 2　CKD 的分期及建议

分期	特征	GFR [ml/ (min · 1.73m²)]	防治目标和措施
1	肾损伤，GFR 正常或增加	≥ 90	诊断和治疗原发病，治疗并发症；缓解症状；保护肾功能
2	肾损伤，GFR 轻度降低	60 ~ 89	评估、延缓进展；降低心血管病风险
3	肾功能不全，GFR 中度降低	30 ~ 59	延缓进展；评估和治疗并发症
4	肾衰竭，GFR 严重降低	15 ~ 29	综合治疗；透析前准备
5	肾衰竭及终末期肾病	<15 或透析	如出现尿毒症，需及时肾脏替代治疗

1. 肾脏损伤，GFR 正常或增加　肾脏可有血（或）尿成分异常（蛋白尿、镜下血尿），但由于肾脏具有强大的代偿储备功能，使 GFR >90ml/（min·1.73m²），故在相当长的时间内肾功能可维持正常，机体内环境相对稳定而不出现肾功能不全的征象。

2. 肾脏损伤，GFR 轻度降低　肾单位减少，GFR 处于 60 ~ 89 ml/（min·1.73m²）时，肾脏仍能维持良好的排泄和调节功能，无明显临床症状。但由于肾储备能力降低，在感染、休克等应激状态下，可诱发 GFR 进一步降低，出现内环境紊乱。

3. 肾功能不全，GFR 中度降低　GFR 下降至 30 ~ 59ml/（min·1.73m²）时，肾脏已不能维持内环境的稳定，患者可出现夜尿、多尿、氮质血症、轻度贫血和代谢性酸中毒等临床症状。

4. 肾衰竭，GFR 严重降低　GFR 下降至 15 ~ 29ml/（min·1.73m²）时，患者出现较重的氮质血症、酸中毒、高磷血症和低钙血症等，亦可出现轻度高钾血症、严重贫血，以及尿毒症的部分中毒症状，如恶心、呕吐和全身乏力等。

5. 肾衰竭、终末期肾病（end - stage renal disease，ESRD）　GFR <15ml/（min·1.73m²），大量毒性物质在体内蓄积，有明显的水、电解质和酸碱平衡紊乱，出现严重的全身尿毒症中毒症状，并可发生继发性甲状旁腺功能亢进和多器官功能障碍。

二、慢性肾功能衰竭的发病机制

CRF 的发生机制甚为复杂，历年来提出了多种学说，但没有一种学说能完整地解释发病的全部过程。目前认为，CRF 进行性发展有多种病理生理学过程参与，这些过程相互作用、共同发展，导致肾单位不断破坏，肾功能进行性恶化，直至发展为终末期肾功能衰竭。

（一）健存肾单位学说

1960 年，Bricker 提出了健存肾单位学说（intact nephron hypothesis），认为各种损伤因素持续作用于肾脏，导致部分肾单位不断破坏而丧失其功能，而另一部分损伤较轻或未损伤的"健存"肾单位则通过增强其滤过功能等来进行代偿，以适应机体的需要。但随着病情的进展，健存肾单位逐渐减少，当其代偿不足以维持肾脏正常的泌尿功能时，机体发生内环境紊乱，临床上出现 CRF 的症状。

（二）肾小球过度滤过学说

健存肾单位学说主要强调了肾单位进行性破坏在 CRF 发生发展中的作用，但忽略了代偿反应过度时对肾单位的破坏和肾功能的影响。在此学说的基础上，1982 年，Brenner 和 Bricker 等又提出了肾小球过度滤过学说（Glomerular hyperfiltration hypothesis）。该学说认为，部分肾单位功能丧失后，健存肾单位的血液动力学发生改变，表现为单个健存肾单位的血流量和毛细血管内压增大，使单个肾小球滤过率增加，形成肾小球高压力、高灌注和高滤过的"三高"状态。早期是对部分肾单位破坏的一种代偿适应反应，但肾小球持续的高灌注和过度滤过会导致肾小球发生纤维化和硬化，促使健存肾单位进一步损伤，导致继发性肾单位丧失，促进肾功能衰竭。

（三）矫枉失衡学说

以上两个学说可解释慢性肾功能不全的大部分临床表现，但无法解释在 CRF 患者出现的内分泌功能紊乱现象。1972 年，Bricker 在以上两个学说的基础上提出了矫枉失衡学说（trade – off hypothesis）。该学说认为，随着健存肾单位的逐渐减少和 GFR 进行性降低，体内某些代谢产物发生潴留，作为代偿性反应，机体可通过分泌某些体液因子来促进其排泄，但这一代偿反应同时又可能对机体的其他生理功能造成不良影响，加重病情进展。CRF 时，由于 GFR 明显降低，使磷的排出减少，引起血磷增高，血钙降低，从而刺激 PTH 分泌增多。PTH 可抑制肾小管对磷的重吸收，使磷的排出增加而起到"矫正"作用，但持续增多的 PTH 可以影响其他器官系统的功能，如增强溶骨作用而导致肾性骨营养不良，还可以引起软组织坏死、皮肤瘙痒和神经传导障碍等，导致新的"失衡"，使内环境进一步紊乱。

（四）肾小管–间质损伤

近年来研究显示，CRF 的进展和预后与肾小管–间质损害的严重程度密切相关，有学者提出了肾小管细胞和间质细胞损伤学说（tubular and interstitial cells lesion hypothesis）。肾小管–间质损伤主要表现为肾小管肥大或萎缩，肾小管腔内细胞显著增生、管腔堵塞，间质炎症和纤维化。肾小管–间质损伤是多种因素共同作用的结果，其机制主要如下。

1. 慢性炎症 多数严重的 CRF 患者常处于慢性炎症状态中。单核巨噬细胞浸润是肾小管–间质病变的主要改变。研究发现，巨噬细胞可与肾脏固有细胞和细胞外基质相互作用，通过产生活性氧、一氧化氮和多种细胞炎症因子，直接损伤肾脏固有细胞，促进细胞外基质堆积。目前认为，转化生长因子 β（transforming growth factor，TGF – β）在促进细胞外基质沉积和肾间质纤维化中具有重要作用。

2. 慢性缺氧 越来越多的证据表明，慢性缺氧导致肾小管间质损伤可能是终末期肾脏疾病的最后共同通路。缺氧时，肾素–血管紧张素系统激活，血管紧张素 Ⅱ 生成增多，促使出球小动脉收缩，引起肾小管管周毛细血管灌流不足，造成肾小管间质缺氧。此外，氧化应激可影响肾小管细胞对氧的利用，同时代谢需求增加，导致肾脏相对缺氧。缺氧本身就是致纤维化促进因子，可诱导细胞凋亡或肾小管上皮–间充质转化（epithelial mesenchymal transition，EMT），从而加重肾脏纤维化。缺氧诱导因子–1（hypoxia – inducible factor – 1，HIF – 1）是一类介导缺氧适应性反应的转录因子，可激活多个缺氧反应基因的表达。缺氧可促进 HIF 的表达增加，后者上调 VEGF、TGF – β 和结缔组织生长因子等，促进肾小管萎缩和间质纤维化。

3. 肾小管高代谢 部分肾单位破坏后，残留肾单位的肾小管功能明显增强，出现代谢亢进，导致耗氧量增强，氧自由基产生增多，自由基清除剂（如谷胱甘肽等）生成减少，进而引起脂质过氧化作用增强，加重肾小管和间质的损伤，使肾单位进一步丧失。此外，由于残留肾小管功能代偿性增强，近曲小管重吸收 HCO_3^- 增多，氨产生增多，进一步可激活补体旁路系统，加重肾小管–间质病变。

此外，还有许多因素如蛋白尿、高血压、高血脂、高血糖以及尿毒症毒素等均可以加重 CRF 的进展。

三、慢性肾功能衰竭时机体的功能与代谢变化

（一）尿的变化

1. 尿量的变化 慢性肾功能衰竭的早、中期主要表现为夜尿、多尿，晚期可发展为少尿。

（1）夜尿 正常成年人每日尿量约为 1500ml，白天尿量约占总尿量的 2/3。CRF 患者早期即有夜间排尿增多的症状，甚至超过白天尿量，称为夜尿（nocturia）。夜尿的发生可能与平卧后肾血流量增加导致原尿生成增多及肾小管对水的重吸收减少有关。

（2）多尿　成人24小时尿量超过2000ml称为多尿（polyuria）。CRF患者发生多尿主要与尿液未经浓缩或浓缩不足有关，其机制如下。①原尿流速增快：大量肾单位被破坏后，流经健存肾单位的血流量代偿性增多，其肾小球滤过率增大，原尿生成增多，流经肾小管时流速增快，肾小管来不及充分重吸收，导致尿量增多。②渗透性利尿：经健存肾单位滤出的原尿中溶质（如尿素等）含量代偿性增多，发生渗透性利尿。③尿浓缩功能障碍：慢性肾盂肾炎患者肾间质损害，髓袢主动重吸收 Cl^- 减少，使肾髓质高渗环境形成障碍，原尿浓缩功能降低。

（3）少尿　CRF晚期，当健存肾单位极度减少时，尽管残存的单个肾单位生成尿液仍多，但24小时总尿量仍少于400ml。

2. 尿渗透压的变化　临床上常以尿比重来判断尿渗透压变化，正常尿比重为1.003～1.030。CRF早期，肾浓缩能力减退而稀释功能正常，因而出现低比重尿或低渗尿。随着病情发展，肾浓缩和稀释功能均障碍，导致终尿渗透压接近血浆晶体渗透压，尿比重固定在1.008～1.012，尿渗透压为260～300mmol/L，称为等渗尿。

3. 尿液成分的变化　正常生理情况下，尿液中存在痕量蛋白，一般低于150mg/24h或10mg/dl。尿蛋白持续超过150mg/24h，称为蛋白尿。CRF时，由于肾小球滤过膜通透性增加，导致肾小球滤出蛋白增多；或者同时伴有肾小管上皮细胞受损，重吸收蛋白减少，均可出现蛋白尿。蛋白尿的严重程度与肾功能受损的程度呈正相关。

某些慢性肾脏疾病如肾小球肾炎，由于基底膜出现局灶性溶解破坏，通透性增高，导致血液中的红、白细胞从肾小球滤过，出现血尿和脓尿。经肾脏滤出的蛋白质以及细胞或碎片在肾小管内可形成各种管型，随尿排出。

（二）氮质血症

慢性肾功能衰竭时，由于GFR减少，导致含氮的代谢终产物如尿素、尿酸和肌酐等在体内蓄积，进而引起血中非蛋白氮含量增高，称为氮质血症。临床上常用血浆尿素氮（blood urea nitrogen，BUN）和血浆肌酐浓度作为衡量氮质血症的指标。

1. 血浆尿素氮　CRF时，患者血浆尿素氮的浓度与GFR的变化密切相关，但并不呈线性关系。早期，当GFR减少到正常值的50%时，血浆尿素氮浓度虽有缓慢增高，但仍在正常范围内（3.57～7.14mmol/L）。但当GFR降至正常值20%以下时，血浆尿素氮可增高至71.4mmol/L以上。因此，血浆尿素氮浓度的变化并不是反映肾功能改变的敏感指标。此外，血浆尿素氮水平还与外源性（蛋白质摄入量）及内源性（感染、肾上腺皮质激素的应用、胃肠道出血等）尿素负荷的大小有关，因此在应用其判断肾功能变化时，应考虑这些尿素负荷的影响。

2. 血浆肌酐　血浆肌酐浓度与蛋白质的摄入量无关，而主要与肌肉中磷酸肌酸自身分解产生的肌酐量及肾脏排泄肌酐的功能有关，因此血浆肌酐浓度的改变更能反映GFR的变化。但在GFR变化的早期，血中肌酐浓度的改变也不明显，只有在晚期才会明显升高。内生肌酐清除率与GFR的变化呈平行关系，临床上常采用内生肌酐清除率来判断肾功能损伤的严重程度。

（三）水、电解质及酸碱平衡紊乱

1. 水代谢障碍　慢性肾功能衰竭时，肾脏对水负荷变化的调节适应能力减退。当水摄入不足或由于某些原因丢失水过多时，可因肾浓缩功能障碍不能减少水的排泄，引起血容量减少、脱水和血压降低等。而当摄入水量增加时，又可因肾脏不能相应地增加水的排泄而发生水潴留、水肿，甚至水中毒，导致肺水肿、脑水肿和心力衰竭的发生。因此，CRF时必须严格观察和调整水的出入量。

2. 钠代谢障碍　慢性肾功能衰竭时，由于大量肾单位被破坏，残存肾单位维持钠平衡的能力显著降低。如果严格限制钠的摄入，可因钠仍随尿排出而易发生低钠血症。CRF患者的肾为"失盐性肾"，尿钠含量很高，其主要机制为：①通过残存肾单位排出溶质（如尿素等）增多，产生渗透性利尿，又因尿流速增快，影响肾小管对钠的重吸收；②体内甲基胍的蓄积，可直接抑制肾小管重吸收钠。此外，呕吐、腹泻等可使消化道丢失钠增多。这些原因不仅引起低钠血症，还同时伴有水的丢失，导致细胞外液和血浆容量减少，使 GFR 进一步下降，从而加重内环境的紊乱。但当钠摄入过多时，又易造成水钠潴留，引起高血压和心力衰竭的发生。

3. 钾代谢障碍 慢性肾功能衰竭早期，虽有 GFR 降低，但由于尿量并不减少，而且醛固酮代偿性分泌增多，血钾可长期维持在相对正常的水平。多尿或长期使用失钾性利尿剂引起尿钾排出过多，以及厌食、呕吐和腹泻使钾摄入不足和丧失过多等可导致低钾血症。

CRF 患者一般不易出现高钾血症。但晚期由于 GFR 显著减低，可发生高钾血症，其机制为：①尿量减少，使钾排出减少；②含钾食物或药物摄入过多；③长期使用保钾利尿剂；④代谢性酸中毒；⑤感染及溶血等。高钾血症和低钾血症均可影响神经肌肉的应激性，严重时可引起致命性心律失常。

4. 镁代谢障碍 体内镁代谢平衡主要受肠道对镁的吸收和肾脏排镁的影响。慢性肾功能衰竭晚期，由于尿量减少，镁排出障碍，可引起高镁血症。高镁血症常表现为恶心、呕吐、血压下降和全身乏力等。严重时可导致反射消失、呼吸肌麻痹、神志昏迷和心跳停止等。

5. 钙、磷代谢障碍 慢性肾功能衰竭时，钙磷代谢障碍主要表现为血磷升高，血钙降低。

（1）高磷血症 慢性肾功能衰竭早期，尽管 GFR 下降，但血磷多无明显升高。这是由于肾脏排磷减少，引起血磷暂时性升高可导致血钙降低，后者可引起继发性 PTH 分泌增多。PTH 可抑制近曲小管对磷的重吸收，使肾脏排磷增多，血磷可恢复正常。但在 CRF 晚期，残存肾单位进一步减少，GFR 极度降低，继发性 PTH 分泌增多已不能维持磷的充分排出，故血磷浓度显著升高。PTH 的增多又可加强溶骨活性，使骨磷释放增多，血磷进一步升高，从而形成恶性循环。上述过程是 CRF 时"矫枉失衡"的典型例证。

（2）低钙血症 慢性肾功能衰竭时出现血钙降低的原因是：①血液中钙、磷浓度之间有一定关系，当血磷浓度升高时，血钙浓度就会降低；②肾实质破坏后，$25-OH-D_3$ 羟化为 $1,25-(OH)_2-D_3$ 发生障碍，使肠道对钙的吸收减少；③血磷过高时，肠道分泌磷酸根增多，在肠内与食物中的钙结合而形成不易溶解的磷酸钙，从而妨碍钙的吸收；④肾毒物可使胃肠道黏膜受损，影响钙的吸收。此时患者虽有明显低钙血症但很少出现手足抽搐，主要是由于患者常伴有酸中毒，后者可促使血中结合钙解离，使血浆游离钙浓度得以维持。但在快速纠正酸中毒后，钙的离解度随即降低，引起血浆游离钙浓度下降，患者可发生手足搐搦。

6. 代谢性酸中毒 慢性肾功能衰竭患者发生代谢性酸中毒的机制主要如下。①肾小管排 NH_4^+ 减少：CRF 时，由于肾小管上皮细胞产 NH_3 减少，肾小管泌 NH_4^+ 降低，可致使 H^+ 排出障碍。②GFR 降低：体内酸性代谢产物如硫酸、磷酸和有机酸等滤过减少而在体内蓄积。③肾小管重吸收 HCO_3^- 减少：继发性 PTH 分泌增多可抑制近曲小管上皮细胞碳酸酐酶的活性，使近曲小管泌 H^+ 和重吸收 HCO_3^- 减少。

（四）肾性骨营养不良

肾性骨质营养不良（renal osteodystrophy）又称肾性骨病，是慢性肾功能衰竭，尤其是尿毒症的严重并发症，包括儿童的肾性佝偻病和成人的骨软化症、纤维性骨炎、骨质疏松和骨囊性纤维化等。其发病机制主要与下列因素有关。

1. 高血磷、低血钙和继发性甲状旁腺功能亢进 CRH 时由于高血磷导致血钙水平降低，引起继发性甲状旁腺功能亢进，PTH 分泌增多，促进骨质脱钙，导致骨质疏松，严重时局部钙化可形成局部钙结节。血钙降低可引起骨质钙化障碍。

2. 维生素 D_3 活化障碍 CRH 时，由于 $25-(OH)D_3$ 羟化生成 $1,25-(OH)_2D_3$ 能力降低，使有活性

维生素 D_3 生成减少，导致骨盐沉积障碍而引起骨软化症；肠道钙吸收减少，使血钙降低，骨质钙化发生障碍。

3. 酸中毒　CRH 患者常伴有代谢性酸中毒，可促进肾性骨质营养不良的发生，其机制为：①体液中 H^+ 持续升高，骨动员加强，促进骨盐溶解；②酸中毒干扰 $1,25-(OH)_2D_3$ 的合成，抑制肠道对钙的吸收。

（五）肾性高血压

因肾实质病变引起的高血压称为肾性高血压，是继发性高血压中最常见的类型。肾性高血压的确切机制还不完全清楚，可能与下列因素有关。

1. 水钠潴留　占肾性高血压的 $80\% \sim 90\%$。CRF 时，由于肾脏对水、钠的排泄功能降低，水、钠在体内潴留，引起血容量增加和心输出量增多，从而导致血压升高，这种高血压称为钠依赖性高血压（sodium-dependent hypertension）。对此类高血压患者应限制钠盐的摄入，并应用利尿剂以促进尿钠的排出，可有较好的降压效果。

2. 肾素-血管紧张素系统的活性增高　占肾性高血压的 $5\% \sim 10\%$。慢性肾小球肾炎、肾小动脉硬化症等疾病引起的慢性肾功能衰竭，常伴有肾素-血管紧张素系统的活性增高，血液中 Ang II 含量增多。Ang II 可直接引起小动脉收缩，外周阻力增高；又能促使醛固酮分泌，导致水钠潴留；还可兴奋交感-肾上腺髓质系统，引起儿茶酚胺释放和分泌增多，从而导致血压升高，这种高血压称为肾素依赖性高血压（renin-dependent hypertension）。此类患者限制钠盐摄入和应用利尿剂，不能收到良好的降压效果。只有采用药物如血管紧张素转换酶抑制剂（angiotensin converting enzyme inhibitor，ACEI）和 Ang II 受体拮抗剂来降低肾素-血管紧张素系统活性，才能起到降压效果。

3. 血管舒张物质减少　正常情况下，肾髓质能生成 PGA_2 和 PGE_2 等舒血管物质。肾实质破坏引起这类物质生成减少，也可促进高血压的发生。肾性高血压使肾功能进一步减退，肾功能减退又使血压持续升高，造成恶性循环。

（六）肾性贫血

贫血是 CRF 患者最常见的并发症，部分患者以贫血为首发症状。其发生机制有：①肾实质破坏引起促红细胞生成素产生减少，导致骨髓红细胞生成减少；②体内蓄积的毒性物质（如甲基胍）可抑制骨髓造血功能；③毒性物质引起肠道对铁的吸收和利用障碍；④毒性物质直接破坏红细胞，引起溶血；⑤毒性物质可抑制血小板功能，导致出血。

（七）出血倾向

CRF 患者常有出血倾向，主要表现为皮下淤斑和黏膜出血，如鼻衄、月经过多和胃肠道出血等。目前认为，出血是由于血小板功能异常而非数量减少所致。体内蓄积的毒性物质可抑制血小板功能，表现为：①血小板第 III 因子（磷脂）的释放抑制，凝血酶原激活物生成减少；②血小板的黏着和聚集功能减弱，出血时间延长。

第四节　尿毒症

急、慢性肾功能衰竭发展到最严重阶段，除存在水、电解质和酸碱平衡紊乱及内分泌功能失调外，还有代谢终产物和内源性毒物在体内蓄积，从而引起一系列自体中毒症状，称为尿毒症（uremia）。尿毒症是肾功能衰竭的终末期，是机体多系统器官功能调节障碍的结果，有人形象地将它称为"集各系统症状于一身的综合征"。

一、尿毒症的发病机制

尿毒症的发病机制极为复杂，目前认为可能是毒性物质在体内蓄积，水、电解质和酸碱平衡紊乱以及内分泌功能障碍等多因素共同作用的结果，其中毒性物质的蓄积在尿毒症发病中起着非常重要的作用。近年来，已从尿毒症患者血中分离出200多种代谢产物或毒性物质，其中有一些物质与尿毒症的症状有关，称为尿毒症毒素（uremia toxin）。下面介绍几种公认的尿毒症毒素。

1. 甲状旁腺激素 尿毒症时几乎所有患者都有甲状旁腺功能亢进引起的PTH分泌增多。PTH能引起尿毒症的大部分症状和体征：①肾性骨营养不良；②皮肤瘙痒；③刺激胃泌素释放，促使溃疡发生；④促进钙进入脑细胞，引起周围神经和中枢神经系统的损害；⑤增加蛋白质的分解，促进含氮物质的蓄积；⑥引起高脂血症与贫血。

2. 胍类化合物（guanidine compound） 是体内精氨酸的代谢产物。正常情况下，精氨酸主要在肝脏通过鸟氨酸循环生成尿素、胍乙酸和肌酐。肾功能衰竭时，这些物质的排泄发生障碍，精氨酸通过另一条途径转变为甲基胍和胍基琥珀酸。尿毒症时血浆中甲基胍和胍基琥珀酸明显增高。甲基胍是毒性最强的小分子物质，给动物注射大量甲基胍，可出现呕吐、腹泻、肌肉痉挛和嗜睡等尿毒症症状。胍基琥珀酸的毒性比甲基胍弱，它能抑制脑组织中转酮醇酶的活性，影响脑细胞功能。此外，它还能抑制血小板第Ⅲ因子的活性，促进溶血，与尿毒症时的出血倾向和贫血有关。

3. 尿素 在尿毒症发生中的作用是有争议的，部分患者血中尿素含量并不增高。尿素是体内最主要的含氮代谢产物。近年研究认为，尿素的毒性作用与其代谢产物——氰酸盐有关，后者可使蛋白质发生氨基甲酰化。单胺氧化酶、黄嘌呤氧化酶等发生氨基甲酰化，其酶活性被明显抑制，还可使胍基琥珀酸产生增多；突触膜蛋白发生氨基甲酰化，可使高级神经中枢整合功能发生障碍，引起疲乏、头痛、恶心、呕吐和嗜睡等症状。

4. 胺类 包括多胺、脂肪族胺和芳香族胺。不同的胺可引起不同的临床症状。多胺（精胺、腐胺和尸胺）可抑制Na^+,K^+-ATP酶的活性，引起恶心、呕吐、蛋白尿和溶血，还可增加微血管壁通透性，促进肺水肿、脑水肿等的发生。

5. 中分子物质 是指分子量在500~5000的一类物质，化学结构不明。尿毒症时中分子物质浓度升高，可能与周围神经病变、细胞免疫功能降低、红细胞生成减少、血小板功能受损和葡萄糖利用障碍等有关。

此外，肌酐、尿酸、酚类、晚期糖基化终末产物和β_2-微球蛋白等对机体也有一定的毒性作用。肌酐可引起溶血、嗜睡等；尿酸高者易并发心包炎；酚类可抑制血小板功能，引起出血。总之，尿毒症的临床表现甚为复杂，很难将其归因于某种单一毒素的作用，往往是多种毒性物质和代谢障碍综合作用的结果。

二、尿毒症的主要临床表现

尿毒症时，除上述水、电解质、酸碱平衡紊乱，贫血，出血倾向和高血压等进一步加重外，还可出现各器官系统功能障碍以及物质代谢障碍所引起的临床表现。

（一）神经系统症状

神经系统病变是尿毒症的主要症状，发病率高达80%，主要表现为尿毒症性脑病及周围神经病变。尿毒症性脑病早期表现为乏力、头昏、头痛、失眠、理解力及记忆力减退等，随着病情的加重可出现烦躁不安、肌肉颤动、抽搐；最后可发展到嗜睡、惊厥和昏迷。其发生机制尚不清楚，可能与下列因素有关：①大量毒性物质蓄积，使Na^+,K^+-ATP酶活性降低，能量代谢障碍，脑细胞膜通透性增高，引起脑细胞水肿；②肾性高血压所致的脑血管痉挛加重缺血、缺氧，引起脑神经细胞变性和脑水肿；③电解质和酸碱平衡紊乱，引起神经细胞功能异常。尿毒症时周围神经病变常表现为足部发麻、刺痛或灼痛、腱反射减弱或消失，最后可发展为麻痹，其发生可能与体内胍基琥珀酸或 PTH 增多有关

（二）消化系统症状

消化系统症状是尿毒症患者最早、最突出的症状，早期可表现为食欲不振或消化不良，以后出现厌食，恶心、呕吐或腹泻等。其发生可能与尿毒症时尿素在血中堆积，经消化道排出增多，在肠道尿素酶作用下分解产氨增多，氨刺激胃肠道黏膜引起炎症和多发性表浅性小溃疡等有关。此外，胃泌素灭活减少，导致胃酸分泌增多，促使溃疡形成。

（三）心血管系统症状

由于肾性高血压、酸中毒、高钾血症、水钠潴留、贫血及毒性物质等的作用，可引起心力衰竭和心律失常等。尿毒症心包炎是晚期常见并发症，与尿毒症毒素、水钠潴留和感染等因素有关。患者常有心前区疼痛，体检时闻及心包摩擦音，严重时心包腔中有纤维素及血性渗出物出现。

（四）呼吸系统症状

尿毒症患者伴有酸中毒时呼吸可加深、加快，严重时出现深大呼吸（Kussmaul 呼吸）。由于尿素经唾液酶分解生成氨，患者呼出气体可有氨味。若病情进一步发展，可引起肺水肿，其发生与心力衰竭、毒性物质使肺毛细血管通透性增加、低蛋白血症和水钠潴留等因素有关。尿毒症患者常于肺泡隔上出现转移性钙化灶，可能与甲状旁腺功能亢进和磷酸钙在肺组织内沉积有关。20% 患者有纤维素性胸膜炎，是尿素刺激引起的炎症。

（五）免疫系统

尿毒症患者容易发生感染，也是造成患者死亡的主要原因之一。这可能与患者免疫功能低下有关。尿毒症毒素可以显著抑制细胞免疫反应，引起淋巴细胞分化和成熟减慢，中性粒细胞趋化性、吞噬和杀菌能力降低，甚至导致免疫缺陷。患者易患流行性感冒、结核和病毒性肝炎等，恶性肿瘤的发生率亦明显增高。

（六）内分泌系统

尿毒症时除了肾脏内分泌功能障碍外，还可以出现其他内分泌紊乱，如继发性甲状旁腺功能亢进可引起骨质疏松和硬化；胃泌素分泌增多可导致胃溃疡。性功能障碍也是尿毒症患者常见的临床表现之一。男性表现为性欲低下、睾丸萎缩和精子减少等；女性可出现月经不调或闭经、不孕等。这主要与血浆睾丸酮和雌激素水平降低，催乳素水平升高有关。

（七）皮肤症状

尿毒症患者面色多呈黄褐色，与贫血和黑色素沉积有关。皮肤瘙痒常见，主要是尿毒症毒素刺激皮肤感觉神经末梢以及继发性甲状旁腺功能亢进引起皮肤钙盐沉积所致。由于汗液中含有较高浓度的尿素，尿素结晶在皮肤表面沉积形成尿素霜。

（八）物质代谢障碍

1. 糖耐量降低　约 50% 的尿毒症患者葡萄糖耐量降低，其机制与尿素、肌酐和中分子量毒物等的毒性作用有关：①使胰岛素分泌减少；②使生长激素的分泌增多，拮抗胰岛素的作用加强；③使胰岛素与靶细胞受体结合障碍；④使肝糖原合成酶活性降低。

2. 负氮平衡　主要表现为消瘦、恶病质和低白蛋白血症等。低白蛋白血症是引起肾性水肿的重要原因之一。其发生机制为：①摄入蛋白质减少或因厌食、恶心和呕吐等使蛋白质吸收减少；②某些毒性

物质如甲基胍，使蛋白分解代谢加强；③合并感染时可导致蛋白分解增强；④因出血而致蛋白丢失；⑤随尿丢失一定量的蛋白质。

3. 高脂血症 尿毒症时由于胰岛素拮抗物使甘油三酯生成增加；同时脂蛋白酶活性降低引起甘油三酯的清除率降低，故尿毒症患者血中甘油三酯含量增高，导致高脂血症。此种改变可能与甲基胍的蓄积有关。

三、慢性肾功能衰竭和尿毒症防治的病理生理基础

（一）治疗原发病

明确病因，积极防治原发病，可防止肾实质的继续破坏，改善肾功能。

（二）去除加重肾损害的因素

控制感染，纠正水、电解质和酸碱平衡紊乱，减轻高血压和心力衰竭，避免使用缩血管药物和肾毒性药物等，防止肾功能进一步恶化。

（三）营养疗法

饮食控制和营养疗法是肾功能不全患者非透析治疗中最重要的措施之一。应根据不同病因制定不同的饮食方案，其关键是控制蛋白质的摄入量及成分。应给予优质低蛋白高热量饮食，减少蛋白质分解，并注意电解质和维生素的补充。

（四）透析疗法

1. 血液透析（人工肾） 是根据半透膜原理，将患者的血液经血管通路引入透析机，在透析器中透过透析膜与透析液之间进行物质交换，再把经过净化的血液回输至体内，以达到清除体内废物和毒素、纠正电解质、酸碱平衡紊乱的目的。如能坚持合理的透析，大多数患者的生活质量能得到显著改善，多数患者能存活 15~20 年。

2. 腹膜透析 其基本原理与血液透析相同，但其利用的是腹膜的滤过与透析作用。将透析液注入腹膜腔内，并定时更新透析液，以实现持续地对尿毒症毒素进行清除。其疗效与血液透析相似，但在残存肾功能与心血管的保护方面要优于血液透析。

（五）肾移植

肾移植是将健康者的肾脏移植给有肾脏病变并丧失肾脏功能的患者，是目前治疗尿毒症最有效的方法。肾移植按其供肾来源不同，分为自体肾移植、同种肾移植和异种肾移植，我们通常所说的"肾移植"是指同种异体肾移植。近年来，肾移植技术取得了很大的进展，但仍存在供肾来源困难、移植后排斥和感染等问题。

目标检测

1. 急性肾小管坏死时少尿的发生机制是什么？
2. 急性肾功能衰竭少尿期机体有哪些主要功能代谢的改变？为什么？
3. 急性肾功能衰竭和慢性肾功能衰竭产生多尿的机制有何不同？
4. 慢性肾功能衰竭时血钙有何变化？试述其发生机制以及对机体的影响。
5. 以钙磷代谢为例说明慢性肾功能衰竭发病的矫枉失衡学说。

6. 何谓肾性高血压？其产生的主要机制有哪些？

7. 对于慢性肾功能不全的解释的三种假说的联系与异同之处有哪些？

8. 掌握急性肾功能不全的功能性与器质性损害的区别及意义何在？

9. ARI 的三种原因在临床治疗防治的病理生理学基础有哪些？

10. CRI 的代偿期与临床意义有哪些？

（何志巍）

第十八章　脑功能不全

1. **掌握**　认知障碍和意识障碍的概念及二者之间的关系；认知障碍和意识障碍的发病机制。
2. **熟悉**　脑功能不全的特点；认知障碍和意识障碍的病因及临床表现。
3. **了解**　认知、意识维持的脑结构基础；认知障碍、意识障碍防治的病理生理基础。
4. 学会认知障碍和意识障碍鉴别，具备追踪认知障碍和意识障碍发病机制前沿进展的能力。

人脑（brain）占体重的 2% ~ 3%，由数以亿计的神经细胞和 10^{14} 以上的突触组成，具有复杂且精细的结构和功能。脑和脊髓组成了中枢神经系统，脑神经和脊神经组成了周围神经系统，它们构成完整统一的整体，指挥和协调躯体的运动、感觉和自主神经功能，并参与学习、记忆、意识、情感等高级神经活动。脑功能不全对人的认知、意识、行为以及几乎所有的脏器功能都会产生不同程度的影响。

第一节　概　述

一、脑的生理特点

脑位于颅腔内，颅骨对脑组织起保护作用，但对脑组织也有限制作用，是颅内高压和脑疝形成的结构基础。从细胞水平看，脑主要由神经元（neuron）和神经胶质细胞（neuroglial cell）组成，神经元是脑各种功能的行使者，神经胶质细胞对其有支持、营养、保护和修复等作用，并参与血 - 脑屏障的构成。血液中的物质进入脑组织首先要通过血 - 脑屏障，脂溶性强的物质可快速进入，而脂溶性弱或非脂溶性物质进入脑组织极慢或完全不能进入；与蛋白质结合的物质基本上不能通过血 - 脑屏障；某些物质进入脑组织的速率也取决于脑组织对这些特殊物质的代谢需要。例如当髓磷脂生成时，脑内有胆固醇聚积，一旦髓鞘形成完毕，脑内胆固醇含量随即降低。

脑是体内能量代谢最活跃的器官。脑的血液供应来自成对的椎动脉和颈内动脉，其分支形成血管网，以保证充足的血液供应。在静息状态下，占体质量 2% 的脑，血流量却占心输出量的 15%，耗氧量占全身总耗氧量的 23%，所需能量几乎全部来自葡萄糖的有氧氧化，具有"血流大、耗氧多、用糖多"的特点。但脑内氧和葡萄糖的储备量很少，需不断从血液中摄取，因此脑组织对缺血、缺氧十分敏感。多种损伤因素均可通过影响脑的能量代谢而导致脑的结构和功能异常。

二、脑功能不全的特点

临床上多种病理过程在发展进程中均可伴随出现各种中枢神经系统症状，如头疼、抽搐、兴奋、谵妄、晕厥、认知障碍、意识障碍、运动障碍等。这种由于脑组织能量代谢障碍、结构损伤或神经递质异常引起的，对机体的精神、情感、认知、意识、行为以及全身各个脏器产生不同程度影响的病理过程，称为脑功能不全（brain insufficiency）。

（一）脑功能不全的特殊规律

由于脑组织结构和功能的特殊性，脑功能不全的表现具有一些特殊规律。①病因呈多样性：脑功能不全可由脑本身的损伤引起，也可由脑以外的器官组织功能不全所引起。常见原因有脑血管疾病、感染、神经退行性变、创伤、肿瘤、遗传、代谢、中毒、先天因素等。②病变定位和功能障碍之间关系密切：例如海马区的病变可损伤学习、记忆功能，小脑的疾病可引起身体的平衡功能障碍或共济失调等。③发生在不同部位的相同的病变，可出现不同的后果：例如发生在额叶前皮质联络区的小梗死灶可不产生任何症状，但若发生在延髓则可导致患者死亡。④成熟神经元无再生能力：虽然近年来在成年脑中发现存在一些具分化潜能的祖细胞，但神经系统在老化过程中或受损伤后，减少的神经元数量基本不能从自身得到补充。神经元的慢性丢失会导致脑不同功能区萎缩，从而出现相应的功能障碍。⑤病程缓急常引起不同的后果：一般而言，急性脑功能不全主要表现为意识障碍，多是大脑皮质、脑干网状结构和丘脑的功能及形态结构异常；慢性脑功能不全主要表现为认知障碍，多是大脑皮质结构和功能的慢性损伤。

（二）脑功能不全的基本反应

脑功能不全的基本反应是神经元的水肿、坏死、凋亡、退行性变性（如轴突和树突断裂、缩短和细胞萎缩）。小胶质细胞和星形胶质细胞的炎性反应、增生、肥大。少突胶质细胞的脱髓鞘等。由于脑的结构和功能极其复杂，故受损伤时的表现也千变万化，并且许多机制问题目前尚未阐明。基于大脑损伤的最主要表现是认知或意识的异常，本章将从这两个方面讨论脑功能不全的有关病理生理学问题。

第二节　认知障碍

认知是机体认识和获取知识的智能加工过程，是高级神经活动的重要组成部分，包括学习、记忆、语言、思维、精神、情感、时间空间及人物定向能力等一系列心理和社会行为。认知障碍（cognitive disorder）又称认知缺陷，是与上述学习、记忆以及思维判断有关的大脑高级智能加工过程出现异常，从而引起学习、记忆障碍，可同时伴有失语、失用或失认等改变的病理过程。由于大脑的结构和功能复杂，且认知障碍的不同类型之间互相影响，即一方面的认知障碍可以引起或促进另一方面或多个方面的认知异常。因此，认知障碍是脑疾病诊断和治疗中最困难的问题之一。

一、认知的脑结构基础

认知的结构基础是大脑皮质，任何引起大脑皮质功能和结构异常的因素均可导致认知障碍。大脑皮质由主区（primary area）和辅助区（associated area）组成，主区负责对事物的观察、分析与判断并且协调躯体运动，而这些功能的执行依赖于辅助区对行为和智能活动的高级整合。Brodmann 将大脑皮质根据形态特征和功能分成 52 个功能区，并提出不同的分区执行不同的功能（图 18-1）。

图 18 – 1　Brodmann 大脑皮层功能分区示意图

外侧面　　　　内侧面

⊕ 知识链接

Brodmann 大脑皮质功能分区

解剖部位	主要功能	损伤后表现
额叶	负责自主运动，书写，记忆，创造性思维、判断、远见、社会责任感等复杂的智力活动；参与情节记忆相关信息的采集、编码、检索和回忆等	情节记忆扭曲和形成错误的记忆、失写症（6 区）、额叶性痴呆（9 区和 12 区）、运动性失语（44 区和 45 区）等
顶叶	负责感觉信息的高级加工与整合	对侧感觉障碍（1 区至 3 区）、感觉性失读症（39 区）、触觉缺失（40 区）等；优势侧顶叶损伤常导致单侧或双侧身体失认和空间定位障碍
颞叶	处理听觉刺激，其 41 区和 42 区感受声音，而听觉辅助皮质 22 区帮助对声音的理解	新记忆形成障碍、感觉性失语（22 区）等
海马	参与记忆加工	空间记忆障碍
蓝斑	参与记忆加工	情感记忆障碍
杏仁核	在情感记忆的形成和贮存方面起重要作用	情感记忆障碍
枕叶	感知和接受视觉刺激、整合视觉信息和内容	视野缺陷（17 区）、不能识别物体（18 区和 19 区）等

二、认知障碍的病因

认知是大脑皮质高级神经功能的反应，任何直接或间接引起大脑皮质结构或功能的慢性损伤性因素，均可导致认知障碍，常见病因如下。

（一）神经退行性疾病

神经退行性疾病（neurodegenerative disease）是以脑和脊髓的神经元及其髓鞘丧失为主要特征的疾病，临床上引起认知障碍最常见的神经退行性疾病是阿尔茨海默病（Alzheimer's disease，AD）。阿尔茨海默病是一种以进行性认知障碍，严重时可导致痴呆（记忆减退、认知障碍以及人格改变）为临床特征，以大脑皮质和海马区域出现老年斑（senile plaque）和神经原纤维缠结（neurofibrillary tangle）为病理特征的神经退行性疾病。人类平均寿命的增加带来了老年人口的剧增，使阿尔茨海默病的患者人数明显增加，已成为严重危害人类健康的临床问题。其他神经退行性疾病如帕金森病（Parkinson's disease）等也可引起认知障碍。

（二）脑缺血性损伤

脑组织的血流量大，耗氧量高，但几乎没有氧和葡萄糖的储备能力，需要源源不断地通过血液循环来供应。因此，脑组织对缺血、缺氧非常敏感，完全缺血5分钟即可使神经元出现不可逆的损伤。缺血性或出血性脑血管病以及心脏或循环障碍引起的脑低血流灌注都可引起脑组织缺血、缺氧，是导致大脑皮质损伤，出现认知障碍的常见原因。严重者可引起痴呆，称为血管性痴呆（vascular dementia）。随着人口老龄化和心、脑血管病发病率的增高，血管性痴呆的患者人数明显增加，严重危害着人类健康。

（三）颅脑外伤

认知障碍，尤其是学习记忆障碍是颅脑外伤后常见的症状，影响患者躯体、行为和情绪等多方面的康复，对患者的远期影响甚至超过躯体障碍。不同程度的颅脑外伤对学习记忆和智力有不同的影响。轻度者（如脑震荡）可出现头痛、失眠、健忘等症状，但持续几天逐渐消失，不影响学习、记忆功能；中度者可出现暂时失去知觉和近事遗忘；重度者可造成学习、记忆严重障碍，甚至智力丧失。

（四）慢性全身性疾病

心血管系统疾病（如高血压）、贫血、慢性阻塞性肺疾病等，引起脑血液供应减少和（或）长期脑缺氧继发脑功能降低，导致认知障碍。全身代谢障碍性疾病，如肺性脑病、肝性脑病、尿毒症性脑病、糖尿病、慢性电解质紊乱、维生素 B_2 缺乏、叶酸缺乏等，可引起脑能量代谢障碍、神经递质合成及释放异常、神经细胞膜和突触传递异常，导致患者出现认知障碍。

（五）脑老化

认知功能一般随年龄增高（60～70岁以后）而下降。老年人多有脑动脉硬化，血液供应减少，分解代谢大于合成代谢，加之清除毒素的能力下降，促进神经元发生退行性变，甚至导致神经元坏死或凋亡。此外，整体功能水平降低，如老年人听力下降使其与外界环境的接触以及对外界刺激的加工减少，也可降低老年人对外界环境的感知和认同；躯体功能，特别是操作性活动减少也可导致认知功能减退。

（六）精神、心理异常

轻松、愉快、多彩的生活环境可促进实验动物大脑皮质的增长，使脑重量增加。相反，不良的心理、社会因素，如处境困难、惊恐、抑郁等，都可成为认知障碍的诱因。如研究发现，社会心理功能减退患者有关脑区的皮质出现萎缩；精神失常患者有关脑区的局部血流呈现低灌注，并且葡萄糖利用率降低；精神分裂症患者有关脑区神经元数目减少，体积变小。

（七）其他因素

资料显示，受教育程度低、社会地位低下和经济生活状况差等与认知障碍的发生有一定关系。其中，受教育程度是最明确的影响认知功能的因素。此外，女性认知功能减退的发生率高于男性，这可能与女性受教育程度较低，慢性病患病率较高和雌激素水平变化等因素有关。一些环境因素，如毒品、药物、酒精或重金属中毒等可对脑产生损害，影响学习和记忆功能，进而引起认知障碍。

三、认知障碍的发病机制

认知障碍的发生发展是一个非常复杂的病理过程。学习记忆是认知的基础，学习记忆障碍是认知障碍最重要的表现形式，故此处主要阐述学习记忆障碍的发病机制。学习记忆障碍的机制尚不完全清楚，可能与以下因素有关。

（一）神经调节分子及其受体异常

1. 神经递质及其受体异常　神经元之间的信息传递主要是通过神经递质及其相应受体来完成的。

神经递质是由突触前神经元合成并在神经末梢处释放，能特异性作用于突触后神经元或效应细胞的受体，并使突触后神经元或效应细胞产生一定效应的信息传递物质。根据其主要作用可分为兴奋性递质和抑制性递质（表18-1）。这些神经递质或受体异常改变均可导致不同类型或不同程度的认知障碍。

表18-1 脑的主要神经递质

主要作用	胆碱类递质	单胺类递质	氨基酸类递质
兴奋性神经递质	乙酰胆碱	多巴胺 去甲肾上腺素 肾上腺素	谷氨酸 门冬氨酸
抑制性神经递质		5-羟色胺	γ-氨基丁酸 甘氨酸

（1）乙酰胆碱（acetylcholine，ACh） 由乙酰辅酶A和胆碱在胆碱乙酰转移酶的作用下生成，贮存于胆碱能神经纤维末梢的突触小泡内，在动作电位触发下通过胞吐方式释放至突触间隙，通过M受体（毒蕈碱型受体）和N受体（烟碱型受体）发挥作用。脑内的胆碱能神经元被分为两类，即局部环路神经元和投射神经元，自Meynert基底核发出的胆碱能纤维投射至大脑皮质的额叶、顶叶、颞叶和视皮层，此通路与学习、记忆功能密切相关。临床资料表明，脑震荡患者出现学习、记忆障碍的同时，Meynert基底核胆碱能神经元明显减少；血管性痴呆患者的脑脊液中乙酰胆碱含量会有所下降；阿尔茨海默病患者早期便有Meynert基底区胆碱能神经元和乙酰胆碱含量减少，临床应用胆碱酯酶抑制剂或M受体激动剂，可改善其记忆缺损。

（2）多巴胺（dopamine） 以酪氨酸为底物，在酪氨酸羟化酶和多巴胺脱羧酶的作用下合成，通过D_1受体和D_2受体，可在突触可塑性、行为学习以及与学习相关的即刻早期基因的表达中发挥作用。实验发现，脑中多巴胺含量显著降低时可导致动物智能减退；敲除多巴胺D_1A受体基因的小鼠空间学习出现障碍。临床资料表明，健康志愿者口服多巴胺D_2受体激动剂溴隐亭，可提高空间学习记忆能力；而口服多巴胺D_2受体拮抗剂，则可导致空间识别能力损害。铅可通过影响突触前多巴胺的合成和释放、降低突触小泡中多巴胺的储存量和释放量，从而导致学习记忆功能障碍。此外，在动物实验中还发现，多巴胺过多也可导致实验动物出现认知障碍。精神分裂症患者与大脑额叶皮质的D_1受体功能低下和皮质下结构D_2受体功能亢进双重因素有关。

（3）去甲肾上腺素（norepinephrine） 是最早被发现的单胺类神经递质，是多巴胺经β羟化酶作用生成的产物。在脑内，去甲肾上腺素通过α_1、α_2、β受体发挥作用。一般认为，脑中α_2受体激动与维持正常的认知功能有关，而α_1受体持续或过度激活可导致认知障碍。在正常觉醒状态，神经元含适量去甲肾上腺素，α_2受体功能占优势，维持正常的认知功能；在应激状态，神经元含大量去甲肾上腺素，α_1受体功能占优势，这可能是长期处于应激状态下的个体更易出现认知障碍的机制之一。

（4）谷氨酸（glutamate） 是脑内含量最丰富的兴奋性神经递质，是不能通过血-脑屏障的非必需氨基酸，由谷氨酰胺在谷氨酰胺酶的作用下水解生成或由α-酮戊二酸在转氨酶的作用下生成。谷氨酸通过N-甲基-D-门冬氨酸（NMDA）受体和非NMDA受体，对记忆功能起调节作用。其中非NMDA受体包括对α-氨基羧甲基噁唑丙酸（AMPA）敏感的AMPA受体和海人藻酸（kainic acid，KA）受体。研究发现，突触间隙谷氨酸的过度积聚及其受体的过度激活参与认知障碍的发生发展。

2. 神经肽异常 神经肽（neuropeptide）是一类主要分布于神经组织的生物活性多肽，常与神经递质共存于同一神经元内，可由无活性的前体蛋白加工而成，释放后经酶解失活。神经肽具有神经递质的典型特征，与神经递质相比，神经肽分子量大、含量低、作用缓慢持久。神经肽中的血管升压素、促肾上腺皮质激素、生长抑素、神经肽Y、P物质等参与学习记忆过程，这些神经肽的异常与认知障碍密切相关。①血管升压素（vasopressin，VP）：又称精氨酸血管升压素、抗利尿激素，其受体的密度在海马最高，主要影响记忆的巩固和回忆过程，有增强记忆、减少遗忘的作用。VP 及其受体含量减少与记忆力减退有关，临床上应用血管升压素可增强痴呆患者的记忆力。②腺垂体分泌的促肾上腺皮质激素（ACTH）：可提高大鼠的注意力和记忆力，同时减轻动物的焦虑行为。多发性硬化症患者下丘脑－垂体－肾上腺皮质轴（HPA）功能紊乱，患者会出现反应迟钝、智力低下、重复语言等认知障碍；③下丘脑分泌的生长抑素：其含量在大脑皮质、海马、基底节和下丘脑最高。脑缺血时，生长抑素免疫反应阳性的细胞体及其投射纤维出现损伤，生长抑素含量下降，并且其下降程度与学习记忆障碍的程度密切相关。④神经肽 Y：是脑内含量最丰富的多肽之一，在海马区神经肽 Y2 受体表达丰富。在有认知障碍的疾病中，神经肽 Y 免疫阳性神经元含量明显下降，给予神经肽 Y 治疗可改善患者的遗忘症状。⑤近年发现 P 物质和学习记忆功能有关，如 PD 患者脑苍白球和黑质中 P 物质含量下降；拮抗大鼠纹状体边缘区的 P 物质受体后，大鼠的学习、记忆能力显著下降。

3. 神经营养因子异常　　神经元和胶质细胞可合成、分泌大量的神经营养因子，如神经生长因子、睫状神经营养因子、脑源性神经营养因子和胶质源性神经营养因子等。这些神经营养因子可促进神经系统的生长发育，保护并修复受损的神经元和促进学习、记忆能力。现已发现在多种神经退行性疾病中均有神经营养因子含量的改变。例如 PD 患者黑质中神经生长因子、脑源性神经营养因子和胶质源性神经营养因子的含量均明显降低；给阿尔茨海默病模型大鼠脑室内灌注神经生长因子，可使70% ~90% 的基底前脑胆碱能神经元维持存活，学习记忆能力也有明显改善。

4. 雌激素水平异常　　雌激素水平在不同程度上影响女性的学习记忆能力。动物和临床实验表明，雌激素对胆碱能神经元有保护作用；可诱导海马产生新的突触和树突；能增加神经生长因子及其受体的表达；可通过增加突触素的表达改善阿尔茨海默病患者的学习记忆能力。生理性增龄或各种病理因素导致的雌激素水平降低可引起学习记忆障碍。

（二）脑组织中的蛋白质异常

1. 蛋白质异常聚集　　脑组织中蛋白质异常聚积可见于神经元退行性变的疾病，如阿尔茨海默病、帕金森病等。蛋白质的异常与基因突变、蛋白质合成后的异常修饰、慢病毒感染、脑老化、环境毒素中毒等诸多因素有关。

（1）基因突变　　AD 患者，已发现 5 个相关基因突变，所编码的蛋白质依次为淀粉样前体蛋白（amyloid precursor protein，APP）、早老蛋白 1（presenilin－1，PS－1）、早老蛋白 2（PS－2）、载脂蛋白 E（apolipoproteinE，apoE）和 α_2 巨球蛋白（α2－macroglobulin，α2M）。其中 APP、PS－1、PS－2 基因突变，使 Aβ－淀粉肽生成增多；而 apoE 和 α2M 基因突变使 Aβ－淀粉肽的代谢清除减少，最终使Aβ－淀粉肽沉积在受损脑区的神经元间及突触等部位，形成老年斑，导致过氧化损伤，使神经元死亡，从而引起学习、记忆障碍。Aβ－淀粉肽对神经元的毒性作用可表现在两个方面：一是放大各种伤害性刺激如低血糖、兴奋性氨基酸的毒性作用等；二是直接损伤神经元，如破坏细胞内钙离子稳态、促进自由基生成等。

（2）蛋白质合成后的异常修饰　　正常情况下，蛋白质合成后的不同加工修饰赋予其不同的结构和功能，是蛋白质多样性的基础，而蛋白质合成后的异常修饰可导致其结构异常、功能降低或丧失。如正常时脑中的 tau 蛋白呈低磷酸化的可溶性状态，多与细胞内的微管蛋白相结合，有促进微管聚合和稳定的作用。但 AD 患者的脑中 tau 蛋白呈过度磷酸化，导致 tau 蛋白从微管上解离、聚集，变成不溶性的 tau 蛋白，形成神经原纤维缠结，沉积在神经元细胞体以及轴突和树突内。过度磷酸化的 tau 蛋白可以竞争性结合微管蛋白，阻碍其组装、聚集，使微管解体、破坏细胞骨架、干扰轴浆转运、影响神经末梢和突触传递系统的结构和功能，导致突触丧失及神经元退行性变，最终可使细胞死亡。此外 AD 患者脑中异常磷酸化的 tau 蛋白常被异常糖基化和异常泛素化修饰，从而使神经原纤维缠结更加稳固，并使细胞膜脂成分和膜流动性异常。

（3）脑组织慢病毒感染　最常见的由慢病毒感染引起的人类中枢性疾病为海绵状脑血管病变或朊病毒感染（Creutzfeldt – Jakob，CJD），是由一种传染性的朊蛋白（prion protein，PrP）所致。这种 PrP 没有任何可检测到的核酸序列，但类似病毒可传播疾病。人类 PrP 有两种异构体，分别是存在于正常细胞的 PrP^c 和引起的 CJD 的 PrP^{sc}。有 PrP 基因突变时，细胞中的 PrP^c 更易从 α – 螺旋转变成 β – 片段，此时更易与 PrP^{sc} 结合，导致 PrP^{sc} 增殖聚集，使神经元发生退行性变。

2. 蛋白质修饰异常　蛋白质磷酸化失衡可导致短期记忆障碍。短期记忆的形成机制可能是传入刺激通过一系列机制导致神经递质释放增加，而蛋白质磷酸化可以调节神经递质释放的速度，改变细胞内某些酶和调控分子的活性，影响神经元的功能。研究表明，海马内注射特定蛋白质磷酸化抑制剂，可选择性地抑制短期记忆，但不影响长期记忆。

此外，甲基化和去甲基化可通过改变染色体的结构调控基因的表达。研究表明，组蛋白过度去甲基化与小鼠记忆功能障碍有关，而抑制去甲基化酶的活性则可改善小鼠的学习记忆能力。

3. 蛋白质合成受阻　新蛋白质合成受阻可导致长期记忆障碍。长期记忆的形成机制可能是突触受到反复刺激后，激活蛋白激酶 A 和丝裂原活化蛋白激酶，转移到细胞核，激活 cAMP 反应元件结合蛋白 – 1（cAMP responsive element binding protein 1，CREB – 1）和 CREB – 2，引起新蛋白质的合成和新突触的形成，最终形成长期记忆。研究表明，动物实验中，基因敲除、转录和（或）翻译抑制剂等阻碍新蛋白质合成的因素，均可影响长期记忆的形成。

（三）脑缺血缺氧性损害

1. 能量耗竭和酸中毒　由于缺血、缺氧，神经元的能量代谢由有氧氧化转变为以无氧氧化为主，ATP 生成减少，引起能量耗竭；同时，无氧氧化产生乳酸，引发代谢性酸中毒。能量耗竭和酸中毒使细胞膜上的 Na$^+$，K$^+$ – ATP 酶活性下降，细胞膜通透性增强，导致神经元和神经胶质细胞水肿和坏死，加重损伤。

2. 自由基增多　脑缺血引起自由基产生和清除平衡状态受到破坏，过多的自由基通过膜脂质过氧化、抑制蛋白质、破坏核酸和染色体而导致神经元损伤。自由基增多的机制为：①缺血区神经元能量耗竭，Ca^{2+} 大量内流，使细胞膜磷脂降解产生自由基；②细胞内线粒体中 Ca^{2+} 增多，三羧酸循环发生障碍，使电子传递异常，生成自由基，并漏出线粒体；③缺血区增多的一氧化氮，可导致过氧亚硝基等氮氧自由基增多；④梗死灶内游离的血红蛋白和 Fe^{3+} 与细胞内的 H$_2$O$_2$ 发生反应，产生自由基；⑤缺血区增多的趋化因子，吸附中性粒细胞和血小板，分别通过细胞色素系统、黄嘌呤氧化酶系统和血小板活化因子，促进自由基生成。

3. 细胞内钙超载　脑缺血时，神经元去极化，引起兴奋性递质（如谷氨酸）的释放，激活相应的受体。受体的激活和膜的去极化，使受体操纵性钙通道和电压依赖性钙通道开放，促进 Ca^{2+} 内流，引发钙超载。神经元内钙超载促使神经元损伤的机制为：①大量的 Ca^{2+} 干扰细胞内线粒体氧化磷酸化，使能量产生障碍；②大量的 Ca^{2+} 激活 Ca^{2+} 依赖的中性蛋白水解酶，破坏神经元骨架；③Ca^{2+} 激活磷脂酶 A 和磷脂酶 C，降解膜磷脂，产生自由基并促进微血栓形成；④缺血区脑血管平滑肌内的 Ca^{2+} 使血管收缩、痉挛，血管阻力增加，延迟再灌注，扩大梗死灶；内皮细胞内 Ca^{2+} 超载使血 – 脑屏障通透性增高，产生血管源性脑水肿。

4. 兴奋性毒性　谷氨酸是脑内含量最丰富的兴奋性神经递质，参与多种生理和病理生理过程。但突触间隙过多的谷氨酸积聚对神经元有很强的兴奋毒性作用。脑缺血时，由于能量代谢障碍抑制细胞膜上 Na$^+$，K$^+$ – ATP 酶活性，使谷氨酸的释放增多和再摄取减少，导致突触间隙谷氨酸浓度异常升高，过度激活其受体，引起突触后神经元过度兴奋、钙超载等异常变化，并最终死亡，这一过程称为谷氨酸的兴奋性毒性作用。脑缺血时，谷氨酸的兴奋性毒性作用可导致大量神经元损伤和死亡，从而损害学习记忆能力。

（四）炎性因子失衡

在脑缺血或神经退行性疾病时，可产生 IL - 1、IL - 6、TNF - α 和 TGF - β 等多种炎症细胞因子，直接或间接地造成神经元损伤。如在阿尔茨海默病患者，脑内活化的小胶质细胞产生 IL - 1、IL - 6 等大量炎性因子，诱发脑内炎症反应或直接损伤神经元，并产生补体成分，导致脑内发生自身免疫反应，加重神经元的损伤。活化的星形胶质细胞则成簇分布在老年斑周围，并包裹老年斑，妨碍小胶质细胞对 Aβ - 淀粉肽的吞噬作用，并可合成多种炎性物质，如 IL - 1、前列腺素以及补体受体和补体成分，导致脑内发生免疫和炎症反应。临床资料表明，老年人血浆中 IL - 6 水平升高和认知功能损害有密切的关系，IL - 6 是导致认知障碍的危险因素。

（五）突触功能异常

突触是神经元之间的功能联系部位，突触功能异常使神经细胞间记忆相关信息传递障碍，从而导致学习记忆能力降低。导致突触传递障碍的因素有突触前递质释放失衡、突触间隙递质清除异常和突触后异常。影响突触前膜递质释放量的关键因素是进入突触前膜的 Ca^{2+} 数量，影响 Ca^{2+} 内流的因素可使突触前递质释放失衡；如脑缺血、缺氧时，Ca^{2+} 内流增加，使兴奋性神经递质大量释放，其神经毒性作用使神经元损伤和坏死，导致学习记忆障碍。释放到突触间隙的神经递质通过被重摄取或被酶降解而被清除，神经递质清除的异常可干扰正常的信号通路，如胆碱酯酶活性增高时可导致乙酰胆碱过度降解，使突触间隙的乙酰胆碱水平降低，这一机制与阿尔茨海默病的学习记忆障碍有关。突触后异常包括树突棘数量和形态、膜受体的数量、受体与配体亲和力等方面的改变。研究发现，成熟树突棘的数量与学习记忆能力成正相关。记忆功能受损的人和动物可表现出树突棘数量的减少和结构的萎缩。

（六）神经回路功能异常

大量实验和临床资料表明，海马回路与学习记忆功能密切相关。海马位于颞叶内侧面的基底部，是边缘系统的重要组成部分。海马主要由 CA1、CA3 和齿状回所组成。1937 年 Papez 提出了边缘系统参与情绪反应的特异环路，其具体的反射途径被称为 Papez 环路（图 18 - 2A）。近年来发现 Papez 环路更多的是与长期记忆有关。Papez 环路即海马结构 - 穹隆 - 下丘脑乳头体 - 乳头丘脑束 - 丘脑前核 - 内囊膝状体 - 扣带回 - 海马环路。一旦某事件引起皮质神经元兴奋，形成事件 - 皮质之间短时的信息联系，经 Papez 环路多次重复，使信息重构不断加强，最终形成不再依赖于海马的长期记忆。如双侧海马损伤使 Papez 环路信息传递减弱，可使新的长期记忆形成障碍，但不能抹去损伤前已经形成的记忆。

海马的三突触环路和单突触环路参与空间记忆的形成。海马三突触环路为内嗅皮质 - 齿状回 - CA3 区 - CA1 区 - 内嗅皮质（图 18 - 2B）。单突触环路为内嗅皮质 - CA1 区 - 内嗅皮质。这些环路的损害均可产生学习记忆障碍。

图 18 - 2　海马 Papez 环路和三突触环路

A. 海马 Papez 环路，即海马结构 - 穹隆 - 下丘脑乳头体 - 乳头丘脑束 - 丘脑前核 - 内囊膝状体 - 扣带回 - 海马环路，

Papez 环路受损导致长时记忆障碍；B. 海马三突触环路，始于内嗅皮质，此处的神经元轴突形成穿通径路，

止于齿状回颗粒细胞树突，形成第一个突触联系（①）；齿状回颗粒细胞轴突形成苔鲜纤维与海马 CA3 锥体细胞树突形成第二个突触联系

（②）；CA3 区锥体细胞轴突发出侧支与 CA1 区锥体细胞发生第三个突触联系，再由 CA1 锥体细胞发出向内嗅皮质的联系（③）

四、认知障碍的临床表现

人脑所涉及的认知功能范畴非常广泛，且大脑皮质功能区分布复杂，所以认知障碍的临床表现多种多样，可单独存在，也可同时或相继出现多种临床表现，但以后者居多。

（一）学习、记忆障碍

学习记忆障碍是指一种不能习得、记住或不能回忆信息或技能的状态，可由病理性或情境性原因引起，是多种脑功能障碍疾病的核心症状，也是认知障碍最重要的表现形式。大脑皮质不同功能区受损，可引起不同类型的学习、记忆障碍（表 18-2）。

表 18-2 大脑皮质不同功能区受损导致的学习记忆障碍

大脑皮质功能区	记忆障碍的类型	学习记忆障碍的特征
颞叶	陈述性记忆障碍	远期记忆保留，新学到的最容易被遗忘
海马区	空间记忆障碍	不能记忆环境信息和空间方位
额叶	长时情节记忆受损	情节记忆扭曲和形成错误记忆
杏仁核区	情感记忆障碍	非陈述性记忆形成及提取受损
额颞叶新皮质区	长时语义记忆障碍	陈述性记忆受损，对某事物的描述是片段式和残缺不全的

（二）失语

失语（aphasia）是指患者意识清晰，无精神障碍、无视觉及听觉缺损、亦无口、咽、喉等发音器官功能障碍，但是由于优势侧大脑半球语言中枢的病变导致的语言表达或理解障碍，使其听不懂别人及自己的讲话，说不出要表达的意思，书写困难等。语言功能受一侧大脑半球支配，称为优势半球。优势半球不同的特定部位受损，可表现出不同类型的失语，有运动性失语、感觉性失语和混合性失语等。例如第三额回后部 Broca 区受损，可导致运动性失语。患者以语言表达障碍为突出特征，表现为语量少、讲话不流利、找词困难、发音和语调障碍等。

（三）失认

失认（agnosia）是指患者意识清晰，无视觉、听觉、触觉、感觉、智能障碍的情况下，不能通过某一特定感觉辨认以往熟悉的物体，但能通过其他感觉通道进行识别。包括视觉性失认、听觉性失认、触觉性失认、身体体位失认。例如枕叶病变患者看到手表，不知为何物，但通过触摸手表外形或听到手表的走动声，便知其为手表。

（四）失用

失用（apraxia）是指患者在意识清晰，无感觉和运动功能障碍的情况下，不能在全身动作的配合下，正确地使用一部分肢体功能去完成已经形成习惯的动作，例如洗脸、刷牙、穿衣、使用餐具、划火柴等。但患者却能在不经意的情况下自发地完成这些动作。包括观念性失用、观念运动性失用、运动性失用、结构性失用等，例如观念运动性失用的患者能正确描述动作，但执行困难，常感到手不听使唤。

（五）痴呆

痴呆（dementia）是指在意识清晰的情况下，由慢性脑功能不全产生的获得性和持续性智能障碍综合征，包括不同程度的记忆、语言、视空间功能障碍，人格异常及其他认知（概括、计算、判断、综合和解决问题）能力的降低，患者常伴有行为和情感的异常，导致患者日常生活、社会交往、工作能力明显减退，是认知障碍最严重的表现形式。痴呆是智能活动在达到相当水平之后出现的进行性减退，不同于智能发育不全，如阿尔茨海默病是典型的脑神经元退行性病变疾病，其主要的临床表现就是痴呆。

⊕ **知识链接**

阿尔茨海默病的临床表现

痴呆的发生多缓慢隐匿，记忆减退是必备且早期的症状。早期出现近期记忆障碍，学习新事物的能力明显减退，严重者甚至找不到回家的路。随着病情的进展，远期记忆也受损，可出现计算困难或不能，时间、地点和人物定向障碍，可出现人格改变，焦虑、易激惹、抑郁、情绪不稳定等。有时当患者对问题不能做出响应或不能完成相应工作时，可出现突然放声大哭或愤怒的反应。晚期生活不能自理，运动功能逐渐丧失，甚至穿衣、洗澡、进食以及大小便均需他人协助。

（六）其他精神、神经活动的改变

患者常表现出语多唠叨、情绪多变、焦虑、抑郁、激越（agitation）、欣快等精神、神经活动方面的异常改变。

五、认知障碍防治的病理生理基础

对认知障碍的治疗要早期诊断，积极干预和早期治疗。依据认知障碍的病因和发病机制，可采取以下相应策略。

（一）对症和神经保护性治疗

对有明显神经精神症状的患者，如焦虑、情绪不稳、睡眠障碍者可根据病情给予地西泮等对症治疗。要维持患者水、电解质平衡；防治感染、心衰及各种代谢障碍；加强营养；尽量消除损害脑功能的因素。亦可应用神经细胞保护剂（如能量代谢激活药、神经递质、神经生长因子保护剂等）；改善脑血液循环；纠正脑缺血、缺氧。此外，Ca^{2+}拮抗剂、谷氨酸受体拮抗剂、非甾体抗炎剂等对不同疾病引起的认知障碍均有治疗作用。阿尔茨海默病患者可应用抑制Aβ-淀粉肽形成和沉积的药物，如免疫疫苗、金属离子螯合剂和Aβ-淀粉肽前体蛋白水解酶抑制剂等；此外，还有正在进行临床实验的新药，如Aβ单克隆抗体等。

（二）恢复和维持神经递质的正常水平

多种认知障碍与神经递质异常有关，故恢复和维持神经递质至正常水平对于认知障碍的防治具有重要意义。例如PD患者可应用多巴胺的前体药物左旋多巴，补充脑内的多巴胺含量；或植入神经营养因子基因，以阻止多巴胺能神经元死亡；或刺激受损的黑质纹状体系统修复和再生。此外，AD患者可应用胆碱酯酶抑制药阻断神经元突触间隙乙酰胆碱的降解，以提高乙酰胆碱的含量起到治疗作用。

（三）手术治疗

PD患者的手术治疗有苍白球切除术、丘脑切除术、立体定位埋植脑刺激器以及立体定位损毁苍白球不同部位的细胞靶点治疗等，效果显著。

（四）康复训练和加强护理

针对性的康复计划和康复训练对治疗认知障碍是有帮助的，例如记忆训练、智力训练、语言训练等。对于AD患者的护理也很重要，日常生活护理，包括衣、食、住、行，更要时常安慰鼓励患者，使其心情愉悦，及时就诊。

⇒ **案例引导**

案例 患者，女，67 岁，2 年前出现不明原因的头晕，但不能回答头晕的具体表现和发作频率，对最近一次发作时间也表述不详。患者家属反映其记忆力下降已有两年，经常重复做同一件事，做饭时常忘记放盐或放盐太多。近来记忆力下降明显，购物时总是付钱后忘记拿菜，甚至找不到回家的路。当对其进一步询问时，患者突然情绪不稳定，放声大哭。既往无高血压、糖尿病。无特殊用药史和家族史。

查体：体温 36.9℃，脉搏 90 次/分，呼吸 20 次/分，血压 135/80mmHg。心、肺、腹部查体无异常发现。

神经系统检查：时间定向力明显减退，计算能力下降。综合认知功能评价证实患者有明显记忆、执行功能和推理判断功能障碍，视空间功能轻度异常，绘画临摹能力相对较好。

讨论 1. 该患者处于什么病理状态，初步诊断是什么？

2. 导致患者出现学习记忆障碍的发病机制有哪些？

3. 为明确诊断，患者还需要接受哪些检查？

4. 对患者的治疗措施应注意哪些方面？

第三节　意识障碍

意识（consciousness）是指机体对自身和环境的感知和对外界刺激做出恰当反应的能力，是人脑反映客观现实的最高形式，包含觉醒状态和意识内容。觉醒状态指与睡眠呈周期性交替的清醒状态，能对自身和周围环境产生基本反应，属皮质下中枢的功能；意识内容是在觉醒基础上大脑皮质及其广泛联系区活动的结果，包括思想、记忆、定向、情感、意志活动等高级神经活动。意识和认知密切联系，认知功能的完成需要正常的意识状态，而意识的内容中也包括一些认知的成分。意识障碍（conscious disorder）是不能正确认识自身状态和（或）客观环境，不能对环境刺激做出反应的一种病理过程，包括觉醒状态和意识内容两方面不同程度的异常，是急性脑功能不全的主要表现形式。

一、意识的脑结构基础

与认知功能主要依赖大脑皮质不同的是，意识的维持涉及大脑皮质及皮质下脑区结构和功能的完整，是脑干网状结构 – 丘脑 – 大脑皮质之间功能相互密切联系的结果。

（一）脑干网状结构与觉醒状态相关

脑干网状结构（brain stem reticular formation）由交织成网状的神经纤维和穿插其间的神经细胞组成，是保证大脑清醒状态的结构基础，包含特异性投射系统和非特异性投射系统。特异性投射系统的投射纤维终止于丘脑，其主要功能是引起特定的感觉；非特异性投射系统由上行网状激动系统（ascending reticular activating system，ARAS）和上行网状抑制系统（ascending reticular inhibiting system，ARIS）组成，两部分之间的动态平衡及其与大脑皮质的相互联系决定意识水平。ARAS 的投射纤维终止于大脑皮质广泛区域的各细胞层，维持大脑皮质的兴奋性，以维持觉醒状态和产生意识活动；ARIS 上行纤维走行与 ARAS 大体一致，最终向大脑皮质投射，抑制大脑皮质的兴奋状态。因此 ARAS 是维持觉醒和产生意识的基础，受损时可出现意识障碍。

（二）丘脑是刺激传递的中转站

丘脑（thalamus）由许多核团组成，分为特异性丘脑核和非特异性丘脑核。特异性丘脑核组成丘脑特异性投射系统，以点对点的方式投射到大脑皮质相应的特定功能区，产生特异性感觉；非特异性丘脑核则接受脑干网状结构上行纤维的信息，并向大脑皮质广泛部位投射，终止于大脑皮质各叶和各层，参与维持觉醒状态。动物实验证明，此系统被破坏后，动物长期处于昏睡状态。

（三）大脑皮质决定意识内容

大脑皮质（cerebral cortex）是机体全部功能活动的最高调节器。清晰的意识首先要求大脑皮质处于适当的兴奋状态，这种适宜的兴奋性要有脑干 ARAS 的支持，还取决于大脑皮质本身的代谢状态，尤其是能量代谢状态。任何影响脑的能量代谢的因素，如脑缺血、缺氧及生物氧化酶系受损等，均可导致大脑皮质功能低下，发生意识障碍。

二、意识障碍的病因

任何破坏脑干网状上行激动系统、丘脑非特异性投射系统和大脑皮质主要神经结构和功能的因素，均可引起意识障碍。通常情况下，颅脑结构损伤导致的意识障碍较难恢复；全身性疾病引起的意识障碍，在病因及时纠正后，意识障碍可以恢复。

（一）颅脑病变

各种急性脑疾病或占位性病变，可直接损伤或压迫 ARAS - 丘脑非特异性投射系统 - 大脑皮质，引起意识障碍，甚至累及各生命中枢，危及生命。①急性脑损伤：常见于颅内弥漫性感染（如脑炎、脑膜炎、脑型疟疾等）、广泛性脑外伤（如脑震荡、脑挫裂伤等）、蛛网膜下腔出血、高血压脑病等。②颅内占位性病变：常见于外伤性颅内血肿、脑肿瘤、颅内局灶性感染（如脑脓肿、硬膜外脓肿等）和肉芽肿（如血吸虫、隐球菌、结核等）等。③颅内破坏性损伤性病变：常见于脑梗死、脑干梗死、脑出血等。破坏性损伤直接伤及脑干网状结构或引起大脑皮质广泛梗死，可直接造成意识障碍或昏迷。当损伤位于脑桥 - 中脑的网状上行激动系统时，即使损伤小且局限，也可导致深度昏迷，如脑桥的出血或小梗死灶。④其他：一些精神性疾病，如癔症、精神分裂症等，可通过影响脑干网状结构和大脑皮质的代谢和功能，导致不同程度的意识障碍。

（二）全身性疾病

意识的维持首先要有充分的氧和营养物质，以维持神经元的正常活动；其次要有适当的中枢神经递质合成、储存、释放、灭活，以传递神经冲动。任何使脑组织供氧或营养物质不足，或使神经递质间平衡紊乱的全身性疾病，都可能引起意识障碍。①营养物质缺乏：常见于脑缺血、缺氧及低血糖等，如循环衰竭、一氧化碳中毒、严重的贫血、胰岛素瘤、严重肝脏疾病及胰岛素应用过量等。②内源性毒素积聚：常见于肝性脑病、肺性脑病、肾性脑病、乳酸酸中毒等。③外源性毒素积聚：常见于工业毒物、药物、农药中毒等。④其他：常见于全身性疾病引起的机体水、电解质和酸碱平衡紊乱，体温过高或过低等。

三、意识障碍的发病机制

（一）颅内压升高

急性脑损伤可引起大脑两半球弥漫性炎症、水肿、坏死、血管扩张等，出现急性颅内压升高；而颅内占位性和破坏性损伤病变均可压迫相关病变部分，最终导致急性颅内压升高。颅内高压一方面压迫脑血管使脑供血不足；另一方面使间脑、脑干受压下移，压迫网状上行激活系统，引起意识障碍。此外，由于中脑上段（网状结构的主要通路）位于小脑幕切迹与颅底围成的天幕孔狭窄孔处，颅内压升高可引起脑干受压、移位，形成不同程度的小脑幕裂孔疝，损伤上行网状激活系统功能，引起昏迷。

（二）破坏神经递质平衡

γ-氨基丁酸（GABA）是最重要的抑制性神经递质，其含量异常增高或降低均可引起意识障碍。例如肝性脑病时，由于肝功能受损，不能清除来自肠道的 GABA，使其透过血-脑屏障进入中枢神经系统，再加上血氨的升高，可直接增强 GABA 能神经传导，使神经元呈超极化抑制状态，使患者出现意识障碍。此外，5-羟色胺（5-HT）也是抑制性神经递质，肝性脑病时脑内 5-HT 异常升高，作为假性递质被去甲肾上腺素能神经元摄取并取代去甲肾上腺素，使神经传导受阻。而急性缺血、缺氧性脑病时，神经递质谷氨酸的耗竭；丙酮酸合成乙酰胆碱减少，在意识障碍中也发挥了作用。

（三）干扰能量代谢

由能量代谢异常引起意识障碍的最常见的疾病有低血糖性脑病和急性缺血、缺氧性脑病。低血糖性脑病的发生机制主要是低血糖引起脑组织中高能磷酸酯，如 ATP 和 CP 含量急剧下降，干扰神经元能量代谢。研究证明，早期中度低血糖患者脑干网状结构的 ATP 含量下降约30%，CP 含量下降约55%，患者可出现嗜睡、注意力丧失、意识模糊、错乱、癫痫大发作等，并随血糖进一步降低而进入昏迷状态。在急性缺血、缺氧性脑病发病过程中，由于脑组织血液灌流或氧供不足，致使脑组织出现能量生成不足、酸中毒（包括乳酸酸中毒和高碳酸血症）、Ca^{2+} 超载、自由基增多等，使神经元损伤，患者会在数分钟内甚至立即出现意识障碍。一般而言，轻至中度的慢性缺血、缺氧性脑病常引起认知障碍，而急性严重的缺血、缺氧性脑病则常导致意识障碍。

（四）损伤神经细胞膜

严重的酸中毒时，脑脊液的 pH 变化比血液更加敏感：当脑脊液 pH 低于7.25时，脑电波变慢；pH 低于6.8时，脑电波完全停止，这可能与酸中毒使神经细胞膜受损有关。肝性脑病时，升高的血氨会影响神经细胞膜 Na^+,K^+-ATP 酶活性，或与 K^+ 竞争进入细胞内，影响膜电位和神经元兴奋性及传导功能。

（五）损伤突触传递功能

神经冲动传递过程中，最易受药物或毒物影响的部位是突触，由于网状结构的多突触传递的特性，使其成为最易受药物或毒物影响的部位。例如苯二氮䓬类药物作用于边缘系统，通过增强 GABA 能神经元的效应产生突触抑制，产生抗焦虑作用。当大剂量苯二氮䓬类药物作用于脑干网状结构和大脑皮质时，可引起意识障碍。巴比妥类药物也主要抑制多突触传递，从而产生镇静、催眠、麻醉作用。有机磷农药则通过对胆碱酯酶的抑制和破坏，阻断胆碱能神经突触的传递，最终导致意识障碍。需要引起警惕的是，有些重度药物中毒患者可出现与脑死亡几乎相同的临床表现，因此，"排除药物过量中毒"是英国制订的脑死亡的标准之一。

四、意识障碍的临床表现

由于意识包含有觉醒状态和意识内容两种成分，因此意识障碍可以有觉醒状态异常为主的表现，也可以有以意识内容异常为主的表现，但更多的是两者兼有。由于意识障碍轻重程度的差异，使意识障碍的表现形式多种多样。

（一）以意识清晰度改变为主的意识障碍

1. 恍惚（dizziness） 对直接刺激可出现反应，能对答问话，但对周围事物漠不关心。

2. 嗜睡（somnolence） 指意识清晰度轻度下降，患者注意力涣散，卧床即能入睡，但能被唤醒，勉强配合检查，回答简单问题，但停止刺激后马上入睡。

3. 昏睡（sopor） 指深度睡眠状态，患者难以唤醒，强烈或重复刺激可有短暂反应（睁眼等），无觉醒刺激时又重新入睡，随意运动极少或消失，但腱反射尚存。

4. 木僵（stupor） 对周围的事物一般无反应，但强烈刺激或反复刺激能引起反应。

5. 昏迷（coma） 指意识障碍最严重阶段，意识完全丧失，即意识清晰度、意识内容、随意运动均丧失，但可出现无意识的运动，如呻吟、肢体偶动等。昏迷是大脑皮质、丘脑、脑干网状结构广泛损伤，发生高度抑制的结果。按其程度可分为：①浅昏迷，患者睁眼反应消失，无自发言语和有目的的活动，疼痛刺激时有回避动作，脑干反射基本保留；②中昏迷，患者角膜反射减弱或消失，呼吸节律紊乱，强烈疼痛刺激时，有防御反射活动；③深昏迷，患者瞳孔散大，眼球固定，脑干反射消失，生命体征发生明显变化，对任何刺激均无反应。

（二）以意识内容改变为主的意识障碍

1. 精神错乱（amentia） 见于轻度意识障碍的情况下，表现为思维混乱，对周围事物难以理解和辨别。

2. 意识模糊（confusion） 患者对自己和周围事物漠不关心，对复杂事物难以识别和理解，时间和空间定向力丧失，运动协调障碍，往往还伴有意识混浊、记忆障碍。

3. 谵妄状态（delirium） 见于轻、中度意识障碍，患者常出现错觉和幻觉，兴奋性增强，如烦躁不安、对刺激反应增强，甚至出现躁狂和攻击行为。

4. 朦胧状态（twilight state） 表现为错觉、梦幻觉等。见于精神分裂症、癔症、癫痫等。

⊕ **知识链接**

特殊类型的意识障碍——植物状态

在一些特殊的医学状态下，可出现意识内容和觉醒状态分离的现象，如大脑皮质广泛损伤，而脑干植物功能尚完整的植物状态（vegetative state）。患者可有自主睁眼、眼球有目的的活动等反应，显示患者觉醒机制仍保存；但无任何认知、情感和有意义的反应，无完整意识内容成分。有人将其称为"醒状昏迷"。

五、意识障碍防治的病理生理基础

意识障碍特别是昏迷时，中枢神经系统对全身各系统、器官功能的调控严重受损，各种器官功能衰竭随时都可能发生。诊治及时与否对重度意识障碍患者的预后非常重要。因此根据意识障碍产生的病理生理学机制，应积极采取下列相应措施。

（一）应急处理措施

应急处理措施是在患者昏迷原因尚未确定之前，为避免可能出现的各种器官功能衰竭，所采取的应急处理。如保持呼吸道的通畅，迅速建立输液通路以维护循环功能等。因为昏迷患者的呼吸、循环功能一旦衰竭，病情将急剧恶化。

（二）明确诊断，对因治疗

及早的病因治疗是减少脑损伤，挽救患者生命的根本措施。例如对急性脑梗死患者，若能在发病后6小时内进行有效的超早期治疗，可缩小梗死灶面积，降低致残率和病死率。此外多数由中毒性病因引起的意识障碍患者，在早期尚未造成脑实质性损伤前，及时洗胃、给予相应的拮抗药物救治，预后较好。

（三）监测生命指征和意识状态

必须严密监测昏迷患者的血压、呼吸、脉搏、体温等生命指征，以便及时应对各种紧急情况。细致观察患者的意识状态，对意识状态做客观的计分评定，对中枢神经系统的受损程度、预后评估都极其重要。

（四）保护脑功能

脑功能保护可减轻原发性和继发性的脑损伤。例如控制抽搐、减轻脑水肿、降低颅内压、改善脑血流、脑代谢等。

（五）支持治疗加强护理

对昏迷患者要控制感染；对呼吸道、口腔、眼、泌尿道、皮肤等进行整体护理；注意营养；维持患者的水、电解质平衡；避免压疮等。

目标检测

1. 简述脑功能不全的特点。
2. 简述认知障碍的概念、病因及发病机制。
3. 简述意识障碍的概念、病因及发病机制。
4. 简述认知障碍和意识障碍的关系。

（张　敏）

第十九章　多器官功能障碍

📖 学习目标

1. **掌握**　MODS 和 SIRS 的概念；MODS 的发生机制。
2. **熟悉**　MODS 时各器官功能障碍的表现；MODS 时机体的代谢特点。
3. **了解**　MODS 的病因；MODS 的治疗原则。
4. 学会比较 SIRS、CARS 和 MARS 的差异；具备判断患者是否出现 MODS 的能力。

多器官功能障碍综合征（multiple organ dysfunction syndrome，MODS）是机体遭受严重感染、创伤、烧伤、休克或大手术等严重损伤或危重疾病后，短时间内同时或相继出现两个或两个以上的器官功能损害的临床综合征。MODS 的概念起源于 20 世纪 70 年代开展的危重病临床观察和研究，并由外科领域率先提出了多器官衰竭（multiple organ failure，MOF）和多系统器官衰竭（multiple system organ failure，MSOF）。但是，随着对 MOF 和 MSOF 现象了解的加深，人们逐渐认识到它们都是从早期器官功能障碍到晚期器官功能衰竭的进行性动态变化，如若只强调器官衰竭的终末阶段，不能反映连续发展的过程，不利于早期诊断和治疗。因此，1991 年美国胸科医师学会（ACCP）与危重病医学会（SCCM）联合提出 MODS 的概念，以取代 MOF 和 MSOF。

MODS 是临床危重病患者死亡的重要原因之一，患者死亡率随着衰竭器官数量增加而升高。慢性病患者在原发器官功能障碍基础上继发另一器官功能障碍，如肺源性心脏病、肺性脑病、肝肾综合征等，均不属于 MODS。

第一节　多器官功能障碍综合征的病因与发病过程

一、病因

引起 MODS 的病因很多，主要包括感染性和非感染性因素。其中，严重感染或感染性休克是导致 MODS 的最常见原因，其他严重损伤性因素或疾病的存在也可启动或促进 MODS 的发生。

（一）感染性因素

约 70% 的 MODS 由感染引起，其中，严重的全身性感染引起的脓毒症（sepsis）是引发 MODS 和患者死亡的主要原因。引起脓毒症的病原菌主要为革兰阳性金黄色葡萄球菌和表皮葡萄球菌，以及革兰阴性大肠埃希菌和肺炎克雷伯菌。

临床上，老年患者中，以肺部感染作为原发病因者最为多见，而青壮年患者在腹腔脓肿或肺部侵袭性感染后，MODS 的发病率较高。此外，各种原因导致的肠系膜缺血、肠道黏膜屏障功能下降或菌群失调时，肠道内细菌直接侵入血液循环或肠道细菌毒素被吸收入血，引起肠道细菌移位（bacterial translocation），创伤或者烧伤患者的创面感染都能促进 MODS 的发生。

（二）非感染性因素

1. 严重创伤、大面积烧伤、多发性骨折和大手术后　由于组织损伤、坏死、脱落、失血和失液等，无论有无感染均可发生 MODS，其中，肺、肾、肝、消化道等脏器容易受累。急性出血坏死性胰腺炎造成的组织坏死是引起 MODS 的重要原因。此外，急性化学性中毒患者因吸入大量的毒气（如火灾现场的空气）引起急性呼吸窘迫综合征（acute respiratory distress syndrome，ARDS），如同时出现其他器官的损伤，可导致 MODS 的发生。

⊕ **知识链接**

急性出血坏死性胰腺炎

急性胰腺炎是一种常见的急腹症，病情复杂多变，程度轻重不等。轻者仅表现为胰腺水肿，临床常见，常呈自限性，预后良好。重者出现胰腺坏死，并发腹膜炎、休克、继发 MODS，病死率高。急性出血坏死性胰腺炎以胰腺实质出血、坏死为病变特征。其基本病理过程表现为胰腺肿胀，呈暗紫色，分叶结构模糊，坏死灶呈灰黑色，严重者整个胰腺变黑。腹腔内可见皂化斑和脂肪坏死灶，腹膜后可出现广泛组织坏死。腹腔内或腹膜后有咖啡色或暗红色血性液体或血性浑浊渗液。镜下可见脂肪坏死和腺泡破坏，腺泡小叶结构模糊不清。间质小血管壁也有坏死，呈现片状出血，炎细胞浸润。

由于病变程度不同，患者的临床表现差异很大。腹痛是本病的主要症状。常于饱餐和饮酒后突发，腹痛剧烈，多位于左上腹，向左肩及左腰背部放射。腹胀与腹痛同时存在，早期为反射性，继发感染后则由腹膜后的炎症刺激所致。患者早期即可出现恶心和较为剧烈而频繁的呕吐，呕吐后腹痛不缓解。腹部压痛明显，可伴有肌紧张和反跳痛，范围较广，可累及全腹。肠鸣音减弱或者消失，移动性浊音为阳性。胰腺坏死伴感染时，易出现持续性高热。少数患者因含有胰酶的血性渗液经腹膜后间隙渗至皮下，出现皮下脂肪坏死，两侧腹壁淤斑和脐周围褪色。

血清、尿淀粉酶测定是最常用的诊断方法。B 型超声检查可见胰腺肿大和胰周液体积聚。CT 显示胰腺弥漫性肿大的基础上出现质地不均、液化和蜂窝状低密度区。

---

2. 休克 低血容量性休克引起多个组织器官的微循环血液灌流不足，或休克晚期微循环中形成大量微血栓，导致组织缺血、缺氧，引起各器官的功能损害而易出现 MODS；临床上部分休克患者进行心肺复苏治疗时，可发生缺血 - 再灌注损伤而促发 MODS。

3. 大量输血、输液及药物使用不当 创伤后早期给予患者输注大量库存血是创伤后引起 MODS 的独立危险因素，储存时间较长的库存血液中含有复杂的生物活性物质包括炎性介质如 IL - 6 和 TNF - α 等，因此，大量输血可引起高炎症状态，直接导致 MODS 的发生。过量输液可增加心脏容量负荷，引起急性左心功能障碍和肺间质水肿；抗生素使用不当，可引起肝、肾功能损害；大剂量使用去甲肾上腺素等血管收缩药物，加重微循环障碍和组织缺血、缺氧等都有可能引起 MODS 的发生。

4. 免疫功能低下 自身免疫病、免疫缺陷性疾病、持续应激、肿瘤患者接受化疗或放疗等均可导致全身免疫功能低下，易继发严重感染。老年人免疫功能低下也是发生 MODS 的重要危险因素。此外，大剂量使用激素引起免疫抑制、消化道溃疡出血以及继发感染等也能促进 MODS 的发生。

5. 其他 医疗诊治中的操作不当或判断失误也是引起 MODS 原因之一。如内镜检查导致的穿孔、高浓度吸氧导致的肺泡表面活性物质的破坏和肺血管内皮细胞损伤、呼吸机使用不当造成的心肺功能障碍等。

二、分型

根据临床发病过程，MODS 可分为两种类型。

1. 单相速发型（rapid single – phase）　由损伤因子直接引起，原无器官功能障碍的患者同时或短时间内相继出现两个或两个以上器官系统的功能障碍，病程呈单相，器官功能损伤只有一个高峰。临床多见于严重创伤、失血、休克后。该型患者病情发展较快，如在休克复苏后 12～36 小时内发生，可能与氧自由基大量释放的缺血 – 再灌注损伤有关。

2. 双相迟发型（delayed two – phase）　原发性损伤因素第一次打击作用后经过一个相对稳定的缓解期，受损的器官功能有所恢复，但 3～5 天后又发生全身性感染，导致患者遭受炎症因子泛滥的第二次打击，病情急剧恶化，出现 MODS。该型病程呈双相，有两个高峰。第二次病情较重常可导致患者死亡。

⇒ 案例引导

> 　　**案例**　患者，男，26 岁，车祸中左下肢开放性损伤 1 小时急诊入院。入院时神志清楚，精神差，疼痛面容，无恶心呕吐。既往身体健康。
>
> 　　查体：体温 36.3℃，脉搏 102 次/分，呼吸 23 次/分，血压 80/60mmHg，精神萎靡，烦躁。左小腿股骨中段可见 15cm 的弧形创口，皮瓣不规整，肌腱及部分侧支血管被割断，出血不止，骨质外露，创口污染，伴周围组织肌肉广泛损伤，皮肤剥脱。X 线显示左侧股骨中段骨折，骨折线清晰。化验：血 Hb 110g/L，WBC 8.6×10⁹/L，PLT 239×10⁹/L。入院诊断为：左侧股骨开放性骨折。急诊手术治疗。
>
> 　　术后第 3 天，患者体温升至 39.6℃，尿量 380ml/24h，气促，呼吸 28 次/分。术后第 6 天，患者体温 39.9℃，WBC 18.2×10⁹/L，发绀。PaO_2 48mmHg，$PaCO_2$ 39.5mmHg，SaO_2 88%。尿量少于 100ml/24h。血肌酐 130μmol/L，尿素氮 20mmol/L。术后第 9 天，患者经抢救无效死亡。
>
> 　　**讨论**　1. 该患者发生哪些脏器功能衰竭？判断依据是什么？出现了哪种临床综合征？
>
> 　　　　　　2. 该患者左下肢的骨折如何导致远隔脏器的功能障碍？机制是什么？

第二节　多器官功能障碍综合征的发生机制

　　MODS 的发生机制十分复杂，涉及神经、内分泌、体液和免疫等多个系统，至今尚未完全阐明。目前认为，全身炎症反应失控是其最重要的发病机制，其他机制包括肠道细菌移位或肠源性内毒素血症，以及缺血与缺血 – 再灌注损伤。这些机制并不孤立存在，而是相互联系、相互加强，甚至互相重叠。

一、全身炎症反应失控

　　当机体受到损伤因素刺激时，局部组织细胞释放炎症介质增多，激活炎症细胞并向损伤部位聚集，出现局部炎症反应，有利于清除病原微生物和组织修复。但是，当炎症细胞大量激活以及炎症介质过量释放并进入血液循环，可导致一种难以控制的全身瀑布式炎症反应，造成自身组织细胞的严重损伤和器官功能障碍。

（一）全身炎症反应综合征

1. 概述　全身炎症反应综合征（systemic inflammatory response syndrome，SIRS）是指严重的感染或非感染因素作用于机体，刺激炎症细胞活化，导致各种炎性介质大量释放而引起的一种难以控制的全身性瀑布式炎症反应。1991 年，ACCP/SCCM 在芝加哥会议上制定了 SIRS 的诊断标准，提出凡具备以下 2 项或 2 项以上指标，即可诊断为 SIRS：体温 >38℃ 或 <36℃；心率 >90 次/分；呼吸频率 >20 次/分或动脉二氧化碳分压（$PaCO_2$）<32mmHg；外周血白细胞计数 >12.0×10⁹/L 或 <4.0×10⁹/L，或未成熟

粒细胞 >10%。鉴于该标准特异性低以及敏感性过高，其后对相关指标，尤其是脓毒血症相关的 SIRS 诊断标准进行重新修订。

2. 发生机制

（1）炎症细胞过度活化　炎症细胞包括中性粒细胞和单核巨噬细胞，一旦受到各种损伤性刺激，会发生细胞变形、黏附、趋化、迁移、脱颗粒及释放等反应，称为炎症细胞活化。这对于增强机体防御能力、清除病原体等具有积极意义，但炎症细胞过度活化后，可大量浸润至组织，释放大量氧自由基、溶酶体酶和炎性介质，并进一步引起引起血管内皮细胞和血小板的活化，原发组织甚至远隔组织细胞的损伤，促进 MODS 的发生和发展。

（2）炎症介质表达释放增多　炎症介质（inflammatory mediator）是在炎症过程中由炎症细胞释放或从体液中产生，参与或引起炎症反应的化学物质的总称。感染或非感染因素刺激炎症细胞，通过激活核因子 - κB（nuclear factor - κB，NF - κB）、丝裂原活化蛋白激酶（mitogen - activated protein kinase，MAPK）、Janus 激酶/信号转导子和转录激活因子（Janus kinase/signal transducer and activator of transcription，JAK/STAT）等细胞内信号转导通路，使炎症介质大量产生。SIRS 发生时，炎症细胞活化、释放炎症介质，后者又进一步激活炎症细胞，两者互相促进，引起炎症反应不断扩大的"瀑布效应"。SIRS 中表达增加的炎性介质主要有以下几类。

1）细胞因子　是由多种细胞分泌的能调节细胞生长分化，调节免疫功能，参与炎症反应和创伤愈合等生物学作用的小分子多肽的统称。与炎症相关的细胞因子主要包括 TNF - α、IL - 1、IL - 2、IL - 6、IFN、IL - 5、IL - 12、IL - 17、集落刺激因子、趋化因子及高迁移率族蛋白 B1（high mobility group box 1 protein，HMGB1）等。血清中 TNF - α、IL - 1 在感染性休克时快速增加，称为早期炎症因子，而 HMGB1 常在感染后 16 ~ 24 小时才增加，故称为晚期炎症因子。炎症细胞因子的生物学效应包括：启动瀑布式炎症级联反应；参与高代谢状态的维持和损伤组织细胞。

⊕ **知识链接**

高迁移率族蛋白 B1

HMGB1 是一种高度保守的核蛋白，广泛分布于真核细胞的胞核和胞浆。随着其晚期促炎作用的发现，已成为近年来危重医学研究的热点之一。HMGB1 于 1973 年首次在牛胸腺中被提取和鉴定，因其在聚丙烯酰胺凝胶电泳中的高迁移能力而得名。其序列高度保守。人类 HMGB1 基因位于 13q12 染色体上。作为一种染色体结合蛋白，在细胞坏死的过程中，由于细胞核崩解，HMGB1 与染色体解离并释放到细胞外。近年研究发现，某些活化的免疫细胞，如单核细胞、巨噬细胞、树突状细胞也能释放 HMGB1 至细胞外从而发挥致炎作用。现在认为，HMGB1 是一种重要的晚期致炎因子，且较 TNF 和 IL - 1 等早期速发型炎症因子具有更重要的临床意义。HMGB1 有一个明确的高亲和力受体即晚期糖基化终末产物受体（Receptor for advanced glycation end products，RAGE）。

2）脂类炎症介质　主要包括二十烷类炎症介质和血小板活化因子（platelet - activating factor，PAF），由细胞膜结构破坏后，膜上磷脂降解生成。①二十烷类炎症介质：膜磷脂成分磷脂酰胆碱在磷脂酶 A_2 的作用下，产生花生四烯酸（arachidonic acid，AA）。后者经过环加氧酶作用，产生前列腺素类（prostaglandins，PGs）和血栓素类（thromboxanes，TXs）代谢产物。其中重要的是 PGE_2、PGI_2 和 TXA_2。TXA_2 可促进血小板聚集及血管收缩，参与 ARDS 时肺微循环内的血栓形成、肺动脉高压及通气 - 血流比例失调的发生。PGE_2 可使小血管扩张，血管壁通透性增加，还可抑制中性粒细胞趋化和免疫应答的功能。PGI$_2$可使血管扩张，血管壁通透性增加，导致 SIRS 时的炎性渗出和脓毒性休克时的低血压，同时可抑制血小板聚集。另一方面，花生四烯酸经过 5 - 脂加氧酶的作用可产生白三烯类（leukotrienes，LTs）代谢产物，包括 LTB$_4$、LTC$_4$ 和 LTD$_4$ 等。其中 LTB$_4$ 的作用是趋化粒细胞，LTC$_4$ 和 LTD$_4$ 的作用主要是收缩器官平滑肌。②PAF：活化的磷脂酶 A2 可裂解膜磷脂上的脂肪酸生成溶血 PAF，后者经乙酰转移酶作用生成 PAF。PAF 不仅能活化血小板促进血栓形成，还可启动炎症反应，激活中性粒细胞和巨噬细胞，使之分泌细胞因子和脱颗粒；并活化血管内皮细胞，促进黏附分子的表达以及与白细胞之间的黏附，损伤血管壁，增加其通透性。小剂量的 PAF 可使炎症细胞对炎症介质的敏感性升高，大剂量时可引起低血压和急性肺损伤。

3）黏附分子　主要包括整合素、选择素和免疫球蛋白等三个家族。在炎症介质刺激下，活化的中性粒细胞与内皮细胞发生黏附反应。如 TNF - α、IL - 1 可明显上调内皮细胞的细胞间细胞黏附分子 1（intercellular cell adhesion molecule - 1，ICAM - 1）和 E - 选择素的表达。黏附的白细胞被激活而释放氧自由基和溶酶体酶，引起内皮细胞和其他组织细胞的损伤。动物实验中，应用抗体阻断黏附分子，可阻止中性粒细胞与血管内皮细胞的黏附反应，明显减轻组织损伤，提高 SIRS 动物的存活率。

4）氧自由基与一氧化氮　SIRS 时中性粒细胞的聚集、激活，尤其是休克复苏后的再灌注过程中，氧的大量重新摄入和黄嘌呤氧化酶的激活，可导致自由基生成增多。氧自由基可破坏膜脂质、蛋白质的结构与功能，甚至损伤染色体引发基因突变。此外，氧自由基诱导多种炎症细胞的信号转导途径的活化，上调黏附分子、IL - 8 和 TNF - α 等的表达，从而放大炎症效应。内皮细胞产生的一氧化氮过量时，会引起血管麻痹性扩张，导致难治性低血压。

5）血浆源性炎性介质　血浆中存在一些没有活性的蛋白质，如补体、激肽、凝血因子和纤溶因子等，在特定的蛋白水解酶的作用下，可裂解生成具有活性的肽类物质。C3a 和 C5a 可趋化吸引中性粒细胞聚集到炎症部位，引起呼吸爆发，释放大量氧自由基；还可激活嗜碱性粒细胞和肥大细胞释放组胺，进一步增加血管通透性。血浆激肽系统激活过程中产生缓激肽，可扩张微血管，增加微血管通透性，并引发痛觉。活化的凝血酶可裂解纤维蛋白原，产生肽段 A 和 B，肽段 B 可增加微血管通透性，并促进白细胞趋化聚集。活化的纤溶酶可降解纤维蛋白（原）产生纤维蛋白降解产物（fibrinogen degradation product，FDP），后者可激活白细胞并增加微血管通透性，还可促进组胺和缓激肽的致炎作用。在 SIRS 发生发展过程中，补体、激肽、凝血和纤溶四个系统相互激活，产生放大效应，不断加重细胞和器官损伤。

6）蛋白酶　中性粒细胞过度激活、脱颗粒，引起弹性蛋白酶释放增加，直接损伤邻近或远隔的组织细胞或血管内皮细胞，导致毛细血管壁的通透性增加和组织器官的结构功能破坏。此外，细胞因子产生过度，可刺激成纤维细胞或成骨细胞活化，产生胶原蛋白酶增加，促进细胞外基质中的胶原蛋白分解，基质结构破坏，有利于感染的扩散。

（二）促炎和抗炎反应的平衡失调

活化的炎症细胞既能产生促炎介质（pro - inflammatory mediators），也能产生各种抗炎介质（anti - inflammatory mediators）和促炎症缓解介质（pro - resolution mediators），后者是能抑制促炎介质的释放、对抗促炎介质功能以及控制炎症反应的免疫调节因子，主要的抗炎介质和促炎症缓解介质包括 IL - 4、IL - 10、IL - 11、IL - 13、PGE$_2$、PGI$_2$、15d - PGJ$_2$、IL - 1 受体拮抗剂、可溶性 TNF - α 受体、转化生长因子 13、脂氧素和糖皮质激素等。

促炎介质和抗炎介质、促炎症缓解介质之间的动态平衡，决定了炎症的发展方向。如果该平衡被打破，当促炎效应大于抗炎和促炎症缓解效应时，则表现为 SIRS 或免疫亢进；适度产生的抗炎介质可避免炎症反应的过度发展，维持内环境的稳定，使病情趋向好转；但抗炎介质的过度表达、释放入血，则可引起代偿性抗炎症反应综合征（compensatory anti – inflammatory response syndrome，CARS），进而导致免疫系统功能的广泛抑制、促进感染的扩散或者增加机体对感染的易感性，患者往往由于严重、持续的感染而死亡。另外，在某些严重烧伤、创伤或者出血的患者，在炎症反应的早期就能出现免疫功能低下，甚至主导整个炎症反应的全过程，缺少明显的促炎反应，这种现象称为免疫麻痹（immune paralysis）。

在 MODS 的发展过程中，体内的促炎、抗炎/促进炎症缓解的几方面贯穿其中，早期往往以 SIRS 占主导地位，中后期出现 CARS 并逐渐增强。此时，不论是以 SIRS 还是 CARS 效应为主导，后果都是炎症反应失控，其促炎或抗炎的保护性作用将转变为自身破坏性作用，不仅损伤局部组织，还同时破坏远隔器官的功能，是导致 MODS 的根本原因（图 19 – 1）。在体内，当 SIRS 和 CARS 同时存在，并且两者的反应水平同时增强时，则导致炎症反应与免疫功能更为严重的紊乱，对机体产生更为严重的损伤，这种现象称为混合性拮抗反应综合征（mixed antagonist response syndrome，MARS）。这种状态看似在更高的水平促炎和抗炎反应达到了平衡，但并非真正的稳态，而是加速多个组织器官功能的衰竭。因此，SIRS、CARS、MARS 均是引起 MODS 的基础。

图 19 – 1　全身炎症反应综合征与 MODS 的发生机制

二、肠道细菌移位及肠源性内毒素血症

肠黏膜上皮是防止细菌或者内毒素从胃肠道进入体循环的重要机械防御屏障。在各种原因引起的肠黏膜持续缺血或继发浅表溃疡时，可导致肠黏膜上皮的损伤，其屏障功能减弱，细菌和内毒素进入肠壁组织，通过肠淋巴管和肠系膜淋巴结进入门静脉和体循环侵入肠外组织的过程成为细菌移位（bacterial translocation）。SIRS 产生的炎性介质也可直接损伤肠黏膜上皮。

肝脏的 Kupffer 细胞作为防止肠源性感染的第二道防线发挥关键作用，正常情况下，进入门静脉系统的少量肠道细菌和内毒素能够被肝脏中的 Kupffer 细胞清除。在创伤、休克或大手术等危重病患者中，往往存在肝脏供血不足、Kupffer 细胞功能受损，此时肝脏清除肠源性毒素或细菌的能力减弱或丧失。

可见，各种因素导致的肠黏膜长时间缺血、缺氧，肝脏以及单核 – 吞噬细胞系统的功能障碍，危重病患者长期禁食，机体免疫功能低下以及大剂量使用抗生素等，均可导致肠道细菌移位或肠源性内毒素血症。进入体循环的内毒素一方面可直接激活炎症细胞和内皮细胞，合成和释放多种炎性介质和蛋白酶类等物质；同时可激活补体系统，促使炎症细胞的进一步激活，导致前列腺素、白三烯、TNF – α 等炎症介质的大量释放；另一方面，内毒素可直接损伤血管内皮细胞，使凝血与纤溶系统异常激活，引发 DIC。

总之，内毒素可引起大量炎症介质的释放、微血栓的形成及微循环功能障碍，加重组织细胞的结构损伤与破坏，促进各器官功能障碍甚至衰竭，最终导致 MODS 的发生。

三、缺血与缺血 – 再灌注损伤

严重感染可直接损伤组织器官的血管内皮细胞（vascular endothelial cell，VEC），不仅使血管壁通透性增加，引起组织水肿，还能使 VEC 与白细胞的相互作用增强，引起微循环的血流阻力增加甚至阻塞微血管导致无复流现象（no – reflow phenomenon）；VEC 损伤使促凝活性增强导致微血栓形成。另一方面，严重损伤因素也可通过神经 – 内分泌反应使机体处于严重的应激状态，导致交感 – 肾上腺髓质系统和肾素 – 血管紧张素系统兴奋，内脏器官的血管收缩。各种收缩和扩张血管因子之间的比例，例如 TXA_2 和 PGI_2 之间的失衡等，也可引起微循环的血液灌流量显著减少，组织器官处于持续的缺血、缺氧状态，进而导致多个组织器官功能代谢发生严重紊乱和损伤，促进 MODS 发生。

临床上，部分患者当缺血状态改善后，其器官功能障碍仍呈进行性加剧的趋势，这可能与缺血 – 再灌注损伤有关。再灌注后出现 MODS 的机制尚未完全明了，可能与自由基产生、钙超载、白细胞与内皮细胞的相互作用及组织间质水肿等有关。

第三节　多器官功能障碍综合征时机体的功能与代谢变化

一、主要功能代谢变化特点

MODS 时，患者的功能代谢变化主要体现在基础代谢率、循环系统动力学、能量代谢和细胞供氧与耗氧方面的改变。

（一）高代谢

高代谢是指静息状态下，机体的基础代谢率（basal metabolic rate）显著升高，导致全身耗氧量明显增加，同时伴有碳水化合物、脂肪和蛋白质代谢方式的异常改变。炎症反应引起的应激及炎症介质本身都可以引起高代谢状态，如 TNF – α 和 IL – 1 等具有分解蛋白质的活性；趋化因子及 HMGB1 可刺激炎

症细胞释放致热性细胞因子引起机体发热，增加耗氧。

高代谢状态可造成严重的后果，不仅使患者体内的氧气和能量耗竭，加重氧气供需的矛盾，而且蛋白质的过度分解还可造成各组织器官的结构损伤和功能障碍；同时支链氨基酸与芳香族氨基酸的比例失调可引起中枢神经系统的功能紊乱。此时，组织细胞的缺氧状态愈加严重，促进系统、器官、组织和细胞不同层次的功能代谢障碍。

（二）高动力循环

循环系统是 MODS 发展过程中最易受影响的系统之一，大多数患者在病程的早、中期即表现为高排低阻的高动力循环特点。心脏指数显著高于正常，心输出量增高，是机体在严重感染或高炎症状态下的代偿性应激反应，但此类患者普遍存在心功能损害，心率加快，射血分数低于正常。外周血管阻力降低主要与炎性扩血管物质的大量释放、肝功能受损引起的内源性扩血管物质灭活减少，以及芳香族氨基酸的增多干预神经对血管运动的调节等因素相关。随着病程的进展，患者往往因心功能进一步衰竭转变为低排低阻型。

（三）组织细胞缺氧与代谢障碍

MODS 发生时，交感-肾上腺髓质系统和肾素-血管紧张素系统兴奋性增高，引起外周和内脏血管广泛性收缩，以及器官微循环低灌流恢复血供后表现的无复流现象，均可导致组织器官的持续性缺血、缺氧。同时，缺氧、内毒素、自由基等能损伤组织细胞中的线粒体，引起氧利用障碍，ATP 产生减少。另一方面，患者存在的高代谢和循环系统功能障碍均可造成体内的氧供和氧需的极度不匹配，组织细胞处于严重的缺氧状态，糖酵解增加，引起乳酸堆积和酸中毒，进一步加重各器官和组织细胞的功能和代谢紊乱，临床表现为氧供依赖（supply – dependent oxygen consumption）和乳酸酸中毒（lactic acidosis）。

二、主要器官系统的功能障碍

MODS 过程中，几乎任何一个重要器官或系统都可能发生功能和代谢障碍，威胁患者的生命。主要由于炎症介质泛滥、组织缺氧和高代谢所致。

（一）肺功能障碍

急性肺功能障碍是 MODS 患者最早出现的临床症状，往往发生在创伤或感染后的 24 ~ 72 小时内，发生率高达 83% ~ 100%。轻症患者表现为肺功能不全，动脉血氧分压（arterial partial pressure of oxygen，PaO_2）下降，反射性深快呼吸，患者可表现为呼吸性碱中毒。重症患者常表现为 ARDS，出现进行性低氧血症、呼吸困难、发绀和肺扩张受限，PaO_2 常下降至 50mmHg 以下，从而导致急性呼吸衰竭甚至死亡。失血性休克的患者尸检时可见肺重量增加，呈褐红色，镜下可见间质性肺水肿、肺泡水肿、充血、出血、水肿、微血栓形成及局部性肺不张和透明膜形成等重要病理变化，又称休克肺（shock lung）。

肺脏容易受损的主要原因有：①肺是全身静脉回流系统的主要过滤器，肺循环接受来自全身各组织的静脉血，其中的细菌、内毒素、炎症介质和代谢产物等有害物质，极易在肺内被扣留、吞噬、灭活或转化；②在创伤和感染过程中，坏死组织和内毒素可激活肺部的巨噬细胞、中性粒细胞和补体系统，释放大量的血管活性物质和炎性介质，进一步引起失控性炎症反应；③肺内小血管中，活化的炎症细胞易与血管内皮细胞发生黏附和激活反应，释放活性氧、溶酶体酶、血管活性物和炎症介质等。

（二）肝功能障碍

感染引起的 MODS 很容易在肺功能障碍后继发严重肝损伤，常以黄疸和肝功能不全为特征，严重者甚至出现肝性脑病。肝脏是机体重要的防御器官，肝脏严重受损时，其清除毒素及合成蛋白质的功能发生障碍，会使病情恶化并形成恶性循环，死亡率几乎可达 100%。肝脏容易受累的主要原因是：①肝脏含有大量的 Kupffer 细胞，约占体内巨噬细胞总量的 85%，是导致炎症介质产生和泛滥的基础；②各种致病因素，如缺血等，导致的肝血流量显著减少影响肝实质细胞和 Kupffer 细胞的能量代谢，也容易引起缺血 - 再灌注损伤；③多种致病因素可使细菌及毒素移位入血，肝脏是它们接触的首个器官，这些有害物质可直接损伤肝组织细胞或激活 Kupffer 细胞产生大量的炎症介质，造成肝组织的损害，并损伤肝内的血管内皮细胞，促进微血栓形成。

（三）肾功能障碍

MODS 患者常在肺、肝功能障碍后继发肾功能障碍，发病率为 40%~55%。临床以急性肾功能衰竭多见，临床表现为少尿或无尿、代谢性酸中毒、高钾血症、氮质血症和水肿。急性肾衰竭初期，以肾小球滤过率下降为特征，后期可出现蛋白尿、细胞脱落管型。引起肾损伤的因素为：①肾缺血，机体有效循环血量减少时，血流重新分布使肾血流量减少，位于皮质的肾小球和位于髓质的肾小管因供血不足而先后受损，其中肾小管对缺血更加敏感；②肾毒素，血液循环中的肾毒性物质（如血红蛋白、内毒素）可导致急性肾小管坏死（acute tubular necrosis，ATN）。一旦发生 ATN，出现器质性肾衰，即使恢复正常肾血流，也难以在短期内恢复肾功能，只有在肾小管上皮细胞修复再生后才能恢复肾功能。MODS 患者若出现急性肾衰竭，则预后较差。

（四）胃肠道功能障碍

胃肠道系统对于缺血及炎性损伤非常敏感，容易出现呕血、便血、肠梗阻、应激性溃疡、腹泻、便秘、呕吐、厌食等表现。休克早期，有效循环血量减少，机体因代偿而进行血液重新分布，使胃肠道最早发生缺血和酸中毒，继而引起肠壁淤血水肿、消化液分泌减少、胃肠运动减弱、黏膜糜烂甚至形成溃疡；严重感染亦可直接损伤胃肠道黏膜，引起黏膜变性、坏死、通透性增高；肠道屏障功能削弱，肠道细菌大量繁殖，大量内毒素甚至细菌移位进入血液循环和淋巴系统，机体无法完全清除这些有害物质，从而引起肠源性内毒素血症或肠源性菌血症和脓毒性休克。

（五）免疫功能障碍

通常在 MODS 早期，非特异性免疫系统激活后释放补体 C3a 和 C5a 入血，增加毛细血管通透性，并可激活白细胞或其他免疫细胞。在革兰阴性菌所致的感染性休克中，内毒素可与血浆中的抗体形成免疫复合物（immune complex，IC），进一步激活补体系统的活化，IC 沉积于微循环的血管内皮细胞表面，吸引更多的炎症细胞黏附聚集活化，加重炎症反应，导致细胞变性坏死和器官功能障碍。在 MODS 晚期，整个免疫系统处于全面抑制状态，出现中性粒细胞的吞噬功能缺失、单核巨噬细胞功能抑制、淋巴细胞数量减少和分泌抗体能力降低等，导致病情恶化。

（六）心功能障碍

临床上 MODS 患者容易出现心动过速、洪脉、心输出量改变、外周血管阻力降低、低血压和心率失常等表现。不同原因引起的 MODS 其出现心功能障碍的机制略有不同。心源性休克，心功能障碍是原发性改变。其他类型的休克引起心功能障碍的主要原因如下。①交感神经兴奋，心肌收缩力增强，心肌耗氧量增加，氧债增大而加重心肌缺氧，最终导致心肌收缩力下降；交感兴奋也会使心率加快，心室舒张期缩短而减少冠状动脉灌流时间，导致心肌供血不足。②休克时发生的代谢性酸中毒和高钾血症，增多的 H^+ 通过影响心肌兴奋 - 收缩耦联而使心肌收缩力减弱；高钾血症也易引起严重的心律失常，使心输出量下降。③休克时炎症介质增多，TNF - α 和 IL - 1 等对心肌细胞具有抑制作用。④内毒素也可直接或间接损伤心肌细胞，抑制心功能。⑤休克并发 DIC 时，微循环中的微血栓能导致心肌局灶性缺血坏死和出血，加重心功能障碍。患者如同时发生急性肺损伤，可引起进行性低氧血症、肺循环阻力增加，加重缺氧，影响心肌细胞的收缩和舒张功能。MODS 患者伴有高代谢和高动力循环状态，可进一步加重心脏负担。

（七）凝血与抗凝血功能障碍

死亡的 MODS 患者很大一部分发生了凝血功能失常。实验室检查可给出以下诊断依据：血小板计数显著降低；凝血时间、凝血酶原时间和部分凝血活酶时间均延长至正常值的 2 倍以上，患者常需补充凝血因子；纤溶酶原水平下降（<200mg/ml）；血液中可检测到纤维蛋白降解产物。严重的患者可检测到发生 DIC 的相关指标，并出现明显的多部位出血。凝血与抗凝血功能紊乱主要与血管内皮细胞的损伤、肝功能障碍、单核巨噬细胞系统功能障碍、坏死组织的产生等因素相关。

（八）脑功能障碍

MODS 早期，机体通过血液重分布和脑血流的自身调节作用，维持脑的血液供应，患者仅出现紧张、烦躁不安等应激的表现。MODS 后期，循环系统功能失代偿，血压进行性下降，当平均动脉压低于 50mmHg，脑血流的自身调节功能丧失，引起脑供血严重不足，脑细胞因严重缺血、缺氧，能量代谢障碍，水钠潴留，神经递质产生和释放障碍等，进一步引起脑细胞和脑间质水肿、颅内压升高，甚至发生脑疝，危及生命。另一方面，急性应激反应使机体产生大量的胰高血糖素和皮质醇激素并分泌入血，以维持机体高代谢状态。蛋白质分解代谢增强，尤其是肌肉细胞不断摄取利用支链氨基酸，而分解释放出芳香族氨基酸和含硫氨基酸类，并衍生出假性神经递质，影响正常的神经传导功能，导致大脑皮层兴奋性受抑制。脑功能障碍患者可出现头痛、反应迟钝、意识和定向力障碍，严重者可出现惊厥和昏迷。

第四节　多器官功能障碍综合征防治的病理生理基础

MODS 一旦发展至多个器官的功能衰竭，抢救治疗变得异常困难，病死率相当高，因此，MODS 患者的早期诊断、早期干预尤为重要。防治的目标主要是控制感染、提供合适的组织供氧量、尽快恢复血容量、维持各个组织器官的正常功能。

一、针对病因的防治

积极处理或去除造成 MODS 的原始病因。对于严重感染的患者，应积极引流感染灶及有效地应用抗生素。对于创伤、烧伤患者，应积极清创去除坏死组织，预防感染的发生。休克患者应积极进行休克的复苏，尽可能缩短休克时间。此外，应尽量减少侵入性诊疗操作，加强 ICU 病房机械设备的消毒、灭菌，减少医源性感染。

二、针对发病机制的治疗

全身炎症反应失控、肠道细菌移位、缺血与缺血－再灌注损伤和细胞缺血、缺氧等是 MODS 发生过程中的主要问题。因此，控制感染、改善各组织器官的缺血、缺氧状态、恢复组织细胞的能量代谢和防止再灌注损伤等是 MODS 治疗的中心环节。

（一）阻断失控的炎症反应和控制感染

阻断炎症细胞活化的信号通路、拮抗炎性介质的作用或采用血液净化疗法去除患者体内过多的毒素和炎症介质。如炎症反应过强、血浆促炎介质水平过高时，可采用小剂量糖皮质激素抗炎，或采用非类固醇类抗炎药物。

（二）改善氧代谢，纠正组织细胞缺氧状态

氧代谢障碍是 MODS 的特征之一，因此，纠正细胞缺氧是 MODS 的重要治疗目标。呼吸支持是提高氧输送和降低氧消耗的重要手段之一，在选择呼吸机模式和设置呼吸机参数时，应避免呼吸机使用引起的肺损伤，尽可能减少机械通气对器官功能的影响，维持动脉血氧饱和度在 88% ~ 92%，静脉血氧饱和度≥70% 左右为佳。输血以维持血红蛋白 >9g/dl；给予 ATP、辅酶 A、葡萄糖等改善细胞的能量代谢，稳定溶酶体膜，维持细胞的基本功能。

（三）改善内脏器官血液供应量

MODS 早期由于全身血液分布异常，肠道和肾脏等内脏器官缺血，容易引起急性肾衰竭和胃肠道功能障碍，因此，尽早补液恢复有效循环血量和组织灌流量非常关键。但同时要采用抗氧化剂、自由基清除剂、钙拮抗剂等防止或减轻脏器的缺血 – 再灌注损伤。

三、营养支持疗法

MODS 患者处于强烈应激状态，机体的分解代谢明显高于合成代谢，器官及组织细胞的功能维护和组织修复有赖于细胞得到适当的营养底物，因此，加强营养支持，改善全身情况和维持内环境稳定是治疗的基础。如条件许可，应鼓励经口摄食，尽可能缩短禁食时间，促进胃肠蠕动，维持肠黏膜屏障功能。MODS 患者谷氨酰胺明显缺乏，谷氨酰胺不仅是蛋白质合成的前体物质，氮源的提供者，还是许多代谢途径的中介物，经胃肠道适当补充谷氨酰胺，可提高机体对创伤和休克的耐受力。提高蛋白质、氨基酸尤其是支链氨基酸的摄入量，减少负氮平衡，保证每日的热量供应。

四、抗凝及免疫调节治疗

根据患者所处的凝血与抗凝血失衡的不同阶段，合理应用肝素、补充凝血因子和输血，阻止其进一步向 DIC 发展。免疫治疗的目的主要是针对严重损伤后引起的免疫抑制，调节促炎和抗炎反应的平衡，改善抗原递呈细胞的功能等。

目标检测

1. MODS 的概念是什么？是否存在两个或两个以上器官的功能障碍都可称为 MODS？
2. MODS 的主要发生机制是什么？
3. 请举例说明 MODS 时哪些器官容易受损，为什么？
4. MODS 患者的主要功能代谢特点是什么？

（吴　萍）

参考文献

[1] 葛均波，徐永健．内科学［M］.9 版．北京：人民卫生出版社，2018.

[2] 王建枝，吴立玲，陈琪．疾病机制［M］．北京：人民卫生出版社，2019.

[3] 王建枝，钱睿哲．病理生理学［M］．北京：人民卫生出版社，2019.

[4] 石增立，张建龙．病理生理学［M］．北京：科学出版社，2016.

[5] 林果为，王吉耀，葛均波．实用内科学［M］.15 版．北京：人民卫生出版社，2017.

[6] 周春燕．生物化学与分子生物学［M］.9 版．北京：人民卫生出版社，2018.

[7] 施海明，邹和建．内科学新理论新进展［M］．上海：上海科学技术出版社，2012.

[8] 查锡良，药立波．生物化学与分子生物学［M］.8 版．北京：人民卫生出版社，2013.

[9] 府伟灵，徐克前．临床生物化学与检验［M］.5 版．北京：人民卫生出版社，2013.

[10] 张根葆，杨勤．病理生理学［M］.2 版．北京：高等教育出版社，2019.

[11] 钱睿哲，何志巍．病理生理学［M］．北京：中国医药科技出版社，2016.

[12] 石增立，王万铁．病理生理学［M］．北京：科学出版社，2020.

[13] 黄峻．心力衰竭现代教程［M］．北京：科学出版社，2016.

[14] 葛均波，方唯一．现代心脏病学进展 2019［M］．北京：科学出版社，2019.

[15] 肖献忠．病理生理学［M］.4 版．北京：高等教育出版社，2018.

[16] 李为民，陈霞．呼吸系统与疾病［M］.2 版．北京：人民卫生出版社，2022.

[17] 陈思锋，钱睿哲．病理生理学［M］．上海：复旦大学出版社，2015.

[18] 王万铁，商战平．病理生理学［M］．北京：科学技术文献出版社，2015.

[19] Wilkins AL, Steer AC, Smeesters PR, et al. Toxic shock syndrome – the seven Rs of management and treatment［J］. The Journal of infection, 2017, 74 Suppl 1：S147 – S52.

[20] Squara P, Hollenberg S, Payen D. Reconsidering Vasopressors for Cardiogenic Shock：Everything Should Be Made as Simple as Possible, but Not Simpler［J］. Chest, 2019, 156（2）：392 –401.

[21] Akin S, Dos Reis Miranda D, Caliskan K, et al. Functional evaluation of sublingual microcirculation indicates successful weaning from VA – ECMO in cardiogenic shock［J］. Critical care, 2017, 21（1）：265.

[22] Gary D. Lopaschuk, Qutuba G. Karwi, Rong Tian, et al. Cardiac Energy Metabolism in Heart Failure［J］. Circulation Research, 2021, 128：1487 –1513.

索 引

（按拼音排序）